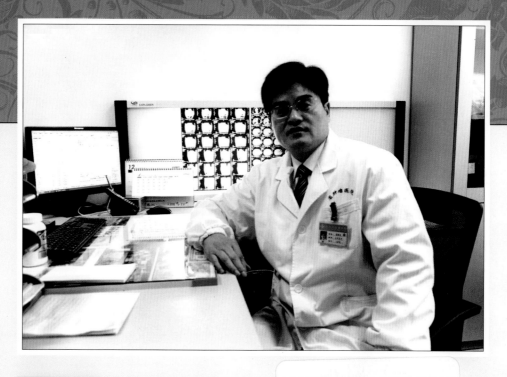

主编简介

U0249814

张新华

　　1963年12月出生于湖北省大冶市。1987年毕业于湖北医科大学（现武汉大学医学部），就职于湖北省肿瘤医院肝胆胰科。25年来一直从事临床一线工作，任主任医师、教授近10年。日常注重自身继续教育，能掌握本专业国内外研究的现状与进展，能理论联系实际，已积累了丰富的临床经验，擅长肝胆胰恶性肿瘤的综合治疗。座右铭：低调做人，不求名利；潜心研究，勤奋工作；诚实厚德，真情服务；谦虚谨慎，尊师重教。临床一线工作中坚持临床工作课题化，注重青年医师的传、帮、带。先后在国家级重要和权威期刊发表论文40余篇，参编3部专业专著。完成科研课题3项，均经湖北省卫生厅鉴定达国内领先水平，其中一项获湖北省自然科学二等奖。

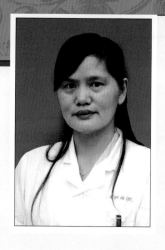

包乐群

　　女，1968年出生，广东梅州人。湖北省肿瘤医院肝胆胰科主任医师，肿瘤学硕士，1991年毕业于同济医科大学，从事肿瘤临床工作20年。擅长各类恶性肿瘤的综合治疗，特别是对肝癌、胰腺癌、胆囊癌、恶性淋巴瘤、肺癌的个体化治疗，积累了丰富的临床经验，患者的生存期达到国内领先水平，长期致力于肝癌、胰腺癌、肺癌等恶性肿瘤的前瞻性研究，对肿瘤的生物治疗，诸如细胞因子疗法、体细胞疗法、抗癌抗体和生物导向治疗、基因治疗、抗生长因子受体的治疗、靶向治疗、抗肿瘤新生血管的治疗有独到的见解和临床经验。发表论文20余篇。

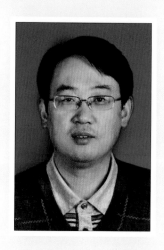

吴东德

　　男，1970出生，安徽安庆人。肿瘤学博士，毕业于武汉大学医学部。曾先后到中国医学科学院肿瘤医院、协和医院胰腺中心、第三军医大西南医院肝胆中心研修学习。主攻方向：肝胆胰肿瘤外科学。职称：主任医师。擅长肝胆胰肿瘤的综合治疗，尤其对复杂肝癌的切除、肝门部胆管癌切除、胆囊癌与胰腺癌的切除手术有很深的造诣。

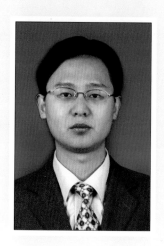

聂磊

　　男，1977年出生，湖北荆门人，医学博士。主攻方向：肝胆胰肿瘤学。

实用肝胆胰恶性肿瘤学

主 编 张新华

副主编 包乐群 吴东德 聂 磊

Practical
Hepato-Biliary-Pancreatic
Oncology

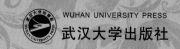

WUHAN UNIVERSITY PRESS
武汉大学出版社

图书在版编目(CIP)数据

实用肝胆胰恶性肿瘤学/张新华主编;包乐群,吴东德,聂磊副主编. —武汉:武汉大学出版社,2012.5

ISBN 978-7-307-09764-3

Ⅰ.实…　Ⅱ.①张…　②包…　③吴…　④聂…　Ⅲ.①肝脏肿瘤　②胆肿瘤③胰腺肿瘤　Ⅳ.R735

中国版本图书馆 CIP 数据核字(2012)第 089504 号

责任编辑:黄汉平　　　责任校对:刘　欣　　　版式设计:马　佳

出版发行:**武汉大学出版社**　　(430072　武昌　珞珈山)

(电子邮件:cbs22@whu.edu.cn 网址:www.wdp.com.cn)

印刷:湖北恒泰印务有限公司

开本:880×1230　1/16　印张:21.25　字数:605 千字　插页:2

版次:2012 年 5 月第 1 版　　2012 年 5 月第 1 次印刷

ISBN 978-7-307-09764-3/R·161　　　　定价:75.00 元

序　　1

　　肝脏、胰腺和胆道系统是人体重要的器官，对人体的健康以及生命质量起着十分重要的作用。肝胆胰恶性肿瘤也是常见的恶性肿瘤，其发病率在我国乃至全球呈逐年升高的趋势。另外，肝脏和胰腺的恶性肿瘤发病隐匿，进展快，死亡率高，被称为癌症之王。胰腺癌年发病与年死亡人数接近 1∶1。因此，肝胆胰恶性肿瘤的防治历来是医务工作者最为关注的重大课题之一。最近 20 年，肝胆胰专业已经逐渐从普通外科中独立形成新的亚专业。我国大多数三级甲等医院已相继成立了肝胆胰外科专业。我国肝胆胰肿瘤的临床诊治水平不断提高，US、CT、MRI 以及 PET-CT 临床应用使肝胆胰的诊断发生了革命性的进步，不仅提高了肿瘤诊断的准确率，还明显增加了肿瘤的早期诊断率。ERCP 和 PTCD 技术不仅提高了诊断的水平，还开拓了治疗的途径。然而，尽管在临床影像诊断等方面已经取得了很大的进展，但肝胆胰恶性肿瘤的总体疗效仍然不理想。因此，除传统的手术、放疗、化疗三大治疗手段外，生物免疫治疗、分子靶向治疗、各种微创治疗、介入治疗等手段如雨后春笋般层出不穷。而如何有效合理地应用各种治疗手段，达到最佳的医疗效果仍是临床工作者面临的一个复杂的难题。随着临床诊治及研究工作的不断深入，我欣喜地看到已经有许多学者编写了多部肝胆胰疾病的专著。我希望从事肿瘤专业的多学科专家能够在肝胆胰恶性肿瘤的综合诊治方面给我们更加详尽的介绍。

　　湖北省肿瘤医院肝胆胰科张新华教授主编了《实用肝胆胰恶性肿瘤学》一书。张新华教授是我国肝胆胰恶性肿瘤诊治专业的优秀中青年专家，他及其团队多年来一直工作在肿瘤临床一线，了解肿瘤治疗发展的历程，并积累了丰富的临床经验。他们在书中着重介绍了肝胆胰恶性肿瘤的常见类型、诊治方法和临床研究的进展，并参阅了国内外肝胆胰肿瘤的诊治指南，结合自己的临床实践进行了系统而全面的阐述。在介绍肿瘤流行病学、基因与发病学、临床研究进展的同时，重点突出临床工作中遇到的疑难问题的处置方式。围绕肝胆胰肿瘤的外科治疗原则、手术技巧、围手术期处理中需要注意的重点事项，以及内科化疗方案的遴选与疗效判定，分子靶向治疗的效果，放射治疗的应用价值都从循证医学的角度一一予以详述。对存在着争议且尚未达成共识的观点，本书坚持从正、反两方面进行客观阐述，并提出作者本人的观点。本书突出了临床专著的实用性，从细节入手，能够帮助读者解决临床遇到的疑难问题，这一点的确值得称道，也凸显本书的特色和编者的良苦用心。

　　我愿意向大家推荐这本书，希望能对广大医务工作者和从事肝、胆、胰肿瘤专业的医护人员有所裨益。

　　　　　　亚洲国家癌症中心联盟秘书长
　　　　　　中国癌症基金会副理事长兼秘书长
　　　　　　中国医院协会肿瘤医院管理分会主任委员
　　　　　　全国肿瘤防治研究办公室主任
　　　　　　卫生部疾病预防控制专业委员会慢性病防治分委会副主任委员
　　　　　　卫生部临床医生科普项目专家委员会副主任委员
　　　　　　卫生部医政司临床路径全国肿瘤组组长
　　　　　　卫生部医管司地县级肿瘤规范化诊治标准专家委员会主任委员兼秘书长及肿瘤医院等级评审组组长
　　　　　　中华医学会肿瘤学分会第九届委员会常务委员兼胰腺癌学组组长
　　　　　　中国医学科学院肿瘤医院院长、教授、博士生导师

　　　　　　　　　　　　　　　　　　　　　　　　2011 年 7 月　于北京

序　2

  在我国，尤其是近年来，肝胆胰恶性肿瘤的基础研究、诊断和治疗水平有了显著的提高，但该学科的发展极不平衡，经济发达地区设备先进而齐全、人才济济，其医疗水平已接近国际领先水平，但落后地区医资尚匮乏，有些地区尚处在起步阶段。提高整体素质的关键之一是提供大量有参考价值且实用性强的教科书，加快人才的培养。

  基于此，湖北省肿瘤医院张新华主任医师主编，并率他的团队从实际出发、广采博引、集腋成裘，编撰了《实用肝胆胰恶性肿瘤学》一书。该书富实践之经验，富医理于其中，是张新华主任医师为征服肿瘤用汗水和心血日积月累的经验和撷料汇聚的新著，实属难得。本书共分三篇、二十九章，并且配置了大量的表格和插图，从应用解剖、流行病学、病因学、临床分期、诊断与治疗等方面对常见类型的肝胆胰癌作了全面系统的阐述，其内容丰富、翔实、科学、规范，富有时代性、针对性和可操作性，本书既能客观地反映国内外临床研究的现状与进展，又能结合临床实际，解决临床上常见但又易忽略的技术难题，且对国际上存在着争议尚未达成共识的各家观点作了评述。该书深入浅出，通俗易懂，重点突出，实用性强。该书为从事本专业的医务工作者提供了新视角和新思路、新方法和新技术、新理论和新进展，也是临床一线的医务工作者重要的参考书目，是不愧于时代的参考学习书籍。

  在这部专著问世之际，谨以此文祝贺《实用肝胆胰恶性肿瘤学》一书的出版，也为张新华主任医师在数十年征服癌症的生涯中执着追求、无私奉献的精神心怀深深的崇敬，特为之欣然作序！

  科学技术日新月异，对所面临的许多疑难问题，尚需努力探索，愿广大医务工作者，尤其是从事本专业的医务工作者能从本书中得到启迪和帮助，造福于人类。

中国抗癌协会常务理事

湖北省抗癌协会理事长

湖北省肿瘤学会主任委员

湖北省肿瘤医院院长　主任医师

陈焕朝

2011 年 8 月 2 日于武汉

前　言

　　肝、胆、胰恶性肿瘤的发病率呈逐年升高的趋势，尽管在基础理论、影像诊断、手术方法、介入治疗、生物治疗等方面的研究已经取得了很大的进展，但该类疾病的早期诊断和疗效等仍然不理想，肝、胆、胰恶性肿瘤已经严重地危害着人类的生命健康。因此，肝、胆、胰恶性肿瘤的防治与研究正成为全世界医务工作者日益关注的重大课题。

　　至今，国内关于肝、胆、胰恶性肿瘤临床研究的专著尚不多见。因各种原因，部分早年出版的参考书籍内容已经陈旧，已不适应当今肝、胆、胰恶性肿瘤研究的快速发展趋势；部分参考书籍只注重基础研究，与临床结合不紧密，与临床实践相脱节；部分参考书籍对从事肝、胆、胰恶性肿瘤诊治的临床医师日常工作中遇到的疑问和难题未能作出详细的解答，太过于粗线条，难以指导临床，对临床医师的参考价值不大。当然，近年来也不乏一批关于肝、胆、胰疾病的优秀专著相继出版，在肝、胆、胰恶性肿瘤的基础研究、诊断和治疗等方面均起到了指导、规范等作用，也激发了本人主编《实用肝胆胰恶性肿瘤学》一书的决心和信心。本作者主编此书的目的：理论联系实际，在注重反映肝、胆、胰恶性肿瘤临床研究的现状与进展的同时，重点突出临床实际工作中经常遇到的新情况、新问题和处置方案，对存在着争议且尚未达成共识的观点作出正、反两方面的阐述并发表本人的观点。突出"实用性"是本书的特色和编书的宗旨，希望本书对从事临床一线工作的医生有一定的帮助。

　　本书分为三篇，二十九个章节。为保证各章节的连贯性和文字水平的一致性，本人用了十年时间潜心执笔书写。我科室包乐群主任医师为保证该书内容的"新而全"，每一章节都利用计算机进行了文献新检索，外文通过《Medine》光盘数据库，中文通过《中文科技期刊数据库》和《中国生物医学光盘数据库》检索，在大量的文献资料中筛选出了较新、较有价值的参考文献，做了大量的工作。在初稿完成后，我科室吴东德主任医师、聂磊副主任医师对本书的外科章节作了相应补充并配制了插图，花费了很多心血。

　　该书初稿完成之后得到了我国著名肿瘤专家赵平、陈焕朝教授的认真修改和悉心审阅，两位恩师为本书作了序，提出了很多有建设性意义的宝贵意见，在此一并衷心地感谢！

　　肝、胆、胰恶性肿瘤分类很复杂，有一些类型较为少见，日常工作的临床意义不是很大，加之本作者知识面较窄以及临床经验尚不丰富，本书没有涉及。本书仅重点介绍了肝、胆、胰癌最常见类型的临床研究现状和进展。

　　由于参编人员人数少，各章节内容肯定尚不全面，且尽管作了认真审核，但不免仍有错误和不足，诚祈广大读者批评指正，本人将虚心接受，也请读者能够谅解！

张新华

2011 年 6 月 18 日于武汉

目　录

第二篇　胆　道　癌

第一篇　原发性肝癌

第一章 肝脏的应用解剖概要

肝脏是人体内最大的实质性器官，重 1200 ~ 1500g，占成人体重的 1/50 左右，肝脏具有十分重要和复杂的功能，与消化、物质代谢与储存、解毒、血液的凝固等功能都密切相关。

第一节 位置与形态

肝脏位于右侧季肋部，上界相当于右侧第 5 ~ 6 肋间，随呼吸上下移动，成人肝下缘不超过右侧肋弓，剑突下约 3cm。肝上部肿瘤腹部不易扪到，可表现为肝上界抬高，X 线检查：右膈顶部异常隆起，抬高和运动受限，肝下部肿瘤常在腹部可触及。

肝脏呈楔形，右侧厚而左侧薄，分为膈面与脏面。膈面有镰状韧带，左、右冠状韧带和左右三角韧带将肝脏悬吊于膈下；脏面有肝胃韧带、肝十二指肠韧带、肝结肠韧带、肝肾韧带等，这些韧带除起固定肝脏位置的作用外，还有丰富的血管，侧支血管。

肝脏脏面有左、右两条纵沟和一条横沟。左纵沟前方为肝圆韧带，后方有静脉韧带（为胚胎期脐 V 通至肝 V 的 V 导管闭塞而形成）；右纵沟前方为胆囊窝，后方有下腔 V；横沟连接左右纵沟，又称为第一肝门部，为门 V、肝 A 和肝总管进出之处。肝十二指肠韧带中的门 V 主干、肝固有 A 和肝总管在第一肝门部位各分为左、右两支；冠状韧带是肝的膈面与脏面被膜反折至膈所形成的，左冠状韧带分前后两层，右冠状韧带分为上下两层，左冠状韧带前层与右冠状韧带上层可视为镰状韧带向左右的延伸部分，两层之间称为肝裸区，无腹膜覆盖，仅肝裸区结缔组织与膈直接相连，约在右冠状韧带的中部为第二肝门位置，为三支大的肝 V 进入下腔 V 处，也可描述为：肝脏的血液经肝的三支大 V 自肝脏后上方的腔 V 窝注入下腔 V，此处为第二肝门；在下腔 V 前方（肝的脏面腔 V 沟的下部）有两组短小肝 V 汇入下腔 V 处为第三肝门区，第一组比较短粗，称为副肝右 V，主要引流右半肝脏面附近的回血，第二组数目较多且较细小，一般 9 ~ 32 条，它们为引流尾状叶的小 V（图 1-1-1）。

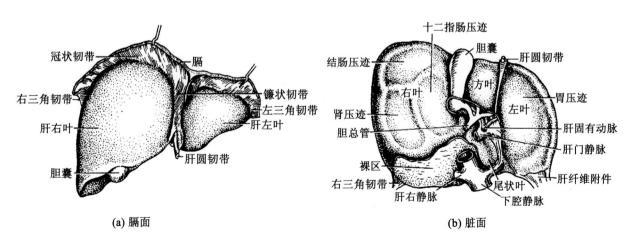

图 1-1-1 肝脏的膈面与脏面

第二节　分叶与分段

以肝内门 V、肝 A 和肝管等的分布为标志,肝脏可划分为左外叶、左内叶、右前叶、右后叶、尾状叶(五叶)。左外叶、肝右前叶、肝右后叶又各分为上下两段,尾状叶分为左右两段。以胆囊窝中线与下腔 V 左壁为连线的肝正中裂将肝脏分为左右两叶,膈面从镰状韧带和肝脏脏面的左纵沟为标志的左叶间裂将左半肝分为左外叶和左内叶,在正中裂右侧自肝右 V 至肝右下缘的右叶间裂将右半肝分为右前叶、右后叶。左段间裂将左外叶分为上、下段,右段间裂分别将肝右叶分为右前叶上下段,右后叶上下段。通常八段指:尾状叶第一段,左外叶上段第二段,左外叶下段为三段,左内叶第四段,右前叶下段第五段,右后叶下段第六段,右后叶上段第七段,肝右叶前上段第八。正中裂内有肝中 V 通过,正中裂通过尾状时,通常将尾状叶分为左右两段,分别属于左右半肝(图 1-1-2)。

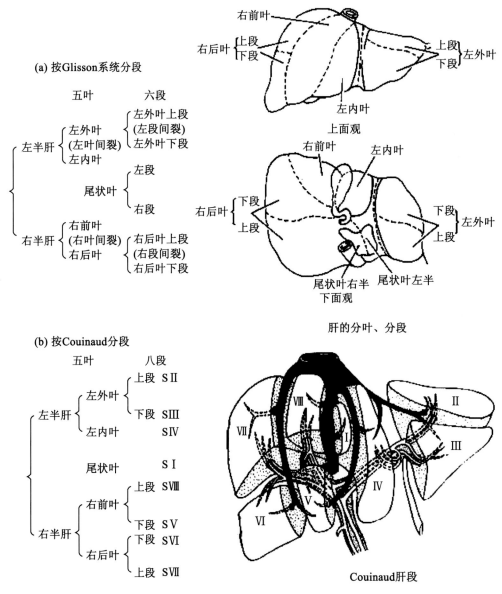

图 1-1-2　肝脏的分叶与分段方法

第三节　肝脏的血管分布

一、门 V

主干在横沟处分为左右支，左支分为横部、角部、矢状部和囊部。横部分出尾叶左段支和左内叶脏面支，少数右前叶支自横部分出；角部分出左外叶上段支；矢状部和囊部外侧分出左外叶下段支，内侧分出左内叶支，脐 V 亦通向左支的囊部，右支先后分出尾叶右段支、右前叶支、右后叶支，右后叶支又分为右后叶上段支和下段支。肝脏由于有丰富的血窦以及肝细胞癌有血窦侵犯的趋势，肝癌病人可出现门 V 癌栓。

二、肝 A

肝固有 A 在进入横沟前即分为左右两支，分支水平较门 V 分支水平低，肝内的分支、分布和路径基本与门 V 一致。

三、肝 V

包括肝左、中、右 V 和肝短 V，前三者自第二肝门进入下腔 V，后者在肝脏的后面直接进入下腔 V（第三肝门）。肝左与肝中 V 常在进入下腔 V 前汇合成一支，肝左 V 汇集左外叶的回血；位于正中裂的肝中 V 汇集左内叶和右前叶回血；肝右 V 汇集右后叶的回血；肝短 V 汇集尾叶和右后叶脏面的回血，右半肝切除时应注意肝短 V 的结扎。肝 V 的癌栓可以延及下腔 V，脱落可引起远处血道播散。

肝管在肝内的分支、分布、路径也基本与门 V 一致。

第四节　肝门的解剖

肝十二指肠韧带内包含肝 A、肝管、门 V、植物 N 纤维、淋巴管、淋巴结等，上述各结构包于肝十二指肠韧带中总称为肝蒂，肝叶或半肝切除术时在此处暂时阻断肝的血流以控制出血，在小网膜孔的部位可以很容易用手指、橡皮管、纱布带加以控制。剪开三管系统结缔组织鞘（Glisson 氏鞘），通常可见肝 A 位于左侧，胆总管位于右侧，门 V 位于两者的后方，接近第一肝门时，各分为左右两支，进入左右半肝，通常肝 A 分叉水平低，门 V 偏中，左右肝管汇合点最高。分叉和汇合点的前后关系：肝管在前，肝 A 居中，门 V 在后；分叉和汇合点左右位置：肝 A 偏左，其余两者偏右；进入右半肝后，右肝管在前，肝右 A 居中，门 V 后支在后，进入左半肝时，左肝 A 位于门 V 左支和左肝管的前下方，左肝管位置较深（图 1-1-3）。

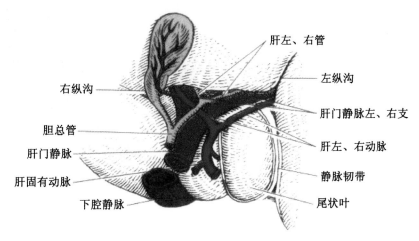

右纵沟
胆总管
肝门静脉
肝固有动脉
下腔静脉

肝左、右管
左纵沟
肝门静脉左、右支
肝左、右动脉
静脉韧带
尾状叶

图 1-1-3　肝门肝 A、门 V 和肝管的关系

第五节　肝的淋巴引流

肝的淋巴管分为浅、深两部分，肝浅层毛细淋巴管位于浆膜下的结缔组织内，形成较密的网状结构，肝深部的毛细淋巴管仅见于肝小叶间的结缔组织内，在肝小叶内无毛细淋巴管。肝浅层的集合淋巴管主要有以下走向：肝左叶浅层的集合管多注入贲门淋巴结及胃左淋巴结，最后汇入腹腔淋巴结；右半肝、方叶及尾状叶浅层集合淋巴管向第一肝门集中，注入肝淋巴结，然后汇入腹腔淋巴结；左、右半肝肝外侧部浅层的部分集合管沿膈下 A 行走，注入主 A 腹部和下腔 V 周围的腰淋巴结；肝左、右叶膈面的部分集合管可穿过膈肌注入膈上淋巴结，然后至胸骨旁淋巴结或纵隔前、后淋巴结。

肝深部的集合淋巴管多沿门 V 走向第一肝门，注入肝淋巴结；一部分向上沿肝 V 属支走行，通过膈的腔 V 孔，注入下腔 V 周围的膈上淋巴结。

第六节　肝脏的神经分布

肝脏的神经主要来自腹腔 N 丛，由该丛发出的 N 纤维随腹腔 A 的分支延伸，在入肝血管周围形成丛，然后伴随门 V、肝 A 分支经第一肝门入肝。

肝丛分为肝前丛和肝后丛，肝前、后丛均发出分支到肝外胆道系统外，多数 N 纤维随肝 A 入肝内；肝丛包括交感 N 纤维、副交感 N 纤维和传入 N 纤维，肝前丛的交感 N 来自左腹腔 N 节，其节前纤维来源于左侧交感 N 干上第 7~10 胸 N 节，肝后丛的交感 N 来自右腹腔 N 节，其节前纤维来源于第 7~10 胸 N 节；肝前、后丛的副交感 N 直接分别由左右迷走 N 发出；传入 N 纤维来自膈 N，肝的传入 N 功能尚不十分清楚，肝脏痛，胆痛以及肝胆疾患所引起的右肩部放射痛与肝的传入 N 有关。

第二章　肝脏主要生理功能

第一节　糖　代　谢

一、糖原的合成

正常进食状态下，门静脉葡萄糖浓度增高，刺激肝细胞葡萄糖磷酸化酶，从而使肝脏葡萄糖的摄入增加，如饮食时肝脏的葡萄糖摄入减慢，反映出肝脏内葡萄糖磷酸化酶的活力下降。

进入肝脏的葡萄糖在糖原合成酶作用下合成肝糖原，糖原合成酶的活性水平与高浓度葡萄糖的量保持一致，确保肝脏糖原的最大储存量，可达肝重的 6%，当糖原合成达到极限时，剩余的葡萄糖通过葡萄糖代谢的其他途径生成脂肪酸、非必需氨基酸而储存于体内。

二、糖原的分解

饥饿状态时，肝脏储存的糖原在肝脏经葡萄糖-6-磷酸酶作用下，分解为葡萄糖，该过程称为糖原的分解，以确保机体能量的供应。

糖原的储备有限，在饥饿 12~18 小时后，肝糖原几乎完全分解，必须通过糖异生的途径生糖。肌糖原约占肌重的 2%，但缺乏葡萄糖-6-磷酸酶，不能直接分解葡萄糖，而通过糖酵解产生乳酸、丙酮酸，通过乳酸循环进入肝脏，经过糖异生途径间接转变为葡萄糖。

三、糖异生

肝脏是糖异生的重要场所，为糖酵解完全不同的逆行代谢途径，即糖异生合成葡萄糖。底物为糖酵解的产物如丙酮酸、乳酸、某些氨基酸（丙氨酸等）、脂肪酸、甘油等。

胰高血糖素能使 CAMP 升高，刺激丙酮酸羧化酶，促进糖异生；胰岛素则相反，使 CAMP 下降，抑制糖异生；糖皮质激素能增加周围组织氨基酸转出和脂库中脂肪分解，促进糖异生；脂肪酸氧化产物乙酰辅酶 A 也能激活丙酮酸羧化酶，促进丙酮酸生成草酰乙酸，促进糖异生；丙酮酸能促进胰高血糖素的分泌，促进糖异生。

第二节　脂　类　代　谢

脂类包括脂肪和类脂，类脂由磷脂及胆固醇等组成。

一、甘油三酯的合成

肝脏主要在内质网合成甘油三酯。饥饿时，脂肪组织分解，游离脂肪酸增高，被肝脏摄入，加之肝脏自身合成的脂肪酸与载体蛋白（Y、Z 蛋白）结合，进行酯化，产生甘油三酯。

同时肝脏合成脂蛋白，脂蛋白与甘油三酯以非共价键结合，以极低密度脂蛋白的形式排出肝细胞，释放入血液循环，甘油三酯以极低密度脂蛋白形式排出时还包含一定数目的胆固醇和磷脂。

血浆甘油三酯主要来源于肝脏，在进食状态下，脂肪动员减少，游离脂肪酸减少，一方面靠肝脏脂肪酸的合成增加，提高血浆中甘油三酯的浓度，另一方面食物中脂肪经胰脂酶水解为甘油和脂肪酸，由小肠粘膜重新酯化为甘油三酯，由肠淋巴液转运至肝脏。

二、脂肪酸的分解

脂肪酸分解主要在线粒体内以 β-氧化方式进行，最终产物为乙酰辅酶 A，为三羧酸循环的底物，进行三羧酸循环后，提供能量。同时乙酰辅酶 A 经酮体合成酶的作用下形成乙酰乙酸、β-羟丁酸而产生酮体。

在正常人体，酮体生成为自限性，一般不出现酮症酸中毒，在胰岛功能正常时，酮体的产生能刺激胰岛素从胰腺释放，从而抑制脂肪酸的 β-氧化，使合成酮体的乙酰辅酶 A 生成减少，相应酮体下降，相反在胰岛功能不全如糖尿病时，胰岛素释放下降，不能抑制脂肪酸的 β-氧化，乙酰辅酶 A 继续增多，酮体合成增加，出现酮症酸中毒。

第三节　蛋白质的代谢

肝脏是氨基酸和蛋白质合成的主要场所。

一、蛋白质合成

体内氨基酸主要来源于食物中的蛋白质，在胃、胰、小肠分泌的蛋白酶和肽酶作用下分解为氨基酸。进食时，门静脉血中氨基酸浓度增高，氨基酸是蛋白质合成的重要原料，肝细胞通过特定的载体迅速摄取，在肝脏进行蛋白质的合成。

蛋白质是生命的物质基础，合成包括转录和翻译两大过程。转录：以单链 DNA 作为模板，按照碱基配对的规律，以互补方式合成 mRNA（信使 RNA），mRNA 每三个碱基组成一个密码子，不同的 mRNA 有不同的密码子，从而分别组成各自不同特点的特定氨基酸；翻译：由 tRNA（转运 RNA）携带特定氨基酸在核糖体中进行装配，组成蛋白质的一级结构，然后进一步卷曲，折叠形成一定空间结构的蛋白质。

二、蛋白质的分解

氨基酸为蛋白质分解产生，进食时门静脉血中氨基酸浓度增高，被肝脏摄取，经脱氨作用产生 α-酮酸和氨，也有部分通过脱羧基作用分解产生氨和二氧化碳。分解产生的酮酸能进入三羧酸循环，提供能量。

产生的氨经过以下途径排出：在肝脏经鸟氨酸循环合成尿素随尿中排出；在肝、脑组织内与谷氨酸结合形成无毒性的谷氨酰胺；以胺盐的形式迅速从尿中排出。

脂蛋白、血浆蛋白、凝血因子等均属蛋白质代谢的范畴。

第四节　胆汁酸代谢和胆汁生成

肝细胞及胆管细胞能持续分泌胆汁，一般每天的生理分泌量为 $800 \sim 1000 ml$，其中肝细胞分泌的胆汁为胆汁酸依赖性胆汁，约占 2/3，胆管细胞分泌的胆汁由水、氯化钠、碳酸氢钠等电解质为主要成分，约占胆汁的 1/3。肝细胞性胆汁为肝细胞分泌，每个肝细胞都是一个多功能分泌单位，主要成分为水，占胆汁 97% ~ 98%；胆汁酸及胆盐占 1% ~ 2%，占胆汁固体成分的 53%；胆固醇占 0.2% ~ 0.9%；此外尚含有少量胆红素、磷脂、脂肪酸、氨基酸、蛋白质、尿素、尿酸、维生素等。

　　胆汁酸由胆固醇在肝细胞微粒体 7-α 羟化酶和脱氢酶作用下生成胆酸和鹅脱氧胆酸，二者总称为初级胆汁酸；初级胆汁酸经胆管进入十二指肠，在肠道细菌作用下去羟基而转化为脱氧胆酸和石胆酸，两者称为次级胆酸，90% 的次级胆酸，由肝脏门静脉重新摄取，在肝脏与甘氨酸、牛磺酸、钠离子、钾离子等结合形成结合型胆汁酸，又称为胆盐（BS）再经胆道排出肠道，反复进行肠肝循环。成人每天大约有 800mg 胆固醇被转变为胆汁酸，在消化功能上起着重要的作用（图 1-2-1）。

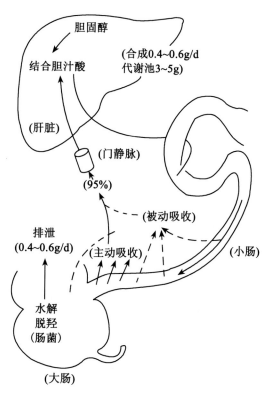

图 1-2-1　肠肝循环示意图

第五节　肝脏对激素代谢的作用

　　肝脏是许多激素生物转化、灭活、排泄的重要场所，肝脏从循环中摄取激素，通过还原水解、结合等作用使激素降解，并将其降解产物排入胆汁。

　　肝功能受损，往往导致这些激素在体液中堆积和过度活跃。如肝病患者对雌激素灭活障碍，引起特征性改变，男性女性化等；对醛固酮和抗利尿激素灭活障碍可导致水钠潴留等综合征。

第六节　参与维生素代谢

　　维生素吸收、储存、活化、转运、分解和合成过程都有肝脏参与，维生素的代谢与肝脏功能有着十分密切的关系。

　　肝功能障碍病人临床上常见：维生素 K 的合成减少，导致凝血因子 2、7、9、10 合成不足，凝血功能障碍；维生素 A 减少，导致夜盲症；维生素 D3（胆固化醇）减少，导致血钙降低，发生肝性骨软化症；维生素 E 减少，肝脏微粒体混合功能氧化酶活力下降（P450 酶），抗氧化作用降低，同时透明质酸酶活性增加，血管通透性增加，与肝硬化的发生有一定的关系。

第七节　肝脏的解毒功能

肝脏是人体解毒的主要器官，摄入或体内产生的毒性物质均经肝脏处理，使有毒物质转变为低毒或无毒物质，随胆汁和尿液排出体外。

肝脏解毒机制主要包括：化学作用（通过氧化、还原、分解、结合和脱氨）、分泌作用（经胆汁的分泌排入胆道）、蓄积作用（蓄积于肝脏，逐渐小量释放）、受体介导的胞吞作用（肝血窦内 Kupffer 细胞吞饮和吞噬作用，吞饮为摄入液体，吞噬为摄入颗粒物）等。

第八节　肝脏对药物代谢作用

肝脏对药物的转化作用主要在微粒体中进行，大部分药物经去毒随胆汁或尿液排出，部分药物本无药物活性，需经肝脏微粒体上药物转换酶作用才能转变为药物的活性成分，产生疗效。

如大部分抗癌药物烷化剂本身无抗癌活性，需经肝脏代谢转化成活性烷化剂发挥抗癌作用，以 CTX 为例，必须经肝微粒体酶（混合功能氧化酶）活化产生酮磷酰胺而发挥烷化活力。

第三章　原发性肝癌的流行病学与自然病程

第一节　流 行 病 学

原发性肝癌是临床上最常见的恶性肿瘤之一，全球发病率逐年增长。高发于非洲东南部和东南亚地区及太平洋诸岛国，发病有相对明显的地区性。全世界每年新发病人数已超过62.6万人次，居恶性肿瘤发生的第5位，死亡人数每年接近60万人次，约占96%。

在我国，原发性肝癌多发生于东南沿海一带，地理分布：东南地区高于西北地区，沿海地区高于内陆。目前我国PHC每年发病人数约35万人次，占全球的55%，在肿瘤相关死亡中仅次于肺部，位居第二。高发年龄40~50岁，男性女性之比2：1~4：1，多见于中年男性，高发地区年龄逐渐年轻化，男性比例逐步增高。

研究表明：原发性肝癌的发生率呈逐步上升的趋势，探讨肝癌的预防、诊治最佳方案等依然是广大医务工作者面临的严峻课题。

第二节　自 然 病 程

原发性肝癌自然病程分为四个阶段：

一、早期亚临床期

从发生恶变开始到肿瘤生长形成 $\Phi \leq 2cm$ 的局部小肿块所需要的时间，时间通常10~12个月，病人无症状，能通过现有的先进定位诊断手段测定。

二、亚临床期

从 $\Phi 2cm$ 的肿块发展到病人出现右上腹胀痛，腹胀等临床症状所需要的时间，通常8~10个月。

三、临床期（中期）

从临床症状出现到出现黄疸、腹水、远处转移等晚期症状所需要的时间，大约4个月。

四、终末期（晚期）

从黄疸、腹水、远处转移等晚期症状出现到死亡所需要的时间，通常大约2个月。

大多数文献报道：原发性肝癌的中位生存期仅仅为4~6个月，实际上指的是临床期和终末期病人。从肝癌的发生到病人临床症状出现已经经历了早期亚临床期和亚临床期两个阶段，时间1.5~2年时间，这两个时期正是原发性肝癌治疗的最佳时机。因此，必须树立病人定期体检的意识，争取能够在早期亚临床期和亚临床期得出诊断，尽早得到积极、有效的治疗。

第四章　原发性肝癌的病因学与致癌机制

第一节　病毒性肝炎与原发性肝癌

一、原发性肝癌与病毒性肝炎关系密切的依据

（1）上海东方肝胆外科医院对住院的肝癌病人进行乙肝检查，HBsAg 阳性率 68.6%；上海中山医院 HBsAg 阳性率 69.1%，抗 HBc 阳性率 72.1%；湖北省肿瘤医院于 1991—2001 年亦对住院肝癌病人进行了统计分析，HBsAg（＋）占 70.3%，HBcAb（＋）占 73.5%，其中肝硬化者占 70% 左右。而我国非肝癌人群中 HBsAg 携带率仅占 10%，三家医院统计结果均表明：原发性肝癌（HCC）人群乙肝发生率显著高于正常人群，原发性肝癌随着 HBsAg 阳性率的升高而升高，呈正相关。

（2）文献报道，一项前瞻性研究表明，3500 名 HBsAg 携带者，随访 3～5 年，其中肝癌发生人数 49 例，携带组患肝癌的危险性是非携带组（对照组）的 250 倍，表明同一人群中，HBsAg 携带者肝癌的发生率远远高于非乙肝携带者。

（3）多项研究已表明肝癌有相对的家族聚集性，既往过分强调遗传因素是家族聚集性的主要原因，湖北省肿瘤医院曾对肝癌高度聚集的家族进行过调查，发现家族成员中多数为 HBsAg（＋）的慢性肝炎和肝硬化患者，从而得出结论：家族聚集性除遗传因素外，乙肝病毒可能为重要的致病因素。

（4）除乙肝外，丙肝、丁肝也与肝癌存在相关性，丙肝高发于日本，丁肝多发于前苏联。HCV 与肝癌在日本显示出高密切关系，肝癌患者人群中 HBsAg 阳性率仅占 30% 以下，而抗 HCV 阳性率近 70%；而我国为丙肝的低发区，肝癌病人抗 HCV 阳性率仅占 10% 左右，但近年来，随着输血和输注血浆制品的增多，HCV 感染呈上升趋势，而且较多的病人为双重感染，应引起重视。

二、肝硬化与原发性肝癌

慢性肝炎迁延不愈，导致肝硬化、在肝硬化基础上恶变是原发性肝癌的主要病因，统计表明：约 70% 的原发性肝癌是在肝硬化基础上发生的。

1. 肝硬化是慢性肝炎迁延不愈的必然结果

我国是乙肝大国，有 1.3 亿人口被乙肝病毒感染，而且每年尚有 100 万新生儿因母亲为乙肝而母婴感染，其中携带者占 90%，仅仅只有 10% 演变成为慢性肝炎。肝组织发生炎症和持续性坏死达 6 个月以上，才能确定慢性肝炎的诊断。乙型肝炎病毒属于嗜肝病毒科一种带包膜的 DNA 病毒，有两条成环状互补的 DNA 链，乙型肝炎病毒携带者演变为慢性肝炎与感染的年龄密切相关，感染年龄越轻，演变为慢性肝炎的风险就越高，母婴传播，婴儿 90% 会演变为慢性肝炎；1～5 岁感染，25%～50% 会慢性化；成年人感染仅 5% 演变为慢性肝炎。慢性肝炎病人肝脏组织学检查肝小叶内可发生炎性反应和碎屑样坏死，病人往往有消化不良症状和肝功能检查多项酶学异常，乙肝病毒携带与慢性肝炎是乙肝病毒感染的不同阶段。

乙肝病毒导致肝细胞坏死的机理是机体对乙肝病毒进行免疫应答，在杀灭病毒的同时也杀伤肝细胞。具体机制：乙肝病毒激发机体自身的细胞毒 T 细胞（Tc），表达 CD4、CD8，进行细胞免疫；同时激发机

体自身反应性 B 细胞，产生针对性抗体，通过抗体依赖性细胞介导细胞毒（ADCC）进行体液免疫。携带者与慢性肝炎的区别在于携带者未能激发机体的免疫应答，无肝细胞损伤和坏死。肝细胞坏死与修复对立统一，有坏死必然有修复，修复后形成纤维化，正如皮肤破损修复后形成疤痕一样，纤维化是坏死和修复的自然过程，表现为弥漫性纤维化，假小叶和再生结节形成三大特点。

慢性肝炎演变为肝硬化，隐伏期 5～10 年，甚至 10 年以上，但也有少数病人可短期内大片肝细胞坏死，3～6 个月即可以演变为肝硬化。

丙肝病毒（HCV）是一种单链 RNA 病毒，主要在肝细胞内复制，不会与肝细胞基因组发生整合，HCV 感染也可引起肝细胞坏死和再生，多次反复导致肝硬化；丁型肝炎病毒（HDV）为一种缺陷病毒，其复制时需嗜肝病毒科 HBV 的参与，多为同时感染或重叠感染，使原乙型肝炎慢性化加重而发生肝硬化。

2. 肝硬化恶变的机理

肝硬化是慢性肝炎迁延不愈的必然结果，肝硬化是一种以肝组织弥漫性纤维化、假小叶和再生结节形成为特征的慢性肝病。再生结节形成往往合并不典型增生，重度不典型增生属于癌前病变的范畴，进一步演变可能转变为肝癌，再生结节是肝硬化恶变或基因突变的前提条件。

3. 肝硬化的分型

根据结节的形态，肝硬化分为四型。

大结节性肝硬化：结节颗粒大，大小不均匀，直径 1～3cm，最大者可达到 5cm，多数文献报道此型癌变率高，重型肝炎往往合并大结节性肝硬化。

小结节性肝硬化：结节大小相仿，直径一般 3～5mm，最大不超过 1cm，该型最常见，轻型肝炎以形成小结节性肝硬化为主，随着对肝炎诊治水平的提高，轻型肝炎较重型肝炎更为常见。

大小结节混合型肝硬化：结节大小介于大结节性肝硬化和小结节性肝硬化之间。

再生结节不明显性肝硬化：多由血吸虫肝病引起，纤维隔显著，包绕多个肝小叶，形成较大的结节，结内增生不明显，不属于再生结节，与肝细胞癌的发生无直接关系。近年来研究发现华支睾吸虫感染肝内小胆管，可刺激胆管上皮增生而诱发胆管细胞癌。

综上所述，病毒性肝炎是原发性肝癌最主要的发病因素，我国乙肝病毒感染率极高，不得掉以轻心，应高度重视，必须将慢性肝炎的防治纳入原发性肝癌预防的最重要措施，只有病毒性肝炎病人得到合理、有效的治疗，才能降低原发性肝癌的发生率。

第二节　分子生物学病因研究

一、病毒性肝炎致癌的分子生物学研究

原发性肝癌的分子生物学病因研究已取得初步进展，目前研究较为深入的是乙肝与肝癌的关系。

研究发现肝癌细胞 DNA 中整合有 HBV-DNA 碱基秩列，因此某些肝癌细胞株不但可持续分泌 A-FP，也可持续分泌 HBsAg。HBV-DNA 基因组为两条成环状互补 DNA 链，包含有 S 基因区、X 基因区、C 基因区、P 基因区，分别称 S 基因区编码的 HBsAg 基因、X 基因区编码的 HBxAg 基因、C 基因区编码的 HBcAg 基因、P 基因区编码的 HBeAg 基因。HBV 本身不携带癌基因，但 HBV-DNA 与宿主 DNA 整合，不仅仅导致宿主 DNA 重排和缺失，使肝细胞基因组稳定性丧失，第一方面通过激活癌基因或抑制抑癌基因或使抑癌基因失活而癌变；第二方面，X 基因有反式激活功能，通过激活某些细胞调控基因的转录而导致肝癌；第三方面 HBV-DNA 引起肝细胞坏死、再生的同时，也影响肝细胞 DNA 的正常修复。乙肝致癌往往是三方面共同作用的结果。

世界范围内大约 70% 的原发性肝癌是发生在肝硬化的基础上，前节已述，但约有 30% 肝癌病人并不

会合并肝硬化，即使不合并肝硬化的肝癌病人中，HBsAg 阳性率亦高达 75.3%，提示慢性肝炎可以不经历肝硬化阶段而直接导致肝癌的发生。HBV 感染宿主肝细胞后，以 HBV-DNA 基因整合的形成为主，并不造成肝细胞的坏死和再生，经过上述三方面机制，可能在短时间内，不发生肝硬化而直接导致肝癌。

丙肝正因为不与肝细胞 DNA 整合，而主要在肝细胞复制。所以主要机理为迁延不愈，在肝硬化基础上癌变或基因突变，近期分子生物学研究发现：HCV 病毒 10 个基因中有三个基因能产生一种称为蛋白酶素的物质，能使细胞基因突变率提高 5~10 倍，并能抑制修复基因，此项分子生物学研究为 HCV 致癌找到了新的证据。

二、基因学研究

1. 癌基因

目前研究较多的有 N-ras、Cmyc、Cmet 基因，其中 75% HCC 中有 N-ras 蛋白的过度表达，与 PHC 的发生相关；Cmyc 表达与瘤体的大小，尤其迅速增大呈正相关；Cmet 高表达与肝癌的肝内播散发生率明显相关，伴 Cmet 高表达者生存期明显短于 Cmet 低表达者。

2. 抑癌基因与抑癌转移基因

抑癌基因 P53 属核转录因子类，为野生型突变抑制因子，当 P53 处于不表达状态时，导致癌变，同时肝癌细胞中几乎都存在 P53 基因第 249 密码子突变而转变为癌基因，在肝癌患者中，原发灶 P53 基因突变高表达多见于男性、大肝癌、多结节、分化不良、无包膜、有血管侵犯的肿瘤组织，提示肿瘤具有高度侵袭潜能，复发和转移率高，预后差。

Ⅱc 基因为一种新的抑癌基因，在肝癌中的表达明显降低，而肿瘤转移抑制基因：Kail 基因、nM23-h1 基因等表达下调均为癌变的直接因素。

HBsAg 自动转阴是好事还是坏事，与肝癌的发生有无因果关系尚未定论，文献报道，1355 例慢性HBsAg（＋）乙肝病人被追踪随访两年，有 55 例自动转阴，占 4%，转阴的 55 例中，11 例转变为肝癌，占 20%，初步认为 HBsAg 自动转阴出现癌变几率增大可能与 P53 突变有关，有待于进一步探讨。

3. 凋亡抑制基因

生长抑制、凋亡机制的失活也是肝癌的重要发病机制之一。抗凋亡蛋白 Bcl-2、Bcl-xl 和抗凋亡基因 Survivin 高表达往往在肝癌形成中发挥着一定的作用。

4. X 基因的反式激活功能

研究表明：X 蛋白能反式激活宿主细胞基因 N-ras、Cmyc 的表达；能与 P53 蛋白结合，抑制其功能；能上调白介素$_6$（IL$_6$）表达导致肝脏炎症，最终导致肝癌。

三、与肝癌有关的其他分子机制

1. 新生血管生成与肝癌

肿瘤生长与转移受诸多因素的影响和制约，其中新生血管的形成是重要因素之一。新生血管的形成与肿瘤的生长、侵袭性和转移相关。HCC 为富有血管的肿瘤，主要与血管形成有关的有：血管内皮生长因子（VEGF）、血管生成素、碱性成纤维细胞生长因子（bFGF）、血小板衍生生长因子（PDEGF）、与血管生成有关的整合素 avβ_3 等，其中对 VEGF 的研究较为深入，肝癌组织中 VEGFmRNA 表达阳性率明显高于非癌肝组织，VEGF 促使基质金属蛋白酶 9（Mmp-9）的产生，能降解血管基底膜，促进新生血管的形成。

2. 表皮生长因子受体（EGFR）

许多实体瘤细胞表面都存在 EGFR 表达或高表达，高表达往往提示肿瘤具有高侵袭性，预后不良。研究表明：肝癌细胞膜上亦存在 EGFR 高表达，与 PHC 生长、转移相关。EGFR 是信号通路的小分子靶点，已成为肝癌治疗新的靶点，但疗效不确定。

3. 生长抑素受体（SSTR）

多项研究已证实40%以上的肝癌细胞表面存在SSTR表达，可能与肿瘤生长相关。临床上应用生长抑素类似物与肝癌细胞表面的SSTR结合后可抑制肿瘤的生长，但多项研究也表明SSTR的表达与临床预后无明确相关性。

4. 甲胎蛋白与甲胎蛋白受体

A-FP是肝细胞癌变时由癌细胞合成、分泌的一种肿瘤相关抗原，具有肝细胞癌的特异性，是早期诊断肝癌最有价值的生化指标，也是原发性肝癌复发和转移的监测指标。

A-FP具有促进肿瘤生长的作用：A-FP可与肝细胞膜上的A-FP受体结合，活化或抑制相应基因的表达，通过自分泌机制促进肝癌细胞生长；A-FP具有广泛的免疫抑制作用，间接促进肝癌细胞生长；A-FP可导致肝癌细胞逃脱宿主淋巴细胞的免疫监视，从而促进生长。

第三节 原发性肝癌的其他病因

一、黄曲霉毒素污染（AF）污染

统计表明：黄曲霉素污染严重的地区，肝癌的发生率明显升高，表明黄曲霉素可能是某些地区肝癌高发的重要因素。

黄曲霉素主要从霉变的玉米和花生中分离出来，研究表明AF进入肝脏，很快转化为一种被称为环氧化物的活性物质，可与肝细胞DNA鸟嘌呤碱基N_7位共价结合，形成AF-DNA的加成物，干扰DNA的正常转录，同时在HBV-DNA整合的肝细胞中有AF堆积，HBV-DNA的整合与AF和DNA的加成可能是肝细胞癌变的始动因子和促进因子。

二、酒精中毒

长期大量饮酒，每日乙醇的摄入量超过80g，达10年以上，由于乙醇和其代谢产物（乙醛）长期的毒性刺激，可以引发酒精性肝炎，迁延不愈可导致酒精性肝硬化，可能为肝癌病因之一，但目前尚无饮酒与肝癌的直接证据，部分学者认为乙醇是HBV、AF等诱发肝癌的辅助因子。

三、饮水污染

主要指致癌物质亚硝酸盐、有机氯农药、池塘水中蓝绿藻产生的微囊毒素等污染饮用水以及水源中铜、锌、镍含量高，钼、硒含量低等，可能与肝癌的发生有一定的关系。通过改饮井水，减少致癌物的摄入，增加微量元素硒等的摄入等干预措施，某些肝癌高发地区发病率已出现逐渐下降的趋势。

总之，PHC的发病机制十分复杂，其发生、发展和转移与多种基因突变、细胞信号传导通路和新生血管增生异常等因素密切相关，是多因素综合作用的结果，确切的病因和致癌机制尚未完全清楚，尚有待于进一步探讨。

第五章 临床表现和体征

原发性肝癌起病隐匿，发展迅速，恶性程度高，早期症状常不明显，随着病程的发展和并发症的发生，一旦出现典型的临床表现和体征，已多属中晚期。近年来，随着采用 A-FP、B 超等对肝癌高危人群进行普查以及实行定期体检等保健措施，临床已能发现一些无症状和体征的亚临床小肝癌，提高了肝癌的诊治水平。

第一节 临床表现

一、肝区疼痛

多为持续性胀痛、隐痛或刺痛，以夜间、劳累后或深呼吸时加重。疼痛部位常与肿块的位置有关，右肝肿块多表现为右上腹或右季肋部疼痛，左肝癌常被误诊为胃统区疼痛，右后膈顶部癌肿可导致右肩部或腰背部放射痛。

因肝癌疼痛并不典型，易被误诊为慢性胆囊炎、慢性胃病、肩周炎等疾病。

疼痛原因多因肿瘤瘤体迅速增大，使肝包膜张力增加或包膜下癌结节破裂所引起，癌结节破裂出血可导致突然剧烈腹痛和腹膜刺激征，大出血时可导致休克；右肩部疼痛与肝的传入神经（来自膈神经）侵犯、压迫有关。

二、消化道症状

食欲降低、腹胀、恶心、呕吐、腹泻等为常见的症状，但无特异性。

食欲降低、腹胀多因肿瘤巨大、腹水、胃肠道淤血、肝功能异常等所引起；腹泻以次数增多为主，但无粘液血便和脓血便，病情重时，每日可达 10 余次，多数进食后即出现腹泻，可排出不消化的食物残渣，往往口服抗生素无效，腹泻可能与胃肠功能紊乱及门静脉癌栓、门静脉高压所致的胃肠道淤血、水肿有关；左肝肿瘤压迫胃可伴恶心、呕吐、餐后饱胀感。

三、乏力、消瘦

乏力常与伴有严重肝硬化或慢性活动性肝病有关；消瘦多因恶性肿瘤慢性消耗，食欲摄入量减少，代谢紊乱等引起，早期多不明显，晚期可出现全身衰竭、恶异质。

四、发热

多为低热，不伴寒战，个别病人可达 39℃ 以上，呈弛张型高热伴寒战，用抗生素治疗无效，而用消炎痛片、强的松片等可退热，发热与肿瘤坏死、出血及肿瘤毒素吸收等有关。有时可因癌肿压迫或者侵犯胆管而致胆管炎，或者因抵抗力减低合并其他感染而发热。

五、其他

发生肝外转移常伴有转移灶症状，合并肝硬化可出现肝硬化的一系列症状，少数病人还可出现伴癌综合征。例如：肺转移可以引起咳嗽、咯血；胸膜转移可以引起胸痛和血性胸腔积液；骨转移可以引起骨痛或病理性骨折等。

六、伴癌综合征

由原发肝癌本身代谢异常对机体产生的各种影响所引起，往往机体出现血液、内分泌等方面异常的一组综合征。综合征可发生在肝癌症状之前而成为首发症状，该类症状往往在肝癌得到有效治疗后可明显改善而恢复正常，临床上常见以下伴癌综合征。

1. 红细胞增多症

国外报告2%～10%，国内报告7%左右，主要原因为合并肝硬化，肝脏对红细胞刺激因子的灭活下降，刺激骨髓产生过多的红细胞。

2. 低血糖

常有饥饿感，严重低血糖反应可导致昏迷，国外报道高达30%，国内为8%左右。发生机制：肝肿瘤巨大，正常肝组织减少，肝糖原的合成和储存减少；肝功能障碍，糖异生减少以及肝脏对胰岛素的灭活能力降低等。

3. 高血钙

为肝癌组织分泌异位甲状旁腺激素所致。高血钙往往同时伴有低血糖，与骨转移癌所引起的高血钙、高血磷不同。

当血钙达3.5mmol/L以上时，应及时处理，处理办法：积极水化；积极抗肿瘤治疗即病因治疗；强的松40～100mg/d，激素可以阻止破骨细胞激活因子（OAF）引起的骨重吸收，还可增加尿中钙的排泄；争辉霉素可通过降低溶骨细胞数目、活性而减少骨的重吸收，为治疗高钙血症的有效药物；降钙素给药数小时可快速降低血钙，主要机制为迅速抑制骨的重吸收，应用降钙素必须与糖皮质激素合用，否则机体很快产生抗体，影响疗效。

4. 血小板增多症

发生率2%以下，机制为与异位血小板生成素的分泌有关。

5. 高纤维蛋白原血症

占同期病人的26%左右，与肝癌异常蛋白合成有关。

6. 其他

促性腺激素症如男性女性化、高甲状腺素血症、生长激素分泌症、类癌综合征等内分泌改变等。

第二节　体　　征

一、肝肿大与腹部肿块

多为中晚期肝癌的主要体征，最为常见，呈不对称性肝肿大。尤其肝下部肿瘤，在肋缘下可能触及，局限性隆起，表面结节感、质硬、压痛、可随呼吸上下移动；左叶肝癌可能触及剑突下肿块；右肝顶部肿瘤可见横膈局部隆起，可致膈肌固定，活动受限并可出现胸水；由于肝癌血管丰富而迂曲，动脉骤然变细或因癌块压迫肝A及腹主A，约半数病人可在相应部位听诊到吹风样血管杂音，此体征具有重要的诊断价值，但对早期诊断价值不大。

二、脾肿大

多为肝硬化并门静脉高压症所引起。

三、腹水

多为草绿色腹水，一般为漏出液，多为门静脉或肝静脉血栓、癌栓和门静脉高压症所引起，如腹、盆腔播散或癌体破裂出血可引起血性腹水。

四、黄疸

皮肤巩膜黄染，常为晚期表现，多由癌肿或者肿大的淋巴结压迫胆管引起胆道梗阻所致，也可因为肝细胞损害而引起。

五、其他

合并肝硬化常有肝掌、蜘蛛痣、男性女性化、门静脉高压的腹壁静脉曲张、下肢水肿等，肝外转移则有转移部位相应的体征。

第六章　原发性肝癌的转移

肝癌的转移常分为肝内播散和肝外转移。转移途径包括：直接侵犯、淋巴道转移、血行播散、种植转移、医源性转移等。医源性转移多与手术挤压、切割等术者的操作有关，肝癌破裂可导致腹腔内广泛播散。

第一节　肝内转移

肝癌组织中有丰富的血管，癌细胞有沿血窦内生长的趋势，并经此侵犯门静脉分支，然后常沿门静脉播散，在肝内形成转移结节，导致肝内播散，先同侧肝内，然后再累及到对侧肝脏。晚期病例可经门静脉分支逆行蔓延到肝外门静脉主干，形成较大的癌栓，阻塞门静脉管腔可导致门静脉高压。

肝内播散与生长方式、分化程度、肝硬化程度、免疫状态等有关。高分化、低度恶性肝癌往往有明显的包膜，多呈膨胀性生长，转移率低；无肝硬化肝癌的转移率显著高于肝硬化肝癌；免疫功能好，肝癌局部单核和 T 细胞浸润多者，转移率明显降低，免疫细胞可阻止癌细胞的生长和转移。

第二节　肝外转移

一、淋巴道转移

常通过淋巴道转移，以肝门淋巴结最为常见，有时可波及胰周、腹膜后、主动脉旁、胃区域淋巴结及纵隔、隆突下、锁骨上、颈部等。详见第一章第五节《肝的淋巴引流》。

二、直接侵犯、蔓延

肝癌可直接侵犯并蔓延到邻近器官，如右肝膈顶部肝癌可直接侵犯横膈；右肝下段癌易侵犯结肠；中肝叶下段癌易侵犯胆囊；左外叶多侵犯胃壁小弯侧等。

三、种植转移

多见于肝癌破裂、手术操作时不注重无瘤技术所致的医源性种植以及瘤细胞自然脱落种植所引起。临床比较少见，偶可种植在腹膜、横膈及胸腔等处，引起血性腹、胸腔积液，女性可发生卵巢转移，形成较大的肿块。

四、血行播散

晚期病人可通过肝静脉、下腔静脉转移到全身各部位，最常见为肺，占 50% 左右，其次为骨、肾上腺、肾、皮肤肌肉、脑等。

第七章　原发性肝癌的诊断

原发性肝癌是指原发于肝实质细胞或肝内胆管细胞的癌肿，是成年人最常见的肝脏恶性肿瘤，其中以肝细胞癌最多见，占 90%～95%，本章主要论述肝细胞癌。

第一节　对甲胎蛋白（A-FP）诊断价值及肝癌术后预后的评价

一、A-FP 对原发性肝癌的诊断价值

1. A-FP 由胚胎幼稚肝细胞、卵黄囊细胞、肝癌细胞等产生，少数来自胚胎消化道，为 590 个氨基酸组成的糖蛋白，半衰期 3～7 天，对肝细胞癌（HCC）诊断的阳性率占 60%～70%。在 HCC 的普查、早期诊断方面有着重要的地位。对于 A-FP≥400μg/L 超过 1 个月，或者≥200μg/L 持续 2 个月应该高度怀疑肝癌。

有 30%～40% HCC 患者 A-FP 阴性，多数文献报道：A-FP 的阳性、阴性与 HCC 的分化程度有关，中度分化多呈阳性，而低、高分化以及 HCC 已坏死液化者往往呈阴性，换言之：A-FP 对中度分化 HCC 的诊断价值高，对低、高分化 HCC 的诊断价值稍差，而对胆管细胞癌价值不大。但最近研究表明，分化程度与 A-FP 之间无明显相关性，影响 HCC 血清中 A-FP 含量高低的主要因素是肝癌组织中 A-FP 分泌型癌细胞的比例，值得关注。

2. A-FP 升高也常见于正常妊娠和生殖腺胚源肿瘤、消化道肿瘤，尤其是胃癌肝转移患者，同时也常见于慢性活动性肝病、肝硬化等非肿瘤性疾病。发生于胃肠、胰腺可引起血清 A-FP 升高的腺癌称为肝样腺癌。

（1）妊娠第 6～7 周，母体血清中可出现 A-FP，12～14 周达到高水平，分娩 5 周后恢复正常，半衰期 4～5 天，定量值往往小于 200μg/L。

（2）生殖腺胚源性癌细胞也可产生 A-FP，定量值可以 ≥1000μg/L，但体检和影像学检查往往能发现睾丸或腹膜后胚胎残存组织肿块，容易与 HCC 鉴别诊断，有效治疗后 A-FP 逐渐下降，半衰期约 5 天。消化道肿瘤，特别是胃癌，尤其是有肝转移的胃癌，常见 A-FP 增高，个别甚至可高达 400μg/L 以上。所以在 A-FP 增高的病例，若肝内未发现占位性病变时，应注意胃肠道的相关检查，若肝内呈现肝转移癌影像学图像的占位性病变，而胃肠道能查找到原发癌，即可明确诊断。

（3）慢性活动性肝病、肝硬化时，A-FP 升高值往往小于 200μg/L，但也有 ≥1000μg/L 的极少数病例，为一过性增高，短期内往往下降。

A-FP 升高伴 ALT 的同步升高，通过积极护肝治疗，随着肝功能恢复，ALT 与 A-FP 同步下降，临床称为同步化关系；HCC A-FP 升高往往不伴随 ALT 同步上升，呈背离关系，大多数 HCC 病人 ALT 在正常范围内波动，翻倍升高病人比较少见。

A-FP 分为扁豆凝集素（LCA）结合型和非（LCA）结合型两种异质体，HCC 往往 LCA 结合型异质体升高，往往比例>25%，而肝脏良性病变往往 LCA 非结合型异质体升高，而 LCA 结合型往往<25%，有较高的鉴别诊断价值。肝样腺癌 A-FP 往往以 LCA 非结合型为主。

二、A-FP 对 HCC 术后预后的评价

1. A-FP 阳性肝癌病人根治术后 A-FP 定量值逐渐下降，通常两个月左右恢复正常，如果不下降或下降不到正常值以内，表明有癌残留或者肝内播散的可能，提示预后差。

2. HCC 术后 A-FP 下降的半衰期是判断预后的重要指标。A-FP 半衰期的计算公式：

$$T_{1/2} = \frac{0.693 \times （两次检测 A-FP 的间隔时间）}{\ln X - \ln Y}（天）　　（X、Y 表示两次检测的结果，\ln 为自然对数）$$

$T_{1/2} < 9.5$ 天，表明手术的根治彻底，局部复发、远处转移率低，预后好，反之提示预后差。

第二节　A-FP 阴性 HCC 病人三种重要标记物

一、γ-谷氨酰转移酶及其同工酶 II （GGT II ）

应用聚丙烯酰胺梯度电泳分离法可将 γ-GT 分离出 12 ~ 13 条区带，其中 GGT II 带和 II′带是肝癌特异性同工酶区带。一般报道 GGT II 对原发性肝癌诊断的阳性率为 25% ~ 75%，与 A-FP 无关；国内少数文献报道对肝癌的敏感性近 80%，优于 A-FP，特异性为近 95%，认为是诊断 HCC 较好的标记物之一；A-FP 阴性肝癌患者 GGT II 阳性率 70% 左右。

二、异常凝血酶原（DCP，又称 γ-羧基凝血酶原，AP）

HCC 使凝血酶原前体生成亢进，大量的前体羟化不完全，产生大量的异常凝血酶原（PIVKA-II ），是一种新的肝癌标记物。正常人 AP 或 DCP 值 <30ng/ml，诊断原发性肝癌的阳性率 55% ~ 75%，对 A-FP 阴性肝癌阳性率 60% 左右，有助于鉴别诊断。

临床上以 AP >300ng/ml 为肝癌的诊断标准，而活动性肝病、转移性肝癌往往轻度升高，定量值往往小于 42ng/ml。小肝癌阳性率低，早期诊断不够理想。

肝癌 AP 升高必须与维生素 K 缺乏所引起的升高相鉴别，正常凝血酶原由肝细胞合成，如果肝功能正常，而维生素 K 缺乏时，只产生具有凝血酶原抗原性而无凝血功能的异常凝血酶，又称维生素 K 缺乏诱生的蛋白质（PIVKA-II ）。

三、岩藻糖苷酶（A-FU）

广泛存在于动物、人体组织液中的溶酶体水解酶，原发性肝癌血清中 A-FU 活性显著高于既发性肝癌和肝硬化，对 A-FP 阴性肝癌阳性率 80% 左右。

四、其他辅助诊断标记物

其他辅助诊断标记物，例如：高尔基体蛋白 73 （GP73），5-核苷酸磷酸二酯酶（5′NPD）、醛缩酶同工酶 A （ALD-A）和胎盘型谷胱甘肽 S-转移酶（GST）等，还有铁蛋白（FT）和酸性铁蛋白（AIF）等，对 HCC 的诊断有一定的作用。也有部分 HCC 患者可有 CEA 和 CA$_{199}$ 等异常增高。

第三节　影像学检查

影像学检查在临床上已广泛应用，常用的诊断手段有 B 超、彩色多普勒血流成像（DCFI）、电子计算机 X 线体层显像（CT）、磁共振成像（MRI）、正电子发射体层显像（PET）、X 线肝血管造影（DSA）等，能发现 Φ0.5 ~ 2cm 的肝脏占位性病变，使肝癌的诊断从临床期诊断转变为亚临床诊断，为肝癌的早

期发现、早期诊断、早期治疗奠定了基础。

一、超声检查

超声检查具有无损伤、无放射线、简便、价廉、敏感性高、可重复等优点。能显示肿瘤的大小、形态、部位、肿瘤与血管的关系、肝静脉、门静脉有无癌栓等，诊断符合率达 90% 左右。高分辨率超声对 0.5～2cm 的肝内微小灶发现率高，但定性诊断准确率仅为 58% 左右，采用超声对比如铁、钆等声学造影，定性率提高。实时 US 造影（超声造影 CEUS）可以动态观察病灶的血流动力学情况，有助于提高定性诊断。

原发性肝癌图像：病变向肝表面隆起，周围常有声晕，回声可表现为低回声型、高回声型和混合回声型；大肝癌呈高回声或混合回声，中心坏死液化区无回声。

因肺、胃等器官遮盖，存在肝脏的盲区，容易造成病变遗漏，尤其是右膈下，左外叶上段，内镜超声能弥补不足；肝实质深部的微小病灶与肝硬化结节较难鉴别，彩色多普勒通过血流情况比较对鉴别诊断有帮助；超声检查的准确性与操作者的经验和检查的细致程度也密切相关，应予以重视。术中超声直接在开腹后在肝脏表面探查，避免了超声波衰减和腹壁、肋骨的干扰，往往可发现术前 CT、超声检查未能发现的肝内小病灶，对于探查病人尤为适用。

二、计算机 X 线体层扫描（CT）

CT 是一种安全、具有高分辨率的检查方法。能显示肿瘤的大小、位置、数目及肿瘤与周围脏器及大血管的关系，对肝门淋巴结、胰周淋巴结转移的分辨率高，对肝癌定位诊断有较高的价值，可检出 Φ1cm 左右的早期肝癌。特别是多排螺旋 CT，扫描速度极快，数秒内即可完成全肝扫描，避免了呼吸运动伪影，同时能进行多期动态增强扫描，最小扫描层厚为 0.5mm，显著提高了肝癌小病灶的检出率和定性准确率。

结合增强扫描可以判定病变的性质，对肝癌与血管瘤鉴别诊断价值较高；平扫时肝癌多为低密度影，部分有包膜的肝癌可显示晕圈征，较大的肝癌可见更低密度的坏死区，少数肝癌可见钙化；增强扫描，肝癌在 A 期尤其在注射造影剂 20 秒内强化最为明显，病灶密度高于周围肝组织，30～40 秒后，造影剂进入组织间隙而转入实质期，病灶又恢复低密度影，在静脉期其强化不及周边肝组织，而在延迟期则造影剂持续消退，具有高度的特异性，临床上称为快进快出；螺旋 CT 血管造影（CT angiography，CTA）系经周围 V 高速注入碘造影剂，在靶血管造影剂充盈的高峰期，用螺旋 CT 对其进行快速容积数据采集，合成三维血管影像，通常采用最大密度投影（MIP）或者表面遮盖显示（SSD）成像方法，便于临床医师术前了解肿瘤与周围血管之间的关系，有利于更好地制定手术计划，且具有创伤小，检查时间短，病人无痛苦等优点；肝 A 碘油栓塞后 3～4 周再进行 CT 扫描更能有效地发现肝内小病灶（碘油 CT）。目前 CT 已经成为肝癌诊断最重要的常规手段。

三、磁共振显像（MRI）

MRI 无电离辐射，能获得横断面、冠状面、矢状面三维图像，对肿瘤与肝内血管的关系显示更佳；对软组织分辨率高；鉴于 MRI 组织分辨率高，能多参数、多方位、多序列成像等特点，对肝脏局灶性增生结节、肝腺瘤、肝血管瘤与肝癌的鉴别诊断以及对肝内小病灶的检出、血管侵犯情况、肿瘤内部结构、肿瘤坏死状态等可能优于 CT，故 MRI 可作为 CT 检查的重要补充。特别是高场强 MR 设备的不断普及和发展，使 MR 扫描速度大大加快，可以和 CT 一样完成薄层、多期相动态增强扫描，充分显示病灶的强化特征。另外，MR 功能成像技术（如弥散加权成像、灌注加权成像和波谱分析）以及肝细胞特异性对比剂的应用，均为病灶的检出和定性提供了有价值的补充信息，有助于进一步提高敏感性和定性准确率以及全面、准确地评估多种局部治疗的疗效。

采用钆离子螯合剂作对比增强成像，可提高 MRI 对微小病灶的检出率，并有助于定性诊断；原发性肝癌在 T_1 加权像为低信号占位，少数为等信号和高信号，坏死液化区信号更低，伴出血或脂肪变性则局部高信号区；在 T_2 加权像上，绝大多数肝癌表现为强度不均匀的高信号区，少数可呈等信号区，液化坏死区信号强度更强；门静脉或肝静脉癌栓在 T_1 加权呈稍高的信号，在 T_2 加权呈较低信号强度。

以上三种重要的影像学检查技术，各有特点，优势互补，应该强调综合检查，全面评估。国外多项指南都强调多排 CT 扫描/或动态对比增强 MRI 检查，需要进行平扫期、动脉期、静脉期和延迟期的四期扫描，病灶局部 5mm 薄扫，应高度重视动脉期强化的重要作用。

四、肝动脉造影

肝动脉造影对小肝癌的定位诊断优于目前其他各种方法，采用超选择肝动脉造影或数字减影肝动脉造影（DSA），可显示 0.5～1.0cm 的微小肿瘤及其血供情况。

由于肝动脉造影为侵入性检查，有创伤性，一般不作为首选。应用指征：①临床高度怀疑肝癌或 A-FP 阳性而其他检查正常者；②常用的影像学检查如彩超、CT、MRI、有 1～2 种考虑 PHC，但另一个方法又不支持者；③术前疑存 1～2cm 子灶需要准确确定子灶的位置、数目来指导手术者；④行肝动脉栓塞或化疗者。

DSA 的主要图像特征（PHC）：早期 A 相有肿瘤血管团；肿瘤实质期显示肿瘤染色；较大肿瘤可见肝内动脉变形、移位、增粗；肝内 A 受侵可呈锯齿状、串珠状或僵硬状态；有时可见动静脉瘘、肿瘤包绕 A 征象以及"池状"或"湖状"造影充盈区等。

即使 DSA 临床应用逐渐减少，但仍不可缺少，甚至国内外一部分学者认为：对于术前影像学检查为局限性可切除肝癌，也应进行术前血管造影，因其可发现其他影像学手段无法发现的小病灶和明确有无血管侵犯，为术前准备创造条件和避免了不必要的手术创伤。

五、正电子发射计算机断层成像-CT（PET-CT）

PET-CT 是将 PET 与 CT 融为一体而成的功能分子影像成像系统，既可由 PET 功能显像反映肝脏占位的生化代谢信息，又可通过 CT 形态显像进行病灶的精确解剖定位，并且同时全身扫描可以了解整体状况和评估转移情况，达到早期发现病灶的目的，同时还可了解肿瘤治疗前后的大小和代谢变化。但 PET-CT 对肝癌诊断的敏感性和特异性需进一步提高，且在我国大多数医院未普及，不推荐作为肝癌的常规检查方法，可以作为补充检查方法。

六、发射单光子计算机断层扫描（ECT）

ECT 全身骨显像有助于肝癌骨转移的诊断，可较 X 线和 CT 检查提前 3～6 个月发现肝癌骨转移病灶。

第四节 病理学检查

病理学诊断是原发性肝癌的组织学诊断，是最为可靠的诊断依据。现代病理学进展很快，已从常规的组织细胞水平发展到超微结构和分子水平；除应用常规的细胞学和组织学技术外，还充分利用了敏感性、特异性更高的免疫组织化学技术；不仅能从形态学得出诊断，还能检测瘤细胞的增殖活性、生物学行为，把肿瘤的病理诊断与肿瘤的发生学、预后判断有机地结合起来。因此现代病理学对肝癌的正确诊断、预后的判断和治疗方案的选择等发挥着越来越重要的作用。肝脏占位病灶或者肝外转移灶活检或手术切除组织标本，经病理组织学和（或）细胞学检查是诊断 PHC 的金标准。如果 CT 和 MRI 影像学特征不典型，或者两者显像不一致，建议肝穿刺活检，但必须强调，即使穿刺阴性结果并不能完全排除 HCC，仍需随访追踪。

一、大体病理分型

临床常用 1979 年全国肝癌病理协作会议的分型标准，根据标准将原发性肝癌分为块状型、结节型、弥漫型、小肝癌型四型。

1. 块状型

最为多见，其中 5cm≤肿瘤直径<10cm 称为块状型；Φ≥10cm 称为巨块型。瘤体的数目以单个为多见，少数病人可以出现多个病灶或多个病灶融合成巨块；生长方式以膨胀性生长为主，形态较为规则，往往有完整包膜，肿块周围可以出现卫星结节；巨块型往往中央区域供血不足，容易出现液化性坏死，部分病人可突破包膜出现瘤体破裂出血；一般肝硬化程度较轻或不伴肝硬化，手术切除率高。

2. 结节型

肝脏出现大小和数目不等的癌结节，呈结节状，包括单结节、多结节或结节融合，最大直径不超过 5cm。结节常与周围组织界限不清，多伴有肝硬化，恶性程度偏高，预后较块状型差。

3. 弥漫型

米粒至黄豆大小的癌结节密布全肝，肉眼不易与肝硬化结节相鉴别。无法手术切除，恶性程度高，病情发展迅速，预后差。

4. 小肝癌型

1981 年以后定义为：肝脏出现单个、直径≤3cm 的癌结节，或者两个相邻的癌结节之和≤3cm。

病理特点：包膜多完整，合并肝硬化轻，分化程度较好，恶性程度偏低，癌栓发生率低，其中单结节占 60%~70%，手术切除率高，预后好。

二、组织学分型

分为肝细胞癌、胆管细胞癌、混合型癌三种类型。

1. 肝细胞癌

由肝细胞恶变而来，占 PHC 的 90% 以上，最为常见。

肝细胞癌组织结构与正常肝组织结构类似，癌实质由肝细胞梁索状结构组成，间质由血窦组成；细胞呈多角形，核大深染，核仁明显；形态结构呈梁索状、实体状或纤维硬化状；按肝细胞癌的分化程度和形态结构分为四级，有利于恶性程度的判断。

Ⅰ级：为高分化肝癌，癌细胞排列呈梁索状，也称为梁索型肝细胞癌；间质没有或极少有结缔组织纤维，此为肝细胞癌重要的形态特点；癌细胞间往往可见不同程度扩张的毛细胆管，并可含浓缩的胆汁，说明癌细胞仍可分泌胆汁，癌细胞间毛细胆管的出现对于肝细胞癌的病理诊断具有决定性意义。

透明细胞型肝癌属于梁索型或腺泡型肝细胞癌的变异类型，实质上是由肝细胞癌发生水样变性、脂肪变性、大量糖原沉着或几种改变兼而有之的结果。透明细胞散在或成片出现，可占癌组织的 30%~100%，该型预后较好。

Ⅱ级：为中度分化型肝癌，为小型腺泡样结构或菊花样结构为主的 HCC，也称为腺泡型肝细胞癌；腺泡样或菊花样结构是由癌细胞围绕扩张的毛细胆管而排列构成，毛细胆管扩张越明显，腺泡样结构就越清楚；癌梁索往往较宽，厚达数 10 个细胞，间质除毛细胆管外，结缔组织稍多于梁索型，该型较易侵入门静脉分支。

Ⅲ级：为低分化肝癌，癌细胞的梁索状排列极不规则，癌细胞核间变更明显，癌梁索通常增厚达到 10 个细胞以上，呈实体状，但仍可见到腺泡样结构。

Ⅳ级：已丧失模拟肝组织结构的特征，既无梁索状排列，也无腺泡样结构；胞浆不呈嗜酸性而呈嗜碱性，间质结缔组织较多，但少数区域仍可见癌细胞有肝细胞的特征而作为病理诊断的依据；此型颇为少见，为未分化型肝癌。

特殊类型：纤维板层型肝癌（FLC）是肝细胞癌的变异，因临床病理特征与普通肝细胞癌有明显区别而单独列出；病理特点：间质异常广泛纤维化而呈纤维板层状；胞浆丰富，强嗜酸性，胞浆内可见苍白小体和嗜酸性小体，前者常有纤维蛋白原存在，后者有 α_1 抗胰蛋白酶聚集；核仁突出，多为单个，核分裂象罕见；肿瘤染色后可发现铜（C_U）和铜结合蛋白，为该瘤典型特征之一。

该瘤 2/3 位于肝左叶，约 2/3 患者可触及腹部肿块；35 岁以下患者的比例高达 40%，多无肝硬化与黄疸，占肝细胞癌的 1%～2%；往往 HBSAG（－）、A-FP（－）、病灶局限；手术切除率高达 50%～75%，诊断后平均生存时间 32～68 个月，预后好。

2. 胆管细胞癌

指发生于肝内胆管的恶性肿瘤，占 PHC5% 左右；发病年龄较 HCC 大，大多数病人为 60 岁左右；很少发生肝硬化，但发生肝门淋巴结和肺转移率高，发生门静脉癌栓，血性腹水少；病因迄今未明，可能与放射性元素（钍）污染（一种放射性元素，银灰色，质地柔软，为原子能工业核原料）、肝结石、肝华支睾吸虫感染、肝囊性变、慢性肠炎等有关。

胆管细胞癌均为发生于肝内胆管上皮的腺癌。呈腺管状，细胞间质丰富，纤维结缔组织增多；胞浆透亮，有时为颗粒状；核较 HCC 小，核仁较 HCC 模糊，癌细胞常有粘液产生，但无胆汁形成。

胆管细胞癌常分为：①乳头状腺癌（高分化腺癌）：多数形态学上具有突出的乳头状结构；②管状腺癌（中等分化腺癌）：由大量异型细胞和大小不一腺管组成，发生率高；③低分化腺癌：由多形细胞、印戒细胞或围成腺泡状结构的细胞组成，偶可见管状结构；④粘液癌：细胞及管腔内有粘蛋白分泌，细胞外存有大量粘蛋白；⑤特殊类型：腺鳞癌、粘液表皮样癌、鳞状上皮癌、类癌、未分化癌等，占极少数。

3. 混合型癌

在同一肝癌肿块内，肝细胞癌和胆管细胞癌同时存在，临床上最为少见。占全部 PHC 的 4% 左右，发生年龄、性别、临床症状、生化指标等与 HCC 差异不大，但 A-FP 水平相对较低，绝大多数病例 CEA 呈阳性。

三、按肝癌的生长方式分型

按肝癌的生长方式可分为膨胀型、浸润型、多灶型、特殊型。

膨胀型边界清楚，常有包膜形成，多见于日本和我国；浸润型多见于美国；多灶型多见于南部非洲，常不伴肝硬化；特殊型如带蒂外生型，肝内门静脉癌栓而无肝内实质性肿块等。

四、病检组织的提取方法

目前临床上多采用针吸肝脏穿针活检、腹腔镜活检、经颈静脉活检、剖腹楔形活检、肝叶切除以及肝移植时全肝切除等方法提取病检组织。

因超声的广泛应用，经皮肝穿空芯针活检（core biopsy）或细针穿刺（FNA）有可能定位于直径 2cm 的病灶内进行，超声造影下进行肝穿活检可大大提高阳性诊断率，在 A-FP 阳性患者中，穿刺诊断成功率为 70% 以上，因此不少学者推荐粗针肝穿诊断作为常规诊断方法。

腹腔镜活检、经颈静脉活检因钳取的组织比经皮穿刺的还要小，且容易碎，阳性率均不高，前者有助于结节性肝硬化和局灶性肝病的诊断，后者适用于凝血酶原时间很长，有出血倾向或有明显腹水的肝病患者。

外科剖腹楔形活检组织比较大，最小应在 $1.0×1.0×1.0cm^3$，诊断率高。

肝叶切除术（含不规则切除术）标本以及肝移植时全肝切除标本均应常规做病理学检查，有利于组织学分类和疾病的分期，为综合治疗提供依据。

五、肝癌的代表性免疫组化

肝细胞癌的代表性免疫组化染色：肝细胞抗原（Hep parl）示细胞质阳性。多克隆性癌胚抗原（PCEA）示细胞膜（毛细胆管）阳性。C_{D34}示微血管弥漫阳性，提示肝窦微血管弥漫性分布。磷脂酰肌醇蛋白-3（GPC-3）通常在 HCC 癌细胞的细胞质内表达。对于小病灶的肝活检组织病理学检查，应由经验丰富的病理学家实施和评估。也可进行 GPC-3、热休克蛋白 70（HSP）和谷氨酰胺合成酶（GS）染色，如 3 项中有 2 项阳性可以诊断为 HCC。

肝胆管细胞癌起源于胆管二级分支以远的肝内胆管上皮细胞，它的代表性免疫组化染色：细胞角蛋白 19（CK19）和粘糖蛋白-1（MUC-1）示细胞质阳性。混合性肝癌为一个肝癌结节内同时存在 HCC 和 ICC 两种成分，生物学行为介于两种类型之间。

病理学检查是诊断 PHC 的金标准，但仍需特别重视结合临床，一份完整的病理报告单的内容应包括：肿瘤的部位、大小、数目、生长方式、细胞和组织类型、病理分型、分化程度、血管和包膜侵犯情况、卫星灶、转移灶以及癌旁组织情况，还应附有肝癌药物的靶向分子、分子标记物、生物学行为和免疫组化检测结果等，以供临床参考。

六、结合肝细胞癌的大体分型确定小肝癌的定义

早期诊断的核心是早期发现小肝癌，这是提高疗效的关键。一般而言。体积越小，其生物学行为越呈良性，治疗效果好，治疗方法越多，相反体积越大，其生物学行为越呈恶性，治疗效果越差。肿瘤直径在 1cm 以下的称微小癌，肿瘤直径在 1～3cm 的称小肝癌，3～5cm 的称中肝癌，5cm 以上称为大肝癌。10cm 以上为巨块型肝癌，而全肝散在分布小癌灶，类似肝硬化结节，称为弥漫性肝癌。目前我国小肝癌标准：单个癌结节的最长径≤3cm；多个癌结节数目不超过 2 个，其最长径之和≤3cm。

但必须强调小肝癌不等于早期肝癌，其手术切除的疗效也不一定很好，有些小肝癌早期就出现了微小转移灶；另外，极早期的肝癌并不代表肝功能为早期，处于代偿状态，即 A 级，也不代表是可切除的。

第五节　原发性肝癌临床诊断标准

一、2001 年由中国抗癌协会肝病专业委员会制定的临床诊断标准

（1）A-FP 定量>400μg/L，能排除活动性肝病、妊娠、生殖胚胎肿瘤等疾病；体检时肝脏肿大，可触及坚硬、结节状肿块或者影像学检查肝脏可发现有肝癌特征的占位性病变，可临床诊断为 PHC。

（2）A-FP 定量≤400μg/L，能排除活动性肝病、妊娠、生殖胚胎肿瘤等疾病；有两种影像学检查可发现肝脏有肝癌特征的占位性病变或者四种标记物（A-FP、AFU、GGT_2、AP）中有两项阳性，有一种影像学检查可发现肝脏有肝癌特征的占位性病变，可临床诊断 PHC。

二、2011 年版 HCC 诊疗规范 HCC 临床诊断标准

在所有的实体瘤中，仅仅 HCC 可采用临床诊断标准，且国内外均认可，为非侵袭性、简易方便和可操作性强，一般认为主要取决于三大因素：慢性肝病背景，影像学检查结果以及血清 A-FP 水平。乙肝表面抗原（HBsAg）阳性或者"二对半"五项中定量检查（包括 HBsAg、HBeAg、HBeAb 和抗-HBc）阳性或（和）丙肝抗体阳性（抗 HCVIgG、抗 HCVst、抗 HCVns 和抗 HCVIgM）都是肝炎病毒感染的重要标志，而 HBV-DNA 和 HCVmRNA 可以反映肝炎病毒载量。一般认为 A-FP 是 HCC 相对特异的肿瘤标记物，

A-FP 持续升高是发生 HCC 的危险因素。最近,有些欧美学者认为 A-FP 的敏感性和特异性并不高,2010 年版美国肝病研究学会(AASLD)指南已不再将 A-FP 作为筛查指标,但我国的 HCC 大多与 HBV 感染相关,与西方国家 HCC 致病因素不同(多为 HCV、酒精和代谢性因素),结合我国随机研究(RCT)结果和实际情况,对 HCC 的常规监测筛选指标中继续保留 A-FP。

诊断依据:

(1)具有肝硬化以及 HBV 和(或)HCV 感染的证据。

(2)典型的 HCC 影像学特征:多排 CT 扫描和(或)动态对比增强 MRI 检查显示肝脏占位性病变在动脉期快速不均质血管强化,而门静脉期和延迟期快速洗脱。

①如果肝脏占位性病变直径≥2cm,CT 和 MRI 两项影像学检查中有一项显示肝脏占位具有上述肝癌特征。

②如果肝脏占位直径为 1~2cm,则需要 CT 和 MRI 两项影像学检查都显示肝脏占位性病变具有上述肝癌的特征。

(3)血清 A-FP≥400μg/L 持续 1 个月或者≥200μg/L 持续 2 个月,并能排除其他原因所引起的 A-FP 升高,包括:妊娠、生殖系胚胎源性肿瘤、肝样腺癌、活动性肝病及继发性肝癌等。

临床诊断标准:同时满足上述诊断依据的(1)加(2)中的①两项或者同时满足上述诊断依据的(1)加(2)中的②加(3)三项时,可以确立 HCC 的临床诊断。

三、HCC 临床诊断相关值得关注的问题

(1)如果 A-FP 升高,但未达到诊断水平,除了应该排除非 HCC 的相关因素外,还必须严密追踪和观察 A-FP 的变化,做 A-FP 异质体检查,将超声检查的间隔缩短至 1~2 月,必要时 CT、MRI 动态观察,如果高度怀疑 HCC,建议 DSA 检查和肝穿活检。

(2)对于有肝脏占位性病变,但是血清 A-FP 无升高,影像学检查无 HCC 特征,如果直径<1cm,可以严密观察;如果占位逐渐增大或达到直径≥2cm,应在影像学引导下肝穿刺活检,即使肝活检阴性,也不宜轻易否定 HCC,须追踪随访,应每隔 6 个月进行影像学随访,直至该病灶消失、增大或呈现 HCC 诊断特征;如病灶增大,但仍无典型的 HCC 特征,可以考虑重复进行肝活检。

(3)需要指出的是:我国的 HCC 患者中,5%~20% 的患者并没有肝硬化背景,约 10% 的患者无 HBV/HCV 感染的证据,约 30% 的患者血清 A-FP 始终<200μg/L,且影像学检查即使大多数 HCC 有富血管性特征,但仍有少数为乏血管型,无"快进快出"典型特征,特别是≤2cm 的小病灶,可表现为 A 期明显强化,而门 V 期和延迟期等密度或等信号,或在 A 期也强化不明显,所以按 2011 年版 HCC 诊疗规范 HCC 临床诊断标准不能临床诊断 HCC 者,亦不能完全排除 HCC 的可能。

(4)常需进行鉴别诊断的肝内占位性病变

1)继发性肝癌:①常为多发占位,而 HCC 多为单发;②典型的转移癌影像可见"牛眼征"(肿物周边有晕环,中央缺乏血供而呈低回声或低密度);③增强 CT 或 DSA 可见肿瘤血管较少,血供没有 HCC 丰富;④多来源于胃肠道,可能在胃肠道找到原发灶。

2)肝内胆管细胞癌(ICC):①好发年龄 30~50 岁,多无肝病背景,多数 A-FP 不高,而 CEA、CA_{199} 等标记物可能升高;②影像学 CT 增强扫描:a. 肝脏占位血供不如 HCC 丰富,肿块纤维成分较多,有延迟强化现象,呈"快进慢出"特点,有时肝肿瘤实质内有线状高密度影(线状征);b. 周边有时可见肝内胆管不规则扩张;c. 还可有局部肝叶萎缩,肝包膜呈内陷改变。ICC 影像学检查确诊率不高,主要依赖手术后病理检查证实。

3)肝肉瘤:常无肝病背景,影像学检查显示为血供丰富的均质实性占位,不易与 A-FP 阴性的 HCC 相鉴别。

4）肝血管瘤：常无肝病背景，女性多，CT 增强扫描可见自占位周边开始强化充填，呈"快进慢出"，与 HCC 的"快进快出"区别，MRI 可见典型的"灯泡征"。

（5）就早期诊断而言，对于患者的肝病背景应予以充分重视，我国 95% 的 HCC 患者具有乙肝病毒感染的背景，10% 有丙肝病毒感染的背景，还有部分患者有 HBV 和 HCV 重叠感染，对于下列危险人群应特别关注：中老年中 HBV 载量高者、HCV 感染者、HBV 和 HCV 重叠感染者、嗜酒者、合并糖尿病者以及有肝癌家族史者。此类人群男性在 35～40 岁后，女性在 50 岁后，均每 6 个月应定期进行筛查，包括血清 A-FP 检测和肝脏超声检查，凡出现 A-FP 升高或肝内出现占位性病变时，应立即进入诊断流程，严密观察，力争早期作出诊断。

第八章　原发性肝癌的分期

PHC 的分期临床应用较为杂乱，各有优缺点，尚不能完全反映预后。随着对 PHC 研究的不断深入和诊断水平的提高，相信会发现更完善的分期方法。

第一节　1977 年全国肝癌防治研究协作会议制定的分期标准

Ⅰ 期：无明显肝癌的症状和体征。

Ⅱ 期：超过 Ⅰ 期标准而无 Ⅲ 期证据。

Ⅲ 期：有明显的黄疸、腹水或者远处转移者。

该分期方法简单明了，易于掌握和应用，但分期跨度太大，不够细致，不能完全反映预后，不能完全满足临床诊断的需要，该分期适用于术前的初步分期。

第二节　TNM 分期标准

一、1987 年国际抗癌联盟（UICC）制定的 TNM 分期标准

T-原发病灶：

T_1：单个结节，$\Phi \leqslant 2cm$，无血管受侵。

T_2：单个结节，$\Phi \leqslant 2cm$，侵犯血管；或者多个结节，局限于一叶，$\Phi \leqslant 2cm$，未侵犯血管；或者单个结节，$\Phi > 2cm$，未侵犯血管。

T_3：单个结节，$\Phi > 2cm$，侵犯血管；或者多个结节，局限于一叶，$\Phi \leqslant 2cm$，侵犯血管；或者多个结节，局限于一叶内，$\Phi > 2cm$，不管有无血管侵犯。

T_4：多个结节，超出肝脏的一叶；或者已侵犯门静脉主干、肝静脉。

N-区域淋以巴结：

N_0：无区域淋巴结转移。

N_1：有区域淋巴结转移。

M-远处转移：

M_0：无远处转移。

M_1：有远处转移。

分期：

Ⅰ 期：$T_1 N_0 M_0$；

Ⅱ 期：$T_2 N_0 M_0$；

Ⅲ 期：$T_3 N_0 M_0$，$T_{1-3} N_1 M_0$；

Ⅳ 期$_A$：$T_4 N_{0-1} M_0$；

Ⅳ 期$_B$：$T_{1-4} N_{0-1} M_1$。

二、2010 年 UICC/AJCC 制定的 TNM 分期标准

T-原发病灶：

T_X：原发肿瘤不能测定。

T_0：无原发肿瘤的证据。

T_1：孤立肿瘤没有血管受侵。

T_2：孤立肿瘤，有血管受侵或多发肿瘤直径 $\leqslant 5cm$。

T_3a：多发肿瘤，直径 $>5cm$。

T_3b：孤立肿瘤或多发肿瘤侵犯门 V 或肝 V 主要分支（注：门 V 主要分支的定义为门 V 主干和 1、2 级分支，一般为影像学可见的癌栓，并不将微血管癌栓作为区分指标。）

T_4：肿瘤直接侵及周围组织，或导致胆囊或脏器穿孔。

N-区域淋巴结：

N_X：区域内淋巴结不能测定。

N_0：无淋巴结转移。

N_1：区域淋巴结转移。

M-远处转移：

M_X：远处转移不能测定。

M_0：无远处转移。

M_1：有远处转移。

分期：

Ⅰ期：$T_1N_0M_0$；

Ⅱ期：$T_2N_0M_0$；

Ⅲ$_A$ 期：$T_3aN_0M_0$；

Ⅲ$_B$ 期：$T_3bN_0M_0$；

Ⅲ$_C$ 期：$T_4N_0M_0$；

Ⅳ$_A$ 期：任何 T，N_1M_0；

Ⅳ$_B$ 期：任何 T，任何 N，M_1。

TNM 分期只限于术后对肝癌作出分期，术前很难判定，2010 年分期有所改进，对术前分期有一定的指导作用，但未能结合病人的一般状态和肝功能状态。对于 HCC 治疗和预后至关重要的因素之一是血管侵犯，术前一般难以准确判断。各版 TNM 分期的变化较大，难以比较和评价。虽然其对肝癌的发展情况作了详细的描述，较为规范，但 TNM 分期在国际上被认可的程度却较低。

第三节 2001 年全国肝癌会议制定的分期标准

Ⅰ$_A$ 单个肿瘤，最大直径 $\leqslant 3cm$，无癌栓、无腹腔淋巴结及远处转移，肝功能 Child 分级 A 级。

Ⅰ$_B$ 单个肿瘤或者两个肿瘤最大直径之和 $\leqslant 5cm$，在半肝，无癌栓、无腹腔淋巴结及远处转移，肝功能 Child-A 级。

Ⅱ$_A$ 单个或者两个肿瘤最大直径 $\leqslant 10cm$，在半肝或者两个肿瘤最大直径之和 $\leqslant 5cm$，在左右半肝，无癌栓，无腹腔淋巴结以及远处转移，Child-A 级。

Ⅱ$_B$ 单个或者多个肿瘤直径之和 $>10cm$，在半肝或者多个肿瘤直径之和 $>5cm$，在左右半肝，无癌栓，无腹腔淋巴结及远处转移，Child-A 级；或者肿瘤情况不论，有门静脉分支、肝静脉或胆管癌栓；或者 Child-B 级。

III_A肿瘤情况不论，有门静脉主干或下腔静脉癌栓或腹腔淋巴结或者远处转移之一者，肝功能 Child-A 或 Child-B 级。

III_B肿瘤情况不论，癌栓、转移情况不论，肝功能分级 Child-C 级。

第四节　1985 年 Okuda（奥田邦雄）分级系统

Okuda 是最早提出同时考虑肿瘤情况及肝功能储备能力的肝癌分期学者，他的分期同时考虑到：肿瘤体积大于肝脏的 50%、腹水、白蛋白<3g/dl、胆红素≥3mg/dl 四个预后不良因子作出分期。

I 期：四项中没有一项。

II 期：四项中出现 1～2 项。

III 期：四项中出现 3～4 项。

第五节　BCLC（巴塞罗那肝癌中心）分期

一、1999 年 BCLC 分期（表1-8-1）

BCLC 分期比较全面地考虑了肿瘤情况、肝功能状态和全身情况，并有循证医学高级别证据的支持，目前在被全球范围内得到公认和广泛应用，美国肝病研究协会（AASLD）HCC 临床治疗指南推荐 BCLC 分期作为 HCC 标准分期。

早期肝癌 A_1-A_4 期：

A_1 期：PST：O；肿瘤情况：单个肿瘤；Okuda 分期：I 期；肝功能：无门 V 高压，TBIL 正常。

A_2 期：PST：O；肿瘤情况：单个肿瘤；Okuda 分期：I 期；肝功能：门 V 高压，TBIL 正常。

A_3 期：PST：O；肿瘤情况：单个肿瘤；Okuda 分期：I ～ II 期；肝功能：门 V 高压，TBIL 不正常。

A_4 期：PST：O；肿瘤情况：3 个小于 3cm 肿瘤；Okuda 分期：I～II期；肝功能：Child-pugh A-B 级。

中期肝癌 B 期：

B 期：PST：0；肿瘤情况：大，多个结节；Okuda 分期：I ～ II 期；肝功能：Child-pugh A-B 级。

晚期肝癌 C 期：

C 期：PST：1～2；肿瘤情况：血管侵犯或肝外转移；Okuda 分期：I～II期；肝功能：Child-pugh A-B 级。

末期肝癌 D 期：

D 期：PST：3～4；肿瘤情况：任何情况；Okuda 分期：III 期；肝功能 Child-pugh C 级。

A 期和 B 期必须符合所有标准；C 期至少符合一项标准：PST：1～2 或血管侵犯或肝外转移；D 期至少符合一项标准：PST：3～4 或 Okuda III 或 Child-pugh C 级。

表 1-8-1　　　　　　　　　　　　　　　　**1999 年 BCLC 分期**

期别	PST	肿瘤情况	Okuda 分期	肝功能
早期 A_1 期	0	单个肿瘤	I 期	无门 V 高压，TBIL 正常
A_2 期	0	单个肿瘤	I 期	门 V 高压，TBIL 正常
A_3 期	0	单个肿瘤	I ～ II 期	门 V 高压，TBIL 不正常
A_4 期	0	3 个小于 3cm 肿瘤	I ～ II 期	Child-pugh A-B 级
中期 B 期	0	大，多个结节	I ～ II 期	Child-pugh A-B 级
晚期 C 期	1～2	血管侵犯或肝外转移	I ～ II 期	Child-pugh A-B 级
末期 D 期	3～4	任何情况	III 期	Child-pugh C 级

病人一般状况计分标准：（ZPS Zubrod-ECOG-WHO）：

0：无症状，活动能力完全正常，与起病前活动能力无任何差异即正常活动；

1：有症状，能自由走动，不能从事较重的体力活动，但能从事轻体力劳动，包括家务和办公室工作；

2：能自由走动，生活能自理，但已丧失工作能力，有时卧床，但白天卧床时间不超过50%；

3：生活部分自理，卧床时间白天超过50%；

4：生活不能自理，卧床不起；

5：死亡。

二、2010年 BCLC 分期（表1-8-2）

0期：极早期；PS：0；肿瘤数目：单个；肿瘤大小<2cm；无门 V 高压。

A期：早期；PS：0；肿瘤数目：单个，任何大小；或3个以内，肿瘤大小均<3cm；Child-pugh 分级：A–B 级。

B期：中期；PS：0；肿瘤数目：多结节肿瘤；肿瘤大小：任何；Child-pugh 分级：A–B 级。

C期：进展期；PS：1~2分；肿瘤状态：门 V 侵犯或 N_1 或 M_1，肿瘤数目和大小不论；Child-pugh 分级：A–B 级。

D期：终末期；PS：3~4分；肿瘤数目和肿瘤大小不论；Child-pugh 分级：C 级。

表 1-8-2   2010 年 BCLC 分期

期别	PS 评分	肿瘤状态		肝功能状态
		肿瘤数目	肿瘤大小	
0 期：极早期	0	单个	<2cm	无门静脉高压
A 期：早期	0	单个	任何	Child-Pugh A 或 B
		3 个以内	<3cm	Child-Pugh A 或 B
B 期：中期	0	多结节肿瘤	任何	Child-Pugh A 或 B
C 期：进展期	1~2	门静脉侵犯或 N_1、M_1	任何	Child-Pugh A 或 B
D 期：终末期	3~4	任何	任何	Child-Pugh C

因亚洲（日本和印度尼西亚除外）与西方国家比较，HCC 具有高度异质性，在病因学、分期、生物学恶性行为、诊治（治疗观念和临床实践指南）以及预后等方面均存在明显的差异，而且我国有许多外科医师认为 BCLC 分期与治疗策略对于手术指征控制过严，不太适合中国的国情和临床实际，故该分期也仅作为重要参考。

第九章　肝功能的评价

第一节　肝功能实验室指标临床意义

肝功能实验室检查包括肝细胞完整性检查、胆汁排泄功能检查、肝脏合成功能检查、肝脏肝硬化相关检查四个部分。

一、肝细胞完整性检查

肝细胞酶的含量极为丰富，为 $90 \sim 100mg/g$ 湿重肝组织。肝细胞完整性轻度受损，表现为细胞膜通透性增加，重度受损则出现肝细胞坏死，两者均可导致可溶性细胞成分如酶等释放入血，加之肝细胞与肝血窦之间缺乏完整的内皮细胞层这一特点（或屏障），肝细胞通过狄氏间隙（狄氏腔），直接与血液接触，因此轻度的肝细胞损伤，血液中酶的数量也会明显升高。

反映肝细胞完整性的酶类主要包括：转氨酶（ALT：谷丙转氨酶，AST：冬氨酸转氨酶）、谷氨酸脱氢酶（GLDH）、乳酸脱氢酶（LDH）、血清异柠檬酸脱氢酶（IDH）、山梨醇脱氢酶（SDH）等，临床上常用 ALT 和 AST 指标。

血清转氨酶值或活性升高是肝细胞受损十分敏感的指标，但升高并非肝病所独有，在心脏、骨骼肌、肾脏等疾病时也会升高，缺乏高特异性。临床意义：ALT>1000U/L 多见于急性病毒性肝炎，血清转氨酶正常，可以排除急性肝炎的可能，急性肝炎以 ALT 升高为主，往往 ALT/AST = 1.5 ~ 2；在酒精性肝损害、肿瘤因素和慢性肝炎时则以 AST 升高为主，往往 ALT/AST < 1.0；胆道疾病时二者升高大致相当，ALT/AST = 1.0；转氨酶的高低与肝病的程度并不完全一致，严重肝细胞损害如暴发性肝炎时，血清转氨酶值或活性反而下降，与重症肝炎、大片肝坏死、肝内酶合成功能衰竭有关，此类病人应引起足够的重视；临床实践证明：ALT 大于正常值上限的两倍以上，术后出现腹水、肾衰、消化道出血的机会明显增加，与低于 2 倍以下者相比，有非常显著性差异，提示术前降酶的重要性。

血清中各种酶的升高往往与肝细胞受损的程度相一致，但并非完全一致。主要原因：轻度肝细胞损伤，往往只有胞浆内可溶性酶的释放入血，但随着肝细胞受损加重，位于细胞器如线粒体内的酶也释放入血；酶在肝小叶不同区带（Ⅰ、Ⅱ、Ⅲ带）的分布不同，不同区带的损伤导致不同种类酶的释放（肝小叶是肝脏组织学的结构单位，以汇管区肝小叶内动、静脉终末分支为中轴，由内向外可将肝小叶划分为Ⅰ、Ⅱ、Ⅲ带，含氧量高的动脉血和富有营养物质的门静脉血由汇管区的小叶间动脉和静脉进入肝小叶的血窦，经Ⅰ、Ⅱ、Ⅲ带最后到达中央静脉）；血浆中不同酶的清除速度不一致，半衰期短的酶在血浆中持续时间短，而半衰期长的酶可在血浆中持续较长的时间。

二、胆汁排泄功能检查

临床用于诊断胆汁排泄功能障碍的实验室检查主要包括：胆红素及其代谢产物的测定、与胆汁淤滞相关酶的活性测定、胆汁排泄功能的非酶学标志等。与胆汁淤滞相关的酶类多位于肝细胞膜上，胆汁淤滞时，诱发酶的合成增加并通过细胞膜释放入血。

1. 血清胆红素、尿胆素、尿胆原

胆红素代谢：胆红素来源主要包括：衰老红细胞的血红蛋白分解成胆红素，占 80% ～85%；骨髓中少量幼红细胞分解，占 15% ～20%；肌红蛋白的分解等。胆红素在血液中与血液中白蛋白结合而被转运，称为间接胆红素，难溶于水，重氮试剂呈间接反应，不能从肾脏排出；间接胆红素进入肝脏后，在肝内葡萄糖醛基转移酶作用下与葡萄糖醛酸结合，形成直接胆红素，可直接溶于水，重氮试剂呈直接反应，可由肾脏排出。

直接胆红素由肝脏随胆汁排入肠道，在肠道大肠杆菌脱氢酶作用下被还原成粪胆原（尿胆原），大约每日有 200mg 粪胆原由大便排出体外，粪胆原经氧化形成棕黄色的粪胆素（尿胆素），是粪便的主要色素。有 10% ～25% 的粪胆原被肠粘膜再吸收，部分进入肝脏被肝细胞摄取，其中大部分被氧化为直接胆红素排入肠道，这一过程称为胆红素肝肠循环，另一小部分（小于 2%）粪胆原可由血液入肾排出，称为尿胆素，由于尿中含量极少，较难测出，正常人尿胆原为阴性或弱阳性。溶血性黄疸尿胆原强（+），尿胆素（+）；肝细胞性黄疸尿胆原（+），尿胆素（+）；阻塞性黄疸尿胆原（-），尿胆素（-）。

正常人血浆中一般不存在结合胆红素，只含有一定量的未结合胆红素。测定直接胆红素和间接胆红素对黄疸的原因有着一定的鉴别诊断意义。溶血性高胆红素血症一般总胆红素水平不超过 5mg/dl（85μmol/L），其中直接胆红素所占的比例少于 20%；由直接胆红素增高所致的高胆红素血症其直接胆红素的比例高于 30%，多见于梗阻性黄疸和肝细胞性黄疸。

胆红素<25.6μmol/L，虽然血中胆红素值较正常值升高，但临床上并不能发现黄疸现象，称为隐性黄疸；胆红素>25.6μmol/L 时，临床上已发现黄疸，称为显性黄疸。溶血性黄疸往往皮肤呈浅黄色，梗阻性黄疸呈深黄带绿，肝细胞性黄疸呈金黄色。

正常情况下，肝脏只要发挥一半的功能就可完成正常胆红素的排泄，轻度肝脏排泄功能障碍一般不会出现高胆红素血症，因此血清胆红素水平对诊断肝脏疾病和胆汁淤滞敏感性并不高。另外一些药物以及一些外源性物质可使胆红素与白蛋白分离，导致大量游离胆红素进入组织而出现血清胆红素下降，如部分病人出现黄疸，但胆红素水平不高。

尿胆红素为结合胆红素，正常人尿胆红素阴性，阳性多见于梗阻性黄疸，胆红素尿多在血清胆红素升高之前出现，没有胆红素尿的黄疸一般为非结合胆红素增高所致。

2. 血清碱性磷酸酶（ALP）

ALP 为非特异性单磷酸酯水解酶类，肝胆系统疾病有胆汁淤滞时均可出现血清 ALP 升高，ALP 增高可先于黄疸出现，升高的程度与预后并不呈正相关。

肝内因肿瘤或浸润性病变（如肝结核等）早期可出现 ALP 增高，可能与肝内小胆管阻塞有关；血清中 ALP 值升高如高于正常值 3～15 倍，多见于完全梗阻性黄疸；肝炎、肝硬化、肿瘤等疾病，ALP 很少超过正常值的 3 倍；ALP 升高并无肝脏特异性，骨骼系统疾病、肾源性疾病、妊娠、抗癫痫治疗均可引起升高，特异性不强。

3. 血清 γ-谷氨酰转肽酶（γ-GT，GGT）

γ-GT 由肝细胞线粒体产生，分布于胞浆、内质网膜及肝内胆管上皮中，血清 γ-GT 主要来源于肝脏，具有较高的特异性，但胰源性疾病也可升高，应予以鉴别。

γ-GT 含 GGT Ⅱ，Ⅱʹ同工酶，是与 A-FP 一样具有癌胚蛋白的肿瘤标记物，可由肝癌细胞产生，当γ-GT 超过 350U，而无 ALT 同步上升、无黄疸时应重点考虑肝癌的可能，而且 γ-GT 高低与肿瘤的大小一致，有助于肝脏瘤体大小的评估。

肝细胞完整性和胆汁淤滞时均可出现 γ-GT 升高，是肝胆疾病最敏感的指标之一，诊断肝胆疾病的敏感性是 ALP 的 6 倍。病毒性肝炎、酒精性肝损伤、肝硬化等所引起的肝损伤，γ-GT 一般仅轻、中度升高，如反复波动或长时间维持高水平，应考虑慢性趋势或恶化趋势；胆道阻塞时，γ-GT 可升高，阻塞越重、时间越长，γ-GT 上升的幅度也越大，但无法鉴别肝内、外梗阻。

4. 血清 5'-核苷酸酶、血清亮氨酸氨基肽酶

两者均为一种水解酶，在评估胆汁排泄功能方面有一定的作用。

5. 胆汁排泄功能的非酶标记物检查

梗阻性黄疸或胆汁淤滞时，血清中可出现一种特殊的脂蛋白，存在于低密度脂蛋白部分，但结构和性质与低密度脂蛋白不同，被命名为脂蛋白 X（LP-X），LP-X 出现的机理尚不明确，可能与胆汁淤滞所继发的代谢改变有关，有助于协助诊断。

三、肝脏合成功能实验室检查

大部分血清蛋白质均由肝脏合成，如白蛋白、脂蛋白、糖蛋白、凝血因子及各种酶类等，通过测定血清蛋白质水平，可了解肝脏的合成功能。但血清蛋白质水平除取决于肝脏合成功能外，与蛋白质分解速度及体内分布情况有关，应综合评定。γ-球蛋白由肝脏单核巨噬细胞系统产生，并非肝细胞合成，但肝脏单核巨噬细胞系统受到免疫刺激作用时，γ-球蛋白生成增加，能在一定程度上反映肝脏库普弗细胞功能。

1. 血清白蛋白（ALB）

ALB 仅在肝脏合成，健康人白蛋白总量约 500g，血浆中 ALB 总量 120g，每天肝脏合成 ALB12g 左右，平均分子量 69000U。血浆 ALB 水平的高低取决于合成的多少、血液中 ALB 被分解或丢失的速度快慢、ALB 在组织间隙内的含量（血管外池）和外池 ALB 经淋巴系统回血的运转能力等，而且内分泌等诸多因素也起一定的作用，如甲状腺素、生长激素、肾上腺皮质激素、胰岛素等均有促进 ALB 的合成作用。

ALB 是测定肝脏合成能力最常用的指标，半衰期长达 21 天左右。鉴于 ALB 半衰期长、血管外池大、血浆水平受诸多因素的影响，因此在反映肝脏合成功能方面尚不十分敏感。

研究表明：肝脏 ALB 合成能力下降 50%，血浆 ALB 水平仅下降 20%；肝细胞停止 ALB 合成功能后两天，血浆中凝血酶原水平下降 95%，纤维蛋白原下降 40%，而血浆 ALB 仅下降 8%；急性肝损害时，一般很少出现低蛋白血症，慢性肝病时，因合成减少时间长，尤其是肝硬化失代偿期，不仅合成减少而且腹水大量丢失常常出现低蛋白血症。

血浆 ALB 对肝炎病人的预后判断有一定的作用，如肝炎病人血清 ALB 下降到 30g/L 以下，而 γ-球蛋白升高到 40g/L，一般提示病情正发展至慢性期；如 ALB 正常，γ-球蛋白升高，一般表示急性肝炎预后良好。

2. 血清胆碱酯酶（ChE）

血清胆碱酯酶由肝脏合成，半衰期 10 天左右，在评价慢性肝病患者肝脏合成功能敏感性方面优于血清 ALB。

ChE 正常参考值 0.80～1.00，除慢性肝病外，妊娠、有机磷中毒等也可引起 ChE 降低，应进行鉴别。

3. 前白蛋白（PA）

PA 仅在肝脏内合成，半衰期很短，仅 1.9 天左右。

急性肝炎时，血清 PA 浓度降低，先于白蛋白出现；慢性肝炎、肝硬化也下降明显，但胆汁淤滞时多正常，是判断肝脏合成功能的较好指标。

4. 凝血因子测定

目前已知直接参与人体凝血过程的凝血因子有 12 个（缺 VI 因子），除 IV 因子为钙离子，III 因子（组织凝血活酶）由内皮细胞、单核细胞合成外，其余的凝血因子几乎都是糖蛋白，都能在肝脏合成。I 因子称纤维蛋白原、II 因子为凝血酶原、V 因子称易变因子、VII 因子为稳定因子、VIII 因子为抗血友病球蛋白、IX 因子为凝血活酶成分、X 因子为 STUART-POWER 因子、XI 为血浆凝血活酶前质、XII 为接触因子、

XⅢ为纤维蛋白稳定因子。

Ⅱ、Ⅶ、Ⅸ、Ⅹ因子的合成需维生素 K 的参入，与凝血酶原时间（PT）有关的凝血因子主要有Ⅰ、Ⅱ、Ⅶ、Ⅸ，临床上通常应用 PT 来反映机体的凝血因子水平，从而评定肝脏的合成能力。PT 延长不仅见于肝脏损害，也常见于维生素 K 缺乏及先天性凝血因子缺陷。维生素 K 缺乏引起的 PT 延长，只需静脉滴注维生素 K_1 5~10mg/d，24h 左右 PT 能恢复正常；如 PT 不能恢复正常在能排除凝血因子先天性缺陷时，表示肝脏合成功能缺陷。PT 时间正常参考值 12~14s，对比延长 3s 以上有意义。

5. 其他

其他能反映肝脏合成功能的血清蛋白如纤维蛋白原、转铁蛋白、铜蓝蛋白等，具有一定的价值。

四、肝硬化的实验室检查

目前临床应用较多的有Ⅲ型前胶原肽（PⅢP）、单氨氧化酶（MAO）、N-乙酸-B-氨基葡萄糖苷酶（NAG）、透明质酸酶、血清板层素等，但尚未广泛临床应用，需要进一步扩大临床应用和探索。

不少临床资料表明：血清 PⅢP 含量与肝纤维化程度呈正相关，对肝病的预后有一定提示意义。近期报道：肝纤维化时，基底膜的重要成分板层素的合成增加，可导致血清板层素含量增加；其增加与血清 PⅢP 含量呈正相关；门静脉高压时血清板层素含量较无门静脉高压者明显升高，血清板层素在反映门静脉高压上有特殊诊断意义。

第二节　肝脏未接受手术、放疗、化疗等打击前代偿能力的综合评定

（1）Child-pugh 分级是国内外判断肝脏代偿能力最常用的方法，以胆红素、白蛋白、凝血酶原时间、腹水、肝性脑病 5 个主要指标分值之和加以综合评定，Child-pugh 的肝硬化分级为国际常用（表 1-9-1）。

表 1-9-1　　　　　　　　　　　　　　肝功能 Child-Pugh 分级

	评　分		
	1	2	3
总胆红素（μmol/L）	<34	34~51	>51
血清白蛋白（g/L）	>35	28~35	<28
凝血酶原时间延长（s）	1~3	4~6	>6
腹水	无	轻度	中等量
肝性脑病（级）	无	1~2	3~4

注：按积分法，5~6 分为 A 级，7~9 分为 B 级，10~15 分为 C 级。

Child-pugh 分级只能反映肝实质损害的严重程度和肝脏代偿能力的现状，一般认为 Child-pugh A 级往往表明肝脏代偿能力较好，初步预计病人能耐受手术、放疗、化疗等治疗，局限性肝癌首选手术治疗；B 级表明肝脏代偿能力相对较差，是手术、放疗、化疗的相对禁忌证，但肝功能属 B 级，短期护肝治疗后可恢复到 A 级者仍可开展上述积极治疗，对 B 级患者采取积极的有创治疗需权衡利弊，谨慎采用；C 级表明肝脏代偿能力差，为手术、放化疗等禁忌证，通常只宜对症和中医等保守治疗。Child-pugh 分级并不能正确预测肝脏接受手术等治疗打击后的代偿能力，因此 Child-pugh 分级只能作为治疗方案选择的参考因素，不能作为绝对标准。

（2）影像学（B 超、CT、MRI 等）检查已提示肝脏体积明显缩小，健侧肝脏无代偿性增大，肝脏失去正常的形态，包膜高低不平，肝裂明显增宽等，表明病人有严重肝硬化，肝脏的代偿能力差，即使该

类病人中少数病例按 Child-pugh 分级评分被评为 A 级，对肝脏实施创伤性治疗后肝功能失代偿的风险极大，临床医师必须予以警觉。

第三节　肝脏储备能力的判定

欲正确预测肝脏接受打击后的代偿能力即潜在的储备能力只有对肝脏施加一定负荷后才能测知，正确预测肝脏接受手术、放疗、化疗等打击后是否可能失代偿，必须疗前进行肝脏储备能力测定，为选择治疗手段提供依据。

一、口服葡萄糖耐受试验（OGTT）

口服葡萄糖75g后，每30min查血糖1次至2h，得到耐糖量曲线。该试验是通过测定肝脏将血糖转化成糖原的能力，从而判定肝脏的能量储备能力。

OGTT 试验结果呈抛物线形（CP 型），表明肝脏储备能力较好，肝脏葡萄糖代谢和能量代谢正常，可耐受肝切除术；OGTT 呈直线形（L 型），表明肝脏能量代谢受损，不能耐受肝切除术和甚至打击较大的姑息性手术，可考虑小块肝切除术。

二、氧化还原耐受试验

口服葡萄糖75g，口服葡萄糖前先禁食 12 小时，分别在摄食葡萄糖之前以及之后的 30min、60min、90min 和 120min 抽取动脉血，测定血糖、乙酰乙酸和 β 羟丁酸，乙酰乙酸和 β 羟丁酸之比称酮体比率（AKBR），分别制定 OGTT 和 AKBR 曲线，并计算曲线下面的面积，即 △OGTT 和 △AKBR，△AKBR/△OGTT×5.6＝磷酸化耐受指数（RTI）。大家知道，肝细胞的最主要功能之一是线粒体能量的生成，RTI能反映肝细胞线粒体能量生成能力，从而能判定肝脏的能量储备能力。

RTI>0.65 可耐受各类肝叶切除术，若 RTI<0.5，手术风险大，病死率高，不宜行半肝切除术。

动脉血酮体的比率（AKBR）可监测肝脏能量代谢的变化，对术后糖的输注有一定的指导作用。AKBR>0.7 者可给予葡萄糖为主的静脉营养；AKBR 0.4～0.7 者，大量输入葡萄糖可导致高渗性非酮性脱水，主张只给 5% 葡萄糖、脂肪乳、支链氨基酸作为静脉营养；AKBR<0.4，葡萄糖、脂肪乳均不能作为能源利用，只能给予适量的白蛋白、新鲜冻干血浆和 5% 葡萄糖。

三、胰高血糖素负荷试验（GLT）

胰高血糖素能与其主要效应器官肝细胞膜上的受体结合，激活腺苷环化酶，将肝细胞内 ATP 转化为cAMP。外源性胰高血糖负荷后，血浆中增加的 cAMP 主要来源于肝细胞，cAMP 血浆中增加的幅度取决于肝组织的容量和肝细胞内 ATP 的合成量。本实验通过测定肝细胞 ATP 的合成量来反映肝脏的能量储备能力。

试验结果：$\dfrac{\text{cAMP 峰值（P）}}{\text{cAMP 基础值（B）}}$ 之比>20，肝脏能量储备能力好，可耐受手术，<10 视为手术禁忌。

四、吲哚氰绿排泄试验（$ICGR_{15}$、$ICGR_{MAX}$）

ICG 试验分三日进行，按每千克体重计算给予吲哚氰绿0.5mg、1.0mg、1.5mg，注射用水稀释后从一臂注射，5min，10min，15min 分别从另一臂采血检查，进而计算 15min 潴留率和最大廓清率（ICGR 和 $ICGR_{MAX}$），正常值：$ICGR_{15}$<12%，$ICGR_{MAX}$>0.8mg/（kg·min）。ICG 为一种无毒染料，静脉注射后迅速与白蛋白结合，被肝细胞摄取，在肝内不与谷胱甘肽结合，无肠肝循环，直接由胆道排出肠道，无肠肝循环，不从肾脏排出。

ICG 试验是通过测定肝脏的血流量、肝细胞摄取能力（有功能的肝细胞量）和排泄能力来反映肝功能和储备能力，是目前术前判定肝脏储备能力最好的试验之一，临床应用最为广泛。

实验结果：$ICG_{15}<20\%$、$ICGR_{MAX}>0.8mg/（kg·min）$为肝切除的安全界限；

$ICG_{15}<14\%$ 可耐受大块肝切除术（如三叶切除）；

ICG_{15} 在 $30\%\sim40\%$ 或者 $ICGR_{MAX}$ 在 $0.4\sim0.8mg/（kg·min）$之间，根据情况可做肝段切除或肝动脉结扎等；

$ICG_{15}>40\%$ 或者 $ICGR_{MAX}$ 在 $0.3\sim0.4mg/（kg·min）$之间者，限于小块肝组织切除（如活检）或者包膜下肿瘤摘除术；

$ICGR_{MAX}<0.2mg/（kg·min）$者不宜手术。

五、单乙基甘氨酰二甲苯胺（MEGX）肝储备功能试验

MEGX 试验原理：利多卡因 70% 以上在肝脏代谢，经肝细胞色素 P450Ⅲ A4 酶代谢，去掉一个乙基后成为 MEGX（单乙基甘氨酰二甲苯胺），血中 MEGX 浓度可以反映肝细胞色素 P450Ⅲ A4 酶的活力，进一步反映肝脏的储备能力。P450 酶是基因超家族酶系，是内质网膜上混合功能氧化酶系，催化外来化合物在体内进行阶段氧化供能。

MEGX 试验是近期国外广泛研究并试用于临床的肝储备功能试验，属于进展性试验，实践证明可能比 ICGR 试验更为实用。$MEGX\geqslant60\mu g/L$ 是肝脏储备功能良好的标准。

六、肝脏体积

肝脏体积可作为反映肝脏储备能力的一项重要指标，能够客观反映肝脏大小和肝实质的容量，间接反映肝脏的血流灌注和代谢能力，客观评估患者肝脏对手术的承受能力，有助于指导合适的手术方式。对于肿瘤直径>3cm 的肝癌可以采用 CT 和/或 MRI 扫描，计算切肝后预期剩余肝脏的体积。标准残肝体积是评估肝切除术患者肝脏储备功能的有效且简便的方法，对预测患者术后发生肝功能损害的程度和避免术后发生肝功能衰竭有重要的临床指导作用。已有研究表明，采用 CT 扫描测定国人的标准残肝体积（SRLV）$<416ml/m^2$ 者，肝癌切除术后，中、重度肝功能代偿不全发生率比较高。

遗憾的是国内仍有一些从事肝癌治疗的单位尚未开展肝脏储备能力检测试验，仅用肝功能指标以及 Child-pugh 分级作为实施综合治疗的依据，实际上肝功能的现状不能代表肝脏接受打击后的储备能力，因此很难预先正确评估肝脏接受手术、放疗、化疗打击后是否会失代偿。不作储备能力测定，盲目实施抗肿瘤治疗势必导致疗后肝功能失代偿的几率增高，因此肝脏储备能力的检测是从事肝病治疗单位必备的业务。一般认为：Child-pugh 为 A 级，$ICG_{15}<20\%$，余肝体积占标准肝体积的 40% 以上，肝静脉压力梯度（HVPG）<12mmHg（由 BCLC 学组提倡，用于评估门 V 高压的程度）者代表肝脏储备能力良好，且门 V 高压在可接受的范围，开展肝癌切除术是安全的。

第十章 原发性肝脏的手术治疗

肝脏的治疗目标：早、中期病人力求根治，晚期力求减轻痛苦，延长生存期，提高生活质量。PHC 的治疗应确保早期、综合、积极这三个重要的原则，治疗方案的选择必须结合病人的病理、分期、肝功能的状态、病人的一般状况等综合考虑，充分遵循个体化的原则，坚决反对不结合病人具体实际千篇一律、照本宣科的固定治疗模式。

理论需结合实践，按理论设计的治疗方案应经得起实践的检验，一方面理论能指导实践，另一方面实践又可以不断修正和完善理论观点。我们认为按理论设计的治疗计划并不适宜每一个个体，对于达不到治疗的目的、治疗失败的个体病人而言属于治疗方案选择错误，每个病人都有各自的特殊性，应充分尊重每一个特殊的个体，治疗方案应因人而异。

应权衡利弊，一旦实施治疗，病人应当在治疗中受益，应益大于弊，应放弃弊大于利的治疗方案，不得为了治疗而治疗，也不得过度治疗。

第一节 肝脏切除术的种类

一、规则性与非规则性肝切除

根据手术是否按肝脏分叶、分段解剖将肝脏手术分为规则性与非规则性肝切除术两类。规则性肝切除是指切肝前预先解剖、阻断或断离相应肝叶、肝段的入肝血流，然后按解剖学标志切除相应的肝段、肝叶、半肝或三叶的所有肝组织。随着手术技术的改进，切肝前不需预先解剖肝门及入肝管道，仅间歇性阻断肝门，减少出血，将相应解剖部位的肝叶或肝段完整切除，也符合规则切除的要求。非规则性肝切除术是指切肝前不预先解剖和离断直接供应肿瘤及肿瘤周围组织的入肝血流，切除范围仅包括肿瘤和肿瘤周围肝组织，而不是解剖部位完整的肝叶或肝段，即切除的范围与肝段、肝叶分布并不一致。

经典的规则性肝叶切除通常包括：肝左外叶切除、左半肝切除、左三叶切除、右半肝切除、肝右三叶切除、右后叶切除等（图1-10-1）。

规则性肝段切除包括单段肝切除及联合肝段切除，手术中某肝段的完整范围常在B超指导下确认，常见的规则性肝段切除：Ⅳ段肝切除术、Ⅴ段肝切除术、Ⅵ段肝切除术、Ⅶ段肝切除术、Ⅷ段肝切除术、Ⅴ-Ⅵ联合切除、Ⅶ-Ⅷ肝段联合切除等。

不规则性肝切除术包括：肿瘤剔除术、楔形切除、局部切除，部分切除等。自20世纪70年代以来，肝脏局部切除术在我国逐渐开展，目前此手术已成为我国肝癌外科治疗中最主要的肝脏切除术式。在世界范围内我国也是肝脏局部切除治疗经验最为丰富的国家之一，所取得的成果举世瞩目。唇形切肝法的肝切口形状为唇形，关闭肝断面恰似口唇闭合一样，故命名为唇形切肝法，该法是肝脏局部切除术最常见的一种，因肝断面并发症少，有逐渐普及的趋势。

下面简要介绍几种常见的肝切除方法：

1. 右半肝切除术

（1）术前准备：围手术期给予抗生素，纠正任何血液成分的缺乏。通过术前检查应尽可能地排除肺

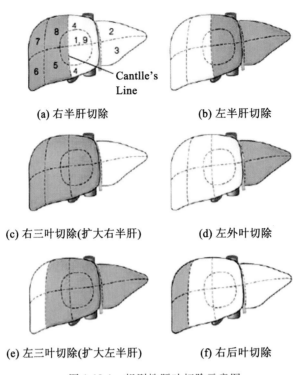

(a) 右半肝切除   (b) 左半肝切除

(c) 右三叶切除(扩大右半肝)   (d) 左外叶切除

(e) 左三叶切除(扩大左半肝)   (f) 右后叶切除

图 1-10-1　规则性肝叶切除示意图

及腹腔的转移。

（2）麻醉：要求用对肝脏潜在损害最小的全身麻醉。

（3）体位：取右侧抬高约30°体位以便操作。

（4）手术准备：消毒准备胸部和腹部的皮肤。建立适当的静脉通道。

（5）切口与暴露：右肋缘下切口或双侧肋缘下"人"形切口，或从剑突上方至脐下的长的正中切口或倒 T 形切口。

（6）手术步骤：

探查：明确肝右叶肿瘤的位置及有无左肝播散，术中超声有利于判断并可明确与主要血管的关系。探查温氏孔了解能否控制肝十二指肠韧带。对肝转移癌，尤其需注意 douglas 腔以及整个结肠、小肠、肠系膜、大网膜和腹膜，腹盆腔有多处病灶转移者应取消预期手术。

游离肝脏：离断肝圆韧带、镰状韧带及右三角韧带，游离肝裸区将肝脏与膈肌分离，而左三角韧带起到稳定和支持肝左叶的作用，可不予以切断。肿瘤侵及膈肌不是肝切除的绝对禁忌证。

解剖肝门：胆囊床是肝左、右叶的脏面分界点，切除胆囊对于分离和暴露右肝近肝门处的管道尤为重要。第一肝门处，先分离并切断右肝管，可行贯穿缝合或双重结扎；然后分离并暴露肝动脉，因肝动脉位置常有变异，术者应仔细阅读血管造影片并牢记左、右肝动脉血供的变异，尤其警惕肝右动脉起源于肠系膜上动脉的变异，必须肯定肝左动脉没有阻塞或没有损伤后才可结扎切断肝右动脉；再暴露门静脉左、右分支，离断门静脉右支；其中注意切开肝门板，在其下方游离出左肝管、肝左动脉及门静脉左支，这些管道在肝圆韧带附近进入肝脏。将右肝向左侧翻转，显露第三肝门处下腔静脉右侧的肝短静脉，小心牢固地结扎这些小血管。之后沿肝后下腔静脉向上分离并暴露第二肝门的肝右静脉，离断后断端妥善缝合。

离断肝实质：出入右肝管道离断后出现的右肝组织变色线即为左、右肝叶的分界线，在肝表面上用电刀标记。然后沿此线分离肝实质，保留断面出现的血管及胆管需仔细一一结扎，且彻底止血。离断面应能显露肝中静脉主干全长，其右侧属支在根部一一结扎离断；而主干本身则视肿瘤侵犯程度而决定是否保留。标本术中快速病理检查以确定肝切缘无瘤。检查肝左叶的入肝管道并确认无扭曲成角，可将残余镰状韧带重新缝合以固定左肝。于右膈顶置引流管（图 1-10-2）。

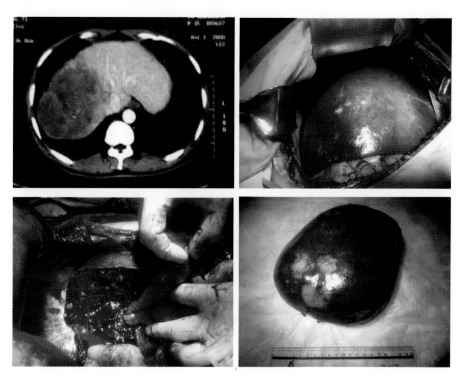

图 1-10-2 右半肝切除术实例

2. 左半肝切除术

（1）术前准备：同右半肝切除。

（2）麻醉：同右半肝切除。

（3）体位：右侧稍抬高体位。

（4）手术准备：同右半肝切除。

（5）切口与暴露：双侧肋缘下"人"形切口，或从剑突上方至脐下的长的正中切口或倒 T 形切口。

（6）手术步骤：仔细探查腹盆腔有无转移病灶，尤其是肝转移癌，任何可疑处应取标本送冷冻切片证实；检查肝脏以明确左肝病灶范围及有无右肝转移；探查温氏孔了解能否控制肝十二指肠韧带。离断肝圆韧带、镰状韧带、左冠状韧带及左三角韧带并与膈肌分离，打开小网膜囊。因肝左叶内侧缘延伸至胆囊床，故切除胆囊可为分离找出主要入肝管道提供更好的暴露。解剖第一肝门，分别分离出左肝血管及胆管并离断结扎，同时确认右肝入肝管道无损伤或扭曲成角；或者在左侧 Glisson 鞘的起始部位将左Glisson 鞘一并处理，也安全有效。向足侧牵引肝左外叶，充分显露第二肝门并分离、暴露肝左、中静脉汇合干，通过肝实质缝扎肝左静脉主干根部以阻断血流，必要时可借助术中超声判断；肝中静脉则视肿瘤侵犯程度而决定是否保留，如不保留肝中静脉，可在肝外将肝左、中静脉汇合干直接处理，而不单独处理肝左静脉。翻转左尾状叶与下腔静脉分离，离断左侧的下腔静脉韧带并一一离断结扎左侧肝短静脉。沿出入左肝管道离断后出现的左、右肝分界线，离断肝实质，保留断面出现的血管及胆管需仔细结扎，且彻底止血。放置引流管。原则上对于原发性肝癌，左半肝切除是指左半肝和左侧尾状叶的一并切除；保留尾状叶的术式适合肝转移癌和肝移植供肝者（图 1-10-3）。

3. 左外叶肝切除术

（1）术前准备：同左半肝切除。

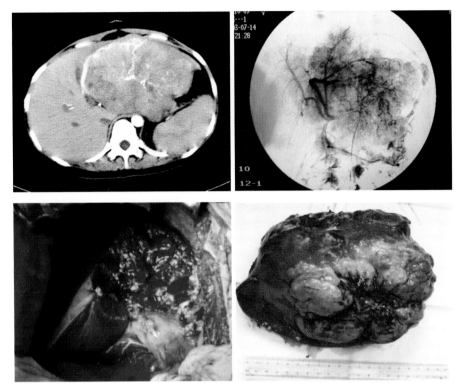

图 1-10-3　左半肝切除术

（2）麻醉：同左半肝切除。

（3）体位：右侧稍抬高体位。

（4）手术准备：同左半肝切除。

（5）切口与暴露：同左半肝切除。

（6）手术步骤：进腹后先确认肿瘤局限于肝左外叶而无其他部位转移，探查温氏孔，了解能否控制肝十二指肠韧带。离断肝圆韧带、镰状韧带、左冠状韧带及左三角韧带并与膈肌分离，打开小网膜囊。将左外叶向足侧牵拉，显露第二肝门，在肝左静脉主干根部（相当于镰状韧带膈面附着点延长线上）将其贯穿缝扎。离断肝实质时可采用 Pringle 法或半肝阻断法，沿镰状韧带左侧 1cm 预切线切开肝包膜，分离肝实质，找到门静脉矢状部后，在其左侧离断结扎 Ⅱ、Ⅲ 段 Glisson 系统；或在门静脉矢状部左侧游离出 Ⅱ、Ⅲ 段 Glisson 系统结扎离断后再切肝。由下至上分离肝组织，最后在肝左静脉根部结扎离断之。保留的肝断面仔细缝扎小胆管或小血管以防出血与胆瘘。可将镰状韧带向下翻转，与静脉韧带对合缝合覆盖肝断面，以利于断面止血。在温氏孔和肝断面留置引流管（图 1-10-4）。

4. 中肝叶切除术

（1）术前准备：同右半肝切除。

（2）麻醉：同右半肝切除。

（3）体位：同右半肝切除。

（4）手术准备：同右半肝切除。

（5）切口与暴露：同右半肝切除。

（6）手术步骤：此区域肿瘤可与第一、二肝门关系密切，紧邻肝内主要的大血管，术中超声有助于分析肿瘤与管道之间的关系。离断肝圆韧带、镰状韧带、左右冠状韧带，游离第二肝门显露出肝右静脉和肝左中静脉汇合干，经肝实质缝扎肝中静脉主干根部。切除胆囊并沿肝门右切迹分离显露 Glisson 系统右前支，在根部结扎离断。在左纵沟右侧分离出左内叶肝动脉并结扎离断，在左横沟上缘切开肝包膜后，

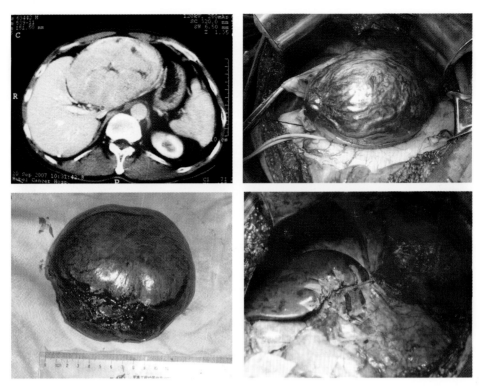

图 1-10-4 左外叶巨大肝癌切除实例

确认左内叶肝管及左内叶门脉支，予以结扎离断。阻断肝门血流，分别沿左、右叶间裂膈面标线向下断肝，结扎肝内小血管和胆管并离断，当靠近下腔静脉时注意避免损伤，将下腔静脉前方的肝短静脉结扎离断，最后切断已结扎的肝中静脉移去标本。肝断面彻底止血，有条件的对拢缝合固定，注意避免扭曲第一肝门血管与胆管。温氏孔和肝切除创面低处各置引流管一根，开胸者并置胸腔引流。

（7）中肝叶切除术注意点：①如肝门粘连或肿块较大，可先游离肝脏后，采用常温下肝门间断阻断法，将中肝切除，所有中肝血管均在肝内处理。此方法简单，操作方便，但必须十分熟悉肝中叶的解剖；②第二肝门处结扎和切断肝中静脉时，不可损伤肝左、肝右静脉；③中肝叶切除时，切面斜向下腔静脉，两侧于下腔静脉前会师，标本应呈楔形，膈面宽，脏面窄（图 1-10-5）。

5. 右后叶肝切除术

（1）术前准备：同右半肝切除。

（2）麻醉：同右半肝切除。

（3）体位：同右半肝切除。

（4）手术准备：同右半肝切除。

（5）切口与暴露：同右半肝切除。

（6）手术步骤：首先阻断肝门控制出血，沿肝门右切迹外侧分开肝实质，找出门静脉的右后叶分支及胆管、动脉支予以结扎，当再放松肝门后，即显示右后叶的分界线，再阻断肝门，沿此分界线切开肝实质，所遇血管及胆管均在肝内结扎，肝右静脉及肝短静脉处理同右半肝切除术。肝圆韧带及镰状韧带固定于原位。膈下置引流管一根。如开胸，应置胸管引流。

（7）右后叶肝切除注意点：如术中肝门右切迹解剖困难，或这些管道结扎后右后叶分界不明显，可先结扎肝右静脉，再沿肝右静脉走向切除右后叶（图 1-10-6）。

6. 肝右三叶切除术

肝右三叶切除包括右前叶、右后叶和左内叶的一并切除，有时也包括尾状叶，在解剖学上是肝脏切

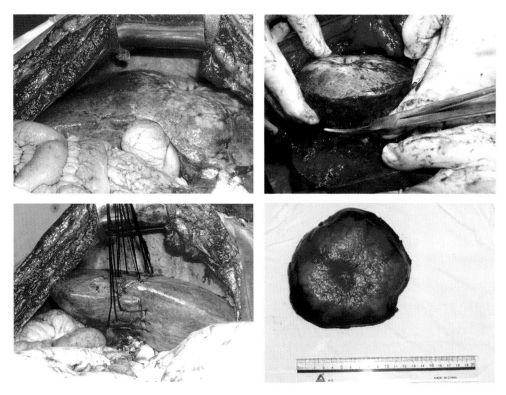

图 1-10-5　中肝叶肝癌切除实例

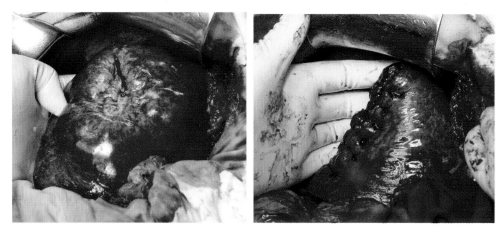

图 1-10-6　右后叶肝癌切除实例

除范围最广的。位于该区域内的肿瘤主要为巨块型，呈膨胀性生长。行此术式的几乎都是无肝硬化的正常肝脏，作为残肝的左外叶一般都有增大，否则术后发生肝衰的可能性增大。故需谨慎为之。

（1）术前准备：给予抗生素，纠正任何血液成分的缺乏。通过图像扫描（CT、MRI 或 PET）及肝血管造影定位肝内病灶。

（2）麻醉：需全身麻醉。建立适当的中心静脉通道。

（3）体位：同右半肝切除。

（4）手术准备：因切口可能从胸骨下段延伸至脐下，胸部和腹部的皮肤均需准备。

（5）切口与暴露：该手术需要大范围的暴露。将右肋缘下切口延伸至左肋缘下，且在中线处向上延至剑突，或倒 T 形切口均对暴露有帮助。

（6）手术步骤：术中超声确认肝右叶及左内叶肿瘤侵犯程度；仔细探查腹盆腔，若有多处的种植转移则应取消此手术，但也有人选择切除或电灼偶然发现的很小的转移灶，尔后继续施行肝切除；探查温氏孔了解能否控制肝十二指肠韧带。离断肝圆韧带、镰状韧带、左右冠状韧带、右三角韧带，游离第二肝门显露出肝右静脉和肝左、中静脉。切除胆囊并清楚地暴露出右肝管对于防止损伤与左肝管相连的肝总管分叉处至关重要，离断右肝管，如果胆管走行不清，可以断肝后再处理。分离并切断肝右动脉，同时注意肝左动脉并确认其没有阻塞或扭曲成角。清楚暴露门静脉左、右支后，切断门静脉右支。结扎切断门静脉右支前要对其根部仔细分离，注意勿损伤尾状叶支。向左旋转肝右叶，暴露与下腔静脉连接的右侧肝短静脉，仔细地结扎这些小血管，之后沿肝后下腔静脉右侧壁向上分离暴露肝右静脉，离断。继续分离下腔静脉前缘，露出肝中静脉根部。沿左叶间裂划出肝切除线，阻断肝门，离断肝实质，保留断面出现的血管及胆管需仔细一一结扎。需注意充分显露门静脉左支矢状部，沿着其右侧逐一处理朝向左内叶的属支；在肝内切断肝中静脉主干并将其根部断端缝扎。胆管及血管在进入较小的残存的左叶时可能暴露在外，尤其小心避免损伤。术中快速检查标本，确认切缘无肿瘤残留。检查肝左外叶的入肝管道并确认无扭曲成角，可将残余镰状韧带重新缝合以固定左肝。置管引流。该术式在解剖学上是肝脏切除中范围最广的，有时因肿瘤巨大而无法翻转右肝以暴露肝后下腔静脉，此时应慎重评估肿瘤与下腔静脉之间的紧密程度，预计有可分离间隙时，可考虑在全肝血流阻断（即肝后下腔静脉上、下方各放置一个阻断带，联合第一肝门的阻断）下经前入路行肝切除，肝右、中静脉及肝短静脉均在肝内离断结扎（图1-10-7）。

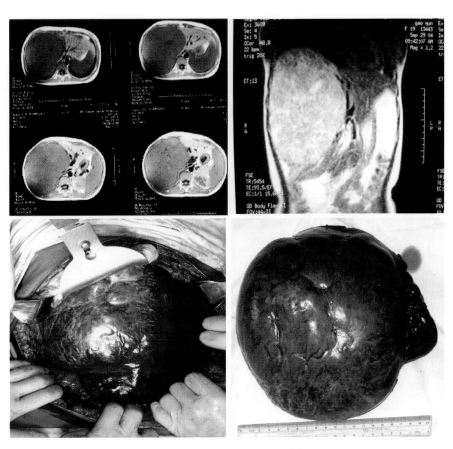

图 1-10-7　肝右三叶切除术实例

7. 肝局部切除术

（1）体位：视病变部位而定，位于左叶或右叶者，体位同左半或右半肝切除。

（2）切口：位于左半肝，上腹正中切口或经右腹直肌切口即可；位于右叶者，则一般右肋缘下切口即可。

（3）游离：根据肿瘤部位不同，游离方法同左或右半肝切除者，而位于肝缘之肿瘤切除，一般不需游离。

（4）切除局部肿瘤：如位于肝脏边缘，则阻断肝门后，距肿瘤边缘 2~3cm，切开肝包膜，沿预切线切除肿瘤，边切除边结扎所有血管及胆管，彻底止血后用大网膜覆盖。如肿瘤切除后肝切边缘可对拢缝合者，则可在彻底止血后将断缘对拢缝合。

二、根治性肝切除与姑息性肝切除术

肝切除术的基本原则包括：彻底性：完整切除肿瘤，切缘无残留肿瘤；安全性：最大限度地保留正常肝组织，降低手术死亡率及手术并发症。对于肝癌而言，关于根治性切除与姑息性切除并无统一公认的概念，对于切缘距肿瘤几厘米为根治性切除界限也无明确的说法。相对合理并容易接受的根治性切除概念为：肿瘤数目不超过 2 个；无门 V 主干及一级分支、总肝管及一级分支、肝 V 主干及下腔 V 癌栓；无肝内外转移；完整切除肉眼所见肿瘤，病理切缘无癌残留；术后影像学检查未见肿瘤残存，术前 A-FP 阳性者术后随访 2 个月内血清 A-FP 降至正常。达不到根治性切除标准则为姑息性切除。2011 年版原发性肝癌诊疗规范将肝癌根治性切除分为 Ⅰ、Ⅱ、Ⅲ 级标准。Ⅰ 级标准：完全切除肉眼所见肿瘤，切缘无癌残留。Ⅱ 级标准：在 Ⅰ 级标准基础上增加 4 项条件：①肿瘤数目≤2 个；②无门 V 主干及一级分支、总肝管及一级分支、肝 V 主干及下腔 V 癌栓；③无肝门淋巴结转移；④无肝外转移。Ⅲ 级标准：在 Ⅰ、Ⅱ 级标准的基础上，增加术后随访的阴性条件，即术前血清 A-FP 增高者，术后 2 个月内 A-FP 应降至正常和影像学检查未见肿瘤残存。

可行根治性切除的局部病变必须满足下列条件：单个肿瘤，表面较光滑，周围界限较清楚或有假包膜形成，受肿瘤破坏的肝组织少于 30%；虽受肿瘤破坏的肝组织大于 30%，但无瘤侧肝脏明显代偿性增大，达到全肝组织的 50% 以上；多发性肝肿瘤：肿瘤结节少于 3 个，且局限在肝脏的一段或一叶内。若肿瘤数目>3 个，手术切除疗效并不优于 TACE 等非手术手段。

腹腔镜肝切除术：目前腹腔镜肝癌切除术开展日益增多，其主要适应证为孤立性病灶，<5cm，位于 2~6 肝段，因具有创伤小、失血量少和手术死亡率低的优点，所以有学者认为对于位置较好的肝癌，尤其是早期肝癌者，腹腔镜肝切除术表现较好。但必须指出：开展腹腔镜切肝所积累的经验不多，准确的疗效需与传统的开腹手术进行前瞻性比较研究，临床上应谨慎应用（图 1-10-8 和图 1-10-9）。

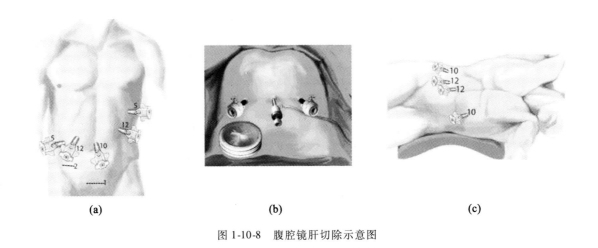

(a)   (b)   (c)

图 1-10-8　腹腔镜肝切除示意图

可行姑息性切除的局部病变包括：3~5 个多发肿瘤，即使超过半肝范围内，可行多处局部切除者；

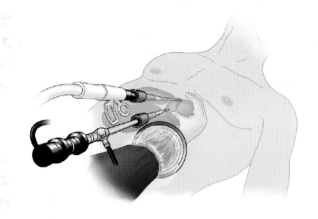

图 1-10-9　手助式腹腔镜肝切除示意图

肿瘤局限于相邻 2~3 个肝段或半肝内，无瘤肝组织明显代偿性增大达全肝的 50% 以上者；肝中央区（中叶或Ⅳ、Ⅴ、Ⅷ段）肝癌，无瘤肝组织代偿性增大达全肝的 50% 以上；肝门部有淋巴结转移，肿瘤切除同时可行淋巴结清扫或术后治疗者；周围脏器受侵但可一并同时切除者。姑息性切除还涉及以下几种情况：PHC 合并门 V 癌栓（PVTT）和/或腔 V 癌栓、肝癌合并胆管癌栓、PHC 合并肝硬化门 V 高压、难切性肝癌的切除等。

1. PHC 合并门 V 癌栓和/或腔 V 癌栓姑息性切除的适应证

（1）门 V 主干切开取栓术，同时作姑息性肝切除。

①按 PHC 手术适应证的判断标准，肿瘤是可切除的。

②癌栓充满门 V 主干或/和主支，进一步发展，很快将危及患者生命。

③估计癌栓形成时间较短，尚未发生机化。

（2）如做半肝切除，可开放门 V 残端取癌栓。

（3）如癌栓位于肝段以上小的门 V 分支内，可在切除肿瘤的同时连同该段门 V 分支一并切除。

（4）如发现肿瘤不可切除，可在门 V 主干切开取栓术后，术中做选择肝 A 插管栓塞化疗或门 V 插管化疗、冷冻或射频治疗等。

（5）合并腔 V 癌栓时，可在全肝血流阻断下，切开腔 V 取癌栓，并同时切除肝肿瘤。

2. PHC 合并胆管癌栓姑息性手术适应证

基本要求同肝切除术，但这类病人梗阻性黄疸不能完全按 Child-pugh 分级判定肝功能，应强调患者的全身情况，A/G 比值和 PT 等。

（1）胆总管切开取癌术，同时做姑息性肝切除。

①按 PHC 手术适应证的标准判断，肿瘤是可切除的。

②癌栓位于左肝管、右肝管、肝总管、胆总管。

③癌栓未侵及健侧二级以上胆管分支。

（2）如癌栓位于肝段以上小的肝管分支内，可在切除肝肿瘤的同时连同该段肝管分支一并切除。

（3）如术中发现肿瘤不可切除，可在切开胆总管取栓术后，术中做选择性肝 A 插管栓塞化疗、冷冻治疗或射频治疗。

（4）对于肝癌伴胆管癌栓，在去除癌栓的同时，若肿瘤已部分侵犯胆管壁，则应同时切除受累胆管并重建胆道，以降低局部复发。

3. PHC 合并肝硬化、门 V 高压姑息性手术适应证

（1）可切除肝癌。

①有明显的脾肿大、脾功能亢进表现者，可同时做脾切除术。

②有明显食管胃底 V 曲张，特别是发生过食管胃底曲张破裂大出血者，可同时做贲门周围血管离断术。

③有严重胃黏膜病变者（胃黏膜发生不同程度以糜烂、浅溃疡和出血为特征的病变），应做脾肾分流术或其他类型的选择性门腔分流术。

（2）不可切除 PHC。

①有明显脾肿大、脾功能亢进表现，无明显食管胃底 V 曲张者，应做脾切除的同时，在术中做选择性肝 A 栓塞化疗、冷冻治疗或射频治疗等。

②有明显食管、胃底 V 曲张，特别是发生过食管、胃底 V 破裂大出血，无严重的胃粘膜病变，可做脾切除术，或脾 A 结扎加冠状 V 缝扎术，是否做断流术，根据患者术中所见决定。肝癌可术中冷冻或射频治疗，不宜做肝 A 插管栓塞化疗。

4. 难切性肝癌的姑息性切除

常包括以下几种情况：肿瘤侵犯膈肌或相邻器官；V、Ⅷ、Ⅳ段、Ⅰ肝癌，位置特殊，如Ⅰ段即尾叶，骑跨下腔 V 之上，夹在下腔 V 及门 V 之间。Ⅳ段，左内段，其下方紧贴左右肝管汇合部及门 V 左右支分叉处，上方紧贴肝中 V 与腔 V 汇合部。Ⅶ段，右后上段，该段紧贴肝右 V 与下腔 V 汇合部及右膈下裸区之间，与下腔 V 关系最为密切。Ⅷ段，右前上肝段，上方及深部紧贴肝中、肝右 V 与下腔 V 汇合部；肿瘤巨大，术野显露困难；肝癌累及下腔 V、门 V 主干分支或主干者；二步切除因反复介入、放疗等治疗而致广泛粘连者。

提高肝肿瘤可切除性的手段有：术前经肝 A 化疗栓塞可使部分患者的肿瘤缩小后再切除。经门 V 栓塞主瘤所在的肝叶，使余肝代偿性增大后再切除，较为安全有效。对于巨大肿瘤可采用不游离肝周韧带的前径路肝切除法，直接离断肝实质及肝内管道，最后再游离肝周韧带并移除肿瘤。对于多发肿瘤可采用手术切除结合术中消融等方式、切除肝边缘肿瘤、射频等处理深部肿瘤。对于门 V、肝 V 癌栓者，行门 V 取栓术时须阻断健侧门 V 血流，防止癌栓播散。对于肝 V 癌栓者，可行全肝血流阻断，尽可能整块去除癌栓。

第二节　肝癌切除的适应证与禁忌证

一、适应证

1. 已诊断明确的肝癌病人

诊断已明确，术前判定有根治性切除可能的病人应首选手术切除，包括：小肝癌、大肝癌、周缘型肝癌、肝门区肝癌、表浅型肝癌与深在性肝癌、伴肝硬化肝癌及肝癌破裂者等，随着肝切除术水平的提高，较多的单位已可行肝脏各个部位的肿瘤切除术。

2. 不能排除肝癌诊断患者

A-FP 阴性，肝实质占位性病变确实存在，影像学检查肝癌特征不典型但又不能排除肝癌者可考虑剖腹探查术，理由：除血管瘤外，肝脏良性实质性占位性病变甚为少见，在排除血管瘤诊断后，通常对实质性占位性病变可考虑切除术，该类患者肝切除的风险远远小于肝癌延误治疗带来的危害。

二、禁忌证

应理解为相对禁忌证，随着切除水平的提高和术后处理措施的广泛开展，手术适应证逐渐放宽。

相对禁忌证应包括三个方面：全身情况、肝脏情况、肿瘤情况。

（1）全身情况：年老体弱，合并有严重心、肺、肾及代谢性疾病等，不能耐受手术者。

（2）肝脏情况：严重肝功能障碍，严重肝硬化、肝萎缩，肝功能 Child-pugh 分级 B、C 级，尤其 C 级，肝脏储备能力试验尚不能达标，低蛋白血症（总蛋白<65g/L，ALB<35g/L，A/G<1.0），总胆红素 >30μmol/L，凝血功能障碍，失代偿性腹水等。

（3）肿瘤多处或肿瘤巨大且边界不清，累及肝内大血管或伴门静脉主干癌栓、胆管癌栓、腔静脉癌栓和远处转移者。但门静脉、胆管、肝静脉、腔静脉癌栓可连同肝肿瘤一并切除者应除外；单个或者局限性肺多灶转移病人如肝原发灶无复发，行转移灶切除疗效好，也有联合切除的报道。

以上禁忌证都不是绝对的，术者经验丰富、术后处理措施齐全、手术难度相对小者手术指征可适当放宽；反之，手术指征应从严掌握。

第三节 PHC 根治性手术切除的疗效

肝切除术是迄今为止能使 PHC 病人获得长期生存的主要治疗手段，在肝癌的综合治疗中处于主导地位。

大样本统计资料表明：小肝癌手术切除的 5 年生存率高达 60%～70%，大肝癌手术切除的 5 年生存率接近 30%，而不可手术切除，仅选用放疗、化疗等综合治疗手段，病人的 5 年生存率往往低于 10%，达到 10% 的 5 年生存率也与其中部分病人通过非手术综合治疗，瘤体缩小，施行了二步、二期手术有关，由此可见手术切除的疗效远远高于非手术治疗的效果。

我们认为只要病人有手术的适应证，只要有根治性切除的可能，只要病人经济承受力许可，手术切除必须作为首选治疗手段加以选择。

第四节 肝癌外科中需要更新的观念和存在争议的问题

一、规则性切除与不规则性切除

传统观念肝癌的切除尽可能做规则性大切除，如大范围肝癌切除术，即肝肿瘤边缘 3～5cm 切开肝包膜，离断肝实质，往往切除的肝段数大于肿瘤所在的肝段数，力求手术的彻底性，因而合并肝硬化的较多病例因不能耐受大范围的切除以及邻近大血管的肿瘤按上述标准也失去手术的机会，而且大切除手术切除的风险增加。

目前的临床实践证明：肝癌合并肝硬化占 50%～90%，在肝硬化存在的情况下，根治性不规则切除（肿瘤＋肿瘤周围肝组织），尤其我国使用较多的局部切除不仅放宽了手术的适应证，提高了切除率，而且因保留了更多未被肿瘤侵犯的正常肝组织，明显降低了手术死亡率。国内多数文献报告：根治性不规则肝切除能取得与规则性切除相一致甚至更长的远期疗效。

根治性不规则切除手术肝切缘距肿瘤 1～2cm，对肝中央区域肿瘤、肿瘤邻近大血管、切缘距肿瘤大于 0.5cm 完全可以达到根治性效果，为保证手术切除彻底，可采用术中超声检查切缘周边区，以避免遗漏可能残存的子灶和卫星灶。

扩大性规则切除也并不能降低局部复发率和远处转移率，曾一度盛行的规则右肝叶或右半肝切除现已基本上被局部切除所取代，尤其国内表现得更明显。正常肝脏各叶比例粗略估计：左外叶占 15%、左内叶占 20%、右前叶占 30%、右后叶占 35%，左叶仅占肝体积的 40% 以内，肝左叶切除风险小，因此不少专家主张做左外叶或左半肝规则性切除，而右叶肝癌以局部不规则切除为主，即"左规右不规"的原则。

二、根治性切除与姑息性切除

失去根治性切除可能的病人，是否施行姑息性切除存在争议。

部分专家认为：姑息性减量手术（也称减体积手术）不仅能减少癌体组织的体积，减少癌细胞的数目，而且能为非手术综合治疗创造条件；姑息性切除可理解为晚期肝癌的重要治疗手段，同时也能避免瘤体破裂出血等并发症，因此支持姑息性切除。

南京医大附属一医院肝胆外科曾对 54 例不可根治切除的病人采取了姑息性手术（减量），术中、术后辅以其他综合治疗手段，1、3 年生存率达 61%、23%，其中 1 例病人存活 4 年以上，与非手术组相比，生存率显著提高。

但至目前为止，姑息性减量手术是否有确切的疗效尚未达成共识。

复旦大学附属中山医院 1958—1992 年间统计资料表明：姑息性手术切除 5 年生存率仅为 12.3%，疗效不仅低于根治性切除，而且低于非手术切除的综合治疗，因此得出结论：一般不主张、不提倡姑息性切除，而提倡并积极鼓励根治性切除。

姑息性切除疗效低的原因：该切除大大打击了机体的免疫机能；姑息性切除自身为医源性播散，可促进余肝肿瘤细胞的生长及播散；某些地区切除率高，但生存率较低，可能与姑息性切除的比例过高有关；过多施行姑息性切除不仅不能提高疗效，反而使人们逐渐失去对切除治疗的信心。

姑息性切除的疗效尚不肯定，有待于前瞻性大样本对照研究得出结论。

三、肿瘤的大小

过去对巨块型肝癌多呈消极的态度，致使较多的病例未能实施切除术而失去了延长生存期的机会。

近年来多数专家认为肿瘤的大小与切肝的多少并非完全呈正比例关系，就根治性不规则切除而言，肿瘤的大小的确与切肝的多少成正相关；而就规则性切除而言，肿瘤越小，切除正常肝组织越多，肿瘤越大，肿瘤所在的肝叶、肝段的正常肝组织就越少，相反切除正常的肝组织就越少。

只要健侧肝组织能代偿性增大，肝脏储备能力好，患者肿瘤的大小已不是能否手术切除的决定因素，目前大肝癌切除的病例已明显增加，并未增加手术的死亡率和并发症，且大肝癌有破裂出血的可能，手术切除也是降低破裂出血并发症的措施。

四、肿瘤的位置和数目

由于肝脏管道系统错综复杂，肿瘤的解剖位置与肿瘤能否切除关系密切，主要表现在中央型肝癌，尤其是 I 段和 VIII 段肝癌，过去多采用非手术切除的治疗方法。

随着肝外科水平的不断提高，中央型肝癌的切除率已有所提高，已并非肝癌切除术的禁区。也有人提出肝门区肝癌的概念，即所有距下腔静脉主干、左右肝管汇合部、左右门静脉分叉部、左中右肝静脉与下腔静脉汇合部 1cm 以内的肝癌可称肝门区肝癌，其中与大血管等管道密切相关的肝段为 I 段、IV 段、VII 段、VIII 段，只有此 4 个肝段的肿瘤可距大管道 1cm 以内，才构成肝门区肝癌的诊断，相反距大管道超过 1cm，不称为肝门区肝癌。II、III、V、VI 肝段相对距大血管较远，一般说来，为非肝门区肿瘤，但这些肿瘤继续增大，侵犯邻近肝段，并贴近大血管 1cm 以内，也可称为非典型肝门区肝癌。

判断肝中央区或肝门区肝癌能否切除不仅受影像学检查的水平和肝脏储备能力的影响，而且与术者的观片能力、技术水平、主观态度等密切相关，判定不可切除的标准可能因不同医院、不同的个人（医生）而异，不同地区、不同医院、不同个人差异很大，因此笔者认为经治医院、经治医师一定要正视：随着手术技巧的提高，肝中央区或肝门区肝癌的切除率正在逐步提高，应以病人利益为重，应客观而公正地评估自身的业务能力和本院设备等现状，对能否切除作出正确的判断；要量体裁衣，克服盲目自大的虚荣观念，必要时可转诊上级医院诊治，切忌不负责任的剖腹探查术；在诊断明确的前提下，要实施剖腹探查，最少要有六成切除的把握，否则单纯的剖腹探查，不但费用高，而且增加了再手术的难度和造成病人不必要的伤害。

肝脏瘤体的数目多也并非绝对禁忌证。肝内多病灶局限于肝脏一叶或者左右肝叶的多发病灶都较局限，只要能完整不规则切除，都应视为手术的适应证。肝内多病灶包括肝内播散和多中心肝癌，肝内左右叶播散即使手术疗效亦差，多中心肝癌预后相对好，但术前较难鉴别，往往需术后病理证实。

五、门静脉、下腔静脉、胆管癌栓

原发性肝癌合并门静脉癌栓并不少见，PHC 易侵犯门静脉，形成癌栓并导致肝内播散，既往国内外学者一致认为门静脉癌栓的患者已肝内播散，已属晚期，往往放弃手术治疗。

近年来（PVTT）多主张开展积极的手术治疗，实践证明：门静脉主干癌栓的 PHC 病人行肝肿瘤切除+门静脉取栓术，其 1、2、3 年生存率分别为 50%、20%、12%，疗效远远高于其他治疗手段，手术仍为首选。

常见的 PVTT 切除、取栓的方式：①半肝切除时，PVTT 随同相应门静脉支自动同时切除；②气囊导管法：暂时阻断门静脉主干，在门静脉侧壁切一小口，从此口中伸入气囊导管，直至超过 PVTT 所在处，然后用匙刀或吸引器刮或吸取癌栓；③搭桥术：连同 PVTT 一起切除其所在的门静脉支，然后用自体髂外静脉（无静脉瓣）或人造血管搭桥，常采用在脐静脉和门静脉主干间搭桥保持门静脉血流至肝脏；④门静脉端端吻合术：适宜于癌栓较短，易于做端端吻合的病例；⑤开放术：暂时全肝血流阻断，利用生物泵使门静脉和下腔静脉的血流转流至腋静脉，即体外静脉转流后，纵行切开门静脉，移除 PVTT，最后连续缝合门静脉切口，该法进行肝切除加门静脉癌栓切除出血量很少。气囊导管取栓术由于不可避免导致癌细胞播散，现多不提倡。术中 B 超检测是判断癌栓是否取净的较好手段，且简便易行，建议术中采用。

PVTT 的非手术治疗手段：常用 TACE（多数专家认为门 V 癌栓主要供血为肝动脉）、放射治疗（设小野，在 B 超、CT 定位的基础上，选用高能 X 线外照射，DT30-50GY）、PEI（B 超引导下经皮穿刺，直接 PVTT 注射无水酒精）等，均有缩小 PVTT 的作用；用金属支架放入门静脉内可恢复门静脉血流，能降低门静脉高压，起姑息治疗作用。

肝细胞癌合并胆管癌栓：HCC 伴肉眼可见胆管癌栓较为少见，文献报道其发生率仅占 HCC 病人的 1.6%~9%，1975 年中国台湾学者命名为“黄疸性肝癌”，往往在肝癌的早中期，肿瘤侵犯胆管、胆栓形成，表现为黄疸。

HCC 合并胆管癌栓除具有肝癌的一般特征外，具有以下共同特征：血清 A-FP 定量水平较高；具有梗阻性黄疸和胆管炎表现（腹痛、寒战高热、黄疸三联症）；影像学检查可发现肝内胆管扩张，并可见胆管明确的实质性占位性病变。

HCC 合并胆管癌栓病程隐匿、发展迅速，由于癌栓生长快于原发瘤，病人往往很快出现黄疸，影响肝功能及病人预后，手术切除主体瘤及癌栓取出术是获得长期生存的唯一治疗手段，胆道引流术、TACE、PEI、局部外照射及胆管腔内局部近距离放疗等均为姑息手段。

HCC 出现梗阻性黄疸除肝细胞癌合并胆管癌栓外，也常见肿瘤巨大、肝门区淋巴结转移压迫胆管、肿瘤破溃进入胆管也是发病因素之一。肝癌合并黄疸应注意区分梗阻性黄疸和肝细胞性黄疸，合并梗阻性黄疸的肝癌病人的生存与无黄疸病人基本相似，根治性完整切除为常用的治疗方法。

既往观点：HCC 合并黄疸多属晚期，往往放弃根治性手术这一手段，使较多可根治的病人失去了长期生存的可能性，甚为遗憾，应予以纠正。

肝静脉、下腔静脉癌栓：既往认为肝静脉、下腔静脉侵犯和癌栓均为肝外播散的标志，加之手术难度大，往往放弃手术治疗手段。受侵肝静脉、下腔静脉部分切除加修补术，肝静脉、下腔静脉取癌栓手术等正在不断完善，部分病人受到良好的效果，值得关注。

六、肝移植术的应用

1980年以后，随着抗排斥反应药物环孢素A的问世和临床应用，大大提高了肝移植术的成功率和长期生存率，曾风靡一时，目前，我国每年大约开展4000例肝移植手术，其中PHC患者高达40%。在我国，PHC肝移植仅作为补充治疗，用于无法手术切除，不能进行射频、微波和TACE或肝功能不能耐受的患者。

外科治疗手段主要是肝切除和肝移植，如何选择，目前全球范围内尚无统一的标准。一般认为：对于局限性肝癌，如果无严重肝硬化，肝功能代偿（Child-pugh A级）应首选肝切除；如果合并严重肝硬化，肝功能失代偿（Child-pugh C级）且符合肝移植条件，应首选肝移植。

对于可切除的局限性肝癌且肝功能代偿良好（Child-pugh A级）是否进行肝移植，目前争议较大。欧洲多数专家支持首选肝移植，理由是肝切除的复发率高，符合Milan标准的肝移植患者行肝移植术的长期生存率和无瘤生存期显著优于肝切除患者，在我国尚缺乏大样本的随机对照研究结论，但可以肯定的是，我国是肝癌的高发病地区，每年新发病人数近35万人次，结合病人的经济承受能力和供移植的肝源有限，对可切除患者广泛实施肝移植手术是有困难的。2011年原发性肝癌诊疗规范对肝功能较好，能够耐受肝切除手术患者暂不列入肝移植的适应证中。

关于肝移植的适应证，国际上主要广泛采用Milan标准、UCSF（加州大学旧金山分校）标准和Pittsburgh（匹兹堡）改良TNM标准。而国内尚无统一标准，主要的有上海复旦标准、杭州标准、华西标准、三亚共识、成都标准，标准的一致要求：无大血管侵犯、无淋巴结转移及肝外转移，但对肿瘤的大小和数目的要求不尽相同。我国学者提出的标准，扩大了PHC肝移植的适应范围，能使更多的PHC患者移植受益，可能更符合我国的国情和患者的实际，有待于高级别循证医学证据的支持形成相对统一的中国标准。

Milan标准：单个肿瘤直径≤5cm或多发肿瘤数目≤3个，但最大直径≤3cm，优势：生存率接近良性肝病肝移植，复发率低。缺点：入选过于严格，高剔除率。米兰标准系1996年由意大利的Mazzaferro等提出，也应该将血管和淋巴结侵犯者排除在外，但符合米兰标准者绝大部分病人无血管和淋巴结侵犯。1998年美国器官分配网（UNOS）开始采用米兰标准（加MELD/PELD评分，又称UNOS标准）作为筛选肝癌肝移植受体的主要依据。米兰标准已逐渐成为全球应用最广泛的肝癌肝移植筛选标准。多数文献报道其疗效肯定，5年生存率≥75%，复发率<10%。其优点仅需考虑肿瘤的大小和数目，便于临床操作。对于符合该标准但又可施行肝切除肝癌的患者是否直接进行肝移植治疗备受质疑和争议，特别在发展中国家。

UCSF标准：2001年由美国Yao等提出，单个肿瘤直径≤6.5cm或多发肿瘤数目≤3个，但每个肿瘤最大直径≤4.5cm，所有肿瘤直径之和≤8cm，不伴有血管及淋巴结的侵犯。优势：扩大了肝移植适应范围，且生存率与Milan无显著差异。缺点：术前难以精确估计肿瘤的范围，肿瘤的大小等仍有拓展空间。近年来，支持应用UCSF标准筛选肝癌肝移植受体的文献越来越多，但该标准提出的无淋巴结转移、无肿瘤的血管侵犯，特别是无微血管侵犯情况术前难以确定，值得关注。2011年版原发性肝癌诊疗规范推荐在我国采用UCSF标准。

上海复旦标准：单个肿瘤直径≤9cm或多发肿瘤数目≤3个，且每个直径≤5cm，所有肿瘤直径之和≤9cm，优点：以UCSF标准为基础，适当放宽了肿瘤大小的限制，扩大了肝癌肝移植适应证范围；生存率，无瘤生存率与Milan标准无显著差异，可能更符合中国的国情，但需进一步验证上述疗效。

匹兹堡改良TNM标准：2000年由美国的Marsh等提出，只将有大血管侵犯、淋巴结受累或远处转移这三大者中出现任一项作为肝移植的禁忌证，而不将肿瘤的大小、个数及分布作为排除的标准，由此显著扩大了肝癌肝移植的适用范围，并可能有近50%的患者可以获得长期生存。值得关注的是：扩大肝癌肝移植的指征，可能部分中晚期肝癌患者受益，但肝移植患者的总体生存率会显著降低，加之肝脏供需矛盾的日益加深，导致可能获得长期生存的早期肝癌和良性肝病患者无法获得肝源。

七、年龄因素、急诊肝破裂出血情况

大龄患者不再是肝切除术的禁忌证，不得只看实际年龄，还必须看病人的生理年龄，只要病人心肺功能、肝肾功能和一般状况好，尤其肝脏储备能力好和术前相关检查判定切除的可能性大，手术切除仍为首选，不得轻言放弃。

肝癌破裂出血既往多采取保守治疗，以内科止血为主。

急诊肝切除术也是肝癌破裂出血的适应证，对肝功能较好，肿瘤较小的破裂病人，急诊肝切除不失为较好的治疗方案，如肿瘤瘤体较大，难以根治性切除的破裂出血病人可考虑先做TAE止血，如效果不佳，可急诊探查止血。

八、邻近周围组织侵犯或区域淋巴结转移

PHC可侵犯邻近脏器，常见胃、横结肠侵犯；区域淋巴结常见第一肝门淋巴结转移，如无远处转移，应诊断为局部晚期。

局部晚期仍为手术适应证，前提是能行肝肿瘤与侵犯脏器的整块切除，能达到根治性或姑息目标；第一肝门淋巴结转移如为单个孤立性淋巴结，易行淋巴结清扫，但如肝门部淋巴结粘连成团，冻结封闭，切除可能性小。

远处转移以肺转移多见，如为单病灶，或多病灶局限于肺的一叶，可考虑联合脏器切除，如多处（多脏器）转移，或两肺多灶转移则无手术指征。

九、术后复发转移的再手术

肝癌术后的复发、转移一直是影响远期疗效的重要因素，一般多发生在术后1~2年。大肝癌根治性切除后复发率约80%（5年），小肝癌5年复发率亦达40%~60%。因医疗水平不同，存在着地区差异性。复旦大学肝癌研究所308例PHC根治性切除资料表明，术后1、3、5、10年复发率分别为9.2%、38.8%、54.1%、85%，小肝癌根治性切除后5年复发率为43.5%。

复发癌的来源大致为：①首次手术肿瘤未彻底切除，术后残留癌继续生长，该复发灶常发生在肝切缘附近，往往在术后短期内复发；②术前、术中癌细胞已经门静脉途径播散，尤其门静脉癌栓术前已形成或门静脉术前已侵犯，表明肝内已有播散灶存在，术中挤压、切割等原因加重转移；③多中心发生的原发癌，对多中心发生者肿瘤复发不可避免，HBV-DNA整合技术P53基因型、病理分类等对单中心、多发中心有一定的鉴别作用；④新生肿瘤，往往经历术后较长时间，属多原发癌的范畴。

目前观点：复发性肝癌治疗原则与PHC大致相同，瘤体较小、单灶或多灶较为局限，尤其是肝内复发的亚临床灶，只要肝功能代偿、储备能力好，有足够的余肝，无其他手术禁忌，应力争切除；对根治性切除后肺内孤立性病灶或多灶局限于一叶，也应积极切除；术后腹腔内种植灶能切除者应及时切除，为防止发生肠梗阻、肠穿孔等并发症，对肠道侵犯或种植者可合并肠管切除。

近年来，术后监测手段逐渐增多，随访工作不断深入，一些早期复发和转移的病例能及时发现，较多的病例获得再切除的机会，术后复发再手术是最佳治疗手段。

上海复旦大学肝癌研究所报道：复发癌切除术后1、3、5、10年生存率可达89%、58.2%、35.4%、10.6%；第二军医大学统计表明：术后复发再手术的1、3、5年生存率达84%、38%、20%，3次术后1、3、5年生存率高达95%、50%、25%，均认为复发再切除与单次肝切除的生存率无明显差异，仅无瘤生

存期下降。

十、二期切除、二步切除的实施

既往多数观点认为：术前经影像学检查已判定不可切除或经剖腹探查判定不可切除的病例已无法治愈，往往放弃了手术治疗。

二期切除指在首次手术探查中由于肿瘤巨大或累及肝门区无法一期切除的病例，通过非手术综合治疗，肿瘤缩小，偏离肝门区，余肝再生，再次施行手术切除。

二步切除：未经剖腹探查，术前相关检查判定不可切除，通过非手术综合治疗，获得再切除者，也称序贯切除。

临床实践证明：瘤体缩小至小肝癌大小，再切除的疗效与初诊小肝癌根治性切除的疗效相近。瘤体缩小，偏离肝门区是再切除能否根治的关键。遗憾的是能实施二步、二期切除的比例并不高，往往小于30%。

再切除最好的时机是肿瘤缩小到最低点，病人身体情况恢复到最佳点。复旦大学肝癌研究所报道：二期切除的中位时间为5个月，最长者达16个月（第1次探查到二期切除的间隔时间）；二步切除的中位时间为6.5个月（自第1次TACE至二步切除的间隔时间）。因此不可切除病人综合治疗后应长期随访而不得轻易放弃，抓住再切除的最佳时机。

十一、术前判定可切除的 PHC 病人是否术前做 TACE 存在争议

少数学者支持术前TACE等非手术综合治疗，主要理由：术前TACE有望缩小瘤体，为手术创造条件；有望降低癌细胞活力，减少术中的医源性播散；能杀灭业已形成的亚临床灶，有望降低局部复发率和远处转移率。代表专家Imaoka等，通过对照研究发现TACE后肿瘤组织坏死可刺激纤维组织增生而形成较厚的肿瘤包膜，对术中肿瘤细胞的播散有限制作用，且有利于切除肿瘤灶。

绝大多数学者持反对意见，主要理由：术前TACE的有效率（CR+PR）有文献报道仅仅为20% ~ 40%，有60% ~80%病人无效，术前应用对单个病人而言有无疗效无法预知，很难作出明确的结论，对有效的病人而言，瘤体可缩小，可能为手术创造条件，但对无效的病人而言，病情会进一步进展，使可切除病人变为不可切除，因此术前TACE可能延误病人手术的最佳时机；TACE疗后手术探查时粘连严重，手术难度增大；有文献报道：术前先做TACE后再手术，局部复发率不但不降低，反而增高，主要原因：TACE后，部分肿瘤细胞坏死，细胞之间的粘合能力下降，癌细胞容易进入血液，且由于肿瘤组织缺血、缺氧，残留肿瘤的缺氧诱导因子（HIF）水平升高，从而使血管内皮生长因子（VEGF）高表达，导致播散概率提高；术前TACE可造成肝细胞再生抑制，加大术后肝功能失代偿风险，同时造成肝门部和胆囊周围粘连，且有出现胆囊坏疽、胆管坏死、肝脓肿等并发症的可能性，使手术难度增加。

笔者虽然赞同反对意见，术前判定可切除的PHC病人应积极手术，术前TACE可能延误PHC手术切除的最佳时机。但亦不完全否定术前TACE之作用，至少术前DSA以及TACE后碘油CT可以明确显示其他影像学检查不能发现的小病灶和血管侵犯情况，可有效地避免不必要的剖腹探查或有癌残留的手术切除。至于术前TACE是否会延误PHC手术切除的最佳时机，亦值得探讨，多数情况下TACE后3 ~4周即可实施手术，如果3 ~4周时间内肝内、外出现新病灶，根据PHC的生物学行为不排除TACE前新病灶就业已存在，该类病人即使不做TACE，仅单纯手术也同样存在癌残留、疗效差之风险，该类问题值得探讨。

十二、根治性切除术后是否辅以区域性化疗，栓塞或 TACE 也存在争议

根治术后是否辅以TACE尚有不同的意见，国外不少文献持否定的态度，Lai EC等报告29例PHC根

治性切除术后，6 例辅以化疗（全身化疗和 TACE），研究结果表明，肝外转移率增加，1、2、3 年生存率反而降低；Ono 等，Kohao H 等，Arii S 等，Nakasbima K 等均得出类似的结论。

国内较多文献支持根治性切除术后辅助治疗，复旦大学肝癌研究所 109 例根治术后 2 个月做碘油 CT，其中 68 例（62.4%）未见残癌，辅以 TACE（隔 5 个月 1 次，一般 2 次）加干扰素治疗，3 年复发率 14.7%（该所既往单纯手术组为 32.5%），提示辅助组可降低局部复发率；吴志全等观察了肝癌根治术后区域性化疗预防复发的价值，肝癌根治术 100 例，全部病例均在术后 4~6 周经肝 A 或联合门 V 术后治疗，每隔 2~4 个月重复 1 次，平均 3~4 个疗程，术后 1、2、3 年累计复发率为 1%、15%、18%，明显降低了复发率；另外 Kuwana 等报道，干扰素治疗乙肝、丙肝有预防肝癌发生的作用，Ikeda 等报道，根治术后长期应用干扰素可降低复发率，Muto 等报道，术后口服维甲酸类，随访 38 个月（中位时间），复发率为 27%，而对照组达 49%，生物反应调节剂在预防复发方面有着广阔的前景。

两组截然相反的结论尚未达成共识，对于高危复发者，部分临床研究证实术后预防性介入栓塞治疗有一定的效果，能发现并控制术后微小残癌，但迄今为止，还没有 TACE 能减少术后复发、延长生存时间的高级别循证医学证据，有待于大样本前瞻性随机对比研究得出结论。

笔者认为：对怀疑非根治性切除或切除不彻底患者，术后 40 天左右做预防性灌注化疗，栓塞（TACE）是理想之选择。因术后 TACE 除自身的治疗意义外，还有检查残留癌灶的意义，如有残留癌灶，应及时予以补救措施。

十三、根治性切除术后的抗病毒治疗

根治术后患者应常规做肝炎病毒载量检查（HBV-DNA/HCV-RNA 等），如有指征，应进行积极的抗病毒治疗，如选用核苷类似物治疗，作抗病毒的病因学治疗是降低局部复发的重要措施，与抗肿瘤治疗同等重要，不可忽视。适当运用胸腺肽 α_1 可以增强机体的免疫功能，具有辅助抗病毒和抗肿瘤作用。而乙肝相关 HCC 患者切除术后，长期应用 α 干扰素及其制剂作为辅助治疗，可以有效地延缓复发和降低复发率。上述疗效仅为一些小样本的 RCT，但对不同类型肝炎患者的疗效尚不十分肯定，且能否降低远期复发率也存在着争议，因此至目前为止，胸腺肽 α_1 和 α 干扰素并没有列为预防复发的标准治疗方法。手术、TAI/TACE、化疗、分子靶向等抗肿瘤治疗均有激活肝炎病毒的潜在可能性，而病毒复制活跃及肝炎活动往往会损害肝功能，且会明显影响抗肿瘤治疗的实施和效果，因此在肝癌治疗全程中对肝炎病毒复制活跃者应考虑抗病毒治疗。

第五节　肝胆外科疾病的营养与代谢变化

一、肝胆疾病患者营养与代谢的变化

1. 营养物质的摄入减少

主要原因：①肝胆肿瘤的局部压迫、梗阻、排空障碍等导致消化、吸收不良；②肝胆肿瘤能释放恶病质素，作用于下丘脑食欲控制中枢引起食欲降低；③肝硬化-门静脉高压引起胃肠道水肿，影响营养物质的消化、吸收；④合并梗阻性黄疸，流入十二指肠胆汁减少，加之胆盐合成以及肝肠循环障碍，肠道胆盐减少，直接影响脂肪和脂溶性维生素的吸收；⑤梗阻性黄疸，胃粘膜血流量减少，胃粘膜能量代谢障碍，胃粘膜屏障破坏，易发生胃粘膜损伤，甚至应激性溃疡，从而影响营养物质的吸收。

2. 营养物质代谢障碍

（1）糖代谢障碍：肝硬化、肝癌（多伴肝硬化）和梗阻性黄疸病人由于正常肝细胞减少或功能受损，肝糖原合成酶和肝线粒体内细胞色素 P450 酶也相应减少或功能受损，导致肝脏处理葡萄糖能力下降和对

胰岛素的敏感性下降（胰岛素的主要功能：促进糖原合成、增加外周组织对糖的摄取和利用、减少脂肪和蛋白分解产物的糖异生），患者往往出现糖耐量试验异常，口服或静脉输注葡萄糖后易发生高血糖。

同时，由于该类患者营养不良、消瘦、肝糖原和肌糖原储备都减少，一旦饥饿时间稍长，糖原很快耗尽，而机体有些组织细胞（神经细胞、红细胞、白细胞、肾髓质和视网膜等）必须依赖葡萄糖供能，机体只能分解蛋白质进行糖异生，对胰岛素的敏感性下降能解除胰岛素对糖异生的抑制，促进糖异生，但就肝硬化、肝癌和梗阻性黄疸病人总体而言，肝功能差，糖异生相对不足。

（2）脂质代谢异常：肝硬化、肝癌、梗阻性黄疸病人可出现脂质代谢异常。

因营养不良，机体脂肪组织的分解增强，患者往往出现血脂增高，其中胆固醇的升高比磷脂和甘油三酯更为明显。

但肝功能损害者多存在必需脂肪酸的缺乏，究其原因：梗阻性黄疸病人会出现肠道胆盐减少，脂肪和脂溶性维生素的吸收障碍，脂肪酸的合成下降等。

失代偿性肝硬化患者，特别是肝性脑病患者血液和脑脊液中丁酸、戊酸、乙酸、辛酸等短链脂肪酸的含量高于正常人，短链脂肪酸可抑制脑细胞氧化磷酸化而影响能量代谢，为肝性脑病的原因之一。

肝脏是脂类代谢的重要器官，除 M 链脂肪酸外，其余脂肪酸不能直接进入线粒体内膜，需要肝脏肉毒碱参与下转变为酯酰肉毒碱才能进入线粒体进行 β-氧化，肉毒碱减少或输注脂肪酸过多时，不能进入线粒体的脂肪酸容易在肝脏蓄积，增加肝脏负担，因此肝病患者大量输注脂肪乳可出现不能耐受现象。

（3）氨基酸和蛋白质代谢紊乱：正常人血浆中 BCAA/AAA 为 $3 \sim 3.5$，肝性脑病患者仅为 $0.6 \sim 1.2$。

AAA 增高的主要原因：肝硬化、肝功能障碍导致糖异生不足、血浆中氨基酸蓄积，刺激胰高血糖素分泌增加，机体分解代谢增强，大量蛋白质分解为 AAA 释放入血，而肝脏利用和清除 AAA 的功能下降，致使血浆中 AAA 浓度升高。

BCAA 下降的主要原因：支链氨基酸可在肝外氧化作用供能，肝硬化病人，因肝脏对胰岛素的灭活功能下降，可出现胰岛素血症，促使骨骼肌对 BCAA 的摄取和利用增强，导致血浆 BCAA 下降。

实验证明：AAA 对脑细胞有明确的毒性作用，导致脑内神经递质儿茶酚胺的合成障碍，BCAA/AAA 比例失调学说是对假性神经递质学说的补充和发展。

伴有肝功能不全患者如大量输注普通氨基酸制剂，可发生氨基酸不能耐受现象，可诱发肝昏迷。

3. 外科手术后的代谢反应

外科手术对机体是一种应激反应，也是一种创伤，可引起一系列内分泌和代谢改变，导致机体消耗增加，引起和加重营养不良，不利于组织修复、伤口愈合、机体机能恢复，同时使术后并发症增多和死亡率升高。临床上可将创伤后的应激反应分为三个阶段：

（1）休克阶段：休克阶段是生理功能严重抑制时机，当创伤持久或术后出现大的并发症，这一时期可持续 48 小时以上，而创伤小的手术术后可以不出现这一阶段。主要表现为低血容量、代谢功能抑制和血糖水平升高，这些信号上传下丘脑、垂体，激活交感肾上腺系统、促肾上腺皮质激素系统、肾素血管紧张素系统、抗利尿激素系统等。

交感神经兴奋，抑制胰腺释放胰岛素；促肾上腺皮质激素系统激活，糖皮质激素升高，导致周围组织对葡萄糖的利用障碍，两者均为胰岛素抵抗。

肾素血管紧张素、抗利尿激素系统激活，肾血管收缩，肾血流、肾小球滤过率下降及水钠潴留，血容量恢复以便渡过休克阶段。

因儿茶酚胺、胰高血糖素、皮质激素等应激分解激素增加，体内分解代谢增强，特别是机体蛋白质分解加剧，如骨骼肌大量分解，其中释放的支链氨基酸在肝外氧化供能，而芳香族氨基酸大量产生超出肝脏的利用和清除能力，出现血中支链氨基酸减少，芳香族氨基酸大量升高。因支链氨基酸分解，尿排出量大量增多，出现负氮平衡。肝胆疾病氨基酸利用能力下降时，体内分解代谢更为明显，这种分解代谢很难以外源性营养纠正，该现象称为自食现象。

（2）分解阶段：生命活力逐渐恢复，能量需要量增加。

能量主要来自脂肪分解，胰岛素水平升高并不能抑制脂肪分解，原因不明，可能与胰岛素抵抗有关。肌肉蛋白分解供能和提供糖异生的前体物质。

本阶段应激激素：儿茶酚胺、胰高血糖素、皮质激素等水平下降，不能应用分解激素所导致分解代谢增强加以解释，研究表明可能与创伤部位释放细胞因子如白介素-1（IL-1）、白介素-6（IL-6）、肿瘤坏死因子 TNF、γ-干扰素（γ-IFN）等有关，实验证明：上述因子可促进肌肉分解代谢。

（3）合成阶段：机体由过度分解状态转变为合成反应，表现为蛋白质能量贮存增加。

二、营养不良常用的评估标准

肝胆疾病患者均有不同程度的营养不良，临床上常分为蛋白质-热量营养不良（PEM）、蛋白质营养不良（PM）、混合性营养不良。

PEM：由于蛋白质、热量摄入不足，出现肌肉和皮下脂肪消耗，表现为体重减轻，但血清蛋白测定可在正常范围内。PEM 在外科患者中多见。

PM：主要发生在应激状态下，分解代谢增强，营养摄入不足，表现为血浆蛋白质下降、免疫功能下降，而肌肉和皮下脂肪下降不明确，如肱三头肌皮皱厚度和上臂肌周径可正常。

混合性营养不良：往往属重度营养不良，表现为消瘦明显、血浆蛋白下降、免疫功能下降，病人易感染和出现相关并发症，易致死亡。

营养不良常用的评估指标如下。

1. 身高体重

身高和相应的标准体重能判定患者的营养状态，在无水肿和腹水的情况下，体重较标准体重低于15%以上为营养不良。但肝胆疾病患者往往水钠潴留、水肿、腹水等，可导致体重增加，单纯体重改变不能完全反映患者的营养状态。

2. 机体脂肪储备

脂肪组织是机体能量储存的主要形式之一，常以三角肌皮皱厚度来反映。正常参考值：男性 8.3mm、女性 15.3mm。较正常减少 24% 以上为轻度空虚，25%～34% 为中度，35%～40% 为重度。

3. 肌肉储备

临床常用测定臂肌周径来评估。臂肌周径（cm）＝臂周径（cm）－肱三头肌皮皱厚度（mm）×3.14，男性臂肌周径正常值>20.2cm，女性>18.6cm，低于上值，可判定营养不良。

4. 常用的实验室指标

①血浆白蛋白低于 35g/L 为营养不良，低于 21g/L 为重度营养不良。

②铁蛋白正常参考值 2.0～2.5g/L，低于 2.0g/L 为营养不良。转铁蛋白的半衰期较短，仅 8 天，被认为是蛋白质量变化的一项敏感指标。

③免疫功能测定：蛋白质营养不良往往伴有机体免疫功能障碍，常用淋巴细胞计数与延迟型皮肤过敏试验来测定。

外周血淋巴细胞总数：正常值在 1.5×10^9/L 以上，营养不良时下降。

延迟型皮肤过敏试验：用结核菌素、白色念珠菌提取物、腮腺炎病毒、植物血凝素、链球菌-链激酶脱氧核糖核酸酶等五种抗原各 0.1ml 分别皮内注射，24～48 小时观察皮肤反应。风团大于 0.5mm 为阳性，有 2 项阳性者，表示细胞免疫有反应性。

④氮平衡测定：收集患者 24 小时小便，测定其中尿素氮的量，以 g/L 表示之。

24 小时尿素氮等于尿素氮（g/L）×24 小时，24 小时总氮丧失量＝24 小时尿素氮（g）+3g（肺和皮肤丢失 1.0g，尿中未能测得到的丧失氮 2.0g），患者每大便 1 次，公式中加 1.0g，代表从粪便中丧失的氮，需加入总氮丧失量中去。

氮平衡=氮的摄入量（静脉输入的氮量或口服蛋白质/6.25）-氮的丧失量。氮平衡是测定营养支持和了解机体代谢的有效方法，可动态了解蛋白质和能量的平衡。氮平衡±1g 为正常，-10～-5g 为营养不良，-15～-10g 为中度，低于-15g 为重度营养不良。

上述是营养不良常用的评估指标，应多指标综合评定，单一指标往往不够准确。

三、围手术期营养支持的作用

肝胆外科患者，多有蛋白质、热量摄入不足，统计表明：术前有 50% 患者伴 PEM，术后增高至近 80% 左右，PEM 与术后并发症和手术死亡率密切相关。

研究表明：血清 ALB 低于 30g/L，术后并发症升高 4 倍，死亡升高 6 倍；成人患者蛋白质消耗量大于体内总氮量的 1/3，或肌肉蛋白总量消耗大于 50%，相当于 350g 的负氮平衡或 13kg 以上肌肉消耗或体重急性下降 30% 以上，往往术后很难康复而死亡。

营养不良对肝切除术后肝细胞的再生影响较大，营养不良病人术后余肝 DNA 合成率、DNA 含量、肝重/体重的比值下降，肝糖原储备减少，肝脏总蛋白下降，肝脏脂肪浸润明显增加，上述因素导致肝细胞再生减弱。

术前、术后营养支持有助于改善患者的营养状态，促进肝细胞再生，减少并发症和手术死亡率，促进伤口的愈合和缩短住院时间。

术前营养支持时间根据病人的具体情况而定，一般 7～14 天；术后营养支持也常依病情的恢复而定，一般认为大手术后机体构成和生理功能需 2～8 周才恢复到术前水平，此阶段都需要适当的支持、营养治疗，一般经短期（10 天左右）TPN 支持后过渡到肠内营养或口服饮食营养。

四、营养支持的实施

正常成人营养需要量需参考基础耗能来补给。基础耗能（BEE）的经典计算公式：男性 BEE（kcal）=66.5+13.8 体重（kg）+5.0 身高（cm）-6.8 年龄（岁），女性 BEE=66.5+9.6 体重（kg）+1.8 身高（cm）-4.8 年龄（岁），1kcal=4.1855kJ。通常成人基础热量需要=基础需要+25%=1800kcal（7560kJ），但各种应激状态下，热量的供应差异很大，临床上需增加额外需要量：如体温 39℃时总热量 2200kcal，体温 40℃时总热量 2400kcal，大手术 2350kcal，严重烧伤 4500kcal 等。营养支持采用肠外营养和肠内营养。

1. 肠外营养（TPN）

首选外周静脉营养，次选中心静脉营养支持。

（1）能源的配合：

①葡萄糖：机体某些组织和细胞（神经细胞、红细胞、白细胞、肾髓质和视网膜等）必须依靠葡萄糖供能，每天需要量 160g 左右，如无外源性供给，体内贮存的糖原很快耗竭，主要通过生糖氨基酸等进行糖异生提供葡萄糖。由于糖异生有限，饥饿或术后不能进食的病人每日必须供给外源性葡萄糖至少 150g 以上，才能保证机体的基本需要，才能使肌肉分解降低到最低程度。

葡萄糖是肠外营养的主要能量选择，但葡萄糖代谢必须依赖胰岛素的参与，对伴糖尿病或严重应激状态患者，应严密监测血糖并反复调整胰岛素与糖的比例。一般情况下，葡萄糖能量占糖、脂双能源供能的 40%～60%。

对严重应激状态和合并多脏器功能不全的患者，单一大量葡萄糖供能，相当有害：第一，因 CO_2 产生过多，加重肺脏负担；第二，易导致肝脏脂肪变性；第三，高血糖、高渗性脱水、酮症酸中毒；第四，交感神经兴奋，去甲肾上腺素分泌增加引起神经内分泌反应；第五，体内有限的糖异生受到抑制；第六，一些学者发现肝切除术后，摄入大量糖，引起肝再生（DNA 合成率）下降。对此较多学者认为合理的糖脂能源（40%～60% 的葡萄糖供能），对肝切除术后低血糖症有良性预防作用，能改善病人的营养状态和减少并发症，利大于弊。

肝脏脂肪变性是 TNP 常见的并发症，肝脏脂肪变性随门静脉血中胰岛素/胰高血糖的比值升高而增高，门静脉及周围血中胰岛素水平与血糖的浓度呈正相关，而输入外源性胰高血糖素可减少肝脏的脂肪沉积；文献报道：谷氨酰胺不仅能保护肠粘膜，而且能抑制肝脏脂肪变性，原因可能与谷氨酰胺能刺激胰高血糖素的分泌有关。

②脂肪：脂肪乳剂是目前 TPN 双能源中的另一重要能源。优点：含热量高，对限制液体摄入的患者尤为适用；可提供必需脂肪酸和甘油三酯，防止必需脂肪酸缺乏；脂肪乳剂的渗透压与血浆相似，可经外周静脉输注，极少引起静脉类和高渗综合征，无利尿作用；脂肪乳剂可作为脂溶性维生素的载体，有利于脂溶性维生素的吸收。

脂肪乳双链的长度、数量和位置不同可分为长链脂肪乳（LCT）、中链脂肪乳（MCT）、短链脂肪乳（SCT）。其中 MCT 进入线粒体氧化不需肉毒碱，易被组织摄取和氧化，不会在血液和肝内蓄积，因此 MCT 是肝胆疾病较理想的脂肪乳剂，但 MCT 不含必需脂肪酸（如亚麻二烯酸、亚麻三烯酸、花生烯酸等）为美中不足和弱点；LCT 含必需脂肪酸，但需肉毒碱的参与才能进入线粒体氧化，但在高代谢状态时肉毒碱水平下降，限制了 LCT 的代谢和应用，易在肝内蓄积而增加肝脏负担；大多数学者主张使用 LCT 和 MCT 混合制剂，疗效好。

脂肪酸是肝脏再生的必需营养物质，尤其是必需脂肪酸，应用含必需脂肪酸的 LCT，肝再生所需的肝磷酯含量以及肝重明显优于不含必需脂肪酸的 MCT，但 MCT 是肝再生早期（48 小时内）一种良好的能量底物，所以同时提供 LCT 和 MCT 对肝细胞再生有利。

肝功能正常者脂肪用量 2.0g/（kg·d），占双能源总量的 30%～50%，高代谢患者应适当增加，肝硬化和梗阻性黄疸患者，脂肪用量 1.0g/（kg·d），脂肪乳供能仅占 20% 即可。

目前 TPN 均用双能源，可提供更多的能量和改善氮平衡，而且实验证明：TPN 中加用适当的脂肪乳不但不会增加肝脏的脂肪变性，相反可减轻脂肪变性和水样变性，尤其在肝切除术后表现突出。

③氮源：营养支持中，氮源的作用是提供机体合成蛋白质和其他生物活性物质的氮源，而不是供给机体的能量。

一般情况下，提供的氨基酸制剂应符合血液中各种氨基酸含量的比例，特别是必需氨基酸（8 种：亮氨酸、异亮氨酸、苏氨酸、色氨酸、苯丙氨酸、蛋氨酸、赖氨酸、缬氨酸）应占复方氨基酸的 20%～50%。

肝脏疾病患者，特别是肝硬化病人对氨基酸制剂的要求更为严格。肝硬化患者普遍存在氨基酸代谢紊乱，输注普通氨基酸会出现氨基酸不能耐受现象，甚至可能诱发肝昏迷。

肝脏疾病和肝切除术后常表现为血浆中 AAA/BCAA 升高，即 BCAA 下降，AAAS 升高，输注高浓度 BCAA 不仅具有良好的节氮作用，而且可使 AAA/BCAA 比值恢复正常和促进肝脏蛋白质的合成、改善肝功能，同时可减少内源性蛋白质和肌肉分解并可在肝外氧化利用，不增加肝脏负担。临床上一般认为 45% 的 BCAA 是肝病和肝切除术后良好的氮源，术后氮量的补给按氮：热量比为 1：90～1：125 为好。

（2）代谢调理：临床实践中，发现部分患者即使无限制地增加热量和氮源，也不能改善负氮平衡，实质上这类患者系不能有效地利用营养底物进行合成代谢或者分解代谢太高。

针对该类患者，1988 年出现了代谢调理的观念，即应用生长激素、环氧化酶抑制剂（消炎痛、阿司匹林等）降低分解代谢，而用蛋白质同化激素（苯丙酸诺龙）和重组人生长激素（思增）促进合成代谢，此时热量需要量为 25～35kcal/（kg·d），氮需要量 0.25～0.35g/（kg·d）或氨基酸需要量 1.5～2.5g/（kg·d），糖脂热量比为 1：1，与一般应激患者用量相当。

2. 肠内营养（EN）

营养物质经肠道和门静脉进入肝脏，能更好地被机体利用，具有符合生理特点、经济、简便、安全等优点。

临床医师在营养支持时应首先考虑肠内营养，EN 临床应用最多的为经鼻胃管和空肠造瘘口两种途径。

（1）管饲饮食：由牛奶、鸡蛋、豆浆、蔗糖等配制，氮热量比 1：150，糖浓度为 10% 左右，每毫升提供 1kcal 左右的热量；适用于肠道功能已恢复，有良好的消化、吸收功能；加入谷氨酰胺可促进营养物质的消化、吸收；宜从少量开始，逐渐增量，以免引起腹痛和腹泻，每日总量可达 2500 ～ 3000ml。

（2）要素饮食：含自然食物中的各种营养素，包括葡萄糖、脂肪、氨基酸、多种维生素、电解质和微量元素，要素饮食最初应用于宇航员。不同商品，要素饮食成分略有不同，但基本要求：必需氨基酸与非必需氨基酸的比例为 35%：65%；氮热量比 1：150，热量中含有较多的中链甘油三酯；在上消化道几乎完全被吸收，不需要肠液和胰液消化；要素饮食无渣，因而患者便量少。

商品要素饮食已很多。早期以 Ensure 为代表，新研制的免疫营养要素饮食制剂为 Impact，较普通营养制剂有以下特点：精氨酸量增加 10 ～ 20 倍；增加了食物纤维；增加了必需脂肪酸；增加了植物乳酸杆菌。

要素饮食开始应用浓度为 12% 或 15%，速度每小时 40 ～ 50ml，从鼻胃管或空肠造瘘管连续滴注，如无不适如腹痛、腹泻等，逐渐提高到 20% ～ 25% 的浓度和速度 100% ～ 120ml/小时，溶液的温度保持在 40℃ 左右，溶液配制后在 24 小时内用完，否则会细菌繁殖变质。

第六节　肝胆疾病的术前准备

手术是外科治疗的重要手段，既可以治愈疾病，又是一个创伤过程，任何手术都会给患者造成心理和生理的打击。手术的风险尤其是肝胆胰手术很难用简单的几个临床指标加以判断，因此应做好充分的术前准备工作。充分的术前准备不仅能大大减少盲目的开腹探查，提高手术的切除率，而且能减轻病人的心理、生理的创伤和术后并发症的发生。

术前准备应包括对所实施手术利弊的权衡，即受益回报和风险，只有受益回报大于风险，实施手术才有必要，否则就存在着为了治疗而治疗的嫌疑，未必能达到治疗的效果，甚至极有可能造成病人不必要的损伤。

一、肝功能的现状、肝脏的储备能力和心、肺、肾等生命重要脏器耐受力的评估

肝功能的现状和肝脏的储备能力评估详见第九章第一节、第二节、第三节，其他重要脏器的耐受力的评估详述见下文中术前特殊准备章节，这里不作重复描述。

二、可切除性判断

能否切除无绝对衡量标准，往往同一病例在同一时期内，不同医院、不同医生会得出不同的结论；能否切除的判断不仅与肿瘤本身因素如瘤体的大小、数目、位置、与大血管的关系、癌栓的分布、肝外转移等有关外，还与医院的设备条件、影像学诊断水平、外科医生的阅片能力和手术医师的医疗水平、经验、手术技能、胆略等有密切的关系；因此术者必须结合医院的医疗水平、设备条件，尤其自身的综合能力全面评估，得出肿瘤能否切除的正确结论，既不得盲目骄傲自大，也不得妄自菲薄而走向两个极端。

1. 肿瘤的大小

肿瘤的大小是影响肝癌病人能否无瘤生存的重要因素。单个较小的肿瘤一般可以完整切除；巨块型肝癌局限于肝脏的一侧，仍有切除的可能；随着肝极量切除术的应用（如右三叶、左三叶切除术），只要能根治性切除，余肝储备能力好，肿瘤的大小已不是肝切除术的绝对禁忌证。

2. 肿瘤的数目

肿瘤的数目往往包括：主体瘤、周围卫星灶、肝内播散灶以及肝癌发生学的多中心灶。伴随着影像学水平的提高，直径<2cm的小病灶均能被发现，但很难鉴别多中心病灶与肝内播散灶，多中心病灶的疗效明显优于肝内播散的病例。一般认为肿瘤数目虽多，但局限于肝脏的一叶或半肝范围内，多可施行肝切除术；左右肝都有病灶，只要能分别做局部多病灶的完整切除，无癌残留，余肝储备能力好，仍有手术适应证，但多中心发生病灶与肝内播散灶需术后病理学鉴别。

3. 肿瘤的部位与血管的关系

凡位于门静脉主干分叉部、三支肝静脉汇入下腔静脉部、尾叶肝短静脉和尾叶静脉直接汇入下腔静脉部肿瘤与大血管解剖关系很近，手术中有伤及血管造成大出血的风险。随着手术水平的提高，只要肿瘤界限清楚，与周围主要大血管之间有剥离的界限，就有手术的可能性，如切缘距肿瘤能≥0.5cm，又不损伤血管，即可达到根治性效果，而切缘<0.5cm，癌残留可能性极大，多数为姑息性手术切除。

4. 血管受侵

血管侵犯不仅影响肝切除的可能性，也是影响预后的重要因素，PHC血管侵犯者手术5年生存率<8%，明显低于血管未受侵者的20%以上，有显著性差异。

大肝癌常有大血管侵犯，常见门静脉主干侵犯或癌栓，肝静脉、腔静脉受侵或癌栓。两者肝切除的可能性明显减少，但不是绝对不可切除，手术中加用体外V-V转流技术可减少术中出血的风险和提高手术切除率，血管局部切除、修补、血管切除和取栓加血管成形、重建等可根据术中具体情况加以选择。门静脉癌栓彩超检出率高于CT，CT、MRI可显示下腔静脉与肿瘤的关系，必要时做下腔静脉造影更有帮助。

肿瘤也可引起血管形态学改变，往往表现为血管被推移、包绕或浸润，需CT或MRI等鉴别，往往肿瘤推移所致的血管移位，血管多正常，一般不增加手术难度。

5. 肝外转移

多见胃、横结肠等邻近脏器的直接侵犯，第一肝门区淋巴结转移，远处转移多为肺等重要脏器。

邻近器官直接侵犯，只要能做肝和侵犯的邻近器官的完整切除，应积极手术；肝门淋巴结孤立淋巴结切除可能性大，但若肝门部已粘连成团，则不可切除；远处转移者，一般不主张做肝切除，但肝脏和转移灶如肺转移灶都较为局限或孤立者可考虑联合手术切除，也可分阶段两次手术切除。

三、完善手术相关的医疗文书

经肝功能指标、肝脏储备能力以及心、肺、肾等生命重要器官耐受力和可切除性等判断，拟行手术治疗前必须完善手术相关的医疗文书。

生命是第一位的，生命无价，经治医疗组三级医师必须高度重视，在各项相关重要辅助检查资料完整的前提下，进行术前讨论，填写术前小结或术前讨论摘要，讨论重点：诊断依据是否充分，诊断是否明确；有无手术的适应证和禁忌证；拟施行手术的术式和切除的范围；术前的一般准备和特殊准备；术中可能出现的风险和术后可能出现的并发症以及相关应对的防治预案；术后的治疗计划等六个方面。

疑难、重症病人和涉及开展新技术、新业务的手术，在经治医疗组讨论的前提下，提交全科作术前重点讨论，集思广益，对经治医疗组因技术能力或人数不够不能解决的实际困难，科主任组织全科力量加以解决；对科室独自不能解决时，认真填写重大手术报告单，上报医院医务处、分管院长，由医务处组织院内科间协作，必要时请院外会诊。

切实履行告之义务，术前应向患者以及家属充分交代病情，作好术前谈话，认真填写输血同意书、手术同意书，做好双签字工作，术前谈话必须交代清楚拟行手术的基本术式和施行手术的必要性、可能取得的疗效、手术存在的风险和危险性、术后可能出现的并发症、术后的恢复过程、预后等。成功的术前谈话能取得患者的信任，使之主动配合和参与治疗过程，保证手术顺利进行，同时也能减少医疗纠纷。

四、术前常规准备

1. 及时纠正贫血和白细胞、血小板减少

贫血者，术前应用 EPO 或输注浓缩 RBC，使 Hb 在 90g/L 以上，红细胞压积 >30%，预计术中出血量大者，做好相关传染病（如乙肝、丙肝、梅毒、HIV 抗体等）检查、做好血型鉴定和血交叉试验，配备一定数量的浓缩 RBC。

白细胞和血小板减少，及时应用重组人粒细胞和重组人血小板刺激集落因子，使 WBC>3.0g/L，NEU>2.0g/L，PLT>80g/L；肝硬化病常合并脾功能亢进，该类患者应用生白细胞、血小板药物治疗，因脾脏的吞噬作用，很难奏效，可术前做脾 A 栓塞或切除术，待 WBC、PCT 恢复正常后，再实施肝胆手术；必要时做骨穿检查，及时发现血细胞减少的原因，按相关血液系统疾病治疗。

2. 纠正电解质紊乱、酸碱平衡失调和补液治疗

凡有电解质紊乱、酸碱平衡失调的患者，术前均应及时纠正。

术前补液可以使术后肾功能衰竭的发生率明显降低，尤其是梗阻性黄疸病人。即使是饮食正常的梗阻性黄疸病人，由于外周血管阻力下降、左心功能受损、继发性胆红素的利尿作用，很容易出现低血容量，加之术中、术后出现低血压后更易发生急性肾功能衰竭。

3. 营养支持

因手术前准备、手术创伤、饮食限制及肝胆疾病本身均可造成热量、蛋白质和维生素的摄入或合成不足，影响组织的修复和切口的愈合，降低机体免疫力和防御感染的能力，术前营养支持对肝脏外科疾病、肝硬化门 V 高压和梗阻性黄疸等患者尤为重要。

建议：术前常规维生素 $K_1$30~60mg，分次肌注或静脉输入，促进凝血因子 2、7、9、10 的合成；即使正常饮食的病人，术前 5~7 天应用葡萄糖、胰岛素、钾盐的混合液（一般情况下，10% 葡萄糖 1000ml、胰岛素 20u、10% 氯化钾 20ml，糖尿病患者需增加胰岛素的用量）；术前 5~7 天 BCAA500ml 静滴，增加适量中长链脂肪乳，可增加手术的耐受力，促进肝切除术后细胞再生；低蛋白血症病人应输注人体白蛋白等，提高胶体渗透压，提高 Child-pugh 分级。总之术前 TPN 是术前准备的重要措施。

4. 术前采取预防感染的措施

提高病人的体质、增强免疫功能；尽可能限制病人不必要的走动、串门、聊天，减少与感染患者的接触，减少呼吸道感染的机会；术中严格遵守无菌原则，术中操作轻柔，减少不必要的损伤等都是预防感染的重要环节。

肝胆择期手术，几乎都是污染手术。多数患者术前往往伴有肝功能异常或黄疸等，肝脏枯弗氏细胞吞噬肠源性内毒素和细菌能力降低，术后易发生细菌易位与感染。因此术前肠道准备应列入常规，除单纯胆囊切除和单纯胆道引流外，肠道准备一般从术前 48 小时开始，口服灭滴灵 400mg 3 次/日和庆大霉素 8 万 U 口服 3 次/日，两者合用，可减少肠道需氧菌和厌氧菌的数目；也可用新霉素 1.0 口服 3 次/日与灭滴灵合用；术前晚需灌肠一次，估计手术可能涉及结肠者，术前必须做清洁灌肠。

全身预防性抗生素应用：一般在术前 1~2 小时开始静滴，术中、术后按抗生素在体内有效浓度的维持时间，决定给予第二剂、第三剂，直至术后 24~48 小时。术前、术中应用抗生素，使手术野预先保持有效浓度的抗生素，术中手术野内感染的细菌在未繁殖前即被杀灭，预防作用更为显著；对合并严重胆

道感染、败血症的肝胆大手术患者，主张两联有效的抗生素，抗菌药物的选择详见本章第八节。

5. 其他相关术前准备

（1）适应性锻炼：多数患者不习惯床上大小便，术前应做练习；大多数病人术后因伤口疼痛不愿意咳嗽，甚至自行减少腹式呼吸的幅度，要求病人术前学会正确的咳嗽方法和作深呼吸，有吸烟习惯者，积极戒烟。

（2）术前胃管、尿管：除单纯胆囊切除术外，应常规置胃管和尿管。

术前上胃管的目的：便于术中抽空胃液，加强显露；便于术后恢复胃肠功能，尤其是左叶巨大肿瘤切除术后；便于术后观察上消化道出血。操作注意点：事先向患者讲明目的，以便于配合；上胃管时让患者自行吞咽为主，适当外力帮助；胃管通过贲门时，不应强行插入，应稍等片刻，待贲门括约肌自然松弛后顺利通过；盲目鲁莽操作导致胃管插入气管的现象临床并非罕见，应引起足够的重视。

安置导尿管：在麻醉后安置为佳。肝胆大手术，麻醉时间较长，麻醉后膀胱功能恢复较慢，术前安放导尿管既可避免术后排尿困难所致的痛苦，又便于观察术中、术后的尿量，为补液提供依据。为防止导尿管脱落，常常应用 Foley 导尿管，见到尿液流出后方可行导尿管气囊充液，如未证实导尿管头部进入膀胱而行囊内充液，常常可导致严重的尿道裂伤。

（3）病人术中的体位：肝脏手术以右叶居多，为充分暴露，常需右背垫高，使患者上身向左旋转 30°~60°，以充分显露右上腹和右腰部；对肝右后叶肿瘤患者，也有提倡体位旋转 90°，为便于安放肝拉钩，右臂常悬吊；对肝中叶甚至左叶肿瘤患者，手术切口仍可选择右肋缘下切口或上腹部弧形切口，体位同肝右叶手术，仅右背垫高程度稍低（30°）即可，肝拉钩也安放于右侧，便于术中用右手操作；应选择左前臂作为输液途径，一般不应选择右前臂，因右臂常悬吊难以输液，较大的手术也可考虑颈部深静脉或锁骨下静脉输液。

（4）麻醉的选择：理论上，单纯硬膜外麻醉适合任何腹部手术，而实际上往往达不到肝胆外科手术的要求而被迫中途改为全身麻醉，特别是风险大、出血多、时间长的肝脏大手术。

目前部分医院采用硬膜外及气管内插管联合麻醉，已取得较好的效果。硬膜外麻醉起镇痛作用，而气管插管全身麻醉能达到镇静和控制患者呼吸的目的。手术结束，硬膜外管即可拔除，也可保留，便于定时给药，以维持镇痛效果，在术后第 1~2 天内拔除。

（5）其他：术前按要求备皮；手术前晚给予适量的镇静剂，以保证病人充足的睡眠；手术前晚术者应对上述的术前准备工作检查一遍，发现不足，及时补救弥补，做到心中有底等。

五、术前特殊准备

对手术耐受力较差的患者，除做好常规准备外，还需结合病人的具体情况做好特殊准备。

1. 合并有以下常见的心脏疾病，除急诊手术外，需积极诊治后择期手术。

（1）心衰：心衰的临床表现较轻者，术前洋地黄控制后再手术，手术风险大为下降；有明显症状，如走平路时可出现气急、端坐呼吸、奔马率、肺底部湿啰音、静脉血升高者，洋地黄治疗至少 1 个月以上，心衰控制后 3~4 周再手术。

（2）近期内发生心肌梗死：手术前 3 个月内发生心肌梗死，术后再发生率约 30%，在 3~6 个月后手术，术后再发生率 15%，6 个月以后再手术发生率仅为 5%。因此，凡近期内发生过心梗，除非挽救生命的急诊手术，尽可能将手术推迟或延期 3 周以上，择期手术只要病情允许，最好延期至 6 个月后。但对于肝胆恶性肿瘤病人，不宜长时间延迟，最好请专业心内专家协助，确保手术尽早实施的安全性。

（3）有明显冠心病，尤其是有休息性心绞痛、不稳定型心绞痛者需内科治疗平稳后再考虑择期手术。

（4）严重心律失常：

①心房纤颤：治疗后室率能控制在 80~90 次/分，手术危险性不增加。

②束支传导阻滞：一般束支传导阻滞而心功能良好者，往往不增加手术的危险；右束支、左前支、左后分支同时阻滞，可恶化为高度或完全性房室阻滞，而产生头晕、晕厥（阿斯综合征），需起搏治疗；左后分支阻滞多发生于心脏病变严重和2支或多束支或分支阻滞，也需起搏治疗；单纯右束支阻滞、左束支、左前支阻滞一般不需特殊治疗。

③房室传导阻滞：无症状的Ⅰ°、Ⅱ°房室传导阻滞可耐受手术，但手术、麻醉时，因迷走N兴奋，可发展至Ⅲ°，应做好应急处理方案；已有Ⅲ°，可发生头晕、晕厥（阿斯综合征）、心源性休克等，除非急诊手术，应推迟，择期手术前应备齐异丙基肾上腺素、阿托品，必要时备起搏器。

④期前收缩：偶发的房早、室早，除镇静外，一般不需特殊处理；对频发室性期前收缩伴多源起搏点者，最好先药物控制，平稳后再手术（多用利多卡因静脉点滴）。

⑤阵发性心动过速，应控制异位心率后再手术。

2. 高血压病

严重高血压（舒张压>15.3kPa）者，应择期手术，积极降压治疗，病情稳定后实施。

中度高血压（舒张压≤14.7kPa）者，无症状可考虑实施手术，术后恢复高血压治疗，术中可用利血平、硝酸甘油针剂药物调整血压的波动，全麻有利于血压的控制。

高血压进入Ⅲ期，多伴心、脑、肾等多脏器病变，术中、术后易并发脑出血、脑血栓和心衰、肾衰等多脏器功能衰竭，手术死亡率明显增高。建议术前应请心内科专业医师、麻醉科麻醉师共同会诊，制定术前、术中、术后的紧急诊治预案并作好随时启动预案的准备，除降压外，还应积极调整心、脑、肾等多脏器功能。

3. 呼吸功能不全

呼吸功能不全的主要临床表现是呼吸困难。一般认为：没有症状的病人能耐受手术创伤，能够走二层楼而无呼吸困难者，不必做肺功能检查，可以实施各类腹部手术。

呼吸功能不全是手术最常见的并发症，是手术死亡的重要因素之一，既往有呼吸道疾病者术后肺部并发症发生率占30%左右，而无呼吸道疾病者仅占8%左右。

临床上常用用力肺活量和一秒量、一秒率来判断患者的呼吸功能，一秒量（FEV_1）：一次深吸气后，在一秒内用最快的速度呼出的最大气量，正常值男性为（3.2±0.12L），女性为（2.3±0.1L）；一秒率（$FEV_1\%$）：指正常一秒量占用力肺活量的百分比，不低于60%为正常；用力肺活量（FVC）：指一次深吸气后，用最快的速度所能呼出的最大气量，正常人FVC等于肺活量（VC）；VC：不受时间限制相对慢的深吸气之后，缓慢而完全呼出的最大气量，正常值：男性为3.47L，女性为2.44L；临床意义：FEV_1 1.0~1.5L为低危险性，0.5~1.0L为中危险性，<0.5L为高危性；$FEV_1\%$<60%应高度怀疑通气功能有损害，<50%有高度危险性。Torrington和Hendrson提出肺部并发症危险因素评分表，可供参考（表1-10-1）。

表1-10-1　　　　　　　　　　　　**肺部并发症危险因素评分表**

1. 肺活量测定（0~4）	分值	4. 手术部位（0~3分）	分值
1）用力肺活量<50%	1	上腹部手术	2
2）$FEV_1\%$　65%~75%	1	其他	1
$FEV_1\%$　50%~64%	2	5. 肺部疾病（0~3分）	
$FEV_1\%$　<50%	3	有吸烟史	1
2. 年龄　>65岁	1	咳嗽咳痰	1
3. 肥胖超过正常体重50%	1	过去肺部疾患	1

0~3分低危，4~6分为中间组，7~12分为高危组

　　高危组人群必须做好术前准备工作，手术是否实施，术前、术中、术后的处理预案的制定，有必要请呼吸内科会诊，提出指导意见。

　　手术前常作的准备工作：

　　（1）绝对禁烟两周以上。

　　（2）呼吸锻炼。

　　①针对腹部手术，训练胸式呼吸。

　　②激励病人做深吸气锻炼，只有吸入足够的气量，才能防止肺泡萎缩。

　　（3）特殊处理：

　　①慢性咳嗽咳痰者，应用痰液溶解剂和超声雾化吸入。

　　②有支气管炎并有痉挛倾向或哮喘者，用支气管扩张剂，必要时用氨茶碱。

　　③痰多，尤其脓痰者做连续痰培养和药敏试验，并选用有效抗生素治疗，待感染控制并稳定1周以上再手术。

　　④营养支持：纠正低蛋白血症，防止左心衰，防止术中、术后出现肺水量增多。

　　⑤作好机械通气的准备。

4. 糖尿病

　　糖尿病发生率逐年增高且随年龄的增高而增高，常见的胆囊炎、胆石症、慢性胰腺炎、胃肠恶性肿瘤等疾病病人易合并糖尿病，建议年龄大于40岁的病人术前常规做血糖、尿糖、尿酮体检查。糖尿病患者手术耐受力差，易发生感染，另施行有感染可能的手术，术前做预防性抗菌药物的治疗。

　　麻醉、手术、创伤、感染等应激状态下，身体儿茶酚胺、肾上腺皮质激素、胰高血糖素的水平升高，胰岛素分泌受到抑制，结果促进糖原分解和糖异生，而组织对葡萄糖的利用降低，易发生高血糖症，应引起重视。

　　（1）术前准备：大手术前，要求糖尿病患者血糖稳定于轻度升高状态，血糖 6~11.2mmol/L、尿糖+~++，不仅对糖尿病无明显危害，也不至于因胰岛素的应用而发生低血糖或胰岛素不足而导致血糖过高、酮症酸中毒、高渗性昏迷。

　　术前降糖以短效胰岛素皮下注射为主，4~6小时1次，使血糖控制在 6~11.2mmol/L 水平。术后处理在本节一并描述，在术后处理章节不再重复。

　　（2）术后进一步处理：术后，每4小时测尿糖1次，++++应用胰岛素15U，+++10U，++时6U，+不用胰岛素，必要时测血糖，便于更加准确地使用胰岛素。

　　（3）糖尿病恶化：血糖极度升高，可发生糖尿病酮症酸中毒或高渗性昏迷。前者特点：高血糖、酮体、代谢性酸中毒并脱水；后者：高血糖但无酮症，血浆呈高渗状态，脱水。

　　1）酮症酸中毒的处理：

　　①立即停止高渗葡萄糖输注。

　　②若有低血压，先用 0.9% 生理盐水 1000~2000ml，2h 内快速静滴升压，快速输液不能有效升压，需输入胶体溶液并抗休克治疗。患者多重度脱水，可达体重的10%以上，补液通常选用生理盐水，补液总量可按原体重的10%估计，根据血压、心率、尿量/h、末梢循环情况，必要时结合中心静脉压决定输液量和速度，对心力衰竭患者尤为重要。一般第一个24h输液总量4000~5000ml，血压平稳后再处理高血糖。

　　③降糖采用生理盐水加胰岛素，4~6U 胰岛素/h，血糖每小时下降速度为 3.9~6.1mmol/L（70~110mg/dL）为宜，当血糖下降至 12~15mmol/L 时（平均 13.9mmol/L），应用 5% 葡萄糖加胰岛素维持，3~4g 糖+1U 胰岛素，血糖不宜下降过快，否则易发生脑水肿，血糖是维持血容量的重要因素。

　　④补液和胰岛素应用 2~4h 后，如尿量达 30~50ml/h，应予以补钾，每 1000ml 液体加 10% 氯化钾

20~30ml，尿量少于30ml/h，宜暂缓补钾。

⑤积极纠正酸中毒：当血pH<7.1~7.0时可抑制呼吸中枢N功能，有诱发心律失常的危险，应积极治疗，pH<7.1，相当于血碳酸氢根降至5mmol/L（CO_2CP4.5~6.7mmol/L），可选用5% $NaHCO_3$84ml用注射水稀释成1.25%溶液，静滴；如血pH>7.1（相当于CO_2CP11.2~13.5mmol/L），无明显酸中毒样大呼吸者，可暂不予补碱，往往在纠正代谢紊乱中，代谢性酸中毒也会得到改善和纠正。

2）高渗性昏迷的治疗：该病也称高渗性非酮症糖尿病昏迷，是糖尿病急性代谢紊乱的另一临床类型，约2/3的患者于发病前无糖尿病病史或仅有轻度症状。失水随病程的进展逐渐加重，出现神经精神症状，多表现为嗜睡、幻觉、定向障碍、偏盲、上肢拍击样粗震颤、癫痫样抽搐（多为局限性发作或单瘫、偏瘫）等，最后陷入昏迷。

诊断依据：就诊时常已有显著性失水表现，甚至休克；无酸中毒样大呼吸，尿糖强阳性但无酮症或较轻，血尿素氮和肌酐升高；突出表现为血糖高至33.3mmol/L，血钠升高可达155mmol/L，血浆渗透压显著增高达330~460mmol/L，一般在350mmol/L以上。

治疗原则：本症病情危重，并发症多，病死率可达40%，强调早期诊断和治疗，原则上大致与酮症酸中毒接近。

①因患者严重失水，可超过体重的12%，主张先用等渗氯化钠溶液积极补液，可先输入生理盐水1000~2000ml后再根据血钠和血浆渗透压测定结果再作决定；如治疗前已出现休克，宜首选生理盐水和胶体溶液，尽快纠正休克；如无休克或休克已纠正，在输注生理盐水后血浆渗透压>350mmol/L，血钠>155mmol/L，可考虑输注0.45%氯化钠低渗溶液，在CVP监护下调整输注速度；当血浆渗透压降至330mmol/L时，再改输等渗溶液。

②降糖治疗：静脉注射胰岛素首次负荷后，继续以每小时每公斤体重0.1U的速度静滴胰岛素，但必须注意，血糖是维护血容量的主要因素，如血糖迅速下降而液体补充不足，可导致血容量和血压进一步下降，当血糖下降至16.7mmol/L时，可开始输入5%葡萄糖并加普通胰岛素（每3~4g葡萄糖加1U胰岛素），同时参考每小时尿量补充钾盐。

③应密切观察从脑细胞脱水转为脑水肿的可能，因血浆渗透压下降，水向细胞内转移，导致脑水肿，在此过程中患者可一直处于昏迷状态，或稍有好转后又陷入昏迷，应及早发现、及早诊断，立即停止输入低渗溶液，采用脱水和静脉注射地塞米松等治疗。

④当病情稳定，患者神志清楚时，应继续根据血糖、尿糖及进食情况给予皮下注射胰岛素等常规治疗。

5. 肝功能不全

（1）急性酒精性、病毒性肝炎，暴发性肝炎，重症慢性肝炎除急诊外科外，一般不宜手术。

（2）肝病患者，肝功能检查显示肝功能轻度受损，经保护治疗后，一般不影响对手术的耐受力；肝功能损害程度重或濒于失代偿者如Child-pugh C级，手术耐受力会明显减弱，必须经过长时间严格护肝准备，提高Child-pugh分级后方可考虑施行择期手术；实践证明：经过一段时间的保护治疗后，肝功能可以得到很大程度的改善，病人手术耐受力明显提高，手术的危险性相对减少，临床上常用的保肝措施如下：

①选择不同作用机理的常见护肝药物的联合应用，必要时每日给予GIK溶液（葡萄糖+胰岛素+钾盐的混合液），增加肝脏糖原的储备。

②适量的葡萄糖、支链氨基酸、中长链脂肪乳、VitB族、VitC和VitK等，改善营养状态。

③输注人体白蛋白，纠正低蛋白血症，提高胶体渗透压。

④必要时输注成分血如浓缩RBC、新鲜血浆和血小板悬液等，以达到纠正贫血（HCT>32%）和补充凝血因子的作用，当PT延长大于3秒，PLT<50g/L以下时，如有输注血小板悬液的适应证则尽早输注。

⑤组织水肿、胸腹水时除提高胶体渗透压外，应限制钠的摄入、加强利尿和注意水盐电解质紊乱的纠正、维持酸碱平衡。

⑥凡有严重食管、胃底、贲门静脉曲张，尤其是近期有反复出血者，可选用心得安等内科药物作预防性治疗，必要时采取注射硬化剂、套扎、分流、断流等治疗。

⑦严格避免使用对肝脏毒性大的药物。

⑧作好术前肠道准备，降低手术感染率。

（3）终末期肝功能损害，多表现为营养不良、腹水、黄疸，一般不宜施行手术。该类病人进一步进展则演变为肝功能衰竭，很难逆转。主要治疗如除一般护肝治疗外，可采取人工肝（分子吸附剂再循环系统、血液灌注、血液透析清除血氨和其他毒性代谢产物）、肝细胞移植、肝移植等新方法。人工肝、肝细胞移植只能对肝衰作短期支持，最终必须通过肝移植彻底解决肝衰问题。

6. 肾功能不全

随着透析治疗的开展和安全性的提高，越来越多的肾功能不全患者能接受手术治疗，适应证已逐渐放宽。

（1）临床上通常应用内生肌酐清除率和血尿素氮两指标将肾功能不全分为轻度、中度、重度，详见肾功能损害程度分度表（表1-10-2）。

表1-10-2　　　　　　　　　　　　　　肾功能损害程度分度表

指标	轻度	中度	重度
24h 内生肌酐清除率（ml/min）（GFR）	51～80	21～50	<20
血 BUN（mmol/L）	7.5～14.3	14.3～25	25～35.7

肌酐清除率不能用于检测早期肾损害，仅在肾小球滤过面积损失50%～75%时，肌酐清除率才明显异常，肌酐清除率正常亦不能排除轻度肾损害的可能；肾脏有着巨大的储备能力，切除一侧肾脏，现有的肾功能实验仍可正常；蛋白质负荷实验可测定肾脏的储备能力，正常人顿服大量蛋白质后，GFR升高20%～30%，储备能力降低的病人或老年人，上升幅度受限。

（2）肾功能不全分类：

1）急性肾衰竭：

①急性肾衰竭系由各种原因引起的肾功能在短时间（几小时至几天）内突然下降而出现的临床综合征，肾功能下降可发生在原来无肾功能不全的患者，也可发生在原已稳定的慢性肾脏疾病（CKD）突然有急性恶化；急性肾衰竭主要表现为氮质废物血肝酐（Cr）和尿素氮（BUN）升高，水盐电解质和酸碱平衡紊乱及全身各系统并发症，常伴有少尿（<400ml/d），但也可有无少尿表现；临床病程通常分为三期：起始期：尚未发生明显的肾实质损伤，此阶段急性肾衰是可预防的；维持期（又称少尿期）：典型7～14天，也可短则几天，长达4～6周，肾小球滤过率保持在低水平，多数患者出现少尿（<400ml/d），但也有些患者没有少尿，尿量在400ml/d以上，称为非少尿型急性肾衰，病情大多轻，预后较好，无论尿量是否减少，随着肾功能减退，均可出现尿毒症表现；恢复期：肾小管细胞再生、修复、肾小管完整性恢复，肾小球滤过率逐渐恢复正常，少尿型患者开始出现利尿，可有多尿表现，每日尿量可达3000～5000ml，通常维持1～3周，继而再恢复正常。

②急性肾衰竭的病因和分类：急性肾衰竭有广义和狭义之分，广义可分为肾前性、肾性和肾后性，狭义指急性肾小管坏死（ATN）。肾前性常见病因包括血容量减少、有效动脉血容量减少、肾内血流动力学改变（肾前小A收缩和肾后小A扩张）；肾后性特征为急性尿路梗阻，梗阻可发生在尿路从肾盂到尿道

的任一水平；肾性有肾实质损伤，最常见为肾缺血和肾毒性物质损伤肾小管上皮（ATN），也包括肾小球病、肾血管病、间质炎症等。肾前性急性肾衰为肾灌注减少、肾小球滤过率降低，不存在肾实质的损害，及时纠正肾灌注量减少，能使肾功能迅速恢复，但低灌注持续，可发生肾小管细胞明显损伤，从肾前性转为 ATN；肾后性很容易通过影像学检查得出结论。

肾前性和肾性急性肾衰竭的鉴别：

一般鉴别：肾性：尿沉渣中含有肾小管和肾小管细胞型，多为棕色颗粒管型，尿钠浓度通常超过40mmol/L，尿比重<1.015，血尿素氮/血肌酐<20；肾前性：尿钠<20mmol/L，尿比重>1.018，血尿素氮/血肌酐>20，尿沉渣中仅见透明管型。

试验性扩容治疗：其不但是治疗手段，也是诊断手段。静脉快速输入 5%～10% 葡萄糖500ml，如有尿量增加，可继续补入500ml，如尿量 2 小时内增加到40ml/h，是肾前性少尿的有力证据；但如果 CVP 上升到 1.2kPa（12cmH_2O）以上，尿量并不增加，表明对扩容治疗反应差，需减慢输液速度或停止补液，改为利尿治疗，考虑多为肾性少尿，静滴速尿 100～200mg 或甘露醇 12.5g 或辅以多巴胺 0.5μg～3μg/（kg·min）扩张肾血管等，尽管利尿并不能纠正急性肾小管坏死，但可能将少尿型肾衰转为非少尿型急性肾衰（ARF），后者相对预后好。

③急性肾衰竭不宜手术，处理原则：

纠正可逆的病因，预防额外的损伤：急性肾衰竭首先要纠正可逆性病因，对于各种严重外伤、心力衰竭、急性失血等都应积极治疗，包括输血，使 HCT>32%，等渗盐水扩容，纠正血容量不足，抗休克抗感染，停用影响肾灌注或肾毒性药物等。应用小剂量多巴胺（0.5～3μg/（kg·min））可扩张肾血管，增加肾血管流量以增加尿量，但循证医学没有证据表明其在预防或治疗急性肾衰上有效，由于使用小剂量多巴胺也会使心率失常、心肌缺血、肠缺血等，故临床上不应常规使用。

利尿药能增加尿量，有助于清除体内过多的液体，但循证医学也未证实利尿能改变急性肾衰的临床病程和降低死亡率。

维持体液平衡：每日补液量应为显性失液量加上非显性失液量减去内生水量，由于非显性失液量和内生水量较难估计，临床上常用前一日尿量加500ml计算每日补液量。

饮食和营养：补充营养以维持机体的营养状况和正常代谢，有助于损伤细胞的修复、再生。急性肾衰竭患者每日所需能量应为 35kcal/kg，主要由碳水化合物和脂肪供应；蛋白质的摄入量应限制为0.8g/（kg·d），对于有高分解代谢或营养不良以及接受透析的患者蛋白质的摄入量可适当放宽；尽可能地减少钠、钾、氯的摄入量；不能口服的患者需静脉补充必需氨基酸、葡萄糖等。

对高钾血症处理：血钾超过 6.5mmol/L，心电图表现为 QRS 波增宽等明显改变时，应积极处理。A.钙剂：10% 葡萄糖酸钙 10～30ml 稀释后缓慢（5分钟）推注；持续时间 0.5～1 小时，对低血钙者，疗效更好，必要时可重复 1～2 次，钙剂不能降低血钾，但可对抗其对心肌的作用，已用洋地黄者不宜用钙剂。B. 11.2% 乳酸钠或 5% NaHCO_3 40～50ml 静滴，可重复 1～2 次，每次间隔30分钟，以纠正酸中毒并促进 K^+ 向细胞内流动；C. 50% 葡萄糖溶液 50ml 加 10% 葡萄糖 150ml，即配制成20% 葡萄糖，每 3～4 克糖加普通胰岛素 1U 缓慢静脉注射，促进糖原合成，使 K^+ 向细胞内移动，持续时间 2～4 小时，故需 3～4 小时注射 1 次；D. 口服降 K^+ 离子交换树脂（15～30g，每日 3 次）。以上措施无效时，透析是最有效的方法。

代谢性酸中毒：HCO_3^- 低于15mmol/L，选用 5% NaHCO_3 100～250ml 静滴，对严重酸中毒，立即开始透析。

感染：是常见的并发症，也是死亡的主要原因之一，应尽早使用抗生素，根据细菌培养和药物敏感试验选用无肾毒性或肾毒性低的药物，根据内生肌酐清除率调整用药剂量。

心力衰竭：急性肾衰竭病人对利尿药反应差，对洋地黄疗效也较差，加之合并电解质紊乱和肾脏排泄减少，剂量调整困难，易发生洋地黄中毒。药物治疗以扩血管为主，减轻心脏前负荷，容量负荷过重的心力衰竭最有效的治疗亦为尽早透析。

透析疗法：明显尿毒症综合征、心包炎、心力衰竭、严重脑病、高钾血症、酸中毒、容量负荷重对利尿药无效者都是透析治疗指征。常选用间歇性血液透析（IHD）、腹膜透析。血液透析的优点为代谢废物的清除率高，治疗时间短，但有心血管功能不稳定，尤其有症状性低血压者慎用，其对有出血倾向的患者可增加出血的风险，因需应用抗凝药；腹膜透析：无需抗凝和很少发生心血管并发症，适合于血流动力学不稳定者，但透析效率低，偶有腹膜炎的风险，腹腔内有人造血管移植物者禁用。

透析的选用指标归纳：A. 尿量＜500ml/d；B. 血肌酐＞442mmol/L 或 BUN＞21.4mmol/L；C. GFR<10ml/min；D. 血 K^+>6.5mmol/L；E. 急性肺水肿或心衰；F. 高分解状态，血 BUN 每日上升10.7mmol/L 以上，血钾每日上升1mmol/L 以上；G. 严重酸中毒，pH<7.25。

多尿期治疗：多尿开始，由于肾小球滤过率尚未恢复，肾小管的浓缩功能仍较差，治疗原则：维持水、电解质和酸碱平衡；控制氮质血症和防治各种并发症；透析病人继续透析，逐渐减少次数甚至停止；多尿期1周后，血肌酐和尿素氮水平逐渐至正常范围，饮食中蛋白质的摄入量逐渐增加。

恢复期治疗：一般不需特殊处理，定期随访肾功能，避免使用肾毒性大的药物。

2）慢性肾衰竭：简称肾衰，发生在各种慢性肾病的基础上，缓慢地出现肾功能减退而至衰竭。按肾功能损害的程度可分为：肾贮备能力下降期：GFR（内生肌酐清除率）减少至正常的50%～80%，血肌酐正常，患者无症状；氮质血症期：为肾衰早期，GFR 减少至正常的25%～50%，出现氮质血症，血肌酐高于正常，但<450μmol/L，通常无明显症状，可有轻度贫血、多尿和夜尿；肾衰竭期：GFR 减少至正常的10%～25%，血肌酐约为450～707μmol/L，贫血明显，夜尿增多及水电解质失调，可有胃肠道、心血管和中枢 N 系统症状；尿毒症期：肾衰的晚期，GFR 减少至正常的10%以下，血肌酐>707μmol/L，肾衰的临床表现和生化指标异常十分显著。据统计肾衰发生率1人/万。我国肾衰的病因学顺序为：肾小球肾炎、糖尿病肾病、高血压肾病、多囊肾、梗阻性肾病等。

①慢性肾功能不全，GFR<20ml/min，病人日常不需要透析者，术前积极准备，可施行手术。

术前准备措施：

A. 治疗基础疾病和清除慢性肾衰恶化的因素：基础疾病的治疗由肾病专科医师指导进行，同时纠正水钠缺失、及时控制感染、解除尿路梗阻、治疗心力衰竭、停止肾毒性大的药物应用，尤其应注意保持液体平衡，因失水可导致急性肾功能不全。

B. 延缓肾衰的发展（应在肾衰的早期进行）：

a. 限制蛋白质饮食：在高热量饮食的前提下每日给予 0.6g/kg 蛋白质，大多数患者可满足机体的基本需要，根据 GFR 作相应调整，GFR 为 10～20ml/min，每日 0.6g/kg，随 GFR 增高，蛋白质用量逐渐增大；蛋白质应选择高生物价优质蛋白，如鸡蛋、鱼、瘦肉、牛奶等，其中50%～60%必须是富含必需氨基酸的蛋白质，应少食富含植物蛋白的食物，如花生及其制品等，因其含非必需氨基酸多。

b. 高热量饮食摄入：摄入足量的碳水化合物和脂肪，以供给人体足够的热量，能减少蛋白质为提供热量的分解，故高热量饮食可使低蛋白饮食中的氮得到充分利用，减少体内蛋白质库的消耗，热量每日至少 30kcal/kg。

c. 钠的摄入：除有水肿、高血压和少尿者要限制食盐外，一般不宜严格限制，因为 GFR<10ml/min前，患者能排除多余的钠；钾的摄入：只要尿量每日超过1000ml 一般不限制饮食中的钾；给予低磷饮食，每日不超过600mg；饮水：有尿少、水肿、心力衰竭者，应严格控制进水量，但对尿量>1000ml 而无水肿者，则不宜限制水的摄入。

上述饮食方案，大多数患者尿毒素症状可获得改善，但对已开始透析患者，应改为透析的饮食方案。

d. 必需氨基酸的应用：对蛋白质营养不良症，必须加用必需氨基酸（EAA）或必需氨基酸和 α-酮酸的混合制剂，才可使尿毒症患者维持较好的营养状态。α-酮酸在体内与氨结合成相应的 EAA，EAA 在合成蛋白质过程中，利用一部分尿素，可减少血中 BUN 水平，改善尿毒症症状；α-酮酸的优点是本身不含氮，不会引起体内代谢废物增多，但价格昂贵。EAA 是肾衰晚期患者的适应证，一般用量为每日 0.1～0.2g/kg，分三次口服。

e. 控制全身性和肾小球内高压力：首选血管紧张素 II 抑制剂（ACEI）和血管紧张素 II 受体拮抗剂（ARB 如氯沙坦等），但对血肌酐>350μmol/L 者是否使用仍有争议，往往对肾衰早期效果明显。

f. 并发症如钠、水平衡失调、高钾血症、代谢性酸中毒、磷钙平衡失调和肾性骨营养不良症、心血管和肺并发症等均需积极治疗。

②慢性肾功能不全，GFR<20ml/min，病人需间歇性透析者，除上述相关处理外，术前前一天透析；术后尽快恢复透析治疗。

7. 凝血功能障碍

肝功能不全伴肝硬化、脾亢、脾大、黄疸患者多伴有不同程度的血小板减少、凝血因子不足（尤其是 2、5、7、10 因子）、纤维蛋白原减少、纤溶性明显高于正常人等，易出现凝血功能紊乱。

术前应常规做出血时间（BT）、凝血时间（CT）、PT、APTT、纤维蛋白原定量、血小板计数等凝血功能检查，并作相应处理。凝血功能紊乱病人应根据情况输入凝血酶原复合物、血小板、冷沉淀（替补纤维蛋白原缺乏）、大量新鲜血浆等。一般认为：输入新鲜血浆 1000ml，血浆中 VIII 因子可提高 20%～25%。由于多数凝血因子的半衰期为 4～24 小时，因此补给宜在手术的前晚和手术开始前进行。严重的凝血功能紊乱，可导致 DIC，DIC 发病机制、分期、处理详见术后处理的章节，此段不作重复。

8. 肾上腺功能不全

正常人的肾上腺皮质每日要分泌氢化可的松约 20mg，在手术损伤等应激状况下，每日可分泌约 300mg 以上。肾上腺皮质功能不全的病人，在手术应激状态下，有发生艾迪生危象（Addison's Crisis）的危险，表现为盐缺失、血容量下降、低血压、休克、昏迷、高热，甚至死亡。肾上腺皮质功能不全分原发性和继发性两种，前者称艾迪生病，为原发性或慢性肾上腺皮质功能不全，后者为长期使用外源性皮质激素引起肾上腺皮质萎缩，萎缩程度与用药量的多少、时间的长短等成正比，肾上腺皮质萎缩病人激素分泌量很难达到应激水平，而且肾上腺皮质功能的恢复，需要较长的时间，停止皮质激素治疗后，肾上腺皮质萎缩和功能不全症状可持续 1～2 年，因此停药后 2 年内，如遇到应激状况（如手术、创伤和严重感染等）仍需皮质激素治疗。

原发性肾上腺皮质功能不全，体内氢化可的松和醛固酮均缺乏，需糖皮质和盐皮质激素补充，糖皮质激素可给予氢化可的松和可的松，盐皮质激素可给氟氢可的松和足够的盐类。继发性肾上腺皮质功能不全，因盐皮质激素未受影响，只需补充糖皮质激素。

在手术之前，有下列情况时要考虑术后有肾上腺皮质功能不全：诊断明确患有阿狄森（艾迪生）病；曾做过肾上腺切除术；接受皮质激素治疗超过 4 周至几个月以上，停药或维持治疗的病人；近期有专家推荐：从安全的角度出发，凡病人在最近 6 个月以内接受 4 天以上外源性肾上腺皮质激素治疗者也包括在内。

有肾上腺皮质功能不全患者，术前、术中、术后应预防性皮质激素治疗，否则术后可能出现肾上腺皮质不全表现，严重者可出现肾上腺皮质功能不全危象。本节主要介绍糖皮质激素氢化可的松的补充方法。

（1）围手术期激素应用（对肾上腺皮质功能不全患者）：手术前晚，氢化可的松 100mg 肌肉注射，术前 2 小时 100mg 静滴，术中 100mg 静滴，术后当日再 100mg 静滴；术后第 1 天，氢化可的松 200～300mg iv drop；术后第 2 天 100～200mg iv drop；术后第 3 天 50～100mg iv drop；术后第 4 天，停药或氢化可的松 50mg 2～3 天，逐减，直到每天约 30mg 维持剂量。

（2）肾上腺皮质功能不全危相（Addison's Crisis）：立即氢化可的松 100mg iv drop，以后每 4～8 小时加100mg，第一日可达300～500mg或更多，病情稳定后2～3天逐渐减量。不能维持血压时，选用去氧皮质酮4～5mg肌肉注射，视病情可重复，并加升压药。

9. 甲状腺疾病

（1）甲亢病人：甲亢病人任何手术均可能发生甲状腺危象，加速甲状腺素释放，发生高血压、严重心律失常、充血性心衰、高热等。

术前最好将甲状腺功能亢进予以纠正，往往需要1～6周，选用丙基硫氧嘧啶800～1000mg/d，连用约1周，然后改为维持剂量，200～400mg/d，如果为急诊手术，除丙基硫氧嘧啶外，应大量应用镇静剂，碘化钾和心得安等。

（2）甲低病人：甲低病人术中、术后易出现急性低血压、休克、低温、伤口愈合能力差和易裂开等甲状腺素不足表现，严重者可导致气道粘液性水肿、昏迷（甲低危象）。病人若不能从麻醉中迅速清醒过来，病人由于通气不足，CO_2潴留，甚至达到CO_2麻醉水平，应高度怀疑气道粘液性水肿可能。

术前处理：术前给予左旋甲状腺素25μg/d，剂量逐渐增加，在几周内将剂量增加到150～200μg/d的维持量；急诊手术情况下，静脉点滴左旋甲状腺素500μg（0.5mg），或胃管注入，或口服，术后逐渐过渡到维持量。甲减危象时，肾上腺皮质对应激反应差，左旋甲状腺素可促进艾迪森危象的发生，因此在低血压、休克、低血糖、低钠血症时补充肾上腺皮质激素尤为重要，因此需每日静滴氢化可的松100～200mg。

第七节　肝胆外科手术后处理

一、密切观察生命体征和神志、表情

手术完毕后，从安全的角度出发，病人必须由经治医师、麻醉师护送返回病房，途中如有意外，便于及时处理；单纯胆囊切除和T管引流患者，血压、脉搏、呼吸每半小时测定1次，病情稳定后改为2～4小时1次，连续24～48小时；肝切除术、肝门区胆管癌切除等重危病人，作心电监护，连续测定血压、脉搏、呼吸、氧饱和度等，必要时测定中心静脉压，有条件的医院送ICU室监护，病情稳定后返回病房；尤其是使用呼吸机的危重病人，及时作血气分析，以了解体内气体交换和酸碱平衡状态。

实际上脉搏、神态和表情是反映患者生命力最为重要和敏感的指标之一，但常常未引起足够重视。脉搏均匀、有力，每分钟60～100次/分，提示恢复正常，而脉搏细速，常常提示血容量不足或心肺功能异常，肝切除术后脉搏细速、尿少，首先应考虑腹腔内出血或血容量不足，只有在完全排除血容量不足的情况下，才考虑其他可能的病因；肝手术后，患者逐渐神志清楚，能回答问题或表达要求，随着身体的恢复，精神日渐好转，直到恢复到术前状态，但若表情淡漠、嗜睡、反应迟钝、胡言乱语，应高度警惕早期肝昏迷的发生，若烦躁不安，脉速无力，尿少应警惕腹腔内出血和失血性休克。脉搏易于监测，神态和表情容易观察且能反映患者病情的变化，因此经治医师应努力根据脉搏、神志和表情能尽早判断病情变化并及时正确处理。

二、体位与活动

连续硬膜外麻醉和全麻患者术后平卧6小时，头偏向一侧，保持呼吸道通畅；病情稳定者，术后6小时改为半卧位，以防膈下积液；对有左侧卧位睡眠习惯的病人必须劝说其暂时不用此种体位，因左侧卧位不利于右膈下引流通畅；术后第1～2天才可逐渐翻身活动，不宜过早，肝癌术后恢复过程证实，肠粘连发生极为少见，年老体弱、创伤大手术患者过早鼓励下床活动不仅不利于病情的恢复，而且对健康有害。

三、禁食与饮食

肝癌切除为腹部大手术之一，术后应常规禁食，一般禁食 48 小时，待胃肠功能恢复，肛门已排气后才可进食、进水，禁食期间注意水盐电解质平衡以及维生素、营养的供给；肝脏手术不同于消化道手术，不必严格控制饮食，但饮食量要求由少到多，由稀薄到稠厚且易消化，高营养应符合个人饮食习惯，不赞成在术后早期给病人大量黑鱼、甲鱼等过于油腻的食品"大补"身体，毕竟术后早期患者的消化功能尚未完全恢复，应循序渐进。

四、准确记录 24 小时出入量

肝胆手术病人应每 1~4 小时记尿量 1 次，准确记录额外丧失的消化液、引流管引出量和渗液、渗血量，并准确记录 1 天的输液成分和输液量，特别注意重度梗阻性黄疸患者大手术后尿量每天不得少于 1500ml，谨防肾衰可能；但必须注意，有以下情况，液体量不足也可维持尿量，应当注意与液体量充足相鉴别：快速输入生理盐水；休克、创伤所引起的高排性肾衰；输入甘露醇或 2 小时内输入 50g 以上葡萄糖。准确地记录 24 小时出入量能正确指导术后补液的质和量。

五、输液治疗

术后补液量应满足以下基本要求：维持生理需要量，成人正常生理需要量视年龄、性别、体重等稍有不同，一般 2000~2500ml/d；补充全身因素引起的额外丢失，包括发热、出汗、过度换气等；引流和渗液、渗血的丢失；腹水、组织水肿引起的丢失。

术后补液的成分要求：

(1) 钠需要量 5~10g，可用平衡液、生理盐水、5% 葡萄糖盐水 500~1000ml 补充；

(2) 钾需要量 3~5g，但术后第 1 天不需要补 K^+。原因：手术创伤造成组织细胞破坏，使 K^+ 进入血流，而且输血病人，血中含有一定量的 K^+，同时输注的 RBC 破坏亦释放一定量的 K^+；手术打击，醛固酮、抗利尿激素分泌增加，排尿量减少，经尿排出的 K^+ 相应减少。

(3) 葡萄糖至少 150g，不仅保证机体必须依赖葡萄糖供能的组织细胞（如 N 细胞、红细胞、WBC、肾髓质、视网膜等）的需要，而且能使肌肉等瘦体组织的分解降低到最低程度，以 10% 葡萄糖为宜，有糖尿病者应加用胰岛素。

(4) 支链氨基酸 500ml、适量中长链脂肪乳在肝胆大手术特别是肝切除术术后应用，可减少内源性蛋白质和肌肉的分解，而且支链氨基酸可在肝外氧化供能，不增加肝脏负担，中长链脂肪乳可供能和促进肝细胞再生。

(5) 胃肠减压引流量可用等量生理盐水补充，每丢失 1000ml，应补充氯化钾 2.0g，超过 1000ml 最好测定血中电解质后予以补充；胆汁为碱性液体，电解质 K^+、Na^+、Cl^-、Ca^{2+} 与血清相近，也可用生理盐水加电解质补充，但需补充一定量的 HCO_3^-。

(6) 正常人每日水的出量：肺、皮肤不显性失水 850~1200ml，粪便 50~200ml，尿量 600~1600ml，总量约 1500~3000ml，与入量相当，称为生理需要量。故术后补液量应为生理量加额外丢失量。补液应在监测中心静脉压、肺动脉楔压、尿量、血浆胶体渗透压和红细胞压积等的指导下进行，亦应兼顾补充胶体液，且必要时输注浓缩红细胞等，应使红细胞压积维持在 0.3~0.35 之间。

六、胃肠减压

肝癌切除术后，常规胃肠减压有利于消化功能的恢复，特别是巨大肿瘤和左半肝切除者，否则不利于术后的恢复甚至造成胃潴留的发生；胃肠减压可通过引流液的颜色早期发现上消化道出血。

肝切除术、胆管切开引流术后，胃管多可在 24～48 小时拔除，不一定等到肛门排气后，但胆肠吻合术必须待肛门排气后再拔除；如果胃液量超过 400ml/d，胃液色深、粘稠者应推迟拔管；如有胃潴留发生，应耐心等待病情缓解后才能拔除。

胃管放置深度应适当，用一定负压吸引，定期冲洗胃管，避免堵塞；但必须注意：胃管可影响病人换气、咳嗽，也可引起腮腺炎、食管炎、鼻出血等，因此只要胃肠功能恢复，应及时拔除，不得长时间放置。

七、引流管的管理

1. 腹腔引流管

腹腔引流管、膈下引流管术后接尿袋后放于身体右侧床边自然引流，无须负压吸引，应保持引流通畅，一般要求病人平卧，左侧卧位、导管反折、血凝块堵塞都影响引流；需每天记录引流量和性质，如引流液逐渐减少且颜色变淡，提示膈下渗液减少且引流通畅，在术后 2～5 天，当引流量少于 10～20ml 时，可拔管；如果引流液为金黄色，提示胆瘘形成或如果发生胰瘘、肠瘘、脓肿引流者，引流管须放置 10～14 天或更长，但引流管放置时间过长，可压迫肠道，引起肠瘘等并发症，应高度警觉；如导管内血块堵塞，应及时用注射器注入生理盐水，冲开血块，继续引流；拔除引流管后应将创口液体擦净，预置缝线应扎紧，以防腹水漏出及伤口感染。

2. T 形管处理

T 形管引流是胆道外引流的主要方式，是治疗梗阻性胆管疾病的基本手段之一。T 形管主要作用：减压、控制感染，通过 T 管作进一步诊断、治疗，为一种通道；T 形管连接床旁无菌塑料袋，作重力引流。

术后 5～7 天允许作 T 管造影，注射造影剂依重力流入 T 形管，切勿加压，否则可引起胰腺炎或菌血症；术后 10 天左右，自胆总管至腹壁的 T 管周围已形成完整的纤维隧道，此时可间断夹闭或完全夹闭 T 管，减少胆汁丢失，若夹管后患者感到右上腹胀痛或右肩痛、恶心、呕吐或者沿 T 管外壁有胆汁溢出，必须开放 T 管引流，严密观察；术后 14 天以后，若病情允许可拔除 T 形管，但因胆管狭窄需 T 管支撑者，T 形管需留置 3～6 个月；胆道镜检查，须待 T 管引流 6 周以上，这时纤维隧道坚韧可以耐受胆道镜的进出；术后 10 天内不慎拔脱 T 管，可引起胆汁性腹膜炎，必须密切观察全身和腹部体征，必要时急诊手术；T 管引流期间，应记录引流量，补充生理盐水和电解质，需较长时间引流者，可考虑口服引出的胆汁。

T 形管拔管指征：黄疸已完全消退，肝功能、胆红素正常；体温正常；连续夹闭 T 管 24 小时无不适；T 形管造影肝内、外胆管正常，T 管以下胆管无残石或肿瘤等。大多数病人术后 14 天以后可考虑拔除 T 形管。

八、腹部及伤口

经治医师应养成经常查看腹部和伤口的习惯，肝胆手术术后恢复正常时，腹部平坦，伤口颜色正常，无分泌物；伤口红肿、潮湿、压痛、往往提示感染的存在，应及时处理；腹部膨隆、有移动性浊音，甚至伴阴囊及下肢浮肿，提示大量腹水的存在；小腹膨隆、膀胱区叩诊为浊音，提示尿潴留。

置有引流的伤口，敷料浸湿，应及时更换；未置引流的伤口，敷料浸湿应考虑切口感染、裂开或漏腹水等。

腹部切口一般 2 周左右可以拆线，但老年人、重症病人、营养不良者、腹部长的纵形切口和承受张力的切口等，拆线时间应适当延长。

九、留置导尿管

为观察尿量和便于排尿，肝胆手术前常规安放导尿管，一般在术后 48 小时左右膀胱功能恢复，导尿管可予以拔除；年老、前列腺肥大者拔除时间适当延后。

十、间歇吸氧

吸氧可增加门静脉血氧含量，有利于肝功能的恢复，对麻醉后的恢复和心肺功能不全老年患者更有好处。

肝癌术后应常规间歇吸氧 2~3 天，小块肝切除、肺功能好者也可提早拔除鼻导管，停止给氧。

十一、药物治疗

术后应保肝药物治疗（如葡醛内酯、肌苷、门冬氨酸钾镁、还原型谷胱甘肽、门冬氨酸鸟氨酸、VitC 等）；输注人体白蛋白，提高胶体渗透压；糖皮质激素的应用，促进肝细胞再生；术后止血剂的应用等详见肝胆外科并发症的预防和处理；术后抗菌药物的合理应用在于预防和治疗感染，详见第八节抗菌药物在肝胆外科疾病的合理应用，不作重复描写。

十二、其他

肝胆等上腹部大手术，常引起胸腹部肌肉和膈肌持续收缩且疼痛，患者往往不敢作深呼吸或咳嗽，肺活量减少，易发生肺部感染和肺不张，术后可适当给予止痛剂，能镇痛和减少并发症。

为使病人术后安静休息，减少消耗，术后选用哌替啶 50~100mg 肌注有帮助，但低血压、呼吸抑制、痰多患者不宜选用吗啡类镇痛药。

十三、肝胆外科术后常见并发症的预防、治疗

1. 一般并发症

（1）发热：肝胆大手术由于组织创伤严重、残存积液吸收等因素多可引起低、中度发热，T<38.5℃，但多在术后 3~7 天体温逐渐下降而恢复正常，否则应考虑合并感染，常见的感染包括：膈下感染、切口感染、肺不张和肺部感染、泌尿系感染（多为上尿路，而下尿路感染多为尿频、尿急、尿痛，一般不引起发热）、术后胰腺炎、静脉导管感染、门静脉血栓性炎等。

处理：尽快寻找感染灶，找到病因，进行合理的抗菌治疗，必要时做细菌培养和药敏试验，需引流者必须充分引流并结合抗炎治疗。

（2）呃逆：多见于膈下脓肿或腹腔引流管刺激膈肌的传入、传出神经所致，大多数患者持续时间短，必要时给予镇静（安眠药）和解痉治疗，如果持续时间长，上述治疗无效者，应积极寻找病因，作病因学治疗。

（3）呕吐：麻醉药物的作用、电解质紊乱、脑水肿、药物反应、酮症酸中毒、胃内容物潴留、麻痹性或机械性肠梗阻等因素均可导致呕吐，应作相应处理。

2. 切口并发症

切口并发症主要包括切口皮下液化、切口感染、切口裂开、切口疝、腹水漏等，切口并发症的原因与肋缘下斜切口长、各层结构相对复杂有关，也与术者的态度和经验有关。

预防和处理：①术者应重视切口的缝合，不得只讲速度而不讲究质量；②手术前皮肤消毒范围应大，以备术中需要切口延长；③电刀切皮和止血切勿烧灼过度，影响组织愈合力；④缝合切口前撤除患者右背下枕头，以减少切口两侧的张力，保证切口两侧皮肤的正确位置；⑤切口各层要彻底止血，必要时缝扎，防止皮下积血；⑥腹膜缝合后，应常规冲洗伤口并吸净冲洗液；⑦腹壁常规缝合 4 层，包括：腹膜、腹直肌后鞘及腹横肌（部分区域包括腹内斜肌）；腹直肌前鞘及腹外斜肌；皮下；皮肤；而 4 层缝合的关键是腹膜、腹直肌后鞘的缝合；⑧伤口缝扎后应加压包扎，防止皮肤移位、摩擦而发生积液；⑨注意换

药，引流管拔除之前至少每天 1 次，拔除后也应经常换药并观察，特别在夏天出汗多患者；⑩一旦发生切口感染，应及时引流，耐心等待脓液排出、肉芽形成，不应过早勉强缝合切口；⑪不要过早拆除切口缝线，一般在术后 10 天后，年老、体弱、咳嗽患者约在 14~15 天拆线更安全，去除腹带包扎应在术后 3 周以上；⑫腹水漏者，及时用大圆三角针粗丝线加密缝合渗漏处；⑬发热并出现全身症状者，给予抗炎治疗。

3. 腹腔内出血

临床上常遇到腹腔内出血多由血管的活动性出血和凝血机制障碍引起。

（1）血管性活动性出血：出血部位多来自肝断面、裸区、三角韧带、肾上腺、胆囊窝、膈肌等处，主要是 A 小支结扎不好、电灼结痂脱落，已切断的小 A 回缩至组织内未行止血等；出血量的多少及速度可通过患者的全身状况、肤色、脉搏、血压、腹腔引流管的引流量等综合判断，出血的血管多较细，因较粗的血管损伤会在术中发现而被处理；肝 V、门 V 小支的出血，因压力很低，容易自行止血；因为小 A 支出血，单位时间内出血量不多，术后短时间一般正常，而往往经历较长时间如在夜间才会出现循环不稳定。

处理原则：止血、输血、补液等内科处理；出血量过大，内科保守治疗无效，应积极探查止血，有时探查时较难发现出血血管，须在有血凝块和大量新鲜血的部位寻找。

预防更为重要，肝脏手术重点是断面的处理，止血须彻底，断面缝合要严密；不应盲目过多应用电灼止血，在易出血部位应以缝扎止血为主；对凝血功能不良者，应尽量缩小手术的范围；术前、术后对凝血机制差的病人尽量补充新鲜血浆、全血，适当加用凝血酶原复合物；术后应使用常规止血剂，一般常用的止血剂：VitK$_1$、止血敏、氨甲苯酸（止血芳酸）、凝血酶原复合物，必要时应用巴曲亭（立止血）等。

（2）凝血功能障碍：

1）一般凝血功能障碍：肝功能不全伴肝硬化、黄疸、脾大、脾亢患者多伴有不同程度的血小板减少、凝血因子减少、纤溶亢进、纤维蛋白原减少等一般凝血功能紊乱。

术后处理主要包括：用冷沉淀替补纤维蛋白原缺乏；输注浓缩血小板治疗血小板减少症；用凝血酶原复合物、新鲜血浆和应用 VitK$_1$ 补充多种凝血因子；应用 6-氨基己酸抑制纤溶亢进等。

2）严重凝血功能障碍（DIC）：就肝胆疾病而言，DIC 常发生于：肝胆疾病基础上，手术时间长，创伤大、出血量大、输血多（一般大于 4000ml）的病人；患者曾经行体外循环或体外转流术；严重感染，内毒素破坏血小板，也损伤血管内皮细胞。

DIC 不是一个独立的疾病，而是许多疾病发展过程中的一种病理状态和临床出血综合征，特点是小血管内特别是毛细血管内形成弥漫性微小血栓、微循环障碍和多脏器组织缺血导致凝血因子大量消耗和血小板减少，并继发纤维蛋白溶解亢进等病理变化；凡是有血管内皮损伤的疾病均可激活内源性和外源性凝血系统，引起 DIC。

DIC 确诊标准：过筛试验全部阳性或两项阳性，加上一项确诊试验阳性结合临床可以确诊。

过筛试验：①血小板计数<100×10^9/L；②血浆凝血酶原时间延长>3 秒；③纤维蛋白原<2g/L。

确诊试验：①3P 试验（鱼精蛋白副凝试验）阳性或 FDP（纤维蛋白或纤维蛋白原降解产物）>20mg/L；②凝血酶凝固时间>正常对照组 3 秒；③纤溶酶原活性增强。

DIC 分期：根据疾病发生、发展的不同阶段，临床上常把 DIC 分为三期，即开始的高凝期、之后的消耗性低凝期和晚期继发性纤溶亢进期。

DIC 的治疗原则：

①控制基础疾病及消除病因，如控制感染、治疗肿瘤、产科及外伤处理、纠正缺氧缺血及酸中毒。

②抗凝治疗，适宜于 DIC 高凝期；消耗性低凝期可在补充凝血因子的前提下应用。禁忌证：DIC 晚期

继发纤溶亢进为主时；颅内出血；24小时内新鲜创面、肺结核空洞和溃疡病新鲜出血等。

抗凝治疗用法：肝素钠首次静脉滴注25mg（国产肝素1mg相当于125U），以后每4～6小时给半量维持静脉滴注，每天用量10000～30000U，一般15000U/d，每6h内不超过5000U；以试管法凝血时间（CT：4～12min为正常值）维持在20～30min为宜，不宜超过30min；如果用部分凝血活酶（APTT）作为血液学监护（APTT：40±5s为正常值），肝素治疗使其延长60%～100%为最佳剂量；肝素过量可用鱼精蛋白中和，鱼精蛋白1mg中和肝素100U，肝素治疗一般3～5天，待临床症状改善逐渐减量或停药。

其他抗凝和血小板抑制剂一般在高凝期与肝素合用，也常单用于诊断尚不肯定或病情较轻的病例，常选用以下治疗：复方丹参注射液20～40ml加入100～200ml葡萄糖溶液中静脉滴注，每日2～3次，连用3～5d；低分子右旋糖酐500～1000ml/d，3～5d；潘生丁200～400mg/d，分次口服或针剂的静脉点滴；阿司匹林40～80mg/d，分次口服。

③补充凝血因子和血小板，适应于消耗性低凝期和继发纤溶亢进期，高凝期禁用，消耗性低凝期应与肝素合用；新鲜全血每次800～1500ml（20～30ml/kg）、每1ml加入肝素5～10U，全血输注近年来已少用；新鲜血浆优于全血，凝血因子含量较全血增加1倍，每日10～15ml/kg，与新鲜血输注一样需肝素化；血小板悬液适用于血小板低于$20×10^9$/L，疑有颅内出血或有其他危及生命的出血者，输注血小板应使血小板计数大于$20×10^9$/L，如有出血症状，应达到$50×10^9$/L以上；纤维蛋白原首次剂量2.0～4.0g，静脉滴注，24小时内给予8.0～12g可使血浆纤维蛋白原升至1.0g/L，由于纤维蛋白原的半衰期较长，一般每3天用药1次；FⅧ和凝血酶原复合物偶在严重肝病合并DIC时考虑应用。

④抗纤溶药物治疗适用于晚期纤溶亢进为主时，禁忌于高凝期和消耗性低凝期，因为纤溶是代偿性保护机制，一般宜与抗凝药同时应用；常选用6-氨基己酸4～6g/d静滴或者对羧基苄胺400～600mg/d，静滴，二种选一。

⑤其他治疗：A. DIC时常有微血管痉挛，可静脉给654-2针剂10mg，每日2～3次；B. 一般不用纤溶活性药物，但肾功能严重受损且纤溶功能低下者，可用链激酶或尿激酶，以促进肾微血栓溶解；C. 各脏器的功能衰竭可按常规进行相应的紧急处理；D. 凝血因子低下时，用静脉或肌注ViK$_1$ 10～20mg，每日两次，以利于凝血因子2、7、9、10的生成。

DIC的疗效与预后：

疗效标准：痊愈指基础疾病及诱因消除或控制；DIC的症状与体征消失；实验室指标恢复正常。好转指上述指标中一项未达标或两项未能完全达到标准者。无效指上述指标均未能达标或患者因DIC死亡。

预后：DIC的治愈率为50%～80%，好转率为20%～30%，病死率为20%～40%。

4. 肝功能衰竭

肝功能衰竭是目前肝癌切除术中最常见且最严重的并发症，常导致患者死亡。

发生原因主要为：肝脏基础较差，如严重肝硬化、肝萎缩及肝功能异常、代偿和储备能力差；手术打击较大，如肝切除量大、出血多、输血多或肝门阻断时间长；经治医生经验不足，对手术后果缺乏正确的判断力和术后防治措施不得力。

肝功能衰竭主要表现为肝昏迷、黄疸、腹水。

肝功能衰竭的防治：治疗上无特殊，以护肝、利尿、对症、支持等为主，但预防重于治疗，具体的防治措施如下：

（1）肝切除阻断肝门血流时，每次阻断10～15min，间隔5～10min，避免肝细胞受损和坏死；在肝硬化病人行肝段或次肝段切除时，尽量选择半肝阻断（多用于右侧），避免肝缺血和肠道、内脏瘀血；术中尽可能减少失血，保证肝脏的血供和氧供；术后出血应尽早发现并采取积极的措施，常见的出血有腹腔内出血和应激性溃疡出血，术后若引流管引流量大、血红，尤其有热度时应高度怀疑有腹腔活动性出血。积极内科止血无效伴血液循环不稳定者，需急诊再次手术止血；应用H$_2$受体拮抗剂或质子泵拮抗剂对应激性溃疡有预防作用，但必须注意甲氰咪呱可引起急性肝损害和肝瘀胆，大块肝切除术后多应选用质子泵拮抗剂；减少术后出血的关键是术中彻底止血，在此基础上术后加用止血剂如 Vit K_1、止血敏、氨甲苯酸（止血芳酸），必要时应用立止血，同时术中、术后补充新鲜全血、新鲜血浆，必要时输注冷沉淀、凝血酶原复合物等均可减少渗血。

（2）术中阻断肝门血流前，可使用 100～200mg 氢化可的松或相当该剂量的其他肾上腺皮质激素，对于半肝切除的病人术后 3～5 天，每天给予氢化可的松 100～200mg，激素可提高机体应激能力，可提高肝细胞对缺氧的耐受性，对细胞溶酶体膜有稳定作用，从而减少肝细胞的破坏。

（3）术中要努力防止低血压，尽可能不使用血管收缩剂；术中、术后必须保持呼吸道通畅，术中至术后 2～3 天需常规给氧，吸氧可增加门 V 血氧含量。

（4）左右肝三叶切除术又称为极量切除术，术后肝衰发生率高，严格掌握适应证是预防肝衰的关键；三叶肝切除术适应证：无肝硬化或轻度肝硬化，外观肝脏未缩小，呈正常形态，肝包膜无高低不平，较为平整，肝裂不增宽，余肝代偿性增大；ALT、凝血酶原时间、胆红素、ALB 正常，无腹水和肝性脑病，肝功能 Child-pugh 分级 A 级；门 V 或腔 V 无癌栓，有癌栓应视为禁忌；全身状态良好，无心、肺、肾等生命重要脏器功能障碍；年龄应小于 60 岁；大于 60 岁为相对禁忌，但不少病人实际年龄与生理年龄不符，应结合病人的身体状态综合考虑；术前肝脏储备能力测定，往往 $ICGR_{15}<14\%$ 为极量切除的适应证。

（5）估计要做右半肝或肝右三叶切除的病人术前可先做门 V 右支栓塞，3～4 周后肝右叶发生萎缩而左叶代偿性增大，再行右半肝或右三叶切除则相对安全，是预防术后肝功能衰竭的重要方法。

（6）根治性手术，可遵守左规右不规的原则，肝右叶体积约占全肝的 2/3，肝右叶肿瘤多采取不规则局部切除术，尽量保留更多的健康肝组织，一般切缘距肿瘤 1～2cm，在大血管区域切缘距肿瘤>0.5cm 时即可达到根治性效果，不必盲目过大切除。

（7）肝癌术后通常伴 ALT 升高，但巩膜无明显黄染；大块肝切除术，由于余肝肝细胞肿胀，胆小管受压，术后 1～2 天即可出现巩膜黄染，但血总胆红素升高往往不超过 100μmol/L，如逐渐消退属正常恢复或提示肝功能损害在可接受的范围内；但术后 4～5 天以后巩膜明显黄染且逐渐加深，血总胆红素>100μmol/L，多为肝细胞黄疸，为出现肝衰的先兆，特别是不伴有 ALT 升高的肝细胞黄疸常提示肝功能损害严重且预后不良，积极退黄和加强保肝必不可少；笔者认为肝癌术后保肝治疗应列入常规，常用的药物有葡醛内酯（肝泰乐）、多烯磷脂酰胆碱、肌苷、门冬氨酸钾镁、还原型谷胱苷肽、门冬氨酸鸟氨酸等，经治医师可根据肝功能的损害程度选择不同作用机理的护肝药物联合应用，但也不要对保肝药物的期望过高，因降低肝衰的关键是严格掌握手术适应证和尽量减少对肝脏的打击，护肝药物只有一定的辅助作用。

（8）肝癌手术常导致低蛋白血症和腹水，低蛋白血症一般在术后 2 周内最为明显，可伴有下肢水肿和少尿；预防和治疗腹水的关键主要是扶正而不是祛邪，换言之，补充适当的血浆或白蛋白远远较单纯应用利尿剂重要得多，平均白蛋白用量每日是 10～20g，使用时间的长短因病情而异，临床上常采用提高胶体渗透与利尿同时进行。

（9）肝昏迷发生率甚低，一旦发生则预后极差，近年来应用的门冬氨酸鸟氨酸（瑞甘）能促进鸟氨酸循环，有效降低血氨，对肝昏迷有一定的疗效，肝昏迷详见肝癌并发症的章节。

（10）肝切除术后常出现低钾和低钠血症等电解质紊乱，可用高渗盐水和氯化钾补充加利尿药脱水予以纠正。

（11）大块肝切除术后发生胆瘘和膈下脓肿几率大，在选用抗生素治疗和术后常规的预防性抗菌药物应用方面应尽量选择肝毒性较小的药物。

（12）术后适量的葡萄糖、支链氨基酸、中长链脂肪乳对纠正低血糖反应，减少内源性蛋白质、脂肪的分解，促进肝细胞再生有益，详见营养支持治疗章节。

5. 急性肾功能衰竭

肝胆大手术后急性肾功能衰竭（ARF）并不多见，发生率1%左右，但治疗难度大、预后差，应高度重视。ARF的定义、分类、不同类型的鉴别、治疗原则详见第十章第六节，本段主要阐述肝胆疾病术后导致ARF的病因和预防措施。

病因：肾前性少尿（尿量<20ml/h）多因手术大，失血量大，HCT低，血容量减少等所致，未能及时纠正肾灌注血流不足，持续低灌注，可发生肾小管明显损害，从肾前性少尿，转变为肾性ARF；重度梗阻性黄疸为术后ARF的重要因素，不仅仅由于梗阻性黄疸病人外周血管阻力下降，左心功能受损，继发胆红素的利尿作用，易发生低血容量、低血压，导致肾皮质（由肾小体、肾小管组成，肾小体由肾小球和肾小囊组成）灌流减少和缺氧，产生肾损害，而且高胆红素血症能增加肾血管上皮对缺氧损害的敏感性，梗阻性黄疸时的内毒素血症也可直接损害肾血管，加重肾实质损害；肝功能不全所致的肝肾综合征也是ARF的重要因素；术前肾病基础，尤其是肾功能不全患者术后ARF发生率明显升高。

预防措施：

（1）术前抗菌药物的肠道准备，术前、术中、术后有效抗菌药物的合理应用，减少感染的几率。

（2）术后尽量使用肾毒性较小的药物，如庆大霉素、甲氧苯青霉素、两性霉素、消炎痛、某些降糖药和镇痛麻醉药品等，如果要使用，必须权衡利弊，综合考虑。

（3）积极纠正贫血，HCT达32%以上。

（4）术前至少补液3天，纠正和改善可能存在的低血容量，特别是手术当天和术后3天内，每日尿量不得少于1500ml，多巴胺有扩张肾血管的作用，与利尿药有协同作用，$0.5 \sim 3\mu g/（kg \cdot min）$为常用剂量。

（5）术前积极治疗肾脏基础性疾病，积极解除梗阻性黄疸，术前预测术后发生ARF几率大的病人尽可能避免施行较大和复杂的肝胆手术均为预防ARF的重要措施。

（6）透析治疗是防治ARF的重要手段，适应证等详见术前准备章节。

6. 肺部并发症

（1）肺不张：肺部分或局限一侧完全无气而导致肺萎缩，胸部X线和结合临床易于诊断，多发生在术后2~3天，临床上实际存在的肺不张比临床诊断多得多，可表现为呼吸困难和缺氧表现，血气分析提示低氧血症。

处理：及时清除支气管内异物、分泌物、血凝块，包括：导管吸引、支纤镜吸引；术后鼓励病人用力咳嗽、深呼吸、协助病人定时翻身、拍背；给予病人充足的水分和雾化吸入，湿化呼吸道，便于分泌物和痰液咳出；合并炎症时，合理使用抗生素。

（2）肺炎：一般发生于术后4~5天，表现为发热、肺部啰音多、WRC升高、叩诊为浊音、胸片提示肺纹理增厚、实变影等。

处理：按前述肺不张的原则治疗外，做痰培养并药敏试验，合理使用有效的抗菌药物；对支气管痉挛者，用舒喘灵气雾剂吸入、氨茶碱静脉推注等对症处理等。

（3）ARDS：为严重感染、休克、烧伤、严重创伤、DIC、大手术等救治过程中继发的急性进行性呼吸窘迫和难以纠正的以低氧血症为特征的急性呼吸衰竭，目前称为急性呼吸窘迫综合征；主要机制为肺毛细血管内皮损伤，肺微血管壁通透性增加，肺表面活性物质减少导致肺泡水肿和肺萎缩、多发性肺小血管微栓形成的弥漫性间质炎及弥漫性肺损伤；一般发生于术后24小时左右，表现为进行性加剧的呼吸困难，呼吸频率增加（往往>30次/分），伴有进行性呼吸窘迫、紫绀，常规氧疗无效；X线检查：与肺炎的差别在于无感染征象，中晚期两肺部分或大部分呈片状阴影或毛玻璃样，严重者两肺广泛、大片致密阴影。

处理：迅速纠正缺氧，在鼻导管输氧无效时，考虑呼吸机通气，使用间断正压通气（IPPV）后，血氧仍达不到要求水平，立即改用呼吸末正压通气（PEEP），通气正压 5～10cm H_2O 比较安全，在使用 PEEP 过程中，使 PaO_2 保持在 8kPa（60mmHg）以上，终止 PEEP 应逐渐减少呼吸末正压，每次减少 2cm H_2O 最后达到终止 PEEP；控制液体量、纠正电解质紊乱：每天输入量以不超过 1500～2000ml 为宜，使总出量大于总入量，保持 500～1000ml 液体的负平衡；为加速液体的排出，可同时使用利尿剂并随时纠正电解质紊乱；输液过程中注意晶体和胶体的比例，一般晶体与胶体的配用比 3∶1，晶体过多可导致低渗综合征，不利于液体的排出，而胶体过多，可通过通透性增加的肺毛细血管壁渗漏到肺间质，使肺水肿加重；肾上腺皮质激素可减轻肺泡上皮和毛细血管内皮的损伤，提高组织耐缺氧的能力和疏通微循环，多主张短期使用 3～5 天，氢化可的松 200～400mg/d 或地塞米松 20～40mg/d 静滴；应积极治疗导致 ARDS 的基础性疾病如休克、创伤、感染、DIC、烧伤等。

7. 胃肠道并发症

（1）胃潴留和急性胃扩张：术后胃内气体及胃液潴留、手术刺激胃壁使之麻痹和扩张，麻痹和扩张相互作用可引起急性胃扩张，扩张到一定程度可引起粘膜出血和胃壁血运障碍，重症者可引起胃穿孔；胃潴留和胃扩张发生的整个过程中引起大量水、电解质丧失，造成水盐电解质紊乱、酸碱平衡失调和循环衰竭，这往往也是术后早期休克不易发现的重要原因之一；临床表现：患者上腹胀、恶心，随后溢出性呕吐，体检可见胃型和听到振水者，上中腹部广泛压痛，重症患者出现极度口渴，脱水征明显，脉搏细弱和血压下降，甚至休克。

处理：立即插入胃管胃肠减压，并用温盐水洗胃；纠正水、盐电解质紊乱和酸碱失调；胃壁坏死穿孔者立即手术探查。

（2）应激性溃疡：肝胆手术后应激性溃疡出血多见，重症者可发生失血性休克而危及生命，多发生在术后 2 周内。发病机制：胃粘膜屏障包括上皮细胞前层（粘液层和 $NaHCO_3$ 层）、上皮细胞层、上皮细胞后丰富血管网层，手术等应激状态下，血压下降、血流量减少、缺氧、粘膜上皮细胞层 ATP 合成明显减少，供能不足，分泌粘液和 $NaHCO_3$ 减少，使胃粘膜屏障的上皮前层（粘液层和 $NaHCO_3$ 层）破坏，上皮细胞层处理 H^+ 反向弥漫性能力降低，造成上皮细胞酸中毒而坏死；胃蛋白酶活性为 pH 依赖性，pH>4 小时，失去活性，pH<4 小时，活性的胃蛋白酶能分解粘液层和 $NaHCO_3$ 层，引发胃粘膜糜烂；胆盐对胃粘膜有明显的损伤作用，重度梗阻性黄疸病人高胆盐血症和重症肠麻痹病人的胆汁返流，均可损害胃粘膜屏障。

应激性溃疡出血通常发生于：60 岁以上老年患者；重度梗阻性黄疸病人；术前有胃、十二指肠溃疡患者；大量使用肾上腺皮质激素患者；术前或术后出现严重感染者；情绪高度紧张者。

临床表现：术后胃肠减压引流出血性或者咖啡色胃液或出现呕血和黑便，尤其 pH<2 时可反复发生；出血严重时可引起心率加快、血压下降甚至休克；绝大多数病人无腹痛，仅极少数病人有腹痛感觉。

处理：重视预防，对肝胆大手术或高危病人术后立即用 H_2 受体拮抗剂或质子泵拮抗剂预防性应用，一般用药 3～5 天；术后留置胃管，胃肠减压，尽量吸尽胃液，避免胃扩张；出血量少时，除全身应用 H_2 受体拮抗剂外，可经胃管内给予制酸剂（如小苏打氢氧化铝与镁的合剂，每次 60ml），使胃液 pH>4，并也可经胃管注射或口服去甲肾上腺素 10mg+冰冷盐水局部止血，亦可将巴曲亭（血凝酶）5～10U 溶解于 20ml 生理盐水经胃管推注或将 5～10U 溶于 50ml 生理盐水口服，可每 2 小时 1 次，巴曲亭局部应用原则上不受剂量限制，并推迟术后进食时间；出血量大时，静脉用药改为质子泵拮抗剂，首剂 80mg，经典药 Losec，以后维持 40mg/d，必要时选用生长抑素 8 肽和 14 肽；出血量大，血压不稳定，经内科治疗 48 小时无效而仍有出血者，应考虑手术止血。

8. 胆漏和胆汁性腹膜炎

胆漏发生的原因：肿瘤靠近较大的胆管，损伤胆管难以避免，如Ⅲ、Ⅳ、Ⅴ段肝癌切除术；肿瘤切除过程中所遇管道（包括微小胆管）未完全结扎或结扎不牢；肿瘤切除后，未常规用干纱布检查肝断面是否有胆汁渗出，或已发现胆漏未予重视和未予处理；胆肠吻合口漏、胆囊造口或 T 管周围缝合不严密；胆囊造瘘管或 T 形管手术后短期内（10 天以内）不慎拔除；胆囊管残端结扎线或钛夹脱落等。

胆汁性腹膜炎往往可以从腹腔内穿刺抽出或能从腹腔引流管引流出胆汁样液体而确诊，弥漫性腹膜炎可出现腹痛、压痛、反跳痛、肌紧张和发热等急腹症表现。

处理：术后引流管有胆汁样液体而无急腹症症状和体征者，保持引流管通畅，加强抗炎治疗直到无胆汁引出后才考虑拔除引流管；弥漫性腹膜炎患者尽早手术探查，彻底清理和冲洗腹腔，寻找原因，妥善处理后安入新的引流管，保持引流通畅；时间较久的胆外漏，可经漏口逆行造影，了解胆总管下端是否有梗阻存在，明确病变性质后再作进一步处理。

9. 膈下感染和积液

发生的主要原因：因肿瘤切除的需要，右侧韧带及裸区游离范围较大且止血不够彻底；引流管位置摆放不当或者某些原因导致引流不畅；大手术后，引流液甚少，不符合肝胆大手术引流的变化规律，致使经治医师盲目乐观，将引流管过早拔除等，总之多继发于胆漏、肝胆手术积液引流不畅所致。

膈下脓肿临床表现多不典型，常伴有发热，体征可有上腹部压痛、反跳痛和肌紧张；肝上型膈下脓肿可出现胸痛、肝浊音界升高、刺激性咳嗽，多有胸腔积液和肺不张；左侧膈下脓肿可并发纵隔炎；术后 1 周左右 B 超和 CT 常规检查是早期发现膈下感染、积液、脓肿最重要的手段。

处理：多数右侧膈下脓肿可在 B 超引导下反复穿刺抽脓并注射敏感抗菌药物均可治愈；较大的左侧膈下脓肿及肝下型脓肿可经右上腹肋下切口切开引流，目前切开引流已很少应用。

10. 胆道出血

邻近肝门的复杂手术操作如肝切除术、胆囊切除、十二指肠切除、结石取法不当、胆总管探查 T 形管引流等可直接损伤胆管；近年来肝穿活检、PTC/PTCD 等侵入性操作；胆道感染等，三者构成胆道出血的重要原因。

胆道出血患者多伴有阻塞性黄疸，加之右上腹绞痛和上消化道出血构成典型的三联征；重症病人可表现出呕血，大量鲜血自 T 形管引出，严重时可出现低血容量性休克；感染性胆道出血往往呈周期性，有反复发作等特点。

处理：抗感染、止血药和支持治疗等内科系统治疗，大多数胆道少量出血病人可治愈；选择性肝 A 造影可明确出血的部位，也可注射栓塞剂止血，该方法创伤小、止血可靠，有条件的医院可作为首选疗法；胆道大出血，经肝 A 造影也不能明确者，积极手术探查，作肝 A 或相应出血的肝 A 支结扎，必要时可能施行肝切除术才能达到止血的目的。

11. 反流性胆管炎

又称逆行性胆道感染，由肠道内细菌经胆肠吻合口进入胆道引起，常见于胆总管十二指肠吻合术，胆管空肠吻合术等。

处理：此症关键在于预防，建议：不轻易施行胆肠吻合术，只在解除梗阻、清除结石、清除病因的基础上使用；胆肠吻合口尽量大，以端侧吻合为佳；Roux-Y 吻合空肠长度至少在 45cm 以上，空肠之间的吻合以半周式并做成同向；一旦发生反流性胆管炎，选择敏感的抗菌药物治疗。

12. 心脏并发症

（1）心跳骤停：原伴有心脏病患者术后应高度警惕术后发生心跳骤停的可能，最多见的是冠心病患者。

处理原则：立即胸外心脏按压，必要时除颤；气管插管，呼吸机支持呼吸；心电监护血压、心电图、血氧饱和度等，作相应处理；肾上腺素 0.5mg，稀释成 5ml，静脉注射，必要时 5 分钟重复；阿托品 1mg 静脉注射，必要时 5 分钟重复 1 次，直至心跳恢复达 60 次/分钟；对因高血钾或低血钙引起的心脏心跳骤停，应用 10% 葡萄糖酸钙 10～30ml 缓慢静脉注射；5% $NaHCO_3$ 125～250ml 静滴，纠正缺氧引起的酸中毒；利多卡因 1mg/kg 静脉注射；小剂量多巴胺升压以扩张冠状动脉和肾动脉；及时作电解质和血气分析，以帮助纠正内环境紊乱等。

（2）充血性心力衰竭和肺水肿：常因大量输血、输液和各种应激引起，心肌梗死、心房纤颤多为诱因。

处理：患者取卧位或坐位；吸氧；严格控制输液速度和输液量，病情危重时可快速放血 300 ~ 500ml；快速给予洋地黄强心，未用过洋地黄者，可给予西地兰 0.4mg 加入 10% 葡萄糖 20ml 中缓慢静注，必要时 4 ~ 6 小时再给予 0.2 ~ 0.6mg；速尿 40 ~ 80mg 静注，快速利尿；扩张血管，选用硝普钠 15μg/min，根据血压的波动情况进行调整；静脉注射地塞米松 10mg；镇静、镇痛治疗，可选用吗啡 10mg 肌注或静注；必要时机械通气，保证呼吸。

急性心功能不全以急性左心衰竭（急性肺水肿）最为常见，诊断要点：症状：有基础心脏病史，突然出现严重呼吸困难，呼吸频率 30 ~ 40 次/分，端坐呼吸，咳嗽，咳粉红色泡沫痰；体征：口唇紫绀，两肺布满湿啰音与哮鸣音，心率增快，心尖区可闻及奔马律，严重者可伴有心源性休克。

第八节　抗菌药物在肝胆外科疾病中的合理应用

肝胆系统外科感染一般指需要手术治疗的感染性疾病和创伤或手术后新发生的感染，对外科感染，术前、术中、术后感染的预防，适当合理地应用抗菌药物十分必要，不仅能大大地提高许多外科感染性疾病的防、治效果，而且能增加手术安全、减少并发症、扩大手术范围。但随着抗菌药物种类的不断增多，临床上滥用抗菌药物的现象日益突出，滥用抗菌药物的危害：药物的浪费、经济负担的加重；造成病人菌群失调，招致危害性极大的二重感染；由于抗菌药物都有一定的毒副作用，不恰当的应用可造成病人肝肾等脏器的严重损伤；促进细菌对抗菌药物的耐药，加速耐药菌株的形成并加快抗菌药物常规剂量的无效化等，因此合理有效地应用抗菌药物对肝胆外科感染性疾病尤为重要，且必不可少。

一、肝胆外科感染细菌的特点

正常人胆汁无细菌存在，各种因素如胆道蛔虫、胆道结石、肿瘤等可引起胆汁顺向流通受阻，导致胆道内胆汁淤积和胆道壁受损而出现胆道感染，在外科急腹症中，胆道感染的发生率仅次于阑尾炎，居第二位。胆道感染的致病菌主要来自肠道。

肠道细菌进入胆道的途径：肠液经 Oddis 括约肌返流入胆道；致病菌随门静脉血流进入胆道；肠内寄生虫（如蛔虫等）进入胆道时，将细菌带入胆道；结肠与胆道淋巴系统互为沟通，结肠感染时胆道内可出现细菌。

胆道感染时常发生内毒血症，为此胆道感染不仅要注意细菌感染，而且还应注意内毒素血症。

胆道感染有 50% ~ 70% 是由多种细菌（包括厌氧菌和需氧菌）的混合感染，从胆汁和胆囊壁提取物作细菌培养所得出的结论为：胆道感染前四位的菌种秩序：大肠杆菌、粪链球菌、克雷伯杆菌、脆弱类杆菌。

肝脏感染性疾病主要为细菌性肝脓肿和阿米巴脓肿，细菌性肝脓肿主要起源于胆道疾病，肝脏感染疾病有着与胆道系统感染性疾病相同的病原学特点，首要致病菌亦为大肠杆菌。

二、抗菌药物的分类和肝胆系统常用的抗菌药物及特点

抗菌药物指对病原菌有抑制作用和杀灭作用的药物，分为三类：

第一类：由微生物在生长过程中产生的化学物质，对其他微生物有抑制或杀灭作用，称抗生素。

第二类：以微生物合成的抗生素为基础，人工对其结构改造后获得的化合物，称半合成抗生素。

第三类：由人工合成的抗菌药物（如磺胺类、喹诺酮类等），严格归纳，这些药物只能称为抗菌药物，而不能称为抗生素。

治疗肝胆感染常用的抗菌药物包括：青霉素类、头孢菌素族、大环内酯类、喹诺酮类、氨基糖苷类、甲硝唑和替硝唑类、多肽类抗生素等，用于肝胆感染的其他类药物，有四环素、氯霉素类、林可霉素和氯林可霉素、呋喃坦啶类、利福平类、抗真菌类（两性霉素 B、酮康唑）等，本节重点介绍常用类。

1. 青霉素族

包括天然青霉素和半合成青霉素类，前者为青霉素 G，后者有氨苄青霉素、磺苄青霉素、羧苄青霉素、羟氨苄青霉素等。青霉素毒性低，不良反应为过敏反应，可从轻度皮疹到过敏性休克不等，半合成青霉素具有天然青霉素的基本母核，与青霉素有交叉过敏性，凡青霉素过敏者，同样不能使用各种半合成的青霉素。

青霉素 G：为窄谱杀菌类抗生素，对大多数革兰氏阳性菌和小部分革兰氏阴性菌有强大的杀灭作用，是 G^+ 菌感染的首选药物，适应于各种 G^+ 球菌、G^+ 杆菌、螺旋体和某些 G^- 球菌（即三菌一体），对 G^+ 杆菌应同时加用相应的抗毒素，因对 G^+ 杆菌产生的外毒素无效，对多数 G^- 杆菌无效（如大肠杆菌、伤寒杆菌及需氧性 G^- 非发酵杆菌如绿脓杆菌）；超大剂量应用对厌氧菌感染也有较好疗效；易被 β-内酰胺酶破坏，产生金葡菌等耐药。

人工半合成的青霉素：扩大了抗菌谱，解决了抗耐青霉素的金葡菌、绿脓杆菌、G^- 细菌感染的问题，对 β-内酰胺酶相对稳定，同时有耐胃酸性，便于口服。常用的半合成青霉素如下：

氨苄青霉素：对大多数 G^+ 菌作用不如青霉素，对绿脓杆菌及耐药金葡菌无效，但对青霉素不敏感的 G^- 菌如大肠杆菌、伤寒杆菌有效；

羧苄青霉素：对耐药的金葡菌有一定的抗菌作用，对 G^- 菌特别是绿脓杆菌特别有效，主要用于胆道绿脓杆菌感染，单独作用易产生抗药性，常与庆大霉素合用；

磺苄青霉素：对 G^- 菌，尤其是其他药物耐药的绿脓杆菌有杀灭作用；

羟氨苄青霉素抗菌谱与氨苄青霉素相似，口服易于吸收。

2. 头孢菌素族

为半合成的抗生素，临床上所用的品种已达 50 多个，母核与青霉素基本母核相类似，抗菌谱广，为杀菌药，耐酸性增强，根据药物的发展秩序、抗菌特点、对 β-内酰胺酶的稳定性等，临床通常分为三代头孢菌素：

第一代：常用的药物有头孢噻吩（先锋 I）、头孢氨苄（先锋 IV）、头孢唑啉（先锋 V）、头孢拉啶、头孢曲秦等；特点：对 G^+ 菌包括对青霉素耐药的金葡菌的作用强于第二、三代；对金葡菌产生的 β-内酰胺酶的稳定性大于第二、三代，但对 G^- 菌所产生的 β-内酰胺酶不稳定，对 G^- 菌和厌氧菌作用差，对绿脓杆菌无效；对肾有一定毒性，但先锋 V 肾毒性小，有资料报道剂量达 12g/d，也未见肾毒性。

第二代：常用的药物有头孢孟多、头孢替安、头孢呋辛、头孢呋肟（西力欣）、头孢克罗等；特点：对 G^+ 菌包括耐药性金葡菌的抗菌活性低于第一代，高于第三代；提高了对 G^- 菌的 β-内酰胺酶的稳定性，对 G^- 菌活性增强但低于第三代；对厌氧菌有一定作用，对绿脓杆菌疗效差；肾毒性小。

第三代：头孢噻肟（凯福隆）、头孢甲噻肟（益保世灵）、头孢曲松钠、头孢地秦、头孢三秦（菌必治）、头孢哌酮（先锋必）、头孢他啶等，因头孢他啶对绿脓杆菌有强大的杀灭作用，且组织穿透力强，可渗入脑脊液、前列腺、骨髓等组织，主要用于敏感菌所致的各种危及生命的严重感染和脑膜炎，有学者将其归入第四代头孢菌素；特点：对 G^+ 的抗菌作用不及一、二代；对 G^- 菌的 β-内酰胺酶有高度稳定性，有较强的抗 G^- 杆菌作用；对绿脓杆菌和厌氧菌有不同程度的抗菌作用；几乎无肾毒性。

头孢孟多：在胆汁中的浓度可比血清中浓度高 3 倍，静脉注射 1g，在胆总管胆汁的浓度多达 253μg/ml，目前国内外不少学者推荐将该药用为治疗胆道感染的首选药品，成人常用剂量范围为 1.5~8.0g/d，分 3~4

次给药，严重感染者剂量可高达 12～16g/d，本品肾毒性罕见，其他毒性亦小。

头孢三秦（菌必治）：血清半衰期长达 8 小时，一次给药后血清中有效抗菌浓度可维持 24 小时，是第三代头孢中一次性给药后持续有效抗菌浓度最长的药物之一。

青霉素类、头孢菌素类在药物的化学结构中均含有 β-内酰胺环，因此归为 β-内酰胺类抗生素。

3. 非典型 β-内酰胺类

临床上常用亚胺培南，抗菌谱强于前述的所有抗菌药物，对多种 G^+ 和 G^- 菌、厌氧菌，包括易抗药的绿脓杆菌和耐药金葡菌都有强大的杀灭活性，与青霉素、头孢菌素无交叉耐药性。

因该药易被肾细胞分泌的二肽酶灭活，所以与二肽酶抑制剂西施他丁制成复方制剂——泰能（Tienam），用于抗耐药感染和多种细菌的混合感染。

4. 氨基糖苷类抗生素

该类抗生素种类较多，但有共同特点：本类抗生素在结构上都有两个氨基糖分子，口服给药不能吸收，需静脉给药治疗全身感染，不易通过血脑屏障；可进入内耳淋巴液产生耳毒性，也可引起第 8 对脑神经损害；药物以原形经肾脏排泄，易使肾近曲小管变性坏死引起肾毒性，对肾功能不良者，药物半衰期延长，应慎用，应避免与有耳、肾毒性的药物合用；主要对 G^- 菌产生杀灭作用，对部分 G^+ 菌如金葡菌也有效，但厌氧菌可抑制药物进入细胞内，故对厌氧菌无效。

治疗胆道感染的本类抗生素常用：庆大霉素、卡那霉素、丁胺卡那霉素和新霉素等，新霉素耳毒性、肾毒性最为严重，临床上已少用；庆大霉素最为常用，对多种 G^- 菌的抗菌活性强，为首选药物，对绿脓杆菌、耐药金葡菌也有效。

5. 喹诺酮类

喹诺酮类为人工合成的抗菌药物，可与细菌 DNA 螺旋酶结合，防止 DNA 复制，起杀菌作用；抗菌谱广，对 G^+ 和 G^- 菌都有效，对 G^- 菌的抗菌活性强于 G^+ 菌，特别对肠道致病菌有强大的杀菌作用，临床上用于多种 G^- 菌所致的感染，与其他抗生素无交叉耐药性；该类药物长期应用可致二重感染，如难辨梭状芽孢杆菌感染导致难治性腹泻，也可引起中枢神经系统症状，不宜用于中枢神经系统疾病病史者，也可渗入骨组织，对幼儿、妊娠妇女不宜长期使用，以免引起骨损害。

第一代药物为萘啶酸，第二代吡哌酸，第三代包括诺氟沙星、氧氟沙星、环丙沙星、加替沙星等，肝胆疾病多用第三代喹诺酮类。

6. 大环内酯类

该类抗生素都具有大环内酯结构，主要有抗 G^+ 菌、厌氧菌、军团菌、衣原体、支原体、立克次体作用，对耐药金葡菌有效，本类药品各药间有不完全交叉耐药。

红霉素为代表药物，可首选用于治疗支原体肺炎和军团菌感染，不耐酸，在碱性环境下抗菌活性增强，在尿路感染时应碱化尿液时应用；在治疗胆道感染方面，本品仅用于葡萄球菌和链球菌所致的感染，但长期应用可引起肝损害，如胆汁淤积性黄疸和 ALT 增高，在胆道感染并肝功能不全者慎用。

本类药物的新品种有阿奇霉素、克拉霉素、罗红霉素等，已相继应用于临床。

7. 抗阿米巴病和抗滴虫药

代表药物为甲硝唑，对阿米巴虫的滋养体和阴道滴虫均有杀灭作用，用于治疗肠内、肠外阿米巴病（阿米巴痢疾和阿米巴肝脓肿），同时也是治疗滴虫病的首选药品；对多种 G^+ 和 G^- 的厌氧菌有强大的杀灭作用，也是治疗敏感厌氧菌所致多种感染的首选药品；同类药品有替硝唑、奥硝唑等，药理作用和用途同甲硝唑。

8. 多肽类抗生素

万古霉素、去甲万古霉素、多粘菌素 B 和 E 均属多肽类抗生素，属于杀菌剂，抗菌作用强，但抗菌谱不广，毒性较为明显，尤其是肾毒性，临床上仅用于敏感性细菌所引起的严重感染，适应证较为严格。

万古霉素：临床上仅适宜于严重 G^+ 菌感染，特别是多重耐药者，在其他抗生素无效时才用，一般 2g/d，分 2~4 次静脉给药。

多粘菌素 B 和 E：对 G^- 菌有强大的杀灭作用（变形杆菌除外），尤其对绿脓杆菌作用更佳，临床上主要用于其他的抗生素耐药而不能控制的绿脓杆菌感染。

9. 其他类抗菌药物

克林霉素：主要抗 G^+ 菌，对 G^- 无效，对厌氧菌有广谱抗菌作用，适用于腹腔及盆腔内混合性感染；易进入骨和关节组织内，用于急性、慢性骨髓炎和关节感染。

四环素类：包括四环素、多西环素、米诺环素，对 G^+ 和 G^- 菌及四体一虫（螺旋体、衣原体、立克次体、支原体和阿米巴原虫）都有抑制作用，属于广谱抑菌剂，该类药品可与骨和牙中的钙结合，影响骨、牙生长，使牙齿黄染和暂时性骨生长抑制，8 岁以下儿童及孕妇、哺乳妇女不宜使用，长期用药可致二重感染，引起真菌感染和假膜性肠炎。

氯霉素：对 G^+ 和 G^- 菌及立克次体均有抑制作用，属广谱抑菌药，可首选用于伤寒和副伤寒，为防止伤寒杆菌死亡后释放大量的内毒素产生"治疗性休克"，可同时给予大剂量氢化可的松抗内毒素和抗休克。

磺胺类：可竞争性抑制二氢叶酸合成酶，影响叶酸的合成，最终抑制细菌 DNA 合成，二氢叶酸还原酶抑制剂甲氧苄啶（TMP），使二氢叶酸不能还原为四氢叶酸，与磺胺药物合用，使叶酸合成双重阻断，增强抗菌活性；SD（磺胺嘧啶）和磺胺甲基异噁唑（SMZ）可用于预防和治疗流行性脑膜炎（SD 为首选）和治疗呼吸道及泌尿系统感染，首剂加倍可使血浓度迅速达到有效的抑菌浓度，两药及其代谢产物经肾脏排泄，在尿中溶解度低，易析出结晶损害肾功能，需加服等量的碳酸氢钠，同时多饮水，减少肾损害。

呋喃坦啶类：对大多数 G^+ 和 G^- 菌都有抗菌作用，口服给药在尿中排泄速度快，在血清中浓度低，不易达到有效的抗菌浓度。

利福平：为抗结核药，也可抗麻风杆菌，同时对 G^+ 球菌，特别是耐药金葡菌，对 G^- 菌如大肠杆菌、绿脓杆菌均有较强的抗菌作用。

抗真菌药：两性霉素 B 对多种深部真菌感染有很大的抑制作用，酮康唑为口服抗真菌药，对浅部真菌感染的疗效优于两性霉素 B 等。

以上其他类抗菌药在肝胆疾病除特殊用药外，目前临床上已很少应用，本段只作简述。

三、抗菌药物在肝胆外科的合理应用

合理应用抗菌药物指选用适宜的抗菌药物，采用适当的剂量、给药途径、次数和疗程，消灭病原菌以达到控制感染和预防感染的目的。正常胆道通常无菌，但肠道与胆道相通，且肝胆外科手术与胆道不正常的病理状态及与细菌尤其是肠道细菌污染和感染有关，因此抗菌药物的应用是治疗和预防外科感染的基本治疗手段之一。

1. 抗菌药物临床应用的基本原则

（1）应早确定病原学诊断：血培养、胆汁培养、胆囊粘膜培养、脓肿的脓液培养（化脓性胆管炎最常见的重要并发症为肝脓肿）为确定病原菌的基本途径和方法，可发现占优势的细菌群，可做相关的药敏试验，能有效地指导肝胆外科临床抗菌药物的选择、更换，并且对医院病人的细菌学监测和肝胆外科抗菌药物的应用研究也极为重要。

（2）抗菌药物的经验治疗：在细菌培养、药敏试验未获得结果前，也不得消极等待，应先根据临床诊断作出预测，初步确定最有可能感染的病原菌，进行经验性治疗。经验性治疗选择药物也应结合其抗菌活性、药物动力学特征、药效学、不良反应、药源、价格等综合考虑，实践证明：对大部分病例，按经验作出的抗菌药物的选择基本恰当和有效。我们对胆道疾病选用抗菌药物的经验：中度胆道感染常选择卡那霉素或庆大霉素加灭滴灵；重度胆道感染，首选第二代头孢菌素加灭滴灵，如果效果不明显可改用第三代头孢菌素+灭滴灵；一旦药敏结果获知，如果与药敏结果不符，必须及时调整抗菌药物。

（3）正确联合应用抗菌药物：对无明显感染症状的慢性胆囊炎、胆结石患者，一般不需要采用抗菌药物治疗。对以下病人应考虑联合抗菌药物应用：病因不明的严重感染；单一抗菌药物不能控制的感染；免疫缺陷伴严重感染；多种细菌的混合感染；较长时间用药产生耐药患者。联合原则：联合的抗菌药物必须有协同作用；当联合的药物毒性分别均较大时，用量应酌情减小。

（4）合理的药物选择、给药方案、剂量和疗程：药物的选择：原则上首先应根据药物的抗菌谱选用，同时还需考虑药物的吸收、分布、排泄、不良反应、医疗费用等；根据胆系感染多为 G^- 杆菌和厌氧菌这一特点，临床上应首选对 G^- 杆菌和厌氧菌有效的药物；一般认为，抗菌药物给药后在胆汁中的浓度越高其抗胆道细菌感染的能力就越强，例如临床上常用的头孢孟多给药后在胆汁中的浓度高于其他大多数头孢类，因而对预防手术后感染疗效较好；但胆道浓度高，也并不是选择的唯一标准，例如临床上常用的庆大霉素在胆汁中的浓度低，但实践证明也能显著降低胆道感染的发生率，而且在心、脑、肺、肝、肾等重要脏器能维持有效抗菌浓度，因此我们认为：血药浓度在能满足心、脑、肺、肝、肾等重要脏器有足够有效抗菌浓度的前提下，同时能在胆汁中有较高浓度的抗菌药物为肝胆感染性疾病或预防用药的最佳选择。

给药途径与次数：口服、肌注、用药方便，适用于轻、中度感染；严重感染一般需静脉给药，目前临床上为了图方便而常用的每日 1 次静脉给药方法是不可取的（头孢三嗪除外），因多数药物半衰期短，细菌每天有较长一段时间不能接触药物，得以继续繁殖，每日分 3～4 次给药方法明显优于 1 次给药，这样才能保证持续的血液和组织浓度，达到最佳的抗菌效果。

药物剂量与治疗时限：剂量太小起不到治疗作用，而且可导致细菌耐药性产生，剂量太大可造成浪费和严重不良反应的产生，剂量适当才能达到控制感染和减轻不良反应的目的，剂量应根据感染的性质、程度等综合考虑。治疗时限：一般宜用至体温降至正常，症状消退后 3～4 天停药；严重感染或败血症需待病情稳定后 1～2 周停药。

（5）肝胆外科抗菌药物的预防性使用：

①无明显感染症状的慢性胆囊炎、胆囊结石患者行单纯胆囊切除术后一般不需抗菌治疗。

②年龄大于 60 岁、有黄疸、有胆管结石胆管炎病史、急性胆囊炎、有胆肠吻合手术史、转氨酶升高者，主张应用抗菌药物预防术后感染。

③肝胆肿瘤手术，由于术前常伴有黄疸和肝功能损害，而且所接受的手术往往复杂、创伤大、手术时间长，术后预防性抗菌药物的应用尤为重要。

④预防手术后感染：术中一般性污染的预防性用药原则：一般应术前 2 小时或术中各给予抗生素一次，术后再继续用药 1～2 天，即可有效避免术中的一般性污染所引起的术后感染；鉴于肝胆肿瘤病人多数手术部位原有感染或手术区域含菌量多，除上述的术前和术中预防性使用抗生素外，术后应适当延长抗生素的使用时间，一般术后宜使用 5～7 天，每天 2～4 次给药；除全身使用抗生素外，该类病人术前应作充分的肠道准备，以防止因病人免疫力下降所致的术后肠道细菌移位和感染，肠道准备术前 3 天开始，予口服灭滴灵 0.4g，一天 3 次，此外术前予以灌肠 1～2 次。

2. 肝胆外科特殊情况下抗菌药物的应用

（1）肝功能减退时：肝脏是药物代谢的主要器官，肝功能不全时，给予在肝内分布浓度高或者主要经肝脏代谢灭活的药物，可引起肝功能障碍。下列药品应禁用或慎用：四环素可引起肝脏脂肪性变，静脉大量给予时尤易发生；氯霉素在肝功能受损时，与葡萄糖醛酸结合受阻，使血浓度升高，从而抑制红细胞生成和抑制骨髓造血功能，且能引起 ALT 升高和黄疸；林可霉素在体内易积聚，具有一定毒性，可引起药物性肝炎；利福平可与胆红素竞争与酶结合，导致高胆红素血症；红霉素、二性霉素可引起黄疸、转氨酶升高、药物性肝炎等肝损伤等，上述药物应用时必须高度重视患者的肝功能状态。

（2）肾功能不全时：药物的排泄减慢、易致蓄积中毒，同时肾血流丰富，相对而言在肾脏药物含量高，易发生肾损害。根据药物的代谢过程、排泄途径、肾毒性的大小，抗菌药物在肾功能不全时可分为四类：

①维持正常剂量：包括仅经肝脏代谢和胆汁排泄的药物，在肾功能不全时药血浓度无明显升高，血浆半衰期无明显延长，如红霉素及大多数其他大环内酯类药物、氯霉素等。

②适当减少剂量：在肾损害时半衰期延长，但药品本身毒性相对较低，如林可霉素、青霉素 G 和部分头孢类。

③减量使用其至避免使用：包括氨基糖苷类、多粘菌素类、万古霉素、羧苄青霉素、某些头孢类，这些药物本身主要经过肾脏排泄，有明显肾毒性。

④不宜使用：四环素、头孢噻吩、磺胺等，肾毒性明显，易引起药物和代谢产物蓄积。

3. 老年感染患者

由于老年人生理方面的变化，有不同于年轻人的特点，主要表现在以下几点：

（1）胃肠血流量减少，口服药物吸收量减少。

（2）体内总水量减少，肾小球滤过率和肾血流量减少，使药物的排泄也相对减少，常规剂量的药物有时也容易造成毒性。

（3）人体内血浆蛋白减少，常规剂量抗菌药物血浆游离浓度高于年轻人。

（4）体外药敏有效，但部分病人实际疗效差。

（5）广谱抗菌药物易发生肠内菌群失调，易引起二重感染。

鉴于以上因素，老年人应用抗菌药物时应综合考虑，权衡利弊，谨慎应用。

4. 肝脓肿的抗菌治疗

肝脓肿要在采用充分引流的同时积极抗炎治疗。

细菌性肝脓肿：最常见的病原菌为大肠杆菌和葡萄球菌，细菌培养 2/3 为混合感染，45% 有厌氧菌生长，可先选择头孢菌素类+灭滴灵治疗，待细菌培养和药敏试验结论后及时调整抗菌药物。

阿米巴肝脓肿：在穿刺时可获得朱古力色脓液或显微镜下可发现阿米巴滋养体易于诊断，首选灭滴灵（甲硝唑），疗程 2 周；氯喹为次选药，疗程 2~3 周，合并细菌感染时加敏感而有效的抗菌药物。

第十一章　原发性肝癌的化疗

从 20 世纪 50 年代起，多年来系统性全身化疗一直都在尝试性用于 PHC 的治疗。系统化疗是指主要通过口服、肌肉或静脉途径给药进行化疗的方法。根据药物的选择秩序可分为三个阶段：第一阶段为 20 世纪 50～60 年代，主要选用抗代谢药 5-Fu、MTX 和肿瘤抗生素 MMC 等；第二阶段为 20 世纪 70～80 年代，在第一阶段的基础上加用蒽环类（ADM、THP、EPI 等）、金属类（DDP、CDBCA 等），前两阶段单药有效率均较低，一般<10%，可重复性差，不良反应明显，且没能改善病人的生存时间，仅个别研究提示：与 BSC 相比，含 ADM 的系统化疗可能延长晚期 HCC 患者总的生存时间，但缺乏高级别的循证医学证据支持系统化疗具有生存获益的作用，因此多年来全身化疗的研究停滞不前，迄今尚无治疗 PHC 的标准化疗方案；第三阶段为 20 世纪 90 年代以后，新一代的细胞毒性药物（如 LOHP、Xeloda、Gemz、CPT_{11}、AS_2O_3 等）的相继问世，使得胃肠道恶性肿瘤的化疗有了长足的进步，预后显著改善，取得了一次深刻的革命，也推动了 PHC 系统全身化疗的研究。

对合并已有肝外转移的晚期 PHC 患者，合并门 V 主干癌栓患者，虽为局部病变，但不适合或患者不愿接受手术和其他局部治疗如射频、微波和 TACE 患者，在无化疗禁忌证的前提下，上述新一代的细胞毒性药物的临床研究和探索应用，使 PHC 不适宜系统化疗的传统观念正在受到挑战和质疑。近年来已有一些小样本研究和临床观察，如应用 DDP+Gemz、LOHP+Xeloda、LOHP+Gemz、CPT_{11}+Gemz 等方案治疗晚期 PHC 患者的近期客观有效率高达 40% 以上，而且可以控制病情的发展，减轻症状，可能延长生存时间，提示系统化疗优于一般性支持治疗（BSC），不失为一种可供选择的有效治疗方法。毕竟已公开发表的此类文献较少，且多数为小样本研究或临床观察，缺乏随机性，资料的真实性和结论的可信度值得进一步论证，仅只能作为临床参考，迫切需要大宗病例的随机对照、多中心临床研究的结论来进一步证实。

2006 年开始，中国、韩国和泰国 38 家大型医疗中心正在进行以 LOHP 为主的联合系统化疗治疗 PHC 的国际多中心 III 期临床研究，对确定全身化疗的作用和地位有着深远的意义。该研究（EACH）主要比较中晚期肝癌接受 $FOLFOX_4$ 化疗方案与 ADM 单药治疗的疗效，2010 年 EACH 研究结果已经公布，已证明含 OXA 的联合化疗可以为晚期 HCC 患者带来较好的客观疗效，能控制病情和使病人生存获益，而且安全性好。该项研究得到了国际学术界的高度重视，改变了晚期 HCC 患者系统化疗长期缺乏标准方案的现状，引起了肝癌治疗观念的重大变革。

目前认为：HCC 是对含 OXA 等药物的新型化疗方案具有一定敏感性的肿瘤，对于没有禁忌证的晚期 HCC 患者，系统化疗明显优于一般性支持治疗，不失为一种可以选择的治疗方法。

由于我国 PHC 高发，大多数患者具有乙肝和肝硬化背景，不能手术切除或 TACE 治疗的患者较多，生存期较短和预后较差。积极探寻高效低毒的新的系统化疗方案及其与分子靶向药物合理的联合应用应理解为必不可少，为甚有前途的研究，值得关注。

全身化疗疗效差的主要原因：肝癌组织中嘧啶脱氢酶（DPD）水平较高，因而对氟脲嘧啶及其衍生物抗拒；肝癌细胞大多有 MDR_1（多药耐药基因 I）和 P 糖蛋白表达，容易发生耐药；肝细胞型肝癌大多数分化程度较好，对多数抗肿瘤药物不敏感；全身静脉化疗，药物经全身血液循环，实际上能进入肝脏肿瘤细胞内的药物量已很少，很难达到有效的抗癌浓度和在肿瘤细胞内持续一定的时间。大家知道：化疗药物产生疗效必须具备三个前提，一是药物要进入肿瘤细胞内，二是药物要在肿瘤细胞内达到一定的有效抗癌浓度，三是药物能在肿瘤细胞内持续一定的治疗时间，药物在肿瘤细胞内达到有效的抗癌浓度是化疗产生疗效的基础。

目前对 PHC 病人多不主张全身化疗，只有在病人已失去肝 A、门 V 化疗机会时，才可考虑尝试性姑息性全身化疗。推荐方案 FOLFOX$_4$，具体用法：LOHP 85mg/m^2，d$_1$，静滴；CF 200mg/m^2，静滴 2 小时，d$_1$ 和 d$_2$；在 CF 后选用 5-Fu 400mg/m^2 静注，d$_1$ 和 d$_2$；在 5-Fu 推注后选用 5-Fu 600mg/m^2 静滴 22 个小时，d$_1$ 和 d$_2$，用 1 周，休 1 周，即 2 周为一周期。另外，亚砷酸（As$_2$O$_3$）注射液（伊泰达）也是 2011 年版原发性肝癌诊疗规范所推荐的系统化疗用药。三氧化二砷是中药砒霜的主要成分，我国学者首创应用亚砷酸注射液治疗早幼粒细胞白血病，取得了重大突破。2004 年国内多中心协作临床研究结果表明：采用亚砷酸注射液治疗中晚期原发性肝癌具有一定的姑息治疗作用，可以控制病情进展，改善患者生活质量，减轻癌痛和延长生存期，同时不良反应较轻，患者的耐受性较好。因此，亚砷酸注射液已经获得国家食品药品监督管理局（SFDA）批准增加其治疗晚期肝癌的适应证。具体用法：每日一次给药，每次 7~8mg/m^2，用 5% 葡萄糖或生理盐水 500ml 稀释后静脉滴注 3~4 小时，两周为一疗程，间歇 1~2 周可进行下一疗程。由于本品在肝癌患者中的半衰期延长，因此在临床应用中应关注砷蓄积及相关不良反应。

系统化疗的适应证：合并有肝外转移的晚期肝癌患者；虽为局部病变，但不适合手术治疗和肝 A 介入栓塞化疗者，如肝脏弥漫性病变或肝血管变异等；合并门 V 主干或下腔 V 癌栓者；多次 TACE 后肝血管阻塞和/或介入治疗后复发的患者；病人拒绝应用其他肝癌治疗手段，强烈要求系统化疗者。

系统化疗的禁忌证：ECOG>2 分，Child-pugh>7 分；白细胞<3.0g/L 或中性粒细胞<1.5g/L，血小板<60g/L，血红蛋白<90g/L；肝肾功能明显异常，ALT 或 AST>5 倍正常值和/或胆红素显著升高>2 倍正常值，血清白蛋白<28g/L，肌酐（Cr）≥正常值上限，肌酐清除率（CCr）≤50ml/min；具有感染发热、出血倾向、中大量腹腔积液和肝性脑病等。

提高抗癌药物的浓度，进行肝 A、门 V 区域性化疗是提高化疗疗效的重要措施，但肝 A、门 V 化疗又与肝 A 结扎、栓塞、门 V 分支结扎、栓塞（肿瘤供血阻断）治疗密不可分，属于区域性综合治疗的两个方面，往往同时应用才能达到良好的效果，因此本文将血管阻断（结扎和栓塞）技术纳入本化疗章节一并讨论。

第一节　肝 A、门 V 分支阻断，区域性化疗的理论依据及常用方法

一、PHC 血供的特点

正常肝组织血供的 70%~75% 来自门 V，肝 A 血供仅占 25%~30%。肝癌的血供来源与瘤体的大小密切相关，Φ<1mm 的肿瘤结节血供几乎都来自门 V，当肿瘤增大，Φ 超过 1mm 时就需要有 A 血供的参加，以保证瘤细胞生长供血、供氧的需要，随着瘤体的进一步增大，肝 A 供血所占比例逐渐增高。当 Φ<5mm 肿瘤的血供仍以门 V 为主，Φ>5mm 时，肿瘤的血供以肝 A 为主。当 Φ>1cm 时肝 A 供血更加显著，门 V 供血显著下降。当 Φ>3cm 以上时，肝 A 供血占绝对优势，约大于 95% 的血供来源于肝 A，仅小于 5% 的血供来源于门 V，与正常肝组织的血供完全相反。

一般而言当肿瘤直径大于 1mm 时，瘤体由肝 A、门 V 提供双重血供，随着瘤体的增大，肝 A 供血所占比例逐渐增高，而门 V 血供逐渐减少。且肝 A 主要提供瘤体中央区域血供，而门 V 主要提供肿瘤周边的血供，肿瘤边缘正是肿瘤生长最活跃的部位。但有完整包膜的肝癌例外，几乎完全来源于肝 A 供血。

二、PHC 区域性灌注化疗的优势与不足

1950 年 Klopp 和 Bierman 首先报道肝 A 插管灌注化疗治疗 PHC，1972 年 Rochlim 报道经门 V 灌注化

疗，而我国在 20 世纪 70 年代后期至 80 年代广泛应用于临床，多数研究者认为区域性化疗是 PHC 姑息性治疗的有效方法，少数持相反的态度。

（1）与全身化疗相比，区域性化疗的优势：①局部肿瘤组织化疗药物的浓度显著提高，可使化疗药物直接作用于肿瘤组织，全身体循环药物浓度明显降低，就肝 A 化疗而言，约 2/3 的药量在靶器官内，仅不到 1/3 的药量进入身体的其他部位，肝脏的浓度为全身化疗的 100 ~ 400 倍，肝肿瘤与正常肝组织的浓度之比 5∶1 ~ 20∶1；而门 V 化疗所能提高肝脏和肿瘤的药物浓度的数值尚缺乏大样本的试验结论，但能提高肝脏和肝肿瘤的药物浓度是显而易见的。②随着药物浓度的提高，疗效相应提高，文献报道就浓度依赖性药物而言，浓度提高一倍，杀癌能力可提高 10 ~ 100 倍，即使肝癌对化疗药物的敏感性差，但对已切除的肝癌标本细胞学培养，用流式细胞仪进行药敏性测定，发现 5-Fu、ADM、DDP 等化疗药物均有一定的杀伤力，有待于新药的应用、研制和开发，寻找到有效的化疗药物是区域性化疗成功的关键因素。③全身循环化疗药量减少，全身不良反应减轻，增强患者对化疗的耐受性，使化疗药物的剂量大幅度提高，但必须强调，区域性化疗使所灌注的局部脏器的不良反应相对加重。

（2）区域性单纯化疗的缺点：①目前为止尚未研制出高度敏感的化疗药物，尽管区域性化疗是目前公认的一种姑息性方法，但总的效果仍不理想，绝大多数病例很难达到预期的效果，实践证明单纯灌注化疗能达到肿瘤明显缩小而获得 Ⅱ 期手术切除的病例少见。②化疗药物使肿瘤细胞死亡往往为指数死亡（或对数死亡），为 Ⅰ 级动力学水平，一定的化疗药物仅杀灭一定数量的癌细胞，即使达到临床 CR，亦存在残留不敏感细胞。③尽管区域性化疗能短暂提高药物浓度，因血流的冲洗，药物在细胞内停留的时间较短，很难达到长时间持续的抗癌作用。④门 V 灌注化疗是肝肿瘤治疗的新途径，但也存在诸多其他问题：A. 目前门 V 穿刺治疗多用于晚期肝癌患者，早期肝癌和预防性治疗仍报道较少，积累的经验尚不多；B. 门 V 灌注化疗往往与门 V 分支栓塞需同时进行以提高疗效，但门 V 化疗尚无标准方案，用药不规范，疗程长短不统一，且适宜的栓塞范围，尤其是在双重栓塞时尚无定论；C. 远期疗效的判断尚有待于进一步观察。

综上所述，笔者建议在无特殊情况下，尽量少采取单纯的灌注区域性化疗，而应与栓塞、内、外放疗、PEI、微波、射频、氢氮刀等综合治疗措施等联合应用，以达到提高疗效的目的。

（3）肝 A 化疗的禁忌证：①肝功能严重障碍者；②大量腹水者；③全身情况衰竭者；④严重骨髓抑制，白细胞和血小板显著减少者。

三、肝 A 结扎、栓塞治疗

1. 肝 A 结扎、栓塞的机理

正因为正常肝组织和肝癌组织中血供来源存在高度的差异，肝 A 结扎或栓塞可使肿瘤组织缺血、缺氧而大片坏死，而正常肝组织主要血供来源于门 V，即使作肝 A 结扎、栓塞，正常肝组织供血量仅减少 25% ~ 30%，仍能维持基本的血、氧供应而免于坏死，从而维持基本的生理功能，因此肝 A 阻断本身为肿瘤治疗的重要手段。

2. 肝 A 结扎的方式

（1）永久性肝 A 结扎术：通常与肝 A 插管术一并完成，多选用胃网膜右 A，直视下经胃十二指肠 A 至肝固有 A 或患侧肝 A 支，由于多数情况下胃十二指肠 A 与肝总 A 成钝角，与肝固有 A 成锐角，因此插管前以套线方式暂时阻断肝总 A，有助于导管顺利插入预定位置，近年来临床上已采用前端带竹节的埋入式 A 导管，当明确导管到达预定的位置（注射美蓝观察肝脏染色范围以核实）时，在竹节后方结扎患侧肝 A 支或肝固有 A（一般以患侧肝 A 支为首选部位）。该方法不仅可结扎 A，而且插入的 A 导管能作 A 化疗或（和）栓塞治疗，减少靶器官的血流，可提高血液浓度数倍至数十倍，从而提高疗效。

鉴于肝 A 的肝外变异，有时需在肝门处直接插管至异位起源的肝固有 A、肝右 A 或肝左 A，此时应妥善结扎 A 和固定导管尤为重要，以免导管脱落。

影响肝 A 结扎疗效的重要因素之一为肝 A 结扎（尤其肝固有 A）后，侧支循环多在短期内（4～6 周）重新建立，既提供肿瘤新的血供来源（肿瘤血供恢复到结扎前水平），又影响区域化疗和栓塞的疗效。肝癌的侧支循环较多，通常分为肝内侧支循环和肝外侧支循环，肝内侧支循环有肝叶内及肝叶间侧支循环两种，前者表现为丰富的网状血管连接闭塞的肝 A 分支，后者表现为邻近肝叶的 A 增粗，经原来的叶间 A 所形成交通支供应病灶或病灶直接从邻近的肝叶 A 分支获得供氧。肝外侧支循环可来源于：腹腔 A 系统，如胃十二指肠 A、肝总 A、网膜 A、胃左或右 A、胰背 A 等；左右膈下 A 及邻近的肋间 A；肠系膜上 A 系统，多为经胰弓 A 供应肝脏；其他，如右肾 A、肾上腺 A、胸廓内 A 等。肝肿瘤侧支循环形成的原则为就近取材，通过大量尸检发现人的迷走肝 A 的侧支循环可多达 26 支。

（2）肝去 A 化：切断、结扎所有的肝周韧带，包括镰状韧带、三角韧带、冠状韧带和肝胃韧带，结扎肝固有 A，仅保留肝十二指韧带内胆总管和门静脉，理论上可减少侧支循环的建立，但实践证明，肝固有 A 结扎后，大多数病人 4～6 周左右侧支循环仍再度建立完毕。（Tygatip 于 1962 年首次发现肝 A 阻断后，肝肿瘤的血供下降 90%～95%，而正常肝组织仅下降 30% 左右，因而在 20 世纪六七十年代，肝 A 结扎术成为不能切除肝癌的重要治疗方法之一，但后来研究发现，单纯肝 A 结扎后，侧支循环在 24 小时内开始建立，即使采取肝脏去 A 化，效果仍不理想，侧支循环在 4 天内开始重新建立。）

（3）暂时性肝去 A 化：用聚乙烯导管（PE50 或 PE60）环绕住已游离的肝 A，作为束带（索带）经腹壁引出体外，或者用内侧面贴有橡胶球囊的袖套环绕已游离的肝 A，缝合对拢，球囊经一导管与特别的容器连接，该容器置于右肋缘的皮下，当收紧作为索带细导管或者在容器内注射生理盐水时，球囊隆起均可压迫阻断肝 A 血流（后者为 Person 设计的全埋入式系统），相反松开作为索带的细导管或容器抽出生理盐水，肝 A 恢复血流，阻断血流和恢复血流的时间均能人为控制，该法称为暂时性肝去 A 化即反复暂时性肝 A 阻断术（RTBHA），Person 研究认为，RTBHA 能有效地防止肝 A 侧支循环的建立，最理想的阻断时间为 2h/d，且发现应用 RTBHA 治疗 PHC 9 个月以上，仍未见侧支循环的建立，因此，RTBHA 与肝 A 插管、栓塞治疗联合应用有专家认为开创了根据肿瘤的生物学行为进行肝 A 阻断治疗 PHC 的新时代。

RTBHA 除了能使肿瘤缺血坏死并缩小，防止肝 A 侧支循环形成外，组织通过缺血再灌注，分子氧进入组织细胞，诱发产生活性极强的氧自由基，能分解细胞内的透明质酸，增强肝细胞膜脂质的过氧化反应和细胞核 DNA 断裂，使细胞受损。

（4）肝 A 结扎术的禁忌证：肿瘤巨大占全肝体积 75% 以上；门静脉主干癌栓（以免因肝脏严重缺血而引起急性肝功能衰竭或因肝脏缺血和癌细胞缺期内大量坏死引起体内代谢物质大量积聚而导致急性肾功能衰竭）；严重肝硬化，Child-pugh 分级 C 级者。

3. TACE（经导管肝 A 化疗栓塞 transcatheter arterial chemoembolization）

上述的肝 A 结扎、栓塞与插管术多需剖腹进行，创伤大，尤其对术前判定不可切除肝癌病人增加了医疗费用和手术的痛苦，腹腔镜下也可进行，但尚未普通推广，积累的经验尚不够，本段落主要介绍经股 A 穿刺的导管肝 A 化疗栓塞（介入治疗手段之一）。

20 世纪 80 年代已形成 TACE 的治疗体系，我国学者对此疗法进行了大量的研究，使 PHC 的介入治疗在我国得以开展并迅速推广并取得了举世瞩目的成就。TACE 要求在数字减影血管造影机下进行，通常采用 Seldinger 方法，经皮穿刺股 A 插管，导管置于腹腔干或肝总 A 造影，造影图像采集应包括动脉期、实质期及静脉期，也应作肠系膜上 A 造影，注意寻找侧支的血供。

20 世纪 90 年代以后已发展到采用节段或亚节段化疗栓塞，即采用微导管技术，作供应肿瘤的肝节段和亚节段 A 超选性插管，导管头端应越过胆囊、胃右动脉与胃网膜动脉等血管，尽量避免栓塞剂栓塞正常肝组织或非靶器官。因肝 A 和门 V 间常有交通支，注入一定剂量的碘油和抗癌药物，部分混合液可通过交通支进入肝癌周围的门 V 分支，可起到双路治疗的作用和肝段切除的效应，已完全替代 A 内 1 次性灌注化疗药物的单一方法。但对于重度动静脉瘘者，一般主张仅采取 TAI 治疗。

TACE 包括 TAI（肝 A 灌注化疗药物）、TAE（肝 A 栓塞）或栓塞剂与化疗药物的混合肝 A 注入两部分，单纯 TAI 疗效差，即使药物浓度明显提高，但由于局部药物很快被血流冲刷，在肿瘤内滞留时间短，对化疗敏感性差的肝癌而言，很难达到疗效，通过大量病例的观察：单纯 TAI 能达到Ⅱ步切除的病例数极少。目前尚无单纯肝 A 灌注化疗较有效的明确结论。目前已较少单独应用，多只用于不宜进行栓塞的患者，实施 TAI 时，化疗药物应适当稀释，缓慢注入靶血管，灌注时间不得短于 20 分钟。必须明确 TACE 中栓塞的作用远远大于化疗的作用。循证医学证据已证实 TACE 能有效地控制肝癌的生长，明显延长患者的生存期，使肝癌患者受益，已被多数学者推荐作为不能手术切除的中晚期肝癌的首选和行之有效的治疗方法。但由于可能栓塞不彻底和肿瘤侧支血管建立等原因，TACE 常难以使肿瘤达到病理上的完全坏死，所以只能将 TACE 理解为一种姑息治疗手段。

近年来 TACE 治疗的适应证逐渐放宽，原认为肝癌伴门静脉主干癌栓为 TACE 禁忌证，但多年实践证明，该类病人大多数能耐受阻断肝 A 疗法，究其原因：①门静脉主干癌栓的形成常常需缓慢的过程，在形成癌栓的同时常伴有大量侧支循环的形成；②大多数门静脉主干癌栓形成并未将门静脉主干完全阻塞，绝大多数病人其肝脏的门静脉血供仍然存在，只是不同程度地减少；③门静脉癌栓本身肝 A 供血占较高的比例，国内陆继珍报道门静脉癌栓肝 A 供血占 1/3，1/2 由门静脉供血，其余为双重供血，为此肝 A 阻断除控制肿瘤外，对门静脉癌栓也有治疗作用；④门静脉癌栓的疏通技术已取得实质性进展，除门静脉癌栓治疗外，还可先行门静脉支架植入术等，以复通门静脉，改善肝功能和降低门静脉高压，为阻断肝 A 创造条件；⑤近年来开展的微导管节段性、亚节段性介入治疗，肝损害明显减少。因此门静脉癌栓并非 TACE 的绝对禁忌证，应结合病人的具体情况综合考虑，谨慎应用。

TACE 的适应证：巨块型肝癌，肿瘤占整个肝脏的比例小于 70%；多发结节型肝癌；门 V 主干未完全阻塞，或虽完全阻塞但肝 A 与门 V 间代偿性侧支血管形成；外科手术失败或术后复发者；肝功能分级（Child-pugh）A 或 B 级，ECOG 评分 0～2 分；肝肿瘤破裂出血及肝 A-门 V 分流造成门 V 高压出血者；以上 6 条主要是指无肝肾功能严重障碍，但又判定不能手术切除的中晚期肝癌患者。其他适应证包括：小肝癌，但不适合或者患者不愿意手术、局部射频或微波消融治疗者；为预防肝癌切除术后复发的应用；控制局部疼痛、出血和堵塞 A-V 瘘；肝肿瘤切除术前，为明确病灶的数目，或为缩小瘤体，为二步手术创造有利条件者。

TACE 的禁忌证：Ⅰ级推荐包括：①肝功能严重障碍，属 Child-pugh C 级；②凝血机制严重减退，且无法纠正；③门 V 高压伴逆向血流以及门 V 主干完全阻塞，侧支血管形成少者；④感染，如肝脓肿者；⑤全身已发生广泛转移，估计治疗不能延长生存期者或者估计生存期小于 3 个月者；⑥全身情况衰竭者。Ⅱ级推荐包括：①肝功能欠佳，属 Child-pugh B～C 级间，ALT>120U/L，应视肿瘤大小而定是否作 TACE；②凝血机制减退者；③癌肿占全肝 70% 以上，若肝功能基本正常，可采用少量碘油乳剂分次栓塞；④门 V 高压伴逆向血流以及门 V 主干完全阻塞，侧支循环形成较少者，但肝功能基本正常，可考虑采用超选导管技术对肿瘤靶血管进行分次栓塞；⑤外周血白细胞和血小板显著减少，白细胞少于 3.0g/L（非绝对禁忌，如脾功能亢进，与化疗性白细胞减少有所不同），血小板少于 60g/L。

PHC 介入治疗的随访和治疗间隔：随访期通常 35 天～3 个月，原则上为患者从介入术后恢复算起，至少持续 3 周以上，介入治疗的频率依随访结果而定：若影像学检查，肝脏肿瘤病灶内碘油沉积浓密，肿瘤组织坏死且无新病灶或无进展，则暂不作再次介入治疗，治疗间隔应尽量延长。最初 2～3 次治疗时密度可加大，此后，在肿瘤不进展的情况下延长治疗间隔，以保证肝脏功能的恢复。在治疗间隔期，可利用 MRI 动态增强扫描评价肿瘤的存活情况，以决定是否需要再次进行介入治疗。一般 2～3 月一次，巩固（保驾）治疗者 5～6 月 1 次；临床上发现存活时间较长的行 TACE 病人，介入治疗次数并不多，往往 3～6 次，较频繁 TACE 对免疫功能、肝功能损害较大，也降低病人预后，因此建议介入治疗间隙宜采用保肝、提高免疫功能、中医中药扶正、固本治疗等，但必须明确上述辅助治疗不能作为肝癌的主要疗法，除非病人已无 TACE 的适应证。

总之，TACE 必须与Ⅱ步手术、放疗、射频、微波等其他治疗措施相结合，方能获得良好的疗效，不主张单一的治疗模式。

临床上常用的栓塞剂：

（1）栓塞剂的分类：将某种物质注入血管内，使血管闭塞以达到治疗的目的的方法称为栓塞疗法，所注入的物质称为栓塞剂。

栓塞剂根据作用时间长短分为三类：短效类：栓塞剂通常在 48 小时内吸收，如自体血凝块等；中效类：栓塞剂在 48 小时到一个月内吸收，如明胶海绵等；长效类：栓塞剂的吸收时间多在半年以上，例如组织粘合剂（碘油等）、无水酒精、聚乙烯醇（PVA）、不锈钢钢圈等。

抗肿瘤栓塞治疗通常不用短效栓塞剂，新型栓塞剂除单纯栓塞外，尚具备其他功能，按作用机理栓塞剂分为两类：简单型：只引起单纯血管栓塞，如组织粘合剂、PVA、明胶海绵、不锈钢钢圈等；复杂类：除栓塞作用外，同时具有其他作用，如具有化疗作用的化学栓塞（如碘油与化疗药物混合乳剂和带药的微球、微囊）；具有放射治疗作用的放疗栓塞（如放射性同位素微球、微囊）；无水酒精产生即刻的蛋白凝固、细胞破坏作用，因此也纳入复杂类。

（2）常用的栓塞剂：

①碘油（LP）：1979 年日本学者熊健一郎用碘油作末梢栓塞和节段性栓塞，侧支循环大为降低，开创了介入治疗的新纪元。

碘油为液态栓塞剂，具有亲肿瘤性，属于末梢性栓塞，为 PHC 最常见的栓塞剂。目前常用的制剂有 40% 碘油（LP）和 38% 乙碘油（LUF），共同之处两者均含有碘的乙酯化合物，简称碘油，LP 粘稠度大，与水溶性化疗药物乳化难，注射时反应大，且易致导管堵塞，而 LUF 则相反。

碘油常与化疗药如 MMC、ADM、EPI、THP、HCPT 等混合成乳剂使用，作为载体，既可提高栓塞部位的药物浓度，也能延迟药物的缓慢释放作用，属于化学栓塞；与放射性核素混合如 ^{131}I、^{125}I 等，可起到放射栓塞作用；碘油也可单独使用，但疗效差于前两者。

DDP、CDBCA（60mg/m^2、250mg/m^2）是继蒽环类后使用较多的有效药物，与蒽环类药物合用有协同作用，但两者与碘油不易混合，目前推荐"三明治"程序，即半量碘油 ADM 乳剂，然后注入含铂化疗药，后再注入半量余下的碘油 ADM 乳剂，最后注入明胶海绵（1mm×1mm）进行栓塞。

有下列情况的肿瘤病灶，碘油宜用造影剂如碘海醇等稀释后缓慢推注：肿瘤血管不丰富者；肿瘤病灶由细小血管供应者；肿瘤染色出现在中晚期者。稀释后缓慢推注旨在保证碘油有足够的时间进入肿瘤组织。

碘油的用量（毫升数）一般为肿瘤直径的厘米数，也有资料报道：肿瘤直径的厘米数乘 1.5 所得的值为碘油的毫升数。但也不宜过量，如果大于肿瘤直径的两倍，累计生存率反而下降，可能系大量的碘油可造成肝功能损伤和肝硬化，从而影响预后，节段性栓塞碘油的用量与常规栓塞相似，一般用量 5ml 至 20ml，一次碘油用量超过 20ml，约占 46% 病人在术后 2 ~ 5 天发生肺 A 栓塞，所以一般不超过 30ml，但如碘油过少，疗效不佳。

Kan、Kruskal 等国外学者在动物实验中发现，正常肝组织肝 A 与门 V 之间也存在四种交通，当肿瘤生长时，较多的 A 血流进入是通过交通支进入门 V 分支后再进入肿瘤瘤体内，并没有观察到肝 A 直接连接瘤体，即经过 A-门 V 交通支进入瘤体及瘤周的血窦（亦称肝 A-门 V 血流互补），碘油根本不在小 A 内停留，很快经过 A-门 V 交通支进入瘤体和门 V 系统及肝 V，最终到达体循环，A 血流进入门 V 没有阻力，但门 V 血流进入瘤体周围血窦则有较大的阻力，因而碘油能在肿瘤内保持长久。碘油的清除早期认为由 Kupffer 吞噬细胞和淋巴管道来完成，目前有专家认为：肝 A→门 V 交通支→门 V 系→肝窦→肝 V→下腔 V→肺 A（继发性肺栓塞）→主 A→肾 A→尿液排出，即随血流冲洗完成，这种冲洗作用在肿瘤组织内发生较慢，在正常肝组织发生相对快，为碘油的栓塞治疗和碘油 CT 的开展提供了理论依据，以上仅根据 Kan，Kruskal 等动物实验得出结论，有待于进一步探讨。实验表明：门脉内碘油量与肝 A 注入的碘油量呈正相关，一般肝 A 栓塞，碘油 10 ~ 20ml 和大于 20ml 时，有 60%、80% 的病人门 V 内见碘油存在，尤其是 Φ<5mm 的门 V 分支；肝段或更超选择性插管注射碘油，即使碘油量少于 10ml 也能见到门 V 碘油影，由此可见节段性栓塞的双路治疗作用更显著，疗效更佳。

碘油在肿瘤内的聚集类型与生存率关系明显，临床上通常应用 Uchida 等作出的分型：Ⅰ型为碘油分布均匀型，其中 Ⅰ$_a$ 亚型为瘤周边肝组织也含有一定量的碘油；Ⅰ$_b$ 周边肝组织不含碘油，仅局限于瘤体；Ⅱ型为肿瘤内碘油部分缺如；Ⅲ型：肿瘤内碘油分布为非均匀聚集，部分消散；Ⅳ型：只有少量碘油聚集。Ⅰ型疗效好，Ⅳ型疗效差。

正常肝 A 与门 V 之间有吻合支，同样肝癌病人的动脉和门 V 分支也相互吻合，均存在肝 A-门 V 瘘，尤其是较大有肿块时表现明显，分流量大的 A-V 瘘带使门 V 高压加重。肝癌伴明显肝 A-肝 V 瘘时，用碘油乳剂行 TAE 时病人可能由于碘油从瘘口进入肺 A 而引起刺激性咳嗽，以往一旦遇到这种情况常常停止碘油注射，实践证明：除非较大的 A-V 瘘，大部分病人术后随访多无明显异常，正常肺组织有丰富的吞噬系统，完全有能力清除肺 A 所进入的适量碘油，因此少量碘油进入肺 A 并非 TAE 的绝对禁忌证，我们认为只要碘油能在肿瘤内沉积较好就应该继续 TAE 栓塞，该类病人碘油对肺转移灶、肝癌栓、下腔 V 癌栓也有治疗作用，除非瘘口太大，碘油不能在肿瘤内沉积，则不宜 TAE，需先做瘘口不锈钢钢圈堵塞后才进一步作 TAE。

②明胶海绵：很少单独 TAE，往往 7 ~ 21 天可被吸收，多与碘油联合使用，可降低血流的冲洗作用，延长碘油在肝内的停留时间，有时甚至可达到血管永久性闭塞。当导管无法超选择至肝固有 A 时，临床上常用明胶海绵暂时栓塞胃十二指肠 A，以免碘油反流至胃肠道以保证碘油能栓塞肝 A；TACE 针道出血时，常用明胶海绵针道止血等。

③无水酒精：为液态栓塞剂，价廉，无粘性，往往可通过很细的导管栓塞较粗的血管，多用于血管瘤的栓塞，肝 A 栓塞目前使用较少，门 V 分支栓塞已临床应用。

栓塞机理：直接破坏血细胞、凝固血浆蛋白和刺激血管壁产生继发性血管内膜炎，导致血管血栓形成，继而起到栓塞作用。

由于门 V 与肝 A 相比，压力较低，尽管血容量大，但血流速度缓慢，大多数病人高浓度酒精不至于通过门 V 分支冲刷到肝实质中去，而是与门 V 分支的血液混合，达到栓塞的目的。临床实践表明：95% 的无水酒精用量不足 5ml，难以实现一个段支的栓塞；7 ~ 8ml 可以完全栓塞段/叶支；门 V 一级分支（半肝）栓塞需 10ml。

声学造影引导下细针无水酒精 PVE（门 V 分支栓塞）为门 V 无水酒精栓塞常用的方法，包括门 V 穿刺、声学造影和栓塞三个部分。门 V 穿刺：超声导向下用 21G PTC 针行荷瘤门 V 穿刺，栓塞门 V 左支经腹进针，右支一般选用肋间径路进针，穿刺点尽可能靠近肿瘤，远离与非栓塞门 V 支的汇合部（亦有选择 7 号和 12 号 PTC 针穿刺），多选右前、右后支、左支的矢状部进针。声学造影：CO_2 在水中的溶解度是 O_2 的 20 倍，血中的碳酸酐酶可使其溶解度提高 1 万倍以上，通过肝窦时即被门 V 携走并迅速溶解，对肝脏和全身均无害，为声学较好的造影剂；当穿刺成功后，推入 5ml 左右的 CO_2 造影，可见高回声的气体迅速沿穿刺门 V 向所供血的肝段/肝叶弥散，形成境界清楚的均匀高回声区，与周围肝实质回声对比差异非常明显，高回声区内的肿瘤一般不显影，周边往往由一高回声环带包绕，少数病例瘤体内可见斑块高回声气体，提示有门 V 血供，造影能确定门 V 血流有无反流（逆流），便于无水酒精的栓塞治疗，如肝显影范围局限于穿刺门 V 支所支配的区域，说明血流方向正常，可进行下一步的栓塞术，若显像范围扩大则表示有门 V 逆流，若不超过半肝，可行半肝栓塞，若造影剂弥漫到对侧半肝，可判定血流已波及门 V 一级分支水平，栓塞可列为禁忌；栓塞：在推注酒精过程中速度宜均匀，速度为 3ml/min，针身不可移动，以免酒精误入邻近的脉管组织，也不得回抽，酒精与血球混合迅速形成血屑，易堵塞针管，为防止逆流，最好选用带囊的导管；酒精注射后即时血管腔一般无明显变化，术后第 1 天 B 超检查部分病例可见形成栓塞，表现为穿刺门 V 腔内存在约 1cm 长的实质性回声，部分病例显示局部云絮状模糊低回声，再经过 24～48 小时即变为血栓样回声，彩色多普勒超声检查可见门 V 血流在血栓形成处中断，切除术后检查标本，可见门 V 栓塞处被血栓栓子堵塞。

④不锈钢圈：将不锈钢钢丝制成簧状盘曲状并附带织物，常用于大血管的栓塞，易建立侧支循环，其价格昂贵，较少用于肝癌的治疗，临床上常用于栓塞胃十二指肠 A，以防止栓塞剂和药物的反流，近年来也用于大分支的 A-V 瘘瘘口的堵塞。

⑤带药微球（微囊）：可分为生物可降解和非生物降解微球，前者如 MTX 明胶微球，肝内降解时间一个月左右，后者如顺铂乙基纤维素微球，肝内降解时间半年以上，直径 50～150μm，能使药物缓慢释放，具有局部化疗和栓塞双重作用，多用于碘油廓清快的肝癌病灶。

⑥放射性微球：详见内放射治疗章节，本节不重复阐述。

对于供血动脉明显增粗的肝癌，通常主张在碘油乳剂栓塞后加用颗粒性栓塞剂，如明胶海绵或微球等。栓塞时尽量栓塞肿瘤的所有供养血管，以使肿瘤去血管化。TACE 尽可能不使肝固有动脉完全闭塞，否则不利于再次 TACE。对于肝癌合并动静脉瘘者，应首先有效地栓堵动静脉瘘，然后再针对肿瘤进行 TACE。

四、门 V 分支的栓塞、结扎治疗

1. 门 V 分支结扎、栓塞的机理

正如前述。Φ<1mm 的肿瘤小结节血供几乎来自门 V，当肿瘤直径大于 1mm 时，瘤体由肝 A、门 V 提供双重血供，当 Φ<5mm 的肿瘤血供仍以门 V 为主，当 Φ>5mm 时，肿瘤的血供以肝 A 为主，当 Φ>1cm 肝 A 供血更加显著，门 V 供血显著下降，当 Φ>3cm 以上时，肝 A 血供占绝对优势，约大于 95% 的血供来源于肝 A，仅小于 5% 的血供来源于门 V。大多情况下，肝癌瘤体以肝 A、门 V 提供双重血供，肝 A 主要提供瘤体中央区域血供，而门 V 主要提供肿瘤周边的血供，仅以极细小的分支向中心延伸，肿瘤边缘正是肿瘤生长最活跃的部位，所以欲达到更全面的杀癌效果，门 V 化疗或分支的栓塞、结扎必不可少。

值得注意的是肝 A 阻断后，肿瘤的血供会发生明显改变，门 V 供血作为补偿而相应增加，瘤体内门 V 供血可达 70% 左右，其中 1/3 分布在肿瘤的中央区域，换言之肝 A 阻断后，肿瘤的血供以门 V 为主，从而阐明了肝 A 阻断后，门 V 治疗的重要性，PVE 和 HAE 联合使用，才有望使肿瘤血供阻断更完全，已有统计报道，单用 HAE 肿瘤完全坏死率为 30% 左右，如加用 PVE 可高达 61%，协同作用显著。

HCC 转移以肝内播散最为常见，播散途径主要经门 V，因而 70% 左右已确诊为肝癌的病人已有门 V 癌栓形成，且手术切割、挤压、游离、牵拉等操作所导致的医源性播散也多是经门 V 途径，因此肿瘤门 V 支的阻断能有效地阻断癌瘤自发性和医源性的转移途径，有统计表明，术前作门 V 分支阻断，可使术后复发率降低 10% 左右。

结扎或栓塞患瘤一侧肝叶的门 V 支，尤其是右叶巨大肿瘤的门 V 右支，患侧肝叶萎缩而对侧肝叶增生性肥大，非门 V 阻断区肝体积增加 29%～66%，与全肝体积之比增大 10% 左右，对 HCC 手术治疗有着特殊的意义。大家知道，约 70% 以上 HCC 病人合并肝硬化，不能切除的理由往往不在肿瘤本身，而很大程度在于余肝的储备能力，非荷瘤肝叶代偿性增大，肝储备能力增强，从而使部分不可切除病人获得切除成为可能。阻断一侧肝叶的门 V 的结果是患侧肝叶萎缩而对侧增生性肥大，这种肥大主要由于线粒体增大，DNA 合成增加，参与肝细胞合成代谢的营养因子都流向非栓塞肝叶，丰富的营养因子能促进肝的再生。

门 V 化疗已临床应用，尤其是对少血管型 HCC 病人（血管造影显示仅较少肝 A 供血病灶），但门 V 分支的栓塞和结扎也应慎重：门 V 为正常肝组织的主要供血来源，以 Ⅱ、Ⅲ 级分支阻断（末梢性阻断）较为安全，Ⅰ 级分支阻断存在着缺血、肝衰的风险，需谨慎采用，门 V 主干不得作阻断治疗；栓塞剂反

流可造成异位性栓塞，带气囊导管作门 V 栓塞后可通过膨胀的气囊防止栓塞剂反流；门 V 有离肝血流，栓塞剂可以随血流进入血液循环，造成生命重要脏器的栓塞。另外，肝门 V 阻断后所引起门 V 分支血流的再分布情况和门 V 在不同肿瘤的血供的准确比例等尚不清楚，何为最佳的栓塞范围至今尚无大宗的试验数据，栓塞远期疗效的判断也有待于进一步观察。因此经门 V 途径作为常规治疗的理论依据尚不充分，需进一步研究。

2. 常用进入门 V 的途径

常用的进入门 V 的途径有：①经皮穿刺肝门 V 插管法：如最为经典的经皮穿刺门 V 插管法，常在 X 线透视下进行，简单易行，损伤较小，但当穿刺途径有肿瘤病灶或门 V 有癌栓时，较难成功；②经皮脾门 V 插管法，类似于经皮穿刺肝门 V 插管法，操作难度加大，损伤增大，并发症发生率较高，多用于因种种原因无法或不宜行经皮穿肝门 V 插管的患者；③经颈 V 肝 V 穿刺门 V 插管法，类似于经颈 V 肝内门-体 V 分流术（Tips），难度大，操作困难，临床很少采用；④超声导向经皮穿刺肝门 V 分支：在超声下确定肿瘤所在的门 V 分支，用穿刺探头引导穿刺门 V 分支，此法定位正确，穿刺成功率高，但如病灶范围广，则不宜采用此法。随着超声仪器的不断发展，该技术得到了广泛的应用，门 V 穿刺根据穿刺器械的不同，可分为细针门 V 穿刺、经穿刺针腔门 V 置管、Seldinger 法门 V 置管，三种方法各有其特点，可根据病人具体情况加以选择。

（1）细针门 V 穿刺：普通探头检查肝脏，了解肿瘤的供应静脉，选择穿刺进针点，在超声引导下将 7 号 PTC 针穿入门 V 内，拔出针芯，见血液流出或抽吸后血液流出，证实在门 V 内，缓慢注入化疗药物或栓塞剂，也可在注药前行门静脉 CO_2 造影，了解门 V 供应区域，注射完毕后，放入针芯，拔出穿刺针。

（2）经穿刺针腔门 V 置管：常规检查肝脏，选择清晰门 V 分支进针，分支包括右前支、右后叶、门 V 左支矢状部，超声引导下 12 号穿刺针穿入门 V 内，拔出穿刺针芯，沿针腔放入肝素化 3F 导管至门 V 主干，以门 V 右前支进路最为通畅，导管内注射 CO_2 造影剂，了解导管头位置，进一步调整使其位于门 V 主干内，拔出穿刺针，导管内可行门 V 推注或持续灌注化疗，导管可留置数天，每次化疗结束，导管内须用稀释肝素溶液冲管，导管外端封闭。

（3）Seldinger 法门 V 置管或置泵：常规检查肝脏，根据肝脏门 V 清晰情况选择右前支或左支矢状部进针，超声引导下经 12 号穿刺针穿入门 V 内，拔出针芯，放入导丝，至所需的部位或门 V 主干，拔出穿刺针，沿导丝放入扩张管，退出扩张管，再沿导丝送入留置的导管至所需部位或门 V 主干及脾 V，需要埋泵时，在右上腹肋弓下缘做一横切口，分离皮下组织，其大小能容纳药泵。

此外脐 V 插管术亦是进入门 V 途径，多需剖腹完成。废用的脐 V 属于门 V 系统，当确定不能行根治性切除术时可选用脐 V 插管便于门 V 化疗灌注，术中找到肝圆韧带并予以切断，可见灰白色纤维条索状的脐 V，用大隐 V 剥脱器或小号胆道扩张器向肝脏方向轻轻扩张。切勿使用暴力，以避免损伤门 V 或穿出肝圆韧带，当阻力消失时，将扩张器向后稍稍退出，若有血溢出，提示脐 V 已经打通，经此插入直径 2～3mm 的导管，深度以进入肝门内 2～3cm 为宜，此时导管已进入门 V。操作时注意：牢固结扎插管处的肝圆韧带，以防止出血；导管内应注入抗凝剂，防止血凝块堵塞；将导管引出至腹壁外，并妥善固定，便于导管化疗。

第二节　肝 A、门 V 分支阻断，区域性化疗的不良反应、并发症

一、肝 A 结扎、栓塞与插管术

该法多剖腹直视下插管，很难做到超选择。多数病人导管头端在肝固有 A 水平，因此，推注美蓝，表现出全肝染色，很难将导管头端调整到肝 A 左右支及肿瘤的供血支，越超选择插管其不良反应越轻；

反之亦然，肝固有 A 治疗反应明显重于左、右支治疗。

Child-B、C 级肝硬化或/和肿瘤巨大超过全肝体积的 70% 以上或/和门 V 主干癌栓患者作肝 A 结扎，尤其肝固有 A 结扎存在着余肝缺血而出现急性肝功能衰竭的风险，同时因大量癌细胞在短期内大量坏死，体内代谢物质积聚可出现急性肾功能衰竭。

肝固有 A 化疗或栓塞剂的应用，药物和栓塞剂可经胃右 A 进入胃小弯，经肝右支进入胆囊 A，亦可沿胃十二指肠 A 反流，因此肝固有 A 化疗或栓塞可出现胃肠道、胆囊大面积损伤，术中行胃右 A 结扎，有助于降低胃肠道不良反应。

导管长期应用，易出现堵塞，且长期留置血管内可导致肝 A 痉挛和疼痛。导管需每隔 10~14 天用 10ml 稀释肝素液冲泵（管）1 次，稀释肝素液配制方法：生理盐水 250ml+肝素 12500U（1 支），4℃冰箱保存备用，超过 1 周弃用，如冲管时感觉阻力较大，可改用尿激酶溶液，常用剂量：生理盐水 10ml+尿激酶 1 万 U，连续冲管 3 天。肝 A 痉挛和疼痛可用普鲁卡因、利多卡因管内注射，解除痉挛。

导管长期应用，也易出现导管脱落或侧漏，因此应定期在透视下经导管肝 A 造影，一旦出现导管脱落或侧漏，不得行导管化疗和栓塞。日常化疗栓塞和冲管需严格遵守无菌操作原则，宜缓慢推注，切忌粗暴操作。

二、TACE

TACE 常发生早期、晚期和与化疗药有关的三种并发症。

早期并发症：主要与插管有关，如 A 损伤、血栓、血肿和对造影剂过敏等，其次为异位栓塞，如反流而栓塞胃十二指肠 A 和脾 A 等，通常不引起严重的症状，经对症治疗多能恢复正常。

晚期并发症：栓塞后综合征（PES）：主要表现为恶心、呕吐、发热、腹痛、肝功能损伤、腹水、麻痹性肠梗阻等，往往为一过性，大多数病人经对症处理可缓解。发热多为肿瘤坏死性吸收热，常可至 38~39℃，多为 7~14 天，也可持续 1 个月，抗生素无明显效果，必要时可短期给予地塞米松 5mg 静注或消炎痛片 25mg 口服 q6~8h；腹痛常见的原因有碘油所致的血管痉挛胆囊炎，临近肝包膜肿瘤治疗后坏死而引起的局限性腹膜炎；肠蠕动减弱，肠胀气为常见的反应，部分病人可出现麻痹性肠梗阻，因此术后次日就鼓励病人下床活动和进食，必要时应用促进肠蠕动的药物。非靶器官误栓：胆囊 A 栓塞，可出现胆囊炎、胆梗死、胆囊功能紊乱；脾 A 栓塞可出现脾梗死；胰十二指肠 A 栓塞可导致坏死性胰腺炎；胃右和胃十二指肠、胃网膜右 A 栓塞可导致胃肠道粘膜糜烂、溃疡、穿孔；肺 A 栓塞可致继发性肺梗死等，目前多应用碘油加明胶海绵栓塞较为安全，只要应用适当，很少有严重的非靶器官梗死，一旦出现则多需外科处理，术前术后内镜检查对比约 45% 病人会发生或加重消化道溃疡或糜烂，其中 35% 发生在肝左、右支栓塞时反流之后。肝脓肿：为 TACE 后肝组织坏死、液化，在肝功能受损的同时，易继发感染而形成脓肿，多见于有胆道手术史，尤其是有胆管十二指肠吻合术后患者，与肠道细菌的逆行有关，所培养的细菌多为肠道细菌（常见梭状芽孢杆菌），多表现为 TAE 后持续性高热超过 2 周，或者退热后再度高热，并伴发肝区疼痛；影像学检查：肝内液化坏死；穿刺培养能发现病源菌和做药敏试验；治疗原则：充分引流，敏感抗菌药物冲洗和静脉应用，对有胆道手术史者，TACE 前后预防性抗菌药物的应用有助于降低该并发症。肝内气体：在 TACE 术后当天或数日 B 超、CT 可发现肝内气体，气体的来源：栓塞时带进、无氧代谢产生的 CO_2、氧合血红蛋白释放出的氧气。柏-查综合征（Budd-chiari Syndrome）：主要表现为肝 V、腔 V 回流受阻，可加重门 V 高压，严重者可导致食管、胃底曲张 V 破裂出血，为少见而又危险的并发症。其他：肝肾衰竭、肿瘤溶解综合征。C-反应蛋白是一种急性期反应物，跟炎症、感染、肿瘤周围和组织损伤的严重程度呈正相关，因此，监测血清 C-反应蛋白可预测术后过程是否平稳恢复。TACE 可使凝血与纤溶同时增强，凝血增强可能与非瘤肝组织的所含丰富凝血酶释放入血有关，纤溶亢进与血小板减少和血管内皮损伤有关，严重可导致 DTC。

与化疗药物有关的不良反应：类似全身化疗反应，但程度相对轻。

三、门 V 穿刺

大出血是门 V 穿刺最严重的并发症，常有腹腔内出血、肝包膜下血肿、肋间 A 穿破出血等，Seldinger 法门 V 置管穿刺针较粗，尤应注意。术前常规查出、凝血时间、PT，给予维生素 K_1 等药物，有出血倾向者禁忌穿刺。穿刺拔针时，可针道内注射明胶海绵，拔出后局部压迫 10min 以上，门 V 置管后应绝对卧床休息 24 小时，静滴维生素 K_1 和止血药。

化疗药物不良反应：注药时应缓慢注射，勿使药物反流至胃肠道，尤其是栓塞时，为防止反流可应用气囊导管。

门 V 血栓形成：导管为异物，长时间留置门 V 内，可引起门 V 内血栓形成，穿刺过于粗暴，损伤门 V 内皮细胞，也可引起门 V 血栓；留置管血栓形成，直接影响以后的治疗过程，留置管灌注化疗后需用肝素冲管，药泵治疗结束后，每 0.5~1 个月定期稀释肝素液冲管。

导管滑脱：留置管随患者的呼吸运动，可逐渐滑脱至腹腔内，滑脱的导管，可手术拔除。

肺、胆管、肝 A 损伤：多由操作者对脏器解剖结构不熟悉，操作过程欠仔细和经验不足所致，应注意门 V、胆管、肝 A 的位置关系，右前叶穿刺进针点应在肺下缘 2~3cm 下方。

第三节　肝 A、门 V 分支阻断，区域性化疗的疗效

综合多篇文献，所报道疗效的差异较大，与病例的早晚，所选用的化疗方案、剂量，栓塞剂的类型、剂量和操作者水平、经验等多因素相关（详见第四节影响预后的因素），本文仅列举其中部分有代表性的数据，仅供参考。

20 世纪 70 年代已开始肝 A 结扎治疗肝癌，能收到一定的近期疗效，但一般认为单独应用肝 A 结扎很难延长病人的生存时间。临床上常用 HAL+导管灌注化疗相结合治疗 PHC，收到一定的疗效：Mokka 报告 13 例 HAL+HAI 治疗 PHC，其中 5 例生存期较对照组明显延长；Lise、Bengmark 等应用 RTBHA+HAI 的疗效优于 HAL+HAI，国内梅铬惠采用该法治疗 15 例晚期 PHC，平均生存期 8.4 个月，存活最长者达 3 年 1 个月，陈孝平用该法治疗 11 例晚期肝癌，其中 6 例效果良好，生存超过 1 年以上；复旦大学肝癌研究所采用 HAL+HAI 治疗经剖腹探查判定不可切除 HCC185 例，中位肿瘤直径 12.04±4.26cm，1 年、3 年、5 年生存率分别为 71.33%、43.92%、29.6%，治疗后有 28 例（15%）获得 Ⅱ 切除，疗效较好，同时提出 HAL、HAI 辅以导管内化疗栓塞、术中冷冻、微波、PEI，术后外照射、导管内放射性同位素内放疗、免疫药物治疗等，能提高疗效，有协同作用，并明确提出肝 A 结扎插管术可有效控制肿瘤，延长生存期，疗效优于肿瘤的姑息性切除治疗（注意该院同期间姑息性切除的 5 年生存率仅为 12.5%）。

梁萍等超声引导下经皮门 V 穿刺化学治疗 PHC60 例，其中对 42 例无门 V 癌栓的病人进行了预防性门 V 化疗，对 18 例已出现门 V 癌栓的病人进行治疗性门 V 化疗，研究结果：预防组门 V 癌栓发生率为 19.04%，低于对照组 38.9%，P<0.05，治疗组门 V 癌栓消失率为 11.1%，缩小率为 61.1%，认为疗效确切，方法安全、简便，不良反应小，无严重的并发症发生。微小的癌结节往往是门 V 供血为主，大的癌体的周边也存在门 V 血供，门 V 分支的结扎、栓塞也为 PHC 的重要治疗手段。

由于肝 A 阻断后会明显增加门 V 血流，肿瘤的门 V 血供显著增加，因此只有辅以门 V 灌注或分支结扎、栓塞，才能达到更好的治疗效果。已有统计资料显示，单用 HAE 肿瘤坏死率仅为 30%，加用 PVE 可高达 61%；王轩等经肝 A 联合经皮选择性门 V 栓塞化疗治疗中晚期 PHC 65 例，在 TACE 后 1~2 周，行门 V 栓塞化疗，瘤体的缩小率为 95%（61/65），门 V 癌栓消失和缩小率为 68%（26/38），A-FP 转阴率 81%（38/47），均高于单纯 TACE 组的 86%（45/52）、30%（8/27）、67%（26/39）；袁祖荣报告 26 例

肝 A、门 V 双插管局部灌注化疗，经历 3 ~ 6 个疗程，其中 18 例自觉症状改善，16 例肝功能改善，15 例甲胎蛋白有不同程度的下降，其中 9 例下降明显，14 例肿瘤缩小，治疗后有效率为 65%，生存时间为 6 ~ 20 个月；詹世林对不能切除 PHC 作肝 A、门 V 双重置管治疗 36 例，肝 A 作重复栓塞化疗，门 V 插管只作灌注化疗，结果 A-FP 下降者占 72.2%，肿瘤缩小有效率占 44%，1 年生存率为 29.8%，与单纯肝 A 插管栓塞化疗组相比疗效明显提高。

TACE 对术前判定不可切除 PHC 者可免除剖腹的痛苦，可超选择插管，近年来已发展到段、亚段、亚亚段化疗栓塞，尤其是碘油栓塞剂的应用，疗效大为提高，但 TACE 多为一次性冲击性 A 灌注化疗和栓塞，对浓度依赖性药物能发挥较大的治疗作用，而晚期肝癌病人多合并肝硬化，肝脏的储备能力相对差，一次性大剂量治疗使部分病人出现不能耐受表现。TACE 与长期间断性 A 灌注化疗相比，各有优缺点，后者较前者在给药方法、注射时间等方面的计划性、可控性具有优势，且更符合肿瘤化疗的原则，疗效和不良反应有所改善，对肝脏储备能力差的患者不失为有效的治疗手段。

国外一些研究机构报告了 TACE 后累计生存率，单纯 TAE（采用明胶海绵）的 3 年生存率 4% ~ 14%，采用碘油的 TACE 的 3 年生存率提高到 18% ~ 29%；Nakamura 等分别对 215 例 HCC 进行碘油的 TACE，5 年生存率达 13%。国内资料显示，TACE 对不可切除肝癌患者疗效较好，部分学者认为是该类患者的首选治疗疗法。程广远等报道治疗不可切除 PHC70 例，1 年、3 年、5 年生存率为 92%、35%、32%；程留芳等治疗 110 例，其中 20 例存活 3 年以上，占 TACE 治疗的 18%，5 年生存率为 3.6%。复旦大学附属中心医院已开展 TACE 治疗肝癌患者超过 6000 人次，1 年、2 年、3 年、4 年、5 年生存率分别为 65%、38%、28%、22%、16%，生存期最长患者存活已达 10 年以上。

节段性 TACE 增加了对瘤灶及子灶的治疗效果，降低了非瘤组织损伤，Nishimine 等报道 1 年、2 年、3 年、4 年、5 年生存率分别为 89%、69%、59%、44%、30%，相比之下普通 TACE 分别为 61%、38%、22%、15%、7%，节段性 TACE 疗效优于普通 TACE。

第四节　影响肝 A 阻断、区域性化疗预后的因素

影响肝癌肝 A 阻断、区域性化疗预后的因素很多，目前已有较多的文献涉及这方面，但不同的作者有不同的经验，而不同的经验得出的结论必然有异，许多有争议的问题尚未达成共识，本文综合多家文献报道和结合本院的经验作简要总结。

病理因素：肿瘤侧支循环建立，不仅患处癌组织重新获得血供，而且是肝内播散的通道，侧支循环较快建立者，疗效差，反之亦然；门 V 癌栓：门 V 主干或分支癌栓病人，肝 A 阻断区域性化疗（含TACE）后，存活超过 2 年的人数极少；肝癌的病理类型：富血管及多血管型肿瘤较少血管预后好，HCC细胞癌多属前者，胆管细胞癌多为后者，故肝细胞癌预后相对较好；血管丰富，有包膜的肝癌，呈膨胀性生长，肿瘤结节的血供完全来自肿瘤包膜的动脉血管，疗效显著，而浸润性癌灶，尤其是周边的血供来自非癌组织门 V，疗效差，故低血供型、浸润性生长型需联合门 V 治疗；残癌组织：肝 A 阻断，区域性化疗后，肿瘤内和周围仍有生长活跃的癌细胞残留者疗效差，残癌组织足以继续生长，成为治疗失败的主要原因；单发与多发结节：单发结节累积生存期明显优于多发结节，单发结节预后较好，Taniquchik等对两者进行比较：3 年生存率 53%：13%，5 年生存率 32%：3%；肿瘤的体积：肿瘤的体积<200cm³，肿瘤/肝体积比<50%，碘油潴留≥75% 者能明显延长生存期，此结论由 Vogl TJ 等对 85 例 HCC 施行TACE128 次得出，用量：ADM50mg/m²，顺铂 50mg/m²，碘油 10mg/m²，Nishmura 等报告 Φ<5cm 的肿瘤TACE 后 3 年生存率 24%，而大于 5cm 者 3 年生存率 12%，巨块型仅为 2%，可见肿瘤的大小、体积与预后直接相关，但必须明确癌前和早期病变对肝 A 阻断和区域性化疗反应差，早期 HCC 到进展型，其转变过程伴随肝 A 成分的增加。

A-FP 水平、肝硬化和肝癌的分期：A-FP 水平与病变进展的关系存在争议，部分学者认为与病变的进展关系不明显，但对于 A-FP 阳性，值高的病人，疗后值显著下降到正常值范围者疗效好；肝硬化，肝功能差者，往往需要减少治疗次数和延长两次治疗的间隔期从而影响疗效，因此，肝硬化本身是一个重要的预后因素，总的看来 Child-A 级的生存情况高于 Child-B 级，更高于 Child-C 级；TACE 后肿瘤分期 I 期中位生存期优于 II 期，II 期优于 III 期，对早期小病灶需节段性 TACE。

栓塞方法和药物类型、剂量：栓塞肝 A 近端的疗效差于栓塞远端，肝段 A 或亚肝段栓塞效果最好，有近似手术切除的疗效，明胶海绵合并碘油栓塞的效果比单用好；碘油聚集的类型与生存率关系密切，I_a 型的瘤灶周边（定义为病灶旁 10mm 的组织带）有包膜增厚和纤维组织增生和轻中度细胞坏死，而 I_b 型的病灶（栓塞区的分界线）没有纤维增生和肝细胞坏死，I 型节段性 TACE 后平片上立即可看到门 V 内碘油，有双重治疗作用，疗效好，而 III、IV 型疗效差。治疗方法：TAE 较单用 TAI 好，TAI+TAE 优于单用，肝 A 治疗辅以门 V 治疗优于单纯肝 A 治疗，肝 A 治疗辅以 PEI、微波、射氩氦刀、放射治疗等综合治疗手段疗效增加。治疗疗程间隔时间：Emsto 等将 160 例 PHC 病人分为肝 A 计划性化疗栓塞组和选择性化疗栓塞组，前者每隔 2 个月进行一次，至少进行 3 次，后者方案是根据 CT 或 MRI 检查肿瘤对 TAE 的反应，若肿瘤吸收碘油不完全，肿瘤内碘油沉积差，则 3 个月再行一次 TAE，若肿瘤吸收碘油完全，碘油沉积好，暂停再次 TAE，等到肿瘤有血管形成时再栓塞，结果后者的疗效明显优于前者，即治疗间隔适当延长者好。关于化疗方案、药物的选择方面还没有明确的结果，全身化疗的结果对 A 化疗有参考价值，肝 A 化疗目前最常用的单药仍为 ADM 或 EPI，联合方案有 DDP+ADM（EPI）+MMC、ADM（EPI）+MMC+5-FU、EPI（ADM）+HCPT、DDP+HCPT 等，目前尚无标准方案，新药如 LOHP、紫杉醇、开普拓等临床应用较少，有研究者对常用方案肝 A 化疗的疗效进行过比较，在生存率方面无显著差异，其中重要的理由：栓塞治疗的作用远远大于化疗的作用。因此肝 A 灌注后即刻经导管注射栓塞剂，既可栓塞肿瘤局部的微血管，又可使化疗药物缓释而进一步增加局部药物浓度和延长抗癌作用时间，从而进一步提高疗效，Nakao 等报道术后复发者 TACE 1 年、2 年、3 年、5 年生存率分别为 88%、57%、42%、27%，而单纯化疗者的 1 年、2 年、3 年生存率为 80%、27%、18%，两者的差异具有高度显著性。提高区域性灌注的疗效必须从以下几方面作出努力：积极掌握化疗的进展动态，筛选出有确切疗效的抗癌药物，对有希望提高区域性化疗疗效的药物如 LOHP、CPT_{11}、GEMZ 等，应早应用于临床；须探索出有效药物的最佳剂量、浓度和治疗的最佳间隔时间；A 内免疫治疗如白细胞介素-2、细胞毒 T 淋巴细胞（CTL）、肿瘤浸润淋巴细胞（TILs）、干扰素 a-2_b、Lak 细胞等生物反应调节剂（BRMs），肝 A 连续灌注可获得较好局部疗效，已有较多文献报道肝癌术后应用有望降低局部复发率和远处转移率，开展 TACE 和肝 A 灌注的免疫化疗也是当今的研究热点，但应注意 IL-2 等制剂是一种淋巴激活杀伤细胞的免疫调节剂，长期应用，一部分病人会因自然杀伤细胞的（NK）降低而出现恶化或伴轻微的所谓"反跳"现象。

影响预后的其他因素：年长者肝癌往往分化程度高，病情进展慢，多有包膜，多数疗效优于年轻者，但年老体弱、恶异质、合并其他严重疾病者除外；全身一般情况和心理因素也影响预后；近年来，FDP（肿瘤特异性 1，6 二磷酸果糖）和 FIP（非肿瘤特异性 1 磷酸果糖）分别用来评价肝 A 阻断和区域性化疗后肿瘤和正常组织的损伤程度，肿瘤组织中有高浓度 FDP 和低浓度 FIP，而肝组织中 FIP 较高，疗后如 FDP 增高而没有 FIP 增高，提示预后好，反之如 FIP 明显升高，提示肝损伤严重，FIP 可作为判断肝组织萎缩的一项先兆指标。

虽然 TACE 已得到世界范围的应用，但肿瘤供血血管是否能完全栓塞、最佳的栓塞剂及剂量、最佳的药物联合及剂量等仍是值得进一步研究的课题，尚需加倍努力；将 ADM（EPI）吸附在磁微粒上从 A 注入，在体外应用磁场将其固定于肝脏病变周围，磁微粒（MTCs）由铁和碳组成，ADM 和碳相吸附，微粒中铁具有磁性，到达靶区，ADM 与 MTCs 脱离，作用于肿瘤细胞，称 MTC-DOX 疗法，多数病人血中 ADM 水平很低或测不出，为安全有效的治疗手段，值得关注。

第十二章　原发性肝癌的放射治疗

PHC 起病隐匿，发展较为迅速，病人确诊时接近 80% 左右已属中晚期，加之近 70% 的病人合并不同程度肝硬化，已失去根治性切除的可能性。放射治疗是恶性肿瘤治疗的三大手段之一，但在 20 世纪 90 年代以前由于放射治疗对肝脏的损伤较大，且效果较差，因此 PHC 患者较少接受放疗，曾一度放射治疗被摒弃于肝癌的治疗方法之外。20 世纪 90 年代中期之后，三维适形放疗（3D-CRT）和调强适形放疗（IMRT）等现代放疗技术逐渐成熟，为放疗在肝癌治疗中的应用提供了新的机会。国内外学者已经陆续报道了采用 3D-CRT、IMRT 结合 TACE 治疗不能手术切除 PHC（局限性肝内病灶）的 3 年生存率达 25% ~ 30%，收到了一定的疗效。临床将 PHC 的放射治疗分为外放射和内放射两大类。

第一节　PHC 的外照射

一、外照射的不良反应

正常肝组织属于放射线非常敏感的组织，PHC 外照射的不良反应包括急性期（放疗期间）不良反应及放疗后期（4 个月内）的肝损伤。放疗期间主要的不良反应包括：厌食、恶心、呕吐，较严重的有上消化道出血，特别是放射野累及较大体积的十二指肠、空肠和胃的患者；急性肝功能损害，表现为血清胆红素和 ALT 上升，临床上在放疗期间出现急性肝功能损伤，尤其 ≥RTOG Ⅱ 级肝损伤，如继续放疗，则以后发生 RILD 的几率可高达 60%，因此对此类病人应停止放疗，以避免治疗后 RILD 的出现；骨髓抑制，特别是在大体积的肝脏受照射的患者，尤其伴脾功能亢进者。主要的放射后期损伤是放射诱导肝病（RILD），其临床表现和诊断标准是：已接受过肝脏高剂量放疗；在放疗结束后发生；典型的 RILD 发病快，患者在短期内迅速出现腹水和肝脏肿大，伴 ALT 上升至正常值 5 倍以上或 ALP 上升至正常值 2 倍以上；非典型的 RILD 仅有肝功能的损伤，ALT 上升至正常值 5 倍以上或 ALP 上升至正常值 2 倍以上，不伴有肝脏肿大和腹水；能排除肝肿瘤发展、放疗或肝 A 介入后以及药物性肝病或病毒性肝炎造成的临床症状和肝功能损害。急性肝损伤往往可逆，易修复。而后期肝损伤（RILD）是一种严重的放射并发症，肝损伤常常不可逆，一旦发生，可引起肝功能衰竭，死亡率高达近 80%。

来自上海复旦大学附属肿瘤医院等单位关于大分割放疗治疗 PHC 的临床研究资料表明：大分割照射，如每次 4 ~ 6Gy（平均 5Gy），每日 1 次，每周照射 3 次，总剂量 50Gy 左右，对肿瘤的杀伤效应强，但对正常肝脏的放射损伤也大，一旦发生 RILD，70% 以上的患者在短期内死于肝衰。避免 RILD 发生最关键的措施是在设计放射计划时，把正常肝脏受照射的剂量严格限制在能耐受的范围内，即肝脏的耐受剂量（全肝平均剂量）在 Child-pugh A 级患者可能是 23Gy，Child-pugh B 级患者可能是 6Gy。肝癌细胞对放射线敏感性差，常规分割上剂量大于 60Gy 才有可能达到根治性效果，而 ≥60Gy 的根治性剂量已大大超出了正常肝组织的耐受量。因此既往临床常用的全肝移动条、前后大野+缩野、超分割等照射技术（前后大野）要在确保不发生 RILD 的前提下，照射剂量往往 <55Gy，达不到根治性剂量，都属于只能抑制肿瘤生长的姑息性治疗范畴，且放射反应重，已逐步摒弃。

二、肝癌放疗适应证

肝癌放疗的指征包括：①肿瘤局限，因肝功能不佳不能进行手术切除，或肿瘤位于重要解剖结构，在技术上无法切除或拒绝手术，但必须要求病人一般状况尚可，肝功能 Child-pugh A 级，KPS≥70 分；②手术后有残留病灶者；③需要肝脏肿瘤局部处理，否则会产生一些并发症，如肝门胆管的梗阻、门 V 和肝 V、腔 V 癌栓者，对胆管梗阻的患者可以先进行引流，缓解黄疸，再进行放疗；④远处转移灶的治疗，如淋巴结转移、肾上腺转移以及骨转移，放疗可减轻患者的症状，改善生活质量。

三、肝癌的放疗技术

1. 放疗剂量的分割

①大分割照射，如分次量5Gy左右（4~8Gy/Fx），每日1次，每周照射3次，总剂量50Gy左右，对肿瘤的杀灭效应强，但是对正常肝脏的放射损伤大。②常规分割：如分次量2Gy，每日1次，每周照射5次，总剂量50~62Gy，正常肝脏的耐受性好，对肿瘤也有明显的疗效。究竟哪种分割方法更好，还需进一步的临床研究证实。但对需要在短期内缓解临床症状的患者，更适合用大分割放疗，该疗法肿瘤的退缩快，症状改善明显。

2. 3D-CRT 和 IMRT 技术

①适形放射治疗（3D-CRT）：能使照射剂量的分布更符合靶体积的形态，能尽可能降低正常周围组织的受量，且能采取多野、多角度的照射技术。②调强放射治疗（IMRT）：为应用一种剂量边缘锐利的放射治疗技术，可精确地照射肿瘤靶区而正常组织得以保护，与 3D-CRT 的区别在于：3D-CRT 所应用的射线为均一强度的整束射线，当肿瘤围绕正常器官时，通常无法将肿瘤与临近组织精确、安全分开，而IMRT 则用许多的细束或者强度不同的射线治疗肿瘤，使射线以不同的强度穿过治疗区，而不是单一、整束、强度一致的射线，对周围正常组织的保护更好，IMRT 射线经 MIMIC 多叶准直器或动态多叶准直器修饰后发出。IMRT 放疗的靶区剂量适形性更好，正常肝脏受照射剂量减少，因此临床上一般先用 3D-CRT 技术，如达不到剂量学的要求，则改用 IMRT，调强放射治疗更适用于下述患者：肝癌的体积较大，以致正常肝脏受到较大剂量照射时，或患者的肝硬化严重，不能耐受大剂量照射时。

3. 立体定向放疗

适宜于大小 Φ 一般≤4cm，影像学上很清晰的病变。单次大剂量照射能取得更大的生物学效应，从而产生更好的疗效，用定向适配器固定病人位置的基础上进行 X、Y、Z 坐标定位，确定靶病变形态和范围，临床上常用 X-线刀、γ-线刀等。

4. 术中放射治疗（IORT）

在手术直视下，让肿瘤充分暴露，对准肿瘤直接照射，减少或消除邻近组织的损害，从而达到治疗肿瘤的目的，能量范围 6~22MeV，治疗深度可达6cm，对一个位点进行一次性大剂量照射（20~30Gy），产生更大的放疗生物学效应。

5. 外照射的主动呼吸控制技术（ABC）

其基本原理：在患者深吸气后，用机械方法强制患者处于屏气状态，使肝脏处于相对静止状态，在患者屏气的时间内进行照射，整个过程在计算机的控制之中。即用主动呼吸控制调节器（ABC）以限制肿瘤在放疗中的运动，从而减少对正常肝脏的放射剂量。上海复旦大学附属肿瘤医院蒋国梁等对 28 例PHC 患者，采取 ABC 技术作 3D-CRT，放射野的中位数 3 个（2~5 个），分次量2Gy/次，深吸气后的中位屏气时间为 38 秒（30~45 秒），中位照射总剂量 47Gy（32~58Gy），28 例患者共接受 2058 个野次的照射，其中 1552 个野（占 75%）只需屏气一次就能完成一个野的照射，其余 506 个野次需屏气 2 次，约占 25%。实践证明：ABC 技术用于肝癌放疗是可行的，未增加放疗时间，摆位相对精确且重复性好，减少了正常肝脏的照射体积，降低了正常组织的平均剂量，减少了放射性肝病的发生率。

6. TPS 靶区定位

为提高肝癌大体肿瘤范围（GTV）勾画的准确性，建议使用增强 CT 的动脉相，因为肝癌绝大多数属于 A 供血，在 MRI 勾画时，肝内病灶用 T_2 相，有条件者可使用 CT 和 MRI 图像的融合技术，目前多建议采用 CT 和 MRI 图像融合技术，此外 TACE 后碘油沉积亦可确定肿瘤靶区。在确保肝癌的 GTV 勾画精确的同时，在实际工作中要留有充分的余地，毕竟部分患者肝肿瘤在 CT 和 MRI 图像上的边界并不很清楚。临床肿瘤体积（CTV）为 GTV 外扩 4～5mm。计划放疗靶区（PTV）在 CTV 的基础上再外扩 5～10mm，在使用 ABC 装置条件下为 CTV 外加 6mm，根据不同医院的情况决定。所以从 GTV 至 PTV，要外扩 10～15mm，呼吸控制技术如 ABC 下，最少为 10mm，在没有使用 ABC 时根据患者的呼吸幅度来确定。

7. 放射剂量与关键器官剂量限制

2009 年 8 月 30 日复旦大学肝胆胰肿瘤综合治疗组在 PHC 诊治指南上提出：对肿瘤直径小于 10cm 的肝癌，剂量一般为 60Gy，通过使用 ABC 等呼吸控制技术、3D-CRT，必要时 IMRT；对肿瘤直径大于 10cm 的肝癌通过 ABC 等技术和 IMRT，处方剂量最好在 50Gy 以上，均采用常规分割，每周 5 次。

关键器官剂量限制：肝功能 Child-pugh 分级 A 级患者，正常肝脏（总的肝脏体积减去 PTV）平均剂量≤23Gy，一般认为国人为 22Gy；脊髓点剂量<50Gy；如果一个肾脏接受的剂量>20Gy，90% 的对侧肾脏接受的剂量≤18Gy；胃和十二指肠<45Gy。

四、外照射结合 TACE

区域性化疗、栓塞能使瘤体缩小，促进 G_0 期细胞进入生长周期 G_1 期，有放射增效、增敏作用。理论上应尽可能局部化、放疗同步进行，如病人不能耐受，则考虑先化后放。不主张先放疗后再化疗的做法，先放疗可能使局部血运破坏，妨碍化疗药物与肿瘤的充分接触。

目前，多数单位已采用外照射结合 TACE 的综合治疗模式，在放射治疗之前先进行 2 个疗程的介入化疗栓塞（TACE），间隔 3～6 周后，再进行评估是否需要放射治疗。但介入治疗后放疗，有增加 RILD 之风险。为安全起见，笔者主张放疗与 TACE 联合的间隔时间应大于 1 个月。实施放疗前先 TACE 的好处：可发现和治疗小的肝癌病灶；有利于肿瘤靶区的认定；有利于完成放疗计划实施前的验证；有可能推迟肝内的局部播散，延缓肝内已播散的亚临床显现病灶的时间。

使用肾上腺皮质激素、利尿药、积极给予保护药物和支链氨基酸、白蛋白等支持治疗对 RILD 而言只是对症治疗，往往 RILD 是不可逆性肝损伤，预防的作用远远大于治疗。

五、外照射的疗效评估

前文已述，综合国内外一些学者报道采用 3D-CRT 和 IMRT 结合 TACE 的 3 年生存率为 25%～30% 等内容，尽管为小样本的临床研究，但结论令人鼓舞。现将国内的一部分有代表性的研究报道如下：

上海复旦大学附属肿瘤医院 1999 年 4 月～2003 年 8 月对 128 例 PHC 患者进行了 3D-CRT 大分割放疗，患者中 T_3 期 83 例，T_4 期 45 例，均为 N_0，34 例有门 V 癌栓，Child-pugh A 级 108 例，B 级 20 例，每次分割剂量 5Gy（4～8Gy），每周 3 次，肿瘤剂量 53.6Gy，其中 48 例在接受 3D-CRT 之前接受过 TACE，结果：1 年、2 年、3 年生存率分别为 65%、43% 和 33%，19 例（占 14.8%）患者发生 RILD。

2000—2004 年期间该院对 50 例 PHC 患者采用先接受 TACE，4 周后再进行 3D-CRT 的治疗方案，50 例中 III_A 期 27 例，III_B 期 1 例，IV_A 19 例，IV_B 3 例，均采用常规分割，每次 2Gy，每周 5 次，Child-pugh A 级 48 例，B 级 2 例，肿瘤平均剂量 43Gy，正常肝脏接受的平均剂量 19.1Gy，结果显示：1 年、2 年、3 年生存率分别为 60%、38% 和 28%，无 1 例患者出现 RILD。

广西医科大学肿瘤医院应用 3D-CRT 技术治疗 28 例直径≤5cm 的 PHC 患者，这些患者均无法进行手术切除，或拒绝手术，采用大分割照射，5Gy/次（2～6Gy），每周3次，平均肿瘤剂量为53.6Gy，1年、2年、3年生存率分别为100%、85%和60%，且无一例出现RILD，该研究提示3D-CRT是PHC的有效治疗手段，不良反应较小，该单位建议对直径≤5cm的不可切除肿瘤（PHC）首选3DCRT治疗方案。

中科院肿瘤医院也曾报道，PHC单纯放射治疗的1年、3年、5年生存率高达70%、35%、12%，中位生存期长达20个月，疗效值得肯定。

必须强调以上疗效较好的报道均为小样本临床研究，疗效的准确性和真实性有待进一步探讨，希望作前瞻性大样本的随机多中心对照研究，对外照射的疗效作出评估，为临床医师开展放射治疗提供高级别循证医学证据。

六、外照射的循证医学证据

循证医学是由研究人员预先确定好证据，该证据有分级标准和推荐强度，并为医学决策者所引用而作出决策。自2000年以后，针对现存证据分级与推荐意见的不足，包括WHO在内的19个国际组织共同成立了循证医学证据的分级标准、推荐强度制定、评估、评价组织（Grading of Recommendations Assessment，Development and Evaluation，GRADE），由67个临床指南专家、循证医学专家、各权威标准的主要制定者及证据研究者通力协作，循证制定出国际统一的证据质量分级和推荐强度标准，并于2004年正式向全世界推出，已在世界范围内推广应用。

2004年GRADE证据等级：高级：未来的研究几乎不可能改变现有疗效评价结果的可信度；中级：未来的研究可能对现有疗效评估结果有重要影响，可能改变现有疗效评价结果的可信度；低级：未来的研究结果可能对现有疗效评价结果有重要影响，改变现有疗效评价结果可信度的可能性较大；极低：任何疗效的评价都很不确定。

2004年GRADE证据的推荐强度：强度：明确显示干预措施利大于弊或者弊大于利；弱度：利弊不确定或无论质量高低的证据均显示利弊相当。

2006年中国循证医学中心李幼平等组织制定了"中国循证医学中心的证据分级标准"。A级：系统评价、卫生技术评估（HTA）、Meta-analysis；B级：政府及相关机构报告、官方指南；C级：有确切研究方法的文献；D级：综述；E级：专家意见。外照射循证医学证据分级：①局限于肝内的HCC，放疗与TACE联合治疗有可能延缓肿瘤的肝内局部播散，提高有效率和生存率，循证医学证据C级。②HCC伴癌栓：放疗针对外科或介入治疗后出现的癌栓以及原发性癌栓（包括下腔V癌栓），可以延长患者的生存期，循证医学证据C级。③HCC伴淋巴结转移：放疗可改善淋巴结转移的HCC患者的生存期，循证医学为C级。④HCC肾上腺转移：放疗有望缓解肾上腺转移灶所出现的症状，但尚无证据说明放疗可延长生存期；HCC骨转移：放射治疗的目标为缓解症状，从而提高患者的生活质量，但无证据说明能够延长患者的生存期。⑤ICC：放疗可延长切除术后切缘残癌和不能切除ICC患者的生存期，循证医学证据C级。至目前放射治疗尚无更高级别循证医学证据支持，只能理解为一种可供选择的治疗方法之一。

第二节　PHC的内放射

内放射治疗指将辐射源直接引入肿瘤组织，减少或消除辐射所造成的正常肝细胞的损害，已受到广泛重视。临床上PHC内照射的常用的方法：^{90}Y瘤内直接注射、动脉内^{90}Y、^{131}I、^{32}P等放射性同位素的注射。

最理想的肝癌内放射治疗所用的核素最好符合以下三个条件：能产生纯β-射线，不含γ-射线，同时为补偿由于分布不均匀及因血循环而肿瘤达不到有效的辐射，必须使用能量很强的核素；核素应为短半衰期型，以使肿瘤在明显增大前接受到绝大部分预计的辐射量，减少正常组织损害；能和载体稳固结合。

目前较理想的内放射核素为 ^{90}Y（钇）和 ^{32}P（磷）微球，其中 ^{90}Y 更为理想，通常使用带核素的微球，如 ^{90}Y、^{32}P 玻璃微球，以减少核素脱落进入体循环导致严重骨髓抑制等不良反应，本文仅介绍常用的核素。

一、肝 A 灌注同位素内放射治疗

1. ^{131}I-碘化油肝 A 灌注放射治疗

^{131}I 碘化油主要发射能量为 364keV 的 β-射线和 605keV 的 γ-射线，半衰期 8.04 天（平均），不同病人其生物半衰期和有效半衰期不同，主要依赖血流、动静脉分流和网状内皮细胞清除。

^{131}I 碘化油注射体积的大小由肿瘤的大小和血管丰富程度确定，一般直径在 5cm 以内的肿瘤注射液量为 5ml 左右，每个病人注射后需进行伽玛照相，计算肿瘤组织及肝脏的准确剂量，同时影像学近踪监视，以避免漏入其他器官；因碘化油可能在肝脏降解，可在尿中检测到，在进行治疗前 2 周，病人口服卢戈液，以保护甲状腺；为了保证病人出院前放射性达到安全水平，病人应住院治疗，住院长短根据病人有效半衰期确定，一般需 10～14 天；^{131}I 通过 γ-和 β-射线产生局部治疗效应，因半衰期较短和不断为肝组织降解，常需多次注射；由于 ^{131}I 射线能量偏低，对瘤体较大者疗效差，通常用于直径<5cm 肿块的治疗，对 Φ>5cm 者多用 ^{90}Y、^{32}P 微球肝 A 灌注治疗。

Park 等通过对 ^{131}I-碘化油在 HCC 的生物学分布研究表明，注射后肿瘤/非肿瘤组织的聚集比为 5:1～20:1，有效半衰期为 4～6 天，无骨髓摄取，治疗 60 例 HCC，肿块均有不同程度缩小，症状明显改善，其中对肿块较小者疗效显著；Kajiya 等采用 ^{131}I 标记的碘化油行 TACE，75% 的病灶疗后体积缩小一半以上（50Gy），1 年生存率为 67%，而小剂量的治疗量（<50Gy）治疗后仅 22% 有效。

2. ^{90}Y 微球肝 A 灌注放射治疗

^{90}Y 为纯 β-发射体，β-射线能量高，平均 936.7keV，最大者达 2270keV，平均物理半衰期 64.2 小时，平均组织穿透力 2.5mm，一般用于标记单克隆抗体进行靶导向治疗，也可制成树脂或玻璃微球肝 A 灌注。

经肝 A 注射后，经血流停留在肝实质末梢毛细血管内，通过 β-射线照射达到局部治癌作用，对 Φ>5cm 的肿块也有较好的作用；血管紧张素Ⅱ能收缩正常肝血管，而对肿瘤血管无作用，注射血管紧张素可增强肿瘤组织对 ^{90}Y 的摄取；因微球不能为肝组织降解而永久性停留于肿瘤组织中和肝组织内，通常只需要一次注射；治疗前可利用 ^{99m}TC-MAA 肝 A 灌注显像，评价肝分流是否存在，有分流存在者，治疗效果差，全身不良反应重。

颜志平等及 Yan zp 等应用 ^{90}Y 玻璃微球放射栓塞治疗肝癌，18 例患者肝脏可耐受平均吸收剂量 50～100GY，癌/肝放射比为 3:1～14:1，1 年、2 年、3 年生存率分别为 66.7%、33.3%、14.3%，2 例存活已超过 6 年。

放射性微球治疗肝癌成功的基本条件：肿瘤血供大于正常肝组织，以使微球能大量积聚在肿瘤内；正常肝组织内微球分布均匀，以减少因局部放射性微球积聚而造成肝坏死，既要有高的癌/肝比例高，又要有低的分布变异系数（%CV），而两者均对微球的直径有一定的要求，微球直径越小，癌/肝比越高，分布变异系数越大，反之亦然，临床上使用的微球（树脂或玻璃）直径以 15～35μm 为好。

3. ^{32}P 玻璃微球肝 A 灌注内放射治疗

经肝 A 灌注后可永久停留在肝实质末梢毛细血管内，产生平均 1709keV 的高能 β-射线，直接杀死肿瘤细胞，应用 γ 照相，可观察其生物学分布，疗前需进行 ^{99m}TC-MAA 灌注显像，可了解肿瘤肝外分流情况。中山医科大学第一附属医院肝胆外科治疗 21 例晚期不能手术切除的肝癌患者，采用皮下埋藏式灌注泵进行肝 A 灌注治疗，灌注后 SPE CT 显像，肿瘤/正常肝组织（T/N）比值为 1.5:1～6.4:1，肿瘤体积平均缩小 37.5%，A-FP 在治疗后 2 个月内有不同程度下降，中位生存期 11 个月。

4. 肝 A 灌注同位素内放疗的不良反应与并发症

放射性微球多从胃右 A 或胃十二指肠 A 漏出，可引起辐射性胃炎或十二指肠炎；如存在广泛的肝动静脉分流，可漏出到肺，因此在应用放射性微球之前应常规进行肺分流程度评估，通常有^{99m}TC-MAA 显像来预测肺分流情况，通过 A 插管注射诊断性剂量的^{99m}TC-MAA，用 γ 照相机进行肝、肺对照，可得到肺分流百分比和肿瘤/非肿瘤组织摄取（T/N）比值。一般分流百分比大于 15%，T/N 比值小于 1.0，用微球治疗会造成较大的肺和正常肝组织损伤，出现较严重的全身反应，这种情况不适宜用微球治疗。

二、放射免疫治疗

放射免疫治疗（RIT）是肿瘤治疗的进展之一，是肿瘤治疗学和肿瘤核医学研究的主要课题。RIT 是将肿瘤标记物的特异性抗体标记上同位素，如^{131}I、^{90}Y、^{32}P 等，这些带有同位素的抗体注入人体内后可与肿瘤特异性结合，从而停留在肿瘤组织内，通过同位素释放的电离射线的辐射生物学效应达到治癌的目的。

该法的优点：特异性高，靶/非靶比值高，除治疗原发病灶外，对转移病灶也有治疗作用，同时可减少对全身正常组织的损害。

缺点：目前使用的抗体大多为鼠抗体，注射入人体后形成人抗鼠抗体，产生人抗鼠免疫反应（HAMA），因而不能进行多次注射；血液中放射性同位素的清除速度缓慢也是 RIT 目前需要解决的重要问题。

^{131}I 抗 A-FP 抗体、^{131}I-抗铁蛋白抗体、^{131}I 抗癌胚抗原抗体等已临床应用治疗原发性肝癌，都已显示出一定的治疗效果，但因放射免疫治疗目前存在上述缺陷，其确切的临床效能尚有待进一步研究，尤其需大样标本随机对照研究。

抗人肝癌单抗：新近研制出的^{131}I-美妥昔单抗是用高特异性的抗人肝癌片段单抗交联^{131}I，美妥昔单抗的靶点为肝癌细胞膜上的糖蛋白，对肝癌细胞具有较强的亲和力，可引导^{131}I 发射高能 β 粒子杀伤癌细胞，该药于 2001 年经国家食品药品管理局批准进入临床试验。2001 年 6 月至 2003 年 12 月进行的临床试验结果表明该药物安全有效，并有较好的近期、远期疗效，受试者均为中晚期 PHC，临床缓解率为8.22%，临床有效率为 27.4%，临床控制率为 86.3%，2 年生存率为 42%，32 个月的生存率达 31%，生存期明显延长，由于试验证明单克隆抗体可有效地治疗不能手术切除或术后复发的 PHC 患者，该药 2005年被 SFDA 批准上市，成为我国第 1 个用于治疗 PHC 的单克隆导向核素药物。由于肝动脉给药抗体衰减速度明显低于静脉给药，故国内大多数用于治疗中晚期 PHC 的单克隆抗体均由肝 A 灌注给药，但随着基因工程抗体的发展，近年来单抗体的发展不再仅局限于局部治疗，其研究已扩展至全身用药。

第十三章　原发性肝癌放疗以外的其他局部物理治疗

物理治疗主要利用各种物理因素在肿瘤细胞和正常细胞物理效应上的差异达到治疗肿瘤的目的，常分为温热治疗、冷冻治疗、光动力治疗、电化疗疗法、瘤体无水酒精注射等，近20余年临床实践表明：物理治疗对许多实体瘤疗效确切。

第一节　温　热　治　疗

温热治疗包括微波、射频、高能聚焦超声、激光凝固治疗等技术，利用非电离辐射物理因子在生物组织中的热效应，使组织升温，将肿瘤细胞杀灭，从而达到治疗的目的，它避免了手术、放疗、化疗等可能造成的身体伤残和电离辐射与化学药物的不良反应，可能的作用机制概括如下：升温破坏了细胞膜的生物完整性，使膜内外的离子失去动态平衡、pH 值改变等破坏癌细胞；坏死细胞的分解物可刺激免疫系统，CD_3、CD_4、CD_4/CD_8 以及 NK 细胞数增高，达到抑制肿瘤的再生目的；肿瘤组织血管缺乏平滑肌和神经支配，中心区血供差，但肿瘤组织水分含量却明显高于正常组织，热量易被吸收而不易散发，加之对热的耐受性差，加剧了肿瘤细胞的破坏，而正常细胞含水量少，吸收热量少，热量易被血流带走，损伤小等，因此配合精确的定位技术，温热疗法可以尽可能地减少对正常组织的损害。

一、经皮穿刺射频疗法（RFA）和微波消融（MWA）

消融治疗是指在影像技术引导下在局部直接杀灭肿瘤的一类治疗手段，目前以射频和微波消融最为常用，也取得了丰富的经验，本文一并讨论。消融的途径可经皮肤入路，也可在腹腔镜手术或开腹手术中应用。影像引导手段主要包括超声和 CT，超声引导下经皮消融的方法，具有微创安全，操作简易，易于反复施行，成本费用相对低廉的显著优点，对于有乙肝、肝硬化背景和具有高度复发倾向的 PHC 患者而言，在我国已得到了广泛的应用。

（1）RFA 属于局部消融治疗的范畴，在 CT 或彩超引导下，将数枚细导管内的小电极直接插入肿瘤部位，给电极通电，发射出高能射频波，激发组织细胞进行等离子振荡，产生分子水平摩擦力而产生热量，局部温度可达 $100\sim200℃$，使肿瘤组织蛋白凝固性坏死，同时在肿瘤组织形成一个隔离层，使肿瘤血供缺乏，防止肿瘤细胞的转移。RAF 治疗中晚期 HCC 主要有几大难题：①大的肿瘤不易整体灭活；②邻近心膈面、胃肠、胆囊和肝门等外周区域的肿瘤其安全范围不足，且易发生并发症；③侵犯邻近大血管或肿瘤富血供可导致热量损失（即"热沉效应"），造成肿瘤易残留或疗后复发；④对于大于 5cm 的肿瘤难以获得根治性疗效，易遗漏卫星灶；⑤存在着针道种植转移、穿刺所导致的周围脏器损伤和诱发肝破裂的风险，此外也不适宜于位于影像盲区的肝癌（图 1-13-1）。

典型病例：患者，吴某，男 36 岁，3 月前（2007 年 5 月）曾在外院对右叶肝癌病灶行术中 RFA，后在湖北省肿瘤医院将该病灶手术切除；术后病理证实病灶中央大部分呈坏死表现，但周围局部仍有大量完整的癌细胞（图 1-13-2）。

（2）微波凝固治疗（MWA）是利用一种高频电磁波，频率 $300\sim300000MHz$，肿瘤组织被照射后，导致细胞内极性分子处于激励状态，产生高频振荡，相邻分子间摩擦，将微波的能量转变为热能，MWA

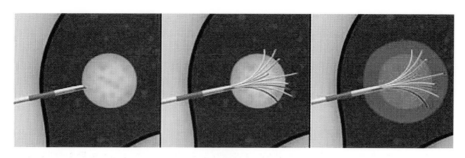

图 1-13-1 射频消融治疗肝癌示意图

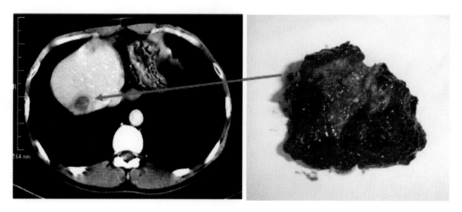

图 1-13-2 肝癌射频术后再切除

即利用微波的热效应，短时间内在肿瘤内产生 65～100℃ 的局部高热，产生凝固性坏死。

RFA 是应用最为广泛的消融手段。目前建立温度调控系统可以调控有效的热场范围，现代的 MWA 技术也能一次性灭活肿瘤，甚至有报道其导入的能量可能较大，消融范围相对更大，也成为常用的消融方法。两者在局部疗效、并发症、远期生存方面均无显著性差异。

（3）适应证：直径≤5cm 的单发肿瘤或最大直径≤3cm 的 3 个以内多发结节，无血管，胆管侵犯或远处转移；肝功能 Child-pugh A 级或 B 级或经内科护肝治疗达到该标准。该类早期肝癌患者，RFA 和 MWA 是外科手术以外的最好选择，对单发肿瘤，直径≤3cm 的小肝癌可获得根治性疗效，优于单纯的 TAE/TACE；无严重肝肾心脑等重要脏器功能障碍，凝血功能正常或接近正常，能手术切除但患者不愿意接受手术治疗的小肝癌以及深部和中心型肝癌，手术切除后复发，肝脏转移性肿瘤符合上述条件者均为射频或微波治疗的适应证和必备条件。

（4）禁忌证：①由于局部治疗有一定的局限性，按照现有的技术水平，原则上不推荐对>5cm 的病灶进行单纯的射频或微波治疗，是否可以多位点或分次消融或开腹或腹腔镜下消融，目前缺乏高级别循证医学证据的支持，不作推荐，但姑息性治疗除外，应理解相对禁忌证；②肿瘤距肝门部、肝总管、左右肝管的距离小于 5mm 者，开展射频或微波治疗，肝管损伤可能性极大，不主张应用；③对于肝表面、邻近心、膈、胃肠道区域的肿瘤，可选择开腹或腹腔镜下治疗，不主张影像引导下经皮治疗；④以下情况应列入绝对禁忌证：A. 位于肝脏的脏面，其中 1/3 以上外裸的肿瘤；B. 肝功能 Child-pugh C 级，TNM 分期Ⅳ期，肿瘤呈浸润状；C. 肝脏因严重肝硬化，显著萎缩，而肿瘤体积过大，需消融范围达 1/3 肝脏体积者；D. 近期，尤其治疗前 1 个月内有食管胃底 V 曲张破裂出血者；E. 弥漫性肝癌，或者门 V 主干至二级分支或肝静脉癌栓者，或者邻近器官侵犯或远处转移者；F. 主要脏器严重的功能衰竭者；G. 活动性感染尤其是胆系炎症等；H. 不可纠正的凝血功能障碍及血象严重异常的血液病；I. 顽固性大量腹水、意识障碍或恶异质者。

（5）基本技术要求：①消融范围力求包括 0.5cm 的癌旁组织，以获得"安全边缘"，彻底杀灭肿瘤，对边界不清晰，形态不规则的浸润型癌或转移癌，在邻近肝组织及结构条件许可的前提下，建议扩大瘤周安全范围达 1cm 或以上；②评估局部疗效的规范作法为在消融后一个月左右，采用对比增强 CT/MRI 或超声造影判定肿瘤是否被完全消融（CR），获得 CR 病灶表现为完全无血供表现为无增强，若消融不完全，可补充再次治疗，但经 2～3 次消融仍不能获得 CR，应放弃消融疗法，改用其他疗法；③治疗后应定期随访复查，及时发现可能出现的局部复发灶和肝内新的病灶；④RFA、MWA 均属局部治疗的范畴，主张 TACE+消融联合，多采用先 TACE，再局部消融，实践证明：TACE+消融的疗效优于单纯消融治疗；⑤临床上有近 10%～25% 的病灶贴近肝门、胆管、胃肠道、心膈，多主张开腹或腹腔镜下开展 RFA、MWA 治疗，也可以采用结合无水酒精注射与热消融并用，以缩小热消融的范围，减少热消融对上述脏器的损伤。

（6）RFA、MWA 的疗效：①与 PEI 比较：RFA、MWA 所产生的凝固性坏死更为彻底，RFA 被称为多弹头杀灭肿瘤的治疗方法，局部复发率为 55% 左右，低于 PET；穿刺次数也明显减少，对 Φ≤5cm，尤其 Φ3～4cm 肿瘤只需要治疗 1～2 次，每次治疗时间约 20 分钟，缩短了治疗时间，且远期生存率优于 PEI；②与外科手术的疗效比较：目前对于 5cm 以下的 PHC 是首选外科治疗还是经皮消融治疗，学术界存在争议；一般观点：局部消融（主要指 RFA、MWA）治疗可获得与手术切除治疗相近的远期生存疗效，外科手术切除的优势是已开展多年、已积累的经验丰富、普及率高、复发率低，而经皮消融并发症发生率低、创伤小、病人恢复快、住院时间短；瑞士苏黎世大学和韩国庆北大学医学院于 2005 年完成了两者比较的两项随机对照研究，分别发表在瑞士伯尔尼的《实践》杂志和《韩国肝脏杂志》，结论：消融治疗和手术切除者的生存率没有明显差异，但在无瘤生存期（DFS）及复发率上，手术更具优势。

（7）消融治疗与外科手术治疗的选择：对于同时满足局部手术治疗和消融治疗指征的 ≤5cm 肝癌，临床上应综合分析，结合患者的一般状况，肝功能代偿和储备能力，肿瘤的大小、数目、位置、本单位技术力量以及患者的意愿等全面考虑，选择其中之一作为初始治疗手段。一般认为：如果病人能耐受解剖性肝切除者，多首选外科切除，毕竟手术可清除相应肝段或肝叶内的微小病灶，能有效防止术后复发，故大多数专家将手术治疗列为首选；对于肝脏深部或中央型 Φ≤3cm 的肝癌，局部消融可以达到手术切除的相近疗效，且该类肿瘤手术切除难度大，有癌残留之风险，可优先考虑局部消融，对于 3～5cm 的肝癌，通过选择适宜的仪器针具、熟练掌握合理的消融技术等，加之消融治疗疗效较为肯定，可作为手术切除之外的另一种较佳的治疗选择。

（8）肝移植与消融治疗的选择：目前全球范围内，缺乏消融治疗与肝移植的比较数据，本章节不予讨论。

（9）射频治疗潜在的风险：RFA 存在导致针道转移、穿刺所致周围脏器损伤以及诱发肝癌破裂等风险，值得关注和进一步探讨。

二、激光凝固治疗（ILP）

原理：将光能转变成为热能被组织吸收，局部组织温度上升到 45℃ 以上，持续 30 分钟，造成肿瘤细胞不可逆性凝固性坏死。

激光产生的完全凝固性坏死的直径范围为 1.5cm，临床上主要适宜于 Φ≤3cm 肿瘤，直径大于 3cm 的病灶，需要多点重叠治疗，容易在三维图像中出现漏空，造成癌残留。

三、高功能超声聚焦治疗（HIFU）

超声波为非射线类，具有良好的组织内聚集性，穿透性及能量的渗透性，HIFU 以超声波为能源，将数百束指向肿瘤部位，大功率超声束在肿瘤内聚焦，声波转变为热能，在 0.5～1s 内形成 70～120℃ 的高温治疗点，通过实时超声成像和超声弹性图像技术可监测到气穴现象和沸腾现象，可导致"洞穴"。

HIFU 既能超声聚焦定位，又能瞬间产生高热，促发肿瘤组织凝固性坏死，理论上是一种较好的治疗手段。但实际工作中存在以下不足：HIFU 聚焦区域小，常需反复多次进行；通过超声探测肿瘤存在盲区；治疗中存在照射通道被肋骨遮挡，超声衰减，有时甚至需要切除肋骨，这样违背了微创治疗的初衷；超声三维定位有难度；由于肝脏受呼吸运动的影响，准确定位有一定难度等，因此目前认为：HIFU 还不能作为 PHC 的单独治疗模式，可以考虑作为 TACE 后进行补充治疗，或作为姑息治疗的手段之一。

第二节　冷 冻 治 疗

目前临床应用的低温包括相变制冷、气体膨胀制冷、热电效应制冷等，其中以液氮、二氧化碳、氩氦刀等冷冻系统最为常用，由于液氮系统、CO_2 的冷冻量大，温度低，冷冻范围往往要超过肿瘤直径 $5 \sim 10cm$，对周围组织影响较大，常出现周围组织局部疼痛、坏死、肿胀等并发症，临床已很少应用。

低温冷冻治疗的主要机制：细胞内冰晶形成，对细胞产生机械性损伤；细胞内、外渗透压差异导致细胞脱水皱缩；细胞电解质毒性浓缩，酶活力降低或丧失；pH 值降低，细胞膜脂蛋白成分改变，膜结构破坏；破坏微循环血管系统，导致血液瘀滞和微血栓形成，加重局部缺血、缺氧；激活免疫等。

氩氦刀是近年来兴起的新型冷热双重治疗系统，利用反复冻融技术破坏肿瘤细胞，具有损伤小，治疗成功率高，并发症少等优点，但长期应用，氩、氦气损耗往往导致疗效降低，也限制了其临床广泛应用，本文作重点介绍。

氩氦刀的治疗原理：利用高压氩气快速超低温冷冻，直接攻击肿瘤细胞和肿瘤内丰富的血管床，产生凝固性坏死，同时利用高压氦气快速升温，使肿瘤细胞崩解。

治疗方法：将氩氦刀刀尖探头在影像引导下插入肿瘤内，启动制冷装置，快速超低温冷冻到负 $-170 \sim -100℃$，形成冰球，覆盖肿瘤边缘 $1 \sim 2cm$，持续冷冻 15 分钟，启动复温装置，大约 5 分钟，快速复温到 $0 \sim 10℃$ →再次冷冻 15 分钟，再次复温到 $5 \sim 15℃$，经历冷冻、升温、再冷冻、再升温两个循环，完成治疗。

氩氦刀刀尖探头型号：按直径分为 2mm、3mm、5mm、8mm 四个型号，分别产生的最大长径范围为 $2 \sim 3cm, 5 \sim 6cm, 7 \sim 8cm, 9 \sim 10cm$ 的消融区（倒梨形冰球），医生可根据肿瘤的大小选择不同类型的探头。

氩氦刀的适应证：病灶 ≤3 个，肿瘤直径 ≤10cm，肝功能 Child-pugh A 级、B 级病人。

禁忌证：肝门区癌肿；肝内、外播散；肿瘤的范围超过肝体积的 70%，重度肝硬化，Child-pugh C 级病人；心肺肝肾功能不全不能承受治疗或者凝血机制严重异常的病人。

氩氦刀治疗的疗效如下：

根治性冷冻：消融靶区超过肿瘤边缘 1cm 以上，肿瘤组织完全冷冻灭活，无区域转移淋巴结残存，疗效与手术切除相似。

姑息性冷冻：消融靶区超过肿瘤边缘小于 1cm，肿瘤组织或者区域转移淋巴结有残存，只能起姑息减症作用。必须强调：冷冻范围 <肿瘤体积的 60%、疗效差，达不到姑息性治疗的目的，冷冻范围必须大于肿瘤体积的 85% 以上，才能达到姑息效果。

冷冻治疗冰球界限明显，消融靶区覆盖面广，且影像学容易监测，癌残留相对少，局部复发率明显低于无水酒精注射、射频等其他局部微创治疗。但必须明确：氩氦刀毕竟为局部治疗手段，冰球往往是倒梨形的规则形态，而肿瘤多数形态不规则，很难覆盖肿瘤全部，癌残留不可避免，建议氩氦刀治疗前后积极 TACE 治疗。

并发症：疗后反应性发热：发生率占 60% ~85%，持续 3 ~5 天，体温波动在 $37.5 \sim 38.5℃$ 之间，发热与冷冻后大片组织坏死有关；反应性胸腔积液：发生率为 5% ~10%，与冷冻刺激膈肌、胸膜有关，多数病人能自行吸收；肝功能损害：多表现为肝功能的酶学（ALT、AST、γ-GT 等）异常，发生率约占

85%，通过积极护肝、降酶可恢复正常；疗后出血：多发生在术后 48 小时以内，包括经刀道出血和肝包膜受冷冻受损，瘤体破裂出血，建议穿刺前尽可能避开肝内大血管，尽可能选择凝血机制好的病人作为治疗对象；肌红蛋白尿：主要症状为冷冻后 1~3 天内出现酱油色小便，往往伴肾功能不全，机理还没有定论，可能与肝功能严重受损有关，碱化尿液，水化和利尿剂的应用，地塞米松 5~10mg，连用 2~3 天等，能明显地减轻症状。

第三节　经皮肝穿无水酒精注射疗法（PEI）

PEI 临床应用最为广泛，操作简单，极易掌握。

原理：无水酒精能使肿瘤组织蛋白凝固变性、细胞脱水、肿瘤供血小血管血栓形成等，促使肿瘤发生凝固性坏死。

适应证：目前尚无统一标准，一般认为：癌结节数目<3 个，Φ≤3cm，形态规则，有完整包膜；也有不少学者应用于 Φ>5cm 的肝肿瘤并收到一定的近期疗效，适应证正在逐渐放宽。

PEI 穿刺针类型：22 号细针，内径 Φ0.7mm，长 20cm；可选择经皮肝穿胆道造影（PTC）穿刺针代替；目前已经研制出 PEI 专用针，针尖有三边侧孔，便于酒精弥散，操作更为便利。

无水酒精浓度：99.5% 以上。

用量和注射次数：根据肿瘤在超声检查所显示的大小，Φ≤5cm，按肿瘤直径（cm）的 1.5~2 倍给予酒精量（ml），Φ>5cm，按肿瘤直径（cm）的 1.0~1.5 倍给予（ml）；每 7~10 天注射 1 次，总的注射次数为肿瘤直径（cm）的 1~2 倍。

疗效：Φ≤5cm 单个肿块的 PHC 病人，3 年生存率为 42%~76%，与手术切除组的 3 年生存率相近，但 5 年生存率仅为 25%~35%，明显低于手术切除组。主要原因：PHI 疗后局部复发率高，1~5 年累计复发率分别为 21%~29%、50%~60%、61%~74%、82%~87%、85%~95%，几乎所有的病例 5 年内全部复发，复发与无水酒精弥散渗透范围不够，未能超过肿瘤边缘 1cm 以上，肿瘤边缘有癌残留有关，尤其是坚硬、坚韧的病灶，弥散效果差，直接影响预后，鉴于局部复发率高，建议 PEI 疗后辅以 TACE。

不良反应和并发症：疼痛：退针后一过性剧痛，严重者可出现休克，主要原因：乙醇沿针道反溢，刺激腹膜，建议拔针时分段拔除，尤其在退针到肿瘤边缘时暂停数秒，再完全拔除；酒精中毒症状：表现出头晕、心率加快、颜面潮红、发热等症状，对酒量小，一次性注射量大的病人，表现更为明显；发热：治疗后 3 天内发生，38~38.5℃；部分病人可出现胸腔、腹腔积液及肿瘤沿针道种植等并发症，同时因瘤体内注射，瘤体内压力增高，促使肿瘤细胞进入血管，有出现远处转移的风险。

典型病例：刘某，65 岁，2005 年 2 月行肝左叶肝癌病灶 PEI（无水酒精 60ml），术后肝功能曾一度恶化，行护肝治疗 3 周恢复出院，3 个月后复查该病灶消失（图 1-13-3）。

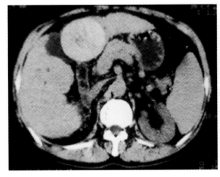 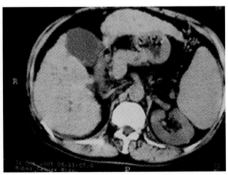

PEI 术前 CT　　　　　　　　　　　PEI 术后 CT

图 1-13-3　肝癌 PEI 术前、术后 CT 对比

第四节　光动力治疗（PDT）

PDT 又称光辐射疗法（PRT）、光化学疗法（PCT）是利用光动力反应进行疾病治疗的一种新技术。

治疗肿瘤的基本原理：通过静脉或其他方法将光敏剂导入肿瘤组织，在肿瘤组织内放置光导纤维，给予可见光、近红外光和紫外线等相应波长的光照射，发生光敏反应，吸收光子能量，由基态变成不稳定的激发态，经过物理或化学退激过程释放出能量而返回基态，生成大量的活性氧，尤其是单线态氧，损伤肿瘤细胞结构、功能，导致坏死。

目前临床上常用的有血卟啉化合物衍生物、金属酞菁、稠环醌类化合物等光敏剂，由于 PDT 具有组织选择性强，作用局部局限，对正常组织损伤小，不良反应轻，便于重复治疗，可与放、化疗联合应用。

由于 PDT 是一项新兴的物理治疗技术，临床开展的时间短，经验积累不足，病例数较少，尤其对 PHC 病程的影响、远期生存期的延长疗效尚不明确，与放、化疗联合的临床观察甚少，有待于进一步临床研究。

第五节　电化学疗法（ECT）

ECT 又称直流电疗法，其机理为通过直流电的电离作用，改变肿瘤组织生存的内环境，使肿瘤细胞内代谢紊乱，阳性电极区 pH 值极度降低，酸性刺激癌灶血管引起肿瘤缺血、脱水；阴性电极区 pH 值极度升高使细胞膜通透性增加，局部水肿压迫血管，便肿瘤血供减少；氧、氢离子等通过电离作用可直接杀伤肿瘤细胞。ECT 还可能诱发机体的免疫反应，增强抗肿瘤的能力。

已有多篇文献报道：通过剖腹直视下在癌灶中央和边缘分别插入数根阳性、阴性铂电极或不经剖腹在 B 超引导下经皮穿刺瘤体内插入铂电极，电压 6~13V，电流强度 40~100mA，电量 300~1000℃，治疗 1.5~4h，也可隔 7~10d 重复治疗，可达 2~5 次，临床判定对不可手术的切除 PHC 有一定的疗效，有效率（CR+PR）为 44%~56%，且能延长患者的生存期，提高生活质量；ECT 与 TACE 联合治疗有协同作用，分别优于单纯 ECT 或 TACE。

第十四章　PHC 的生物治疗与分子靶向治疗

20 世纪 80 年代以来，现代分子生物学和基因工程技术已取得一定的进展。国内外学者已广泛开展 PHC 的生物治疗，生物治疗涉及免疫治疗（细胞因子、过继性细胞免疫、单克隆抗体、肿瘤疫苗）、基因治疗、内分泌治疗以及干细胞治疗等多个方面，已成为 PHC 的第四种治疗模式，已显示出有一定的应用前景。

第一节　免 疫 治 疗

非特异性免疫治疗包括细胞因子治疗和免疫活性细胞过继性输注治疗；特异性免疫治疗主要有肿瘤疫苗治疗和单克隆抗体治疗。

一、细胞因子

常用于肝癌治疗的细胞因子有白细胞介素 2（IL-2）、干扰素（IFN）、肿瘤坏死因子（TNF）等，目前细胞因子的临床应用主要包括：IFN 乙肝、丙肝 6 个月以上的治疗，不仅已收到了乙肝、丙肝的治疗疗效，并且使合并肝硬化者癌变率显著下降；IL-2、IFN、TNF 采用局部肿瘤注射，可直接杀伤癌细胞；IL-2、IFN 与化疗药物及细胞因子或淋巴因子激活或诱导的杀伤细胞（CIK 细胞、LAK 和肿瘤浸润细胞 TIL）合用，有增效作用；IL-2、TFN 临床肝 A 局部灌注疗效较为明显，PHC 切除术后肝 A、门 V 局部灌注，可望降低肝癌术后局部复发率；乙型肝炎相关性 HCC 患者根治性切除术后长期应用 INF$_a$ 辅助治疗，有一定的延长生存期和降低复发率并具有抗病毒的疗效；一般认为，适当应用胸腺肽 a$_1$ 和白介素-2（IL-2）可以增强免疫功能，有辅助抗病毒和抗肿瘤作用，有助于降低术后复发和改善生活质量等，已显示出有一定的应用前景，联合应用多种细胞因子及与其他抗肿瘤治疗方法相结合也是值得研究的课题。

二、细胞免疫

目前应用于肝癌的过继性免疫治疗的免疫活性细胞主要包括：淋巴因子激活的杀伤细胞（LAK）、肿瘤浸润细胞（TIL）及细胞因子诱导的杀伤细胞（CIK）和特异性杀伤性 T 淋巴细胞（CTL），临床应用表明与细胞因子或淋巴因子有协同作用，可应用于局部晚期肝癌病人，有姑息性治疗及降低术后局部复发率的作用。

CIK 细胞治疗对于清除残留癌细胞、降低抗肿瘤治疗的不良反应、改善患者生活质量有较好的疗效。

三、肿瘤疫苗

DC 细胞（树突细胞）是人体内最有潜力的抗原呈递细胞，能激活 T 细胞对抗原刺激的反应，目前临床上常用的 A-FP 致敏的 DC 疫苗能诱导出 A-FP 特异性细胞毒性 T 细胞（CTL），对表达 A-FP 的肝癌细胞有特异性杀伤作用；HBsAg 基因脂质体介导转染的 DC 细胞疫苗，能诱导乙型肝炎表面抗原特异性 CTL，对表达 HBsAg 的肝癌细胞产生较强的杀伤作用。DC 疫苗有望成为肝癌有效的免疫治疗手段，但仍处在临床实验阶段。

四、单克隆抗体

肿瘤抗原的单克隆抗体可以特异性识别肿瘤细胞，并且能作为载体将效应分子如放射性核素、化学药物等选择性地携带到肿瘤局部达到最大的杀伤作用，具有高效、低毒的特点。目前肿瘤治疗中常用的单克隆抗体载体有：抗 A-FP 抗体、抗铁蛋白抗体、抗人肝癌抗体等，多与放射性核素交联，作组织 A 灌注治疗。

抗人肝癌单抗：[131]I 美妥昔单抗的靶点为肝癌细胞上的糖蛋白，对肝癌细胞具有较强的亲和力。可引导[131]I 发射高能 β 粒子杀灭癌细胞，该药 2005 年被国家食品药品管理局（SFDA）批准上市，成为国内第 1 个治疗肝癌的单克隆导向核素药物，有临床试验数据表明：临床有效率为 27.4%，临床控制率为 86.3%，不可手术切除局部晚期肝癌 A 治疗的 2 年生存率近 42%；而[131]I-A-FP 抗体、[131]I 铁蛋白抗体国内试验证实具有一定的疗效，但试验例数较少，目前未被列入常规推荐范围。

第二节　基　因　治　疗

基因治疗方法主要包括：免疫基因治疗、抑癌基因治疗、自杀基因治疗、反义基因治疗，目前肝癌的基因治疗仅仅处于实验阶段。

一、免疫基因治疗

肝癌病人存在着免疫功能低下，免疫基因治疗主要为细胞因子的基因治疗，目前应用于肝癌基因治疗的细胞因子有 IL-2、干扰素（IFN）、肿瘤坏死因子和粒细胞-巨噬细胞刺激集落因子等，细胞因子的基因治疗分为两种：第一种为细胞因子通过逆转录病毒介导而导入免疫活性细胞，如 T 细胞、树突细胞等，增强其功能，达到提高机体抗肿瘤的免疫作用，临床上常用的有在逆转录病毒介导下将 TNF 转入 T 细胞后，T 细胞 TNF 分泌水平提高，杀伤能力明显提高；第二种：细胞因子基因导入肝癌细胞，直接造成微环境中细胞因子高表达，吸引多种免疫细胞大量浸润并激发和增强其功能，增强对肿瘤细胞的免疫应答，从而有效地激活对肿瘤的特异性免疫反应，如在逆转录病毒介导下将 IL-2 导入肝癌细胞，IL-2 基因的高表达可促使肿瘤细胞凋亡，致瘤性大为降低，INF-α 基因和 IL-2 基因的联合导入使用已进入 II 期临床实验。

二、抑癌基因治疗

用重组腺病毒载体将野生型 P53 基因转入 P53 基因已突变的肝癌细胞系中，P53 蛋白的有效表达可使肝癌细胞生长受到抑制并发生凋亡，同时已传染 P53 基因的肝癌细胞对化疗药物如顺铂等的敏感性提高，今又生为代表性药物。

三、自杀基因治疗

目前用于肝癌的自杀基因有单纯疱疹病毒（HSV）载体-胸腺嘧啶激酶（TK）基因/丙氧鸟苷（GCV）和胞嘧啶脱氨酶（CD）基因/5-氟胞嘧啶（5-FC）两系统，简称 HSV-TK 基因/GCV 系统和 CD 基因/5-FC 系统，通过直接杀灭、旁观者效应、免疫效应三者共同作用达到治疗的目的，目前已进入 I 期临床应用。

1. HSV-TK 基因/丙氧鸟苷系统

用单纯疱疹病毒（HSV）作为载体携带胸腺嘧啶激酶基因（TK），进入肝癌细胞中，HSV-TK 基因的表达使丙氧鸟苷三磷酸化，形成三磷酸核苷酸类似物，抑制肝癌细胞 DNA 聚合酶，从而使癌细胞蛋白合成受到抑制，癌细胞大量死亡；HSV-TK/GCV 系统不仅能使转染了 HSV-TK 基因的肝癌细胞大量死亡，而且周围未经传染的肝癌细胞也死亡，即旁观者效应；同时 HSV-TK/GCV 可使肝癌组织周围 CD_4^+、CD_8^+ T 淋巴细胞大量浸润，从而抑制肝癌细胞增殖，即免疫效应。

2. CD 基因/5-FC 系统

将胞嘧啶脱氨酶基因（CD 基因）导入肝癌细胞中，可将进入肝癌细胞中的无毒性的 5 氟胞嘧啶转化为 5-FU，杀灭肝癌细胞。

近年来主张在自杀基因系统的基础上，提倡细胞因子与自杀基因的联合应用。

四、反义基因治疗

目前肝癌基因治疗中采用的反义技术主要是反义寡核苷酸技术和核酶技术。

1. 反义寡核苷酸技术

反义基因导入肝癌细胞系后，与靶细胞 mRNA 结合，阻断 mRNA 的翻译，即阻断 mRNA 复制，对 mRNA 进行抑制，如将胰岛素样生长因子 Ⅰ、Ⅱ（IGF-Ⅰ、IGF-Ⅱ）反义基因导入肝癌细胞系后，肿瘤细胞的生长能力和致瘤性下降。

2. 核酶技术

因反义寡核苷酸技术难以与所有的靶基因 mRNA 结合，其抑制作用不完全，因此有学者设计出具有核酶活性的反义 RNA，既可阻断 mRNA 的翻译又可切割 mRNA。例如 Kim 等发现 HBV 表达的 X 蛋白（HB_X）对 HBV 的复制及肝癌的发生具有重要作用，由此研制出 RZA 和 RZB 两种核酶活性的反义 DNA，导入肝细胞后分别可切割 HB_X 基因开放阅读框的两个核苷酸位点，使 HB_X 的 mRNA 水平和 HB_X 的活性下降。

反义基因治疗，尤其是核酶技术给基因治疗带来新的希望。

第三节　PHC 生物治疗的初步评价

目前大多数生物治疗或技术尚处在研发和临床试验阶段，仅极小部分已应用于临床，国内外仅只有一些单中心的小规模临床试验结果提示生物治疗可提高患者的生活质量，减少术后复发率，因此结论的真实性、准确性值得深究。

开展生物治疗存在的问题：生物治疗开展随机的大规模临床试验研究的难度大，目前国内外缺乏大规模、多中心的协作研究结论，而且缺少高级别循证医学证据的支持。

因此生物治疗不推荐作为 PHC 的常规治疗，但可作为辅助治疗或不能手术情况下的治疗选择。

第四节　PHC 的分子靶向治疗

现已知 PHC 的发病机制十分复杂，其发生、发展和转移与多种基因的突变、细胞信号传导通路和新生血管增生的异常等多因素密切相关，其中存在着多个关键性环节，这些关键性环节正是开展分子靶向治疗的理论基础和重要的潜在靶点。近年来，分子靶向药物治疗 PHC 已成为新的研究热点，受到高度的关注，目前临床试验或临床应用的分子靶向治疗药物包括：抗 EGFR 药物如厄洛替尼（erlotinib）和西妥昔单抗（cetuximab）；抗血管生成药物如贝伐单抗（bevacizumab）和 brivanib 等；信号传导通路抑制，如 MTOR 抑制剂依维莫司（everolimus）；多靶点抑制剂，如索拉非尼（sorafenib）和舒尼替尼（sunitinib）等。

面对方兴未艾的分子靶向治疗，我们也必须客观地认识到，除索拉非尼以外，其他所有的分子靶向药物仍处于临床实验阶段。此外，如何在治疗前检测相关靶点的表达或突变，如何个体化选择药物来提高疗效等，仍需进一步研究。

分子靶向治疗在控制 HCC 的肿瘤增殖，预防和延缓复发、转移以及提高患者生活质量等方面可能具有独特的优势，循证医学高级别证据已充分证明索拉非尼可以延长晚期 HCC 患者的生存期，而联合其他治疗药物或综合治疗方法有希望取得更好的效果。

一、抗 EGFR 药物

EGFR 是肝癌转移和复发的一个重要因素，已成为 PHC 治疗的一个新的有效靶点。

吉非替尼（gefitinib、iressa、ZD1839）、埃罗（厄洛）替尼（taceva）为小分子 EGFR 酪氨酸激酶抑制剂并能抑制基质金属蛋白酶 9（MMP-9），使肿瘤新生血管减少，从而达到治疗的作用，已有一些 II 期临床实验表明：吉非替尼、尼洛替尼对部分 HCC 患者有一定疗效。抗 EGFR 的西妥昔单抗（celuximab）初步认为单独应用治疗 PHC 效果不佳，然而西妥昔单抗在治疗大肠癌成功的经验是与化疗药物的联合使用，因此该药联合化疗治疗 PHC 将是未来的研究方向之一。

二、抗肿瘤新生血管生成药物

近年来备受关注的抗 VEGFR 单克隆抗体——贝伐单抗、整合素 $av\beta_3$ 亲和性短肽、血管内皮抑素等，II 期临床实验有确切的抑制肿瘤新生血管形成的作用，对肝癌存在着潜在的疗效。

三、多靶点抑制剂

索拉非尼（sorafenib，BAY43-9006）是一种选择性抑制肿瘤细胞增殖和组织中肿瘤血管生成的多靶点抗肿瘤新药，不但可以阻断 Raf/MEK/ERK 通路介导的信号传导，还可以抑制多种受体酪氨酸激酶，包括与促新生血管有关的 VEGFR-2、PDGFR 以及与肿瘤生长相关的 C-kit 与 FLT-3 等，可以阻断 PHC 组织内的新生血管的生成并诱导细胞凋亡，因此索拉非尼是治疗进展期肝癌的最新选择。

1. 索拉非尼的 I 期临床试验

由德国的波鸿大学血液和肿瘤科完成，2005 年发表于美国的《临床肿瘤杂志》，试验结论：200mg Bid 和 400mg Bid，肝癌患者的耐受性均良好，Child-pugh A 级和 B 级间无显著性药代动力学差异，且观察到有 1 例患者疗效达到部分缓解的近期客观疗效，初步评定了该药的安全性和有效性。

2. 索拉非尼的 II 期临床试验

由美国纽约的纪念斯隆凯特琳癌症中心完成，于 2006 年发表于美国的《临床肿瘤杂志》，采用索拉非尼 400mg 口服 Bid 单药治疗 137 例无法手术切除的晚期肝癌患者，结果：3 例（3/137 占 2.2%）获 PR，8 例（8/137 占 5.8%）获得 MR（少部分缓解），46 例（46/137 占 33.6%）患者 SD，有效和稳定患者累计 57 例（57/137 占 41.6%），且稳定超过 16 周，中位疾病无进展时间与总生存期分别为 4.2 个月和 9.2 个月，不良反应仅发现：疲乏、腹泻和手足综合征。该试验还发现：肿瘤细胞磷酸化细胞外信号调节激酶（PERK）水平高者对索拉非尼治疗的反应性好，提示 PERK 可能是索拉非尼治疗的有效标记物之一。II 期临床试验的结果，推动了国际 III 期临床试验的开展。

3. 索拉非尼的 III 期临床试验

由西班牙巴塞罗那临床医院肝脏组主持完成，于 2008 年发表于《新英格兰杂志》，报告了单药索拉非尼治疗晚期肝癌的多中心随机对照临床研究（SHARP 计划）的结果。该研究计划纳入 560 例晚期肝癌患者，ECOGPS 评分均为 0~2，Child-pugh 均为 A 级，研究显示：索拉非尼组和对照组的中位生存期分别为 10.7 个月和 7.9 个月，P<0.001，有高度显著性差异；无症状进展时间分别为 4.1 个月和 4.9 个月，P=0.77，无差异；使晚期肝癌患者的肿瘤的 TTP（肿瘤进展时间）从 12.3 周延长到 24 周，总生存期由 34.4 周延长到 46.3 周，充分表明了该药的有效性。安全性分析结果显示：索拉非尼组与安慰组不良反应

发生率相似，分别为52%和54%，无差异。这是全世界迄今为止第1个被发现能延长晚期肝癌患者生存期的全身用药药物，且不良反应小，病人可耐受。因此2007年10月30日欧洲药品评价局（EMEA）批准索拉非尼用于治疗肝细胞癌，2007年11月19日美国FDA批准索拉非尼用于治疗不可切除的HCC，2008年版NCCN指南已经将索拉非尼列为晚期HCC患者的一线治疗药物，可以理解为索拉非尼可作为晚期HCC患者的标准用药。目前已有多项国际多中心Ⅲ期临床研究证明，多吉美能延缓HCC的进展，明显延长患者的生存期，且安全性较好，其常规用法剂量为400mg，口服，每日两次。应用时应注意对肝功能的影响，要求患者肝功能为Child-pugh A级或相对较好的B级。肝功能情况良好、分期较早、及早用药者获益更大。

至于索拉非尼与其他治疗方法如手术、TACE、化疗、放疗、中医中药、生物治疗等联合应用能否使患者更多地获益，正在进一步临床研究中。已有一些临床观察证实索拉非尼与肝A介入治疗或系统化疗联合应用，可使更多患者获益。

舒尼替尼为新研制的多靶点抑制剂，有报道：Ⅱ期临床试验的部分缓解率+稳定率接近40%。现在正进入Ⅲ期临床研究，有望成为下一个HCC靶向治疗新药物。

四、其他靶向治疗药物

生长抑素类似物：约40%肝癌细胞表面存在SSTR（生长抑素受体）的高表达。生长抑素类似物与肝细胞表面SSTR结合后，有望抑制肿瘤细胞的生长，一些临床实践表明：长效奥曲肽对晚期肝癌的治疗安全有效，部分病人可以从治疗中受益。目前多项国际随机研究没能证实奥曲肽具有生存获益，不推荐作为抗肝癌的系统治疗药物，但是该药可用于控制肝癌合并消化道出血和解除肠梗阻。

抗雌激素受体治疗：肝癌中有近33%患者存在雌激素受体表达，理论上雌激素受体拮抗剂Tamoxifen对肝癌的生长有抑制作用，但国际多中心随机临床实验发现：Tamoxifen不能改善晚期肝癌患者的生存期，仅对部分患者略能提高生活质量，目前已不推荐Tamoxifen作为晚期肝癌的标准治疗。

目前分子靶向药物之间的联合使用也是目前的研究热点，如应用贝伐单抗10mg/kg，q14d联合埃罗替尼150mg口服qd，索拉非尼和贝伐单抗的联合应用等，研究的重点：能否增效，不良反应是否增多，单药剂量可否降低等，相关的研究也将在晚期肝癌中进行，值得关注。

第十五章　PHC 的中医中药治疗

中医中药治疗 PHC 的主要机制是清热解毒、活血化瘀、健脾理气，既往部分学者在治疗过程中要么强调清热解毒、要么片面强调活血化瘀、要么过分强调健脾理气，不能将三者有机结合，导致 PHC 的中医中药治疗疗效差，只有将三者有机结合，才能发挥中医中药的优势，三者有机结合的主要功效：

（1）部分病人临床症状改善良好。

（2）肿瘤生长得以抑制，进展速度减慢，使 PHC 病人长期带瘤生存成为可能。

（3）由于中医中药的杀癌作用达不到 I 级动力学水平，单纯中医中药治疗很难达到 CR+PR 的近期疗效，仅仅极少数病人 A-FP 下降，极个别病人瘤体有不同程度的缩小。

（4）健脾理气能激发机体自然杀伤细胞（NK）和 T 细胞活性，提高机体的免疫力，从而发挥自身的抗癌、抑癌作用。

（5）活血化瘀能提高有氧细胞的比例，减少乏氧细胞的数目，在放疗、化疗中起增敏增效作用。

（6）对肝癌特有的肝病背景：乙肝、肝硬化等疾病疗效肯定，能改善肝功能的状态，提高 Child-pugh 分期，为开展综合治疗创造条件。

（7）能有效地减少放疗、化疗的不良反应，可作为放疗、化疗、手术的辅助治疗，通过扶正治疗能提高机体对创伤性治疗的耐受力，同时能减毒、增效。

我国 SFDA 已经批准并在国家基本药物目录上纳入的一批现代中药制剂用于治疗 PHC，如康赛迪胶囊、金龙胶囊、槐耳颗粒、慈丹胶囊、艾迪注射液、苦参注射液、康艾注射液等。但存在的问题：早年所开展的一些证明对 PHC 有益的研究课题规范性较差，可重复性不强，缺乏高级别的循证医学证据，缺乏大规模、多中心、随机对照研究等，希望能尽早加以完善。

第十六章　原发性肝癌并发症及处理

第一节　门 V 高压症

门 V 由肠系膜 V 和脾 V 汇合而成，它将来自胃肠道、脾脏、胰腺的血流引入肝脏，在肝门分左右两支，在肝内节段性分布。终末微 V 的血流与来自肝 A 的血流在肝窦汇合，通过血窦→中央 V→肝 V→再汇入下腔 V。门 V 位于两个毛细血管网之间，一端是胃、肠、脾、胰的毛细血管网，另一端为肝小叶内的血窦，门 V 无瓣膜，为封闭式血管系统。

门 V 正常压力为 1.18~1.96kPa（12~20cmH$_2$O），平均值为 1.76 kPa（18cmH$_2$O），门 V 的血流受到阻碍，发生瘀滞，可引起门 V 系压力增高，超过此界限，称门 V 高压，具有这些症状的疾病称门 V 高压症。

发病机理：肝内 A、门 V 小支之间失去正常的关系，互相间形成短路，即压力高的肝 A 血流流入压力低的门 V（肝 A 压力为门 V 压力的 8~10 倍）使门 V 压力增高；肝硬化再生结节的压迫、挤压；肝内、外门 V 癌栓、血栓形成；三者共作用构成门 V 高压的主要病因，脾大、侧支循环建立和开放、腹水的形成构成门 V 高压的三大症状。

一、脾大

1. 病因与症状

脾 V、肠系膜上 V 血汇入门 V 系统入肝，门 V 高压时，脾 V 血入肝不畅，造成脾脏瘀血，长此以往，脾脏代偿性增大，严重者出现巨脾症，常伴有红细胞、白细胞、血小板减少，临床上称为脾功能亢进，简称脾亢。

早期脾亢以白细胞、血小板减少为主，重度脾亢出现全系减少。脾脏是单核-巨噬细胞系统的重要组成部分，脾亢导致单核-巨噬细胞系统对血细胞的自行吞噬，是构成全血性减少的主要原因。

2. 处理

脾亢引起的血细胞减少，药物治疗无效，手术切除或者通过介入治疗作脾 A 栓塞，血细胞能在 2~3 天恢复正常。临床上很多的 PHC 病人，因白细胞、血小板减少，往往不能开展手术、放化疗，建议分两步处理：先做脾 A 栓塞或脾切除手术，等待病人 WBC、PLT 恢复正常后，再实施积极的抗肿瘤治疗。

二、侧支循环的建立和开放

1. 病因与症状

当门 V 压力增高到 20cmH$_2$O 时，胃肠道和脾脏的静脉血流经门 V 时受阻，导致门 V 系统与腔 V 许多分支之间沟通，形成门-体侧支循环，有四支侧支循环的建立和开放必须引起重视：①食管和胃底 V 曲张：由门 V 系的胃冠状 V、胃短 V 通过食管 V 丛（胃底、食管下段交通支）和奇静脉支相吻合，血流流入上腔 V，如压力过高，可导致上消化道出血。②脐周腹壁 V 曲张：由门 V 系的脐 V、副脐 V、脐旁 V 通过前腹壁交通支与腹上、下深静脉相吻合，血流流向上下腔 V，病人脐周腹壁出现迂曲、怒张的静脉，以脐为中心向四周延伸。③痔 V 扩张：由门 V 系的直肠上 V 通过直肠下端、肛管交通支与直肠下静脉、肛管静脉相吻合，血流入下腔 V，严重病人可出现痔核，甚至出血。④在腹膜后，肠系膜上、下 V 分支通过腹膜后交通支与下腔 V 分支相吻合，称为 Retzius 静脉丛，这些交通支在一般情况下，很细小，血流量小，临床意义不如前三种。

2. 处理

（1）降低门 V 高压的主要外科手段：门-体分流手术，将门 V 血直接引流到腔 V，门 V 压力下降。

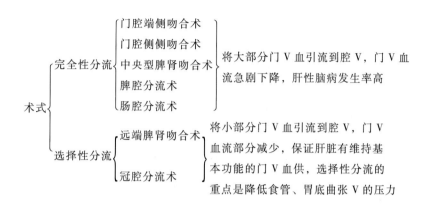

临床上常用的远端脾肾吻合术（DSRS）往往存在胰腺的虹吸现象，为减少此现象，需在 DSRS 基础下附加脾胰 V 断流术（SPD），即将脾 V 从胰腺分离直达脾门，广泛结扎收集胰体尾回流 V 血的脾 V 分支。

胰腺的虹吸现象：胰腺体尾部供血血管胰背、胰大、胰尾 A 主要发源于脾 A，V 和 A 相伴行，脾 V 收集胰体尾回流的静脉血，在胰腺后方汇入门 V 系。正因为胰腺存在虹吸现象，阻碍了胰体尾静脉血回流入脾，脾 V 血流减少，门 V 血流相应成比例减少，加之 DSRS 术后，一部分脾 V 血分流到肾 V→流入腔 V，门 V 血进一步减少，很难保证肝脏有足够的门 V 血供，肝性脑病的发生率急剧上升，使选择性分流变成完全性分流。

（2）Tips（经颈 V 穿刺肝内门 V 与肝 V 分支支架分流术）

随着放射介入水平的逐渐提高，Tips 已应用于临床。Tips 为经颈内 V 穿刺、插入导管，在放射介入引导下进入肝内 V，在肝内肝 V 与门 V 分支之间建立支架通道，使高压的门 V 系统血流通过支架分流到低压的肝 V，达到降低门 V 高压的作用。

优点：不需要开腹，属微创治疗的范畴。缺点：属完全性分流，肝性脑病的发生率高。

三、腹水

1. 病因

①门 V 压力升高，超过 $300mmH_2O$ 时，腹腔内脏血管压力过高，组织液从血管内漏入腹腔；②低蛋白血症：当 ALB<30g/L 时，血浆胶体渗透压降低，血管组织液外渗；③门 V、腔 V 血栓、癌栓形成，腔 V 回流受阻，促使肝淋巴液增多（每日 7～11L，正常值 1～3L），超过胸导管的引流能力，淋巴液自肝包膜和肝门淋巴管漏入腹腔；④肝硬化时，肝脏对醛固酮和抗利尿激素的灭活能力下降，继发醛固酮和抗利尿激素增多，前者作用于远端肾小管，Na^+ 重吸收增加，后者作用于集合管，水的重吸收增加，出现钠、水潴留；⑤大量腹水时，有效循环血容减少，肾脏血流相应减少，肾脏排钠、排尿减少。

2. 处理

（1）限制钠、水的摄入：给无盐或者低盐饮食，每日钠盐摄入量控制在 500～800mg（相当于氯化钠 1.2～2.0g）；水的摄入量控制在 1000ml/d，出现显著性低钠血症，水的摄入量控制在 500ml 以内，限钠、限水可产生自发性利尿，有利于腹水的消退。但低钠血症临床上也必须予以重视，轻度低钠血症，大多数病人无症状；当血钠低于 120mmol/L 时，病人往往出现食欲不振、恶心、呕吐、乏力、嗜睡等症状；当血钠<100mmol/L 时，病人腱反射减退，严重时出现惊厥、昏迷、延髓麻痹、永久性脑死亡等假麻痹综合征，限钠和补钠临床医生必须综合考虑，权衡利弊。

（2）利尿药应用：主张安体舒通与速尿的联合应用，两药比例 100mg∶40mg，起协同作用，同时安体舒通保 K$^+$，速尿排 K$^+$，合并应用能防治电解质 K$^+$ 的紊乱；起始剂量：安体舒通 100mg/d，速尿 40mg/d，如效果不明显，可以逐渐按比例加大两种药物的剂量，最大剂量：安体舒通 400mg/d，速尿 160mg/d。

（3）放腹水加输人体白蛋白：单纯放腹水只能减轻症状，2~3 天腹水迅速复原；每次放腹水 4000~6000ml，静脉输入人体白蛋白 40~60g，腹水复原明显减慢，疗效明显优于单纯抽除腹水或者单纯利尿药的应用。

（4）腹水浓缩回输：对难治性腹水，放腹水 5000~10000ml，通过超滤或者透析浓缩成 500ml，静脉回输给病人，能提高病人的胶体渗透压和保证营养支持。对感染性腹水，腹盆腔肿瘤播散性腹水列为回输的禁忌。

（5）腹水的腹腔-颈内 V 引流：采用装有单向阀门的硅胶管，一端放入腹腔，另一端插入颈内 V，利用腹腔与颈 V 的压力差，将水引流到上腔 V，便于腹水的再利用。

（6）Tips、门体分流有利用腹水的治疗。

第二节　肝肾综合征

肝肾综合征指严重肝病时，由于肾脏低灌注所引起的急性少尿性肾功能衰竭，该综合征是重症肝病的严重并发症，存活率低（<5%），发生机理未明，可能由于严重的肝功能障碍导致：肾内血管收缩，肾血流量减少；肾内血流再分布，自肾皮质向髓质分流，肾皮质缺血；肾小球入球小动脉收缩等，三者共同引起肾小球滤过率下降。失代偿期肝硬化大量腹水时，由于有效循环血量不足及肾内血流重分布等因素，可出现功能性肾功能衰竭，但肾无重要病理改变，也称为肝肾综合征。临床表现：少尿或无尿、氮质血症、稀释性低钠血症。

一、病因

（1）交感 N 兴奋，去甲肾上腺素分泌增加；

（2）肾素、血管紧张素、醛固酮系统活性增强；

（3）肾前列腺素（PG$_S$）合成减少，血栓素 A$_2$（TXA$_2$）分泌增加，前者有扩张血管作用，后者作用机制相反；

（4）失代偿性肝硬化胆肠循环紊乱，肠内胆盐减少，肠内内毒素的吸入增多，容易出现内毒素血症，增高肾血管的阻力；

（5）白三烯产生增加，具有强烈的缩血管作用，引起肾血管痉挛等，至今病因不明。

二、处理

（1）严格控制输液量，以量出为入，同时积极纠正水盐电解质紊乱，加强护肝治疗，调节肾功能；

（2）扩容治疗：选用白蛋白、血浆、低分子右旋糖酐、羟乙基淀粉及经处理的浓缩腹水等，提高循环血容量，改善肾血流；

（3）特利加压素联合人体白蛋白治疗，特利加压素由加压素+甘氨酸组成，前者有降低门 V 压力作用，后者能改善肾血流，用法：0.5~2mg/4h 静滴，1~2 次/天，加输人体白蛋白 60~80g/d；

（4）在扩容的基础上采用低、中剂量的利尿药物治疗；

（5）扩张肾血管，改善肾血流的药物治疗，选用多巴胺（0.5～3μg/kg·min）、前列腺素（0.1μg/kg·min）24小时持续静脉点滴；

（6）可少量多次放腹水，每次500ml左右，降低腹内压，改善肾血流；

（7）以上治疗无效时肾上腺皮质激素可作尝试性治疗；

（8）肾透析，对纠正氮质血症、酸中毒、高K^+血症和体液过多等有一定的疗效；

（9）在扩容基础上联合应用奥曲肽治疗，有一定的效果，但经验尚不多；

（10）重在预防，避免强烈利尿、单纯大量放腹水及应用损害肾功能的药物等；

（11）良性严重肝脏疾患病人可考虑肝移植治疗肝肾综合征，但晚期肝癌不宜采用。

第三节　肝肺综合征

严重肝硬化时，肝脏对血管活性物质的灭活能力下降，浓度升高，造成肺内毛细血管扩张，肺 A-V 短路，肺部通气/血流比例失调，临床上表现为呼吸困难、低氧血症等，称为肝肺综合征。

临床上还没有发现有效的治疗方法，内科治疗无效，吸氧只能暂时改善症状，不能逆转病程。

第四节　肝癌瘤体破裂出血

一、病因

原发性肝癌病人约5%发生瘤体破裂出血，主要原因：巨块型肿瘤，中央液化坏死穿破包膜，自发性破裂出血；多数病人可由腹压增高，外力撞击等诱因诱发。病人往往有一过性突发性肝区剧痛症状，出血量大时可出现血压下降，甚至休克而危及生命。

二、处理

一般内科止血、急救处理，有20%～40%的病人出血可控制，对内科治疗无效者，可选择以下治疗：

（1）肝 A 栓塞疗法（TAE），栓塞肿瘤的出血血管，积极止血；

（2）急诊肝切除术，适宜于肿瘤局限于肝脏一叶，切除无困难，Child-pugh A 级病人；

（3）急诊剖腹做缝扎、肝周填塞术加肝 A 结扎术，适宜于不可手术切除和 TAE 无效病人；

（4）局部无水酒精注射，使局部组织凝固性坏死，血管血栓形成，达到止血的目的，一次性无水酒精注射量为20～50ml；

（5）微波固化技术，属于微创治疗的范畴，可临床试用。

第五节　肝性脑病（肝昏迷）

血中毒性物质未经肝脏中和代谢，直接进入体循环，引起中枢 N 系统功能紊乱，出现一系列的精神、神经系统症状，称肝性脑病。

肝昏迷通常是终末期 PHC 的并发症，大约1/3 的病人因此死亡。主要临床表现：意识障碍、行为失常和昏迷。

一、病因学

通常用四大学说加以解释：氨中毒学说、假性 N 递质学说、抑制性 N 递质学说、氨基酸平衡失调学说。

1. 氨中毒学说

高浓度的氨进入脑部，抑制脑细胞三羧酸循环，ATP 合成减少，供能不足。干扰了脑组织的能量代谢，主要是葡萄糖代谢，导致昏迷。

（1）高浓度氨进入脑部的原因：①氨主要来源于胃肠道，正常情况下，除经大便排出部分氨外，剩余的经肠道吸收，绝大部分经肠系膜 V 进入门 V 入肝，经肝脏鸟氨酸循环（尿素循环）转变为尿素排出体外。肝功能障碍时，鸟氨酸循环能力下降，未经尿素循环的氨进入腔 V，经体循环达到脑部。血氨的高低与肠道吸收的多少有关，肠道 pH 值偏低，处于酸性环境时，氨不易被吸收；反之，处于碱性环境时，氨容易大量吸收入血，血氨增高。②门 V 高压时，门-体侧支循环建立，部分肠系膜 V 的氨不经门 V 入肝，直接经侧支进入腔 V，经全循环到达脑部。

（2）氨中毒导致肝昏迷的机理：①糖的有氧氧化过程，在细胞器线粒体内进行，分三个阶段：第一阶段为葡萄糖或糖原氧化分解生成丙酮酸，产生 6~8 个分子的 ATP；第二阶段为丙酮酸在丙酮酸脱氢酶的催化下，氧化脱羧生成乙酰辅酶 A 中，产生 6 个分子 ATP；第三阶段为乙酰辅酶 A 进入三羧酸循环，首先与乙酰乙酸结合，产生柠檬酸；柠檬酸脱氢、脱羧生成 α-戊酮二酸；α-戊酮二酸脱氢脱羧形成乙酰乙酸并产生 24 个分子的 ATP；乙酰乙酸再与乙酰辅酶 A 结合形成柠檬酸，周而复始，循环进行。三个阶段共计产生 36~38 个分子的 ATP，保证细胞的能量供应，乙酰辅酶 A 是三羧酸循环的底物，α-戊酮二酸是中间产物。②氨进入脑细胞抑制了丙酮酸脱氢酶，使三羧酸循环的底物乙酰辅酶 A 生成减少。③脑细胞无尿素循环，脑细胞对氨的解毒方式是脑细胞内 α-戊酮二酸与氨结合，形成谷氨酰胺，促使三羧酸循环的中间产物 α-戊酮二酸减少。

总之，氨促使脑细胞进行三羧酸循环的底物和中间产物减少，减少了脑细胞三羧酸循环，ATP 合成减少，产能不足，导致昏迷。

2. 假性 N 递质学说

食物中氨基酸的代谢产物，在肝功能障碍或门-体分流时，经肠系膜 V 进入腔 V，经体循环到达大脑，通过脑细胞的 β 羟化酶作用，形成 β-羟基酪胺（鳕胺）、苯乙醇胺，在 N 突触部堆积，两者和正常 N 递质去甲肾上腺素、多巴胺等结构相似，但不能传递 N 冲动。或者传递很弱，导致脑 N 神经冲动传导障碍，构成肝昏迷的第二大因素。

3. 抑制性 N 递质学说

肠道细菌产生的 γ-氨基丁酸、苯二氮卓是哺乳动物大脑细胞主要的抑制性 N 递质，当门体分流或肝功能障碍时，经肠系膜 V 进入腔 V，经体循环到达脑部，抑制正常 N 递质多巴胺、去甲肾上腺素传递 N 冲动的作用，促使脑 N 神经冲动传导障碍，构成肝昏迷的第三大因素。

4. 氨基酸平衡失调学说

研究发现肝性脑病病人血中芳香族氨基酸（AAA）增多，支链氨基酸（BCAA）减少，因而有学者认为：肝性脑病是氨基酸失调，其中 AAA 对脑组织毒性作用的结果。该学说是假性 N 递质学说的补充和发展。

正常人 BCAA/AAA 为 3~3.5，肝昏迷为 0.6~1.2。AAA 升高与肝硬化、肝功能障碍时，糖异生不足，血中参与糖异生的氨基酸蓄积，促进胰高血糖素增高，蛋白的分解代谢增强，大量 AAA 释放入血，而肝脏又失去正常清除 AAA 功能有关；血中 BCAA 减少是由于肝硬化，肝脏灭活胰岛素的功能降低，致高胰岛素血症，蛋白合成增加，骨骼肌对 BCAA 的摄取、利用增强所致。

二、肝性脑病的分期

一期（前驱期）：有轻度性格改变和行为失常，表现出欣快感或者淡漠，少言，衣冠不整，随地大小便等症状，意识清楚，应答准确；扑翼样震颤可引出；脑电图正常。

二期（昏迷前期）：意识障碍，行为失常，应答不准确，伴随睡眠障碍，临床上容易诊断为精神病；扑翼样震颤存在；脑电图有特征性异常。

三期（昏睡期）：以昏迷和意识障碍症状为主，大部分时间处于昏睡状态，可唤醒；扑翼样震颤存在，脑电图异常。

四期（昏迷期）：意识完全丧失，处于昏迷状态，不能唤醒；扑翼样震颤不能引出；脑电图出现明显异常。

三、肝性脑病的治疗

（1）减少肠道氨的生成和吸收：①口服抗菌素可抑制产氨细菌，减少氨的产生。具体用法：新霉素 $2 \sim 8 g/d$ 分 4 次口服，新霉素长期应用的主要不良反应为肾毒性、耳毒性，使用不适宜超过 1 个月；甲硝唑 $0.8 g/d$，不良反应：胃肠道反应；②乳果糖、乳梨醇、乳糖口服后不被小肠吸收，到达结肠后分解为乳酸、乙酸，使肠道酸化，降低 pH 值，酸性肠道环境可以减少氨的吸收，并且能促使系膜血管内的氨渗出到肠道而排出。

（2）促进体内氨的代谢：①L-门冬氨酸-L-鸟氨酸（瑞甘）能促进肝细胞的鸟氨酸循环，能有效地降低血氨，用法：$10 \sim 20 g/d$，缓慢静滴 $3 \sim 4 h$，主要不良反应：胃肠道反应；②谷氨酸钠可直接与氨结合形成谷氨酰胺，精氨酸可增强肝细胞的鸟氨酸循环，理论上两药都有降低血氨的作用，但临床应用疗效差，在国外已经停用。

（3）假性 N 递质拮抗剂的应用：支链氨基酸能竞争芳香族氨基酸代谢产物进入大脑，使假性 N 递质 β-羟基酪胺、苯乙醇胺生成减少，保证正常 N 递质的冲动传导，用法：$250 \sim 500 ml/d$，静脉滴注。

（4）抑制性 N 递质拮抗剂的应用：氟马西尼（flumazenil）可以拮抗抑制性 N 递质-内源性苯二氮卓对正常 N 递质传递 N 冲动的抑制，对 Ⅲ、Ⅳ 期肝昏迷病人有促醒作用，用法：$1 mg/h$，持续静滴。

（5）对门 V 分流难治性肝性脑病，可应用介入的方法，选用钢圈或者气囊栓塞门-体分流交通支，减少氨进入体循环。

（6）对单纯肝硬化引起的肝昏迷，人工肝、肝细胞移植、肝移植可试用于临床：①人工肝应用分子吸附剂再循环系统、血液灌注、血液透析等方法清除血氨和其他毒性物质；②肝细胞移植：将正常人肝细胞种植到患者的肝内或脾脏，利用移植成活的肝细胞维持肝脏的正常代谢；③肝移植：全肝置换，对严重、顽固性肝性脑病者有指征。

第六节　上消化道出血

上消化道出血约占肝癌病人死亡原因的 15%，发病凶险，处理困难，病死率高，是最为常见又最为严重的并发症。

一、病因

门 V 高压症，门 V 系的胃冠状 V、胃短 V 通过食管 V 丛（胃底、食管下段交通支）和奇 V 形成侧支循环，当压力过高时，可导致上消化道出血（食管、胃底静脉曲张破裂出血），是 PHC 消化道出血的主要原因。

二、主要临床表现

（1）呕血和黑便；

（2）失血性周围循环衰竭，往往有休克的前驱症状，严重时可出现休克；

（3）贫血和血象变化，出血早期血液浓缩，化验检查 Hb 浓度、红细胞计数、压积无明显改变；出血 3～4 小时后组织液渗入血管，血液稀释，化验结果显示贫血；出血后 2～5 小时 WBC 计数可上升到 $10 \times 10^9 \sim 20 \times 10^9 /L$，止血后 2～5 天恢复正常；

（4）发热：T 往往 <38.5℃，持续 3～5 天恢复正常；

（5）肠源性氮质血症：指大量血液蛋白经肠道吸收，血中尿素氮（BUN）增高。出血后 24～48 小时达到高峰，BUN 值 <14.3mmol/L，为轻度肾功能损害，往往 3～5 天能恢复正常，如果持续上升，BUN 值 >17.9mmol/L，伴发少尿或无尿，应考虑失血性休克导致的急性肾功能衰竭。

三、出血量的临床判断

消化道出血 5～10ml，大便潜血试验（+）；出血量 50～100ml，可出现黑便；胃内储留血量 250～300ml，可引起呕血；一次性出血量 <400ml，轻度血容量减少，可从组织液和脾脏贮备血补充，一般不引起全身症状；出血量 400～500ml 可出现头晕、心慌、乏力等全身症状；出血量 >1000ml，可出现周围循环衰竭表现，严重者可出现休克。

四、治疗

1. 一般急救处理

病人卧床休息；呼吸道保持通畅，避免呕吐物吸入气管引起窒息；积极输氧，呕血病人应禁食。

2. 积极补充血容量

尽快建立 2～3 条 V 通道，积极输注等渗平衡液或葡萄糖盐水；补充血容量，给予右旋糖甘或者其他代血浆用品扩容；出现下列三种情况之一时，紧急输血：①Hb<70g/L，HCT<25%；②改变体位时出现晕厥，血压下降，心率加快；③出现失血性休克。

3. 止血药物应用

（1）垂体后叶素：采用 3 个 2 治疗：5% 葡萄糖 200ml、垂体后叶素 20U、20 分钟快速静滴；机理：收缩内脏血管，门 V 血流量减少近 60%，从而降低门 V 压力；垂体后叶素可收缩冠状 A，可诱发心绞痛，建议使用前舌下含服硝酸甘油 0.6mg。

（2）β 受体拮抗剂：常用药物心得安（普萘洛尔）；机理：阻断心脏 β_1 受体，降慢心率，增加心肌收缩力，同时阻断外周 β_2 受体的扩张血管作用，内脏血管收缩，门 V 回流血量减少，压力下降；用法：从小剂量开始，逐渐加量，使心率减慢 25%，以 55～60 次/分钟为宜。

（3）生长抑素：临床上常用的生长抑素有 14 肽（施他宁）、8 肽（善宁）；作用机制：抑制胰高血糖素的释放，从而减少门 V 血流量，降低门 V 压力；用法：施他宁：首次 250mg 缓慢静脉推注，紧接着以 250μg/h 静脉持续滴注，直到出血停止；善宁：首剂 100μg，然后 25～50μg/h 维持。

（4）血管扩张药：α-肾上腺素能受体拮抗剂（酚妥拉明）、钙离子阻滞剂（异搏定、硝苯地平等）、硝基内扩管药（硝酸甘油）等临床应用有一定的扩张门 V，降低门 V 压力的作用，可联合应用。

（5）其他药物：甲氧氯普胺（灭吐灵）能增强食管下段括约肌的收缩力。H_2 受体拮抗剂、质子泵拮抗剂有止酸和一定降低门 V 压力作用，可帮助止血。

4. 三腔二囊管压迫止血

仅仅限用于药物不能控制的出血，是一种暂时性止血方法，应该理解为一种过渡性急救措施。

三腔二囊管操作步骤：①首先用石蜡油润滑导管，插管时嘱咐病人做吞咽动作，插入 65cm，能抽出胃液，表明已到达胃窦部；②先胃囊充气 150～200ml（胃囊压力约 50mmHg），向后牵引，有阻力感，提示到达胃底，再向食管囊充气 100ml（食管囊压力约 40mmHg），用 1kg 的食盐或沙袋向后牵引、固定，达到持续压迫胃底、食管下段的作用；③三腔二囊管一次持续压迫最长不超过 24 小时，必须解除压迫一段时间，一般 5～10 分钟，避免胃底、食管下段粘膜缺血性坏死，放气采取先放食管囊，再放胃囊，避免食管囊滑脱导致窒息，如果止血效果不好，可重复充盈气囊恢复牵引，一般不超过 72 小时；④放气减压后，留管观察 24 小时不再出血，可以拔管，拔管前嘱咐病人口服石蜡油 20～30ml。

5. EVS、EVL

通过内科止血，出血如果得到暂时性控制，稳定 6～12h 不再出血的病人，为了预防再出血，可进行急诊内镜食管、胃底曲张 V 注射硬化剂（EVS），或者进行急诊内镜食管、胃底曲张 V 套扎治疗（EVL）。

6. 预防再出血措施

食管下段、胃底曲张 V 出血停止后，再出血率高达 50% 以上，其中 40% 发生在 1 年以内，30% 在 6 周以内，再出血 1 次比 1 次更为凶险，致死率高，临床上常用三种预防再出血的措施：

（1）EVS（内镜硬化治疗）、EVL（内镜套扎）：临床实践证明：EVL 优于 EVS；优点：操作简单，创伤小，疗效肯定；缺点：没有解除门 V 高压病因，有再出血风险；1 次性套扎或硬化剂治疗往往不彻底，需要多次操作。

（2）门-体分流术、Tips：能从病因方面预防再出血，主要并发症：肝昏迷，发生率 30% 左右。

（3）断流术：应用手术方法阻断食管、胃底门 V 系和腔 V 系高压的侧支循环交通支，达到止血的效果，成功的断流术必须阻断食管下段、胃的四条主要门 V 通路：胃左 V 通路、胃短 V 通路、胃后 V 通路、食管壁和胃壁内 V 通路，同时附加食管下段、胃底横断术；断流术的基本术式包括：食管下段和胃底曲张 V 缝扎术，经腹贲门周围血管离断术，食管下段胃底横断切除（切除范围：食管下段 5cm、近端贲门、胃底 5cm），联合断流术；优点：没有改变门 V 血流，肝性脑病的发生率低。缺点：吻合口漏、吻合口狭窄；食管下段切除损伤了食管括约肌，导致食管返流，病人出现烧灼感、呕吐等症状；断流术不能降低门 V 压力，再出血的风险存在。

临床经验表明：原发性肝癌伴上消化道出血的病例，大多数为中晚期患者，一般状况差，往往不能耐受门体分流术和断流术，两种术式通常适宜单纯肝硬化病人。

第十七章 原发性肝癌 2011 年版诊疗规范对肝癌多学科综合治疗模式的建议

由于 HCC 的特殊性，多发生在有慢性肝病或者肝硬化疾病的基础上，高度恶性和复杂难治，特别强调多学科规范化综合治疗，并且在此基础上，提倡针对不同的患者或者同一患者的不同阶段实施个体化治疗。国内学者多依据肝癌患者的体力状况和 ECOG 评分系统，分为 ECOG 0~2 分和 3~4 分两大类采取不同的治疗策略。

第一节 ECOG 3~4 分 HCC 患者的治疗策略

因 ECOG 3~4 分 HCC 患者一般健康状态太差，往往无法承受强烈的抗肿瘤治疗，主要措施是给予对症治疗和中医药治疗，在此不作详述。

第二节 ECOG 0~2 分 HCC 患者的治疗策略

对于 ECOG 0~2 分 HCC 患者依据肝功能 Child-pugh 评分系统，分为 Child-pugh A/B 级和 Child-pugh C 级两组，分别采取不同的治疗策略。

(1) Child-pugh C 级患者的治疗基本同上。对于其中由于终末期肝病致肝功能失代偿患者，如果符合肝癌肝移植适应证标准，建议进行肝移植治疗。国内专家组经充分讨论，推荐采用 UCSF 标准。

(2) 对于 Child-pugh A 级或 B 级患者，依据 UICC-TNM 评分系统，分为无肝外转移（包括远处及淋巴结转移）的患者（N_0M_0）和有肝外转移的患者（N_1 或 M_1）。对于无肝外转移的患者，再以血管受侵情况分为伴有门 V 主要分支癌栓或下腔 V 癌栓和无大血管侵犯两组，门 V 分支定义为门 V 主干和 1、2 级分支，一般为影像学可见的癌栓，未采用微血管癌栓作为区分指标。对于已有肝外转移者，建议采用系统治疗为主，包括分子靶向药物治疗（索拉非尼）、系统化疗（$FOLFOX_4$ 方案或亚砷酸注射液）、生物治疗和中医药治疗等，同时可以酌情采用姑息性放疗（控制骨转移疼痛）等。

(3) 对于伴有门 V 主要分支癌栓，如果预计无法完整切除肿瘤及肉眼癌栓者，建议进行放疗和/或门 V 支架植入和 TACE。肿瘤和癌栓可被整块切除者，建议"肝癌手术切除、门 V 取栓、化疗泵植入+术后门 V 肝素冲洗、持续灌注化疗+TACE"等以外科为主的综合治疗，可以明显提高肝癌合并门 V 癌栓患者的生存率，降低术后复发、转移率。对于下腔 V 癌栓患者，如果是肿瘤增大压迫引起，且患者无症状，可以不放置支架，仅采用 TACE 治疗并观察肿瘤能否缩小。如果是肿瘤侵犯下腔 V 引起，建议在 TACE 同时放置下腔 V 支架或先放置支架并可联合放射治疗。若这些患者能耐受，均建议联合或序贯应用系统治疗（如索拉非尼、$FOLFOX_4$ 方案化疗、亚砷酸等）。

(4) 对于无血管受侵的患者，再依据肿瘤的数目、肿瘤最大直径（均依据术前影像学结果判断）进一步分层。对于肿瘤数目 4 个以上，建议 TACE 控制肝脏肿瘤，一般不宜首先考虑手术切除治疗。TACE 也可与消融治疗联合应用。

(5) 对于肿瘤数目 2~3 个，肿瘤最大直径>3cm 或单个肿瘤>5cm 的患者，手术切除的生存率高于

TACE，但应注意部分患者因为肝功能储备问题或包膜不完整而不能手术切除，建议对这部分患者采用TACE。需要从肝切除技术和肝功能储备能力两方面判断是否选择手术，一般认为，手术切除的患者Child-pugh分级的分值应≤7分。对于不能耐受或不适宜其他抗癌治疗措施的患者，若符合UCSF标准，也可考虑肝移植治疗。对可手术切除肝癌原则上术前不主张进行TACE。

（6）对于单个肿瘤直径<5cm或肿瘤数目2~3个且肿瘤最大直径≤3cm的患者，首先建议手术切除治疗。对于其中肿瘤最大直径≤3cm的患者，也可考虑消融治疗。对于拒绝手术的病人或者伴发心脏、肺等重要脏器疾病或麻醉等禁忌证等不适合手术的病人也可考虑进行放射治疗。对于不能耐受或不适宜其他抗癌治疗措施的患者，若符合UCSF标准，则可考虑进行肝移植治疗。

第三节　基础疾病治疗

在HCC选择治疗方法时，应该强调对于基础肝病（慢性乙型肝炎、肝硬化和肝功能障碍）的治疗，在进行手术切除或肝移植、局部消融、TAI/TACE、放疗以及系统治疗（分子靶向药物治疗和化疗）时，宜注意检查和监测病毒载量，可以考虑预防性应用抗病毒药物，且在肝切除术后也提倡进行规范的抗病毒治疗。

综上所述，必须高度重视HCC的早期发现、早期诊断、早期治疗；应当遵循规范化综合治疗原则，即强调根据基础疾病、肿瘤的病理学类型、侵袭的部位和范围（临床分期）、门V或下腔V癌栓以及远处转移情况，结合患者的一般状况（PSECOG）和器官功能状态（特别是肝功能代偿程度），采取多学科综合治疗团队（MDT）模式，广泛深入地开展多学科交流、讨论和合作，为患者制定最佳的个体化治疗方案，发挥各种治疗方法的优势，避免不恰当或过度治疗，最大幅度地控制肿瘤，提高总体疗效，改善患者的生活质量，达到延长生存期或争取根治的目的。同时，立足于肝癌分子分型基础上的个体化治疗可能是未来发展的方向。

第四节　随　　访

对于肝癌患者强调通过动态观察患者的症状、体征、辅助检查（主要是血清A-FP和影像学检查）进行定期随访，应当监测疾病发展、复发、治疗相关不良反应。一般认为：随访频率在根治性治疗后3年内应该3~4个月一次；3~5年期间每4~6个月一次；5年后如依然正常，可以改为6~12个月一次。

第二篇　胆　道　癌

第一章　胆道的应用解剖

肝内外胆道的划分一般以肝左、右管开口为界，开口以上为肝内胆道系统，开口以下为肝外胆道系统，因肝右管及肝左管均在肝纤维包膜内，但在肝实质之外，目前绝大多数文献将其归入肝外胆道系统，肝外胆道系统包括：左右肝管、肝总管、胆囊、胆囊管、胆总管（图2-1-1）。

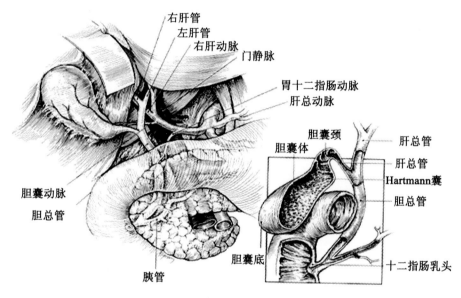

图 2-1-1　肝外胆道系统

肝左右管汇入肝总管，左右肝管为一级胆管。肝右管由右前叶和右后叶肝管汇合而成，长度成人平均为 0.84cm，管径平均为 0.28cm，由于肝右管及其肝内分支变异较大，有 24.2% ~ 30% 肝右管缺如；肝左管成人平均长度为 1.64cm，管径平均为 0.27cm，亦有 4.8% ~ 13.4% 肝左管缺如；尾状叶肝管均较细，一般有 2 ~ 5 支，分为左段和右段肝管，分别汇入左、右肝管者占 78% ~ 82%。肝叶肝管和肝段肝管分别被称为肝内二、三级肝管。

肝总管成人长约 3cm，直径 0.4 ~ 0.6cm，其下端与胆囊管汇合成胆总管，有时胆囊管汇入部位异常（例如汇入肝右管），约有 1.4% 肝总管缺如。

胆囊位于肝下面的胆囊窝内，胆囊上方借疏松结缔组织与肝相连，易于分离，下面覆有腹膜，有时腹膜形成系膜，使胆囊为腹膜内位器官，移动性大，特别在活体上，可随体位的变化有较大幅度的移动；胆囊长 8 ~ 12cm，宽 3 ~ 5cm，容量 40 ~ 60ml，胆囊分为胆囊底、胆囊体、胆囊颈、胆囊管四部，一般情况下，胆囊底的体表投影相当于锁骨中线或右腹直肌外缘与肋弓的交界处，患胆囊炎，可有压痛，常可触到增大的胆囊底，随呼吸而升降，此点可作为胆囊的穿刺点；胆囊颈为胆囊的缩细部分，常以直角向左下方弯转而续于胆囊管，位置较深，其起始部膨大，形成 Hartmann 囊，胆囊结石多嵌于 Hartmann 囊中，胆囊炎时，Hartmann 囊可与胆囊管广泛粘连，也可与胆总管粘连，胆囊摘除时，应予以仔细剥离，以免误伤胆总管或胆囊管。

胆囊管的长度一般为 3 ~ 4cm，管径 0.2 ~ 0.3cm，续于胆囊颈，与其左侧肝总管汇合成胆总管，汇合点一般多在肝十二指肠韧带的中 1/3 范围，在上、下 1/3 范围较少，胆囊管近胆囊颈的一段内有螺旋状粘膜皱襞，称为 Heister 瓣，近胆总管的一段内壁光滑，有利于胆汁的进入与排出，当胆囊炎症时，此瓣水肿、粘连及结石嵌顿，常可导致胆囊炎或积液。

胆总管位于肝十二指肠韧带右侧缘内，肝固有 A 的右侧，门 V 的右前方，下行于十二指肠第一段后方、胰头部后部的胆总管沟内，斜行进入十二指肠第二段内后侧壁，开口于十二指肠乳头，成人长 7～9cm，管径 0.6～0.8cm，一般不超过 1cm，临床上如发现胆总管超过 1.2cm，便认为病态；胆总管常分为四段：十二指肠上段，为胆总管最长的一段（2～5cm），自胆总管开始处至十二指肠第一段上缘，一些胆总管手术（如胆总管切开引流术）多在此段内进行；十二指肠后段：胆总管从十二指肠上缘到胰头上缘之间的一段，长 1～2cm，位于十二指肠第一段后面，下腔 V 前方，门 V 右方，胆总管十二指肠吻合术可在此段内进行；胰腺段亦称第三段，长约 3cm，从胰头上缘至十二指肠降部的后内侧壁外的一段，在胰头后面的胆总管沟中，该段左侧不到 1cm 处有胃十二指肠 A 下行，其分支胰十二指肠上后 A 向下，位于胆总管和门 V 之前，当下行至胰头后面至胰腺段下端时则位于胆总管后方，胆总管手术时应予以保护，胰十二指肠上后 V 不与同名 A 伴行，却与胆总管胰腺段关系密切，该 V 是胆总管后方胰十二指肠术最麻烦的出血来源，此外胰腺段后方为下腔 V，下方为右肾 V，多数人胰腺段下部进入十二指肠壁以前，与十二指肠降段的内侧壁紧贴并平行一段距离（0.8～2.2cm），二者之间只有结缔组织相连，这种解剖关系可使胆总管括约肌切开够长度，为胆总管括约肌切开成形术提供了有利的条件，可有效避免切透十二指肠壁而发生十二指肠瘘；十二指肠壁内段：为胆总管穿经十二指肠壁的一段，位于十二指肠降部的内后壁中斜向走行，长 1.5～2cm，在斜穿十二指肠壁内时与胰管汇合，形成胆胰管壶腹（Vater 壶腹），壶腹壁及其附近胆总管、胰管有括约肌并向十二指肠腔内突出，使十二指肠粘膜隆起而形成十二指肠大乳头。

胆道的血供：肝左、右肝管靠近肝左、右 A，分别接受两 A 发出的许多小分支，在肝左右管的肝面形成丰富的血管丛并与十二指肠上胆管段的血管丛连接；十二指肠上胆管（肝总管、胆总管的 1、2 段）：由十二指肠后动脉、肝右动脉、肝左动脉、胆囊动脉、胃十二指肠动脉、门静脉后动脉（起始于腹腔干或肠系膜上动脉）、肝固有动脉等邻近该段胆管的 8 条动脉发出的小动脉（管径约 0.3cm）供血，这些动脉沿该段胆管两外侧形成两条轴血管（称 3 点钟血管和 9 点钟血管），轴血管和周围其他小血管的分支围绕胆管形成胆管周围丛，丛分支伸入壁内形成壁内动脉丛，壁内动脉丛再分支至粘膜形成粘膜毛细血管丛；胰后胆管（胆总管第三段）由邻近与之平行的十二指肠后动脉的多个小血管分支形成血管丛，壁内分布方式同十二指肠上胆管。胆总管的静脉血大部分由胆总管和肝总管周围的小静脉输送上行，这些小静脉在胆总管和肝总管周围形成胆管外静脉丛，此丛在管壁的膜内向上进入肝内的静脉支，而胆总管下面的静脉直接汇入门静脉，外科医师可借助胆管外静脉丛有无来确认胆总管而排除胆囊管（胆囊管表面无静脉丛）；胆囊动脉常由肝右动脉（85% 以上）在肝十二指肠韧带上部内经胆总管后方至胆囊三角内分出胆囊动脉（胆囊管、肝总管和上方的肝脏共同组成一个三角区，称胆囊三角，或称卡洛特 calot 三角，胆囊动脉多在此三角内通过），胆囊动脉的来源也有变异，有时来自肝左动脉、肝固有动脉、胃十二指肠动脉或肠系膜上动脉，胆囊动脉发出后在胆囊颈部分为前、后两支，分布于胆囊壁；胆囊静脉：胆囊肝面的静脉由 2～20 支小静脉经胆囊窝向上穿入肝内，直接进入肝方叶，往往不形成单一的胆囊静脉，胆囊游离面浆膜下，在胆囊底和体处形成 1 支小静脉，注入门静脉右支，进入肝脏 5、8 段。

胆道的淋巴回流：胆囊底和体的淋巴丛由两条沿胆囊两侧缘走行的长集合淋巴管引流，两长管间尚有一斜行的淋巴管连接，左侧的长集合淋巴管注入胆囊三角的胆淋巴结（哨兵或前哨淋巴结），右侧的长集合管不注入胆淋巴结，随胆囊管及胆淋巴结的输出淋巴管一起注入网膜孔淋巴结（网膜孔位于肝十二指肠韧带的后方，肝十二指肠韧带位于肝门横沟与十二指肠第一段之间，左侧连于肝胃韧带，右缘游离，后方为网膜孔，此韧带与肝胃韧带同样由两层腹膜组成，在两层中有肝固有动脉、门静脉主干、胆总管、神经纤维和淋巴管通过，称为肝蒂，肝手术时可在此暂时阻断肝门血流），再沿肝十二指肠韧带向下汇入胰头上、胰头后、十二指肠后（胰十二指肠上、后淋巴结）、肠系膜上动脉旁、腹腔动脉旁、腹主动脉旁和下腔静脉周围淋巴结；胆囊以外胆道的淋巴回流：胆囊以外胆道淋巴在十二指肠内沿肝动脉回流入网膜孔淋巴结，进而至胰十二指肠上淋巴结，后者的输出淋巴管注入腹主动脉前的腹腔淋巴结或者注入胰头后一些小淋巴结（有人称胰十二指肠后淋巴结），再经输出淋巴管注入肠系膜上动脉根部的肠系膜上淋巴结。临床上常将胆囊淋巴结分为三站：胆囊管周围、胆囊颈周围、上中段胆总管周围淋巴结为胆囊癌的第一站淋巴结；胰头周围、十二指肠上后方（胰十二指肠上、后淋巴结）、腹腔动脉、肠系膜上动脉淋巴结为第二站；腹主动脉和下腔静脉周围淋巴结为第三站；胆囊淋巴回流一般不上行至肝门部，很多学者因此认为：胆囊癌肝门部淋巴结累及较少，一旦累及肝门部均属晚期。

　　肝外胆管的神经支配：肝十二指肠韧带内有丰富的神经丛，分为肝前丛和肝后丛，二者均发分支到肝外胆道系统，多数神经纤维随肝动脉入肝内，肝前丛的交感神经来自左腹腔神经节，其节前纤维来自左侧交感神经干第 7～10 胸神经节，而副交感神经直接由左迷走神经发出；肝后丛的交感神经来自右腹腔神经节，节前纤维来自右侧第 7～10 胸神经节，而副交感神经由右迷走神经发出。

第二章　胆道癌的流行病学

　　胆道肿瘤主要指原发于胆囊和肝外胆管系统的肿瘤。胆管癌指发生在左右肝管、肝总管、胆总管的肝外胆管癌，肝内胆管细胞癌和壶腹癌不包括在内。胆道恶性肿瘤在我国占消化道恶性肿瘤的第 5~6 位，20 世纪 80 年代至 90 年代占各种肿瘤死亡的 0.48% 左右，我国每年大约有 4500 人死于胆道恶性肿瘤，其中 90% 以上为腺癌。过去一直认为胆管癌在我国的发病率很低，上海地区调查发现，1994 年发病率达 0.324%，比 1972 年发病率男性增加 119%，女性增加 124%，呈逐年递增的趋势，且有年轻化的趋势，已发现小于 20 岁的胆管癌病人，因此胆管癌的诊治愈来愈引起国内、外学者的注意和重视；胆囊癌在我国由于无大宗病例统计，发病率难以确定，在美国胆囊癌的发病率为 2.2~2.4/10 万人口。

　　目前对全国胆道癌的地理分布特征尚缺乏系统的报道，从国内几宗较大的病例统计得出初步结论：西北地区胆管癌的发病率低于胆囊癌，而其他地区和全国平均水平相一致，即胆囊癌占胆道肿瘤的 1/3 左右，胆管癌占胆道肿瘤的 2/3 左右，胆囊癌的发生率低于胆管癌；胆囊癌和胆管癌的发生年龄无明显差异，以 50~65 岁多见，但一般认为胆囊癌因发病隐蔽、病程长，发现时的年龄偏大，而胆管癌相比之下因症状出现早，就诊早，年龄较胆囊癌就诊时为小；胆囊癌以女性多见，男女之比为 1∶2，胆管癌以男性多见，男女之比为 1.4∶1；就世界范围而言，有一定的种族差异，胆道癌以非洲黑人最为少见，而美国西南部印第安人、以色列人、东欧人发病率相对偏高。

第三章　胆　管　癌

胆管癌指发生于肝外胆管（包括左右肝管、肝总管、胆总管和胆囊管）的癌，起源于肝内胆管上皮的胆管细胞癌与肝细胞癌一起归入原发性肝癌，而胆管进入十二指肠壁以后发生的癌归入壶腹周围癌。肝门部胆管癌指发生于胆囊管开口近端的肝外胆管癌，其范围包括左右肝管、左右肝管汇合部、肝总管并涉及尾状叶胆管开口，由于 Klatskin 最早对左右肝管汇合部胆管癌的临床病理特征作过详细的描述，肝门区胆管癌又称 Klatskin 瘤（klatskin tumor）；发生在胆囊管开口以远至十二指肠壁之前的胆管癌称为中远端胆管癌，实际上为胆总管癌，胆管中远端区分一般以胰腺上缘为界，由于中段和远端胆管癌的临床表现和治疗方法基本相同，而且当病变范围较广或处于病程晚期时，中远端胆管癌往往同时受累，此时很难区分中段还是远端胆管癌，故纳入一并讨论；但中远端胆管癌与近端胆管癌在临床表现、治疗方法和预后方面均存在明显差异，须分开讨论；临床统计表明：肝门区胆管癌最为多见，约占 58%，中段胆管癌约占 13%，远端胆管癌约占 18%，胆囊管癌约占 4%，弥漫发生的弥漫型占 7% 左右。

第一节　病　因　学

胆管癌的病因目前尚不清楚，普遍认为与下列因素有关：

一、胆管结石

约 1/3 的胆管癌病人合并胆管结石，而胆管结石病人仅 5% ~ 10% 会发生胆管癌，结石对胆管粘膜的慢性刺激，导致损伤，迁延不愈，加之感染，是胆管癌的重要发病因素。

二、肝吸虫病

在我国四川、广东等南方省份以及东南亚地区，肝内胆管癌病人常见有华支睾吸虫感染，多见于喜食生鱼人群，华支睾吸虫是一种胆道寄生虫，虫体的吸吮、虫体和虫卵分泌毒性和代谢产物及虫尸腐败产生的有毒物质，造成物理和化学刺激，引起胆管分泌增加、细胞增生、腺瘤样增生，最终导致癌变，如果上述地区有吃富含亚硝酸食物的习惯，更增加了胆管癌的风险。

三、胆总管囊肿（又称胆总管囊性扩张症）

胆总管囊肿的恶变率为 2.5% ~ 28%，胆总管囊肿并发胆管癌的年龄多在 40 岁左右，较不伴有胆总管囊肿的胆管癌平均年轻 20 ~ 30 岁；胆总管囊肿内结石形成、合并感染，特别是合并胰胆管汇合部发育异常所导致的胰液返流的刺激，是导致癌变发生的主要原因之一。正常人胰管和胆总管在距 Vater 壶腹 5mm 处汇合，形成同一管道，共同开口于十二指肠，而胆总管囊肿病人多先天性发育异常，胆总管与胰管在距 Vater 壶腹 2.0 ~ 3.5cm 处汇合，两者多呈直角，共同通道长，被称为胰胆管连接异常（APBDJ），因胰液的分泌压高于肝脏的分泌压，因此胰液可以逆流于胆管内，长期激活胆汁中一些致突变物质，长期刺激胆道导致恶变。

四、先天性肝内胆管多发节段性囊性扩张病（称 Carolic 病）

主要特点：肝内胆管呈节段性多发性囊性扩张，而大的胆管并不扩张，扩张的肝内胆管多伴结石，且常伴有胆管炎反复发作和肝脓肿，Carolic 病的恶变原因不明，恶变率为 7% 左右，较正常人群高 100 多倍。

五、溃疡性结肠炎、原发性硬化性胆管炎

欧美国家溃疡性结肠炎病人胆管癌的发病率为 0.4% ~ 1.4%，高于自然人群许多倍，溃疡性结肠炎亦可并存原发性硬化性胆管炎，溃疡性结肠炎病人门静脉系统的慢性菌血症可能是诱发胆管癌和原发性硬化性胆管炎的原因；胆管癌合并溃疡性结肠炎病人多在 50 岁左右获得诊断，较无溃疡性结肠炎病人大约年轻 20 岁，尤其全结肠受累、病程长的溃疡性结肠炎更易发展为胆管癌，外科手术并不能影响溃疡性结肠炎病人胆管癌的发生与发展，有不少病人在全结肠切除术后数年仍发展为胆管癌，原因有待于进一步探索；原发性硬化性胆管炎（psc）是一种病因不明的慢性进行性炎症和纤维化引起的慢性胆汁淤滞为主要临床表现的少见胆道疾病，ERCP 检查胆管呈硬索状感，呈枯枝样改变，管壁增厚、变硬、狭窄，但狭窄以上部位肝内胆管不扩张，一般认为 psc 是胆管癌的癌前病变，癌变率为 10% ~ 20%，以 psc 死亡的病例作尸检，能证实约 40% 为胆管癌，临床上硬化性胆管癌与 psc 不易鉴别，目前尚无可靠的生化指标与影像学检查能证实有无 psc 癌变，甚至有时术中的病理诊断也需有丰富经验的医师多次、多部位反复取材才能确诊，但即使活检阴性，亦不能排除恶变，因此临床上 psc 病人症状迅速恶化，黄疸快速加深，部分病人 CA_{199} 可升高，应高度怀疑恶变存在，psc 如合并胆管癌则预后极差，平均生存期不到 1 年，肝移植可能是 PSC 唯一可能获得治愈的方法，吸烟可能是 psc 癌变的危险因素。

六、其他

致癌物，如钍、化学物品（石棉、亚硝胺等）、药物（异烟肼、甲基多巴肼、避孕药等）都可能是胆管癌的诱发因素；已证实胆管腺瘤与胆管乳头状瘤均有恶变倾向；另外，EB 病毒感染、慢性伤寒带菌者以及直肠癌术后、胆管错构瘤等均与胆管癌的发生可能有一定的关系。

七、近年来分子生物学研究

胆管癌 K-ras 基因 12 密码子突变率高达 77.4%，表明 K-ras 基因突变在胆管癌的发生中可能起比较重要的作用。

第二节　病理分型和胆管癌的转移

一、大体形态分型

1. 硬化型

肿瘤沿胆管壁浸润性生长，受侵胆管灰白色，环状增厚，呈硬索状，生物学行为早期可向管外组织浸润，常侵犯邻近血管，是肝门部胆管癌最常见的类型，往往在肝门区形成纤维性硬块，占胆管癌的 60% ~ 70%。

2. 结节型

呈结节状向管腔内突出，多位于管腔的一侧，基底部宽，瘤体一般较小，表面不规则，多发于中段胆管，可沿胆管粘膜浸润，向胆管外周围组织和血管浸润的程度较硬化型轻，手术切除率相对高，预后

相对较好。

3. 乳头状癌

肿瘤向管腔表面突出生长形成大小不等的乳头状结构，可在多部位形成多发病灶，主要沿胆管粘膜向上浸润，一般不向胆管周围组织浸润，好发于下段胆管，预后良好。

4. 弥漫型癌

较少见，仅占胆管癌的7%左右，早期肿瘤可沿胆管壁广泛浸润性生长，管壁增厚，管腔狭窄，很难与 psc 鉴别，中晚期可向管腔壁外浸润形成浸润肿块，一般无法手术切除，预后极差。

二、组织学分型

95%以上胆管癌为腺癌，分为管状腺癌、乳头状腺癌、粘液癌、单纯癌等；按分化程度可分为高分化、中分化、低分化和未分化癌，高中分化与低、未分化癌各占50%左右，高分化者预后相对较好，低分化、未分化癌预后差；罕见类型：鳞状上皮癌、腺鳞癌、透明细胞癌、平滑肌肉瘤等。

三、胆管癌的转移

胆管癌常见周围组织器官侵犯和区域淋巴结转移，很少发生远处转移；门静脉紧贴胆管后方，被肝十二指肠韧带及 Glisson 鞘包裹，为最常受累的血管；常侵犯的脏器：肝、胰、十二指肠、胃、结肠等，有资料报道胆管癌向肝实质浸润深度可达5cm；区域淋巴结转移较为常见，胆管癌手术时近48%病人已出现淋巴结转移；此外，肿瘤可沿神经和神经鞘转移，造成术中很难确定胆管受累的范围和边界。

第三节 临床分期、分型

一、临床分期

由国际抗癌协会（UICC）根据 TNM 的标准制定，该分期只适用于经手术探查和切除的病例。

1. 肝外胆管癌 TNM 分期标准

T-原发肿瘤：

Tis：原位癌；

T_1：肿瘤侵及胆管粘膜下层和肌层；

T_2：肿瘤侵及浆膜层和周围结缔组织；

T_3：肿瘤侵及邻近器官如肝、胰、十二指肠、胃、结肠等。

N-区域淋巴结：

N_0：无淋巴结转移；

N_1：肝十二指肠韧带淋巴结转移；

N_2：其他区域淋巴结转移。

M-远处转移：

M_0：无远处转移；

M_1：有远处转移。

2. UICC 分期

0 期：$TisN_0M_0$；

Ⅰ 期：$T_1N_0M_0$；

Ⅱ 期：$T_2N_0M_0$；

Ⅲ期：$T_{1-2}N_{1-2}M_0$；

$Ⅳ_A$期：T_3，任何 N，M_0；

$Ⅵ_B$期：任何 T，任何 N，M_1。

二、肝门区胆管癌的分型

肝门区胆管癌占肝外胆管癌的58%左右，根据病变的部位，Bismuth-Corlette 在 1975 年将肝门区胆管癌分为五型，目前已被临床广泛使用。

Ⅰ型：肿瘤位于肝总管，未侵犯汇合部；

Ⅱ型：肿瘤位于左右肝管的汇合部，但未侵犯左右肝管；

Ⅲ型：肿瘤位于右肝管Ⅲ$_A$，或位于左肝管Ⅲ$_B$，包括合并部分或全部左右肝管汇合部而导致不全和完全性梗阻；

Ⅳ型：肿瘤累及肝总管、左右肝管、左右肝管汇合部。

该分型对手术方式的选择和预后的判断具有重要价值，Ⅰ型因较早出现梗阻性黄疸得以早期诊断，手术切除率高，预后好；Ⅳ型由于侵犯范围广，大多数病人不可切除，预后差；Ⅲ型首先引起一侧肝管阻塞，早期可不出现梗阻性黄疸，如肿瘤发展，逐渐阻塞对侧肝管或左右肝管汇合部、肝总管时方出现黄疸，一旦出现黄疸已非病理早期，手术切除率低（图 2-3-1）。

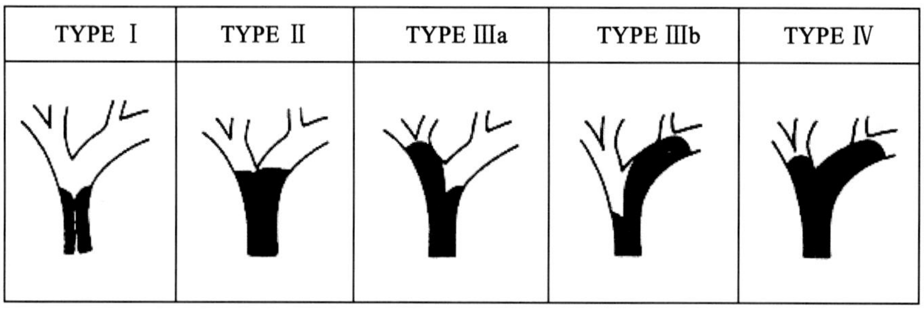

图 2-3-1　肝门部胆管癌分型

第四节　胆管癌的临床特点

一、临床表现

1. 黄疸、腹痛、腹块

随着病情的进展，90%～98%的病人可出现黄疸，往往95%以上病人以梗阻性黄疸就诊，为逐渐加深的持续性梗阻性黄疸，伴有瘙痒及抓痕，小便色深和大便色淡，黄疸较深时，小便呈茶色而大便呈陶土色，但必须指出黄疸虽然是胆管癌常见的症状，但不是早期症状；病人往往在黄疸出现前一段时间内可有上腹隐痛、胀痛及厌油、纳差、乏力、低热、消瘦等症状，这些症状称为黄疸前期症状，随着黄疸的出现，这些症状更加明显，腹痛发生率45%左右，由胆管腔不同程度阻塞或狭窄，引起胆道内压增高所致；在未行胆道检查之前，一般无胆道感染的症状，仅有10%～20%病人可有上腹部疼痛、畏寒、发热、黄疸等胆管炎的表现，易被误诊为胆管结石并感染，感染最常见的细菌为大肠杆菌、粪链球菌、厌氧菌，内镜和介入放射检查可诱发和加重胆道感染，严重者可导致胆道感染性休克；约10%的病人可触及腹部肿块。

2. 胆囊肿大

中、下段胆管癌患者可触及肿大之胆囊，往往 Murphy's 征可能阴性；而肝门区胆管癌往往尽管皮肤深度黄染，但胆囊不可触及。

3. 肝大

剑突下、肋缘下可触及增大的肝脏，黄疸时间较长的病人因肝功能严重损害可出现肝功能失代偿表现，如腹水及双下肢浮肿等；肿瘤压迫或侵犯门静脉，可造成门静脉高压，可出现上消化道出血等门静脉高压症状；晚期病人可并发肝肾综合征表现，如少尿或无尿，稀释性低钠血症，氮质血症。

二、实验室检查

1. 肝功能指标

绝大多数患者血中总胆红素（TBIL）、直接胆红素（DBIL）明显升高，升高的程度与梗阻的程度相平行，其中以结合胆红素升高为主，占总胆红素的 60% 以上；反映肝脏胆汁排泄功能的指标如 γ-GT、ALP 可显著升高，而反映肝细胞膜完整性的相应指标 ALT、AST 等一般仅轻度升高，仅极少数病人伴 ALT 显著升高，易误诊为黄疸性肝炎；由于长时间梗阻性黄疸，脂溶性维生素 Vit K 的吸收障碍，加之肝脏自身合成凝血因子功能下降，可出现 PT 时间延长；早期病例血清 ALB 的水平及 A/G 比多在正常范围内，长时间梗阻后血清 ALB 可明显降低，而球蛋白升高，A/G 低平或倒置，反映出肝脏合成 ALB 能力下降。

2. 血、尿常规检查

血常规检查部分病人可有白细胞总数及中性粒细胞比例上升，提示有潜在性胆道感染存在；尿常规检查：尿胆红素阳性而尿胆原阴性。

3. 肿瘤标记物检查

在胆管癌的诊断中，尚未发现一种像 A-FP 一样能诊断 PHC 的特异性肿瘤标记物。目前发现较有意义的标记物是糖链抗原 CA_{199}，在胆管癌的阳性率为 60% ~ 80%，但良性胆道梗阻、胆道感染时 CA_{199} 可升高，但升高的程度较低，当显著升高超过正常值 6 倍以上时，对胆管癌有诊断价值；癌胚抗原（CEA）、CA_{50}、CA_{242} 等也是有用的诊断指标，但敏感性和特异性不如 CA_{199}；近年来从胆管癌组织中提纯得到一种胆管癌相关抗原（CCRA），并建立了血清 CCRA 的 ELISA 的检测方法，对胆管癌诊断的敏感性和特异性均在 70% 以上，值得进一步研究；有关胆管癌标记物在基因方面的研究也取得一定的进展，利用分子生物学技术对胆汁和活检组织进行 K-ras、CerbB-2、C-myc、P53、端粒体酶等肿瘤基因标记物检查，对胆管癌的早期诊断具有潜在的实用价值。

三、影像学检查

1. 超声诊断

这是最为简便、快捷、准确、经济和可重复进行的无创性检查方法，已被临床证实为可信赖的诊断技术。超声显像一般较难直接检出肿瘤，仅仅 20% 左右的病例可发现中等或低回声软组织肿块影，但可以根据肝内、外胆管的扩张情况来推断肿瘤的部位，如果超声显像显示肝内胆管扩张至肝门部中断，而肝外胆管正常，胆囊不大、空虚，说明梗阻部位在肝门区，提示肝门部胆管癌可能；若肝内、外胆管扩张伴胆囊增大，说明梗阻部位在胆管的中、下段，提示中、下段胆管癌可能；如仅显示一侧肝内胆管扩张，应考虑 III 型肝门部胆管癌可能，病人可无黄疸。超声对判断梗阻性黄疸和定位的符合率均接近 100%。

彩色多普勒超声可提供门静脉、肝动脉有无侵犯的信息，有助于对肿瘤的可切除性和切除范围作出初步评估。

内镜腔内超声可避免肠气的干扰，所采用的超声探头具有细径、高频的显著特点，可对敏感区反复扫描，因而可以更清晰、更准确地显示肝外胆管肿瘤，往往可以显示直径 0.5mm 以上的病变，对肿瘤浸润深度的判断准确率为 82%～85%，对胆管内表浅占位病变的鉴别诊断较有价值，且对判断区域淋巴结转移情况有一定帮助。但必须指出内镜腔内超声探及范围有限。门静脉血管腔内超声（IPEUS）开展并不广泛，对确定门静脉是否受侵的准确率高达 96.7% 左右，对胆管癌的诊断、可切除性的判断以及切除范围有帮助（图 2-3-2）。

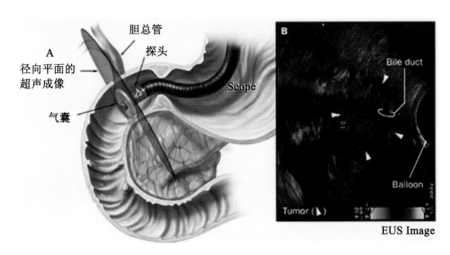

图 2-3-2　内镜腔内超声

　　在超声显像的基础上，超声引导下穿刺胆道作胆道造影检查可提高诊断率，也可穿刺胆道抽出胆汁作肿瘤标记物 CA_{199} 等检查或者作胆汁肿瘤脱落细胞学检查，有经验的医师可直接穿刺病变组织作组织学检查。研究表明：胆管癌患者近 50% 胆汁 CEA 值在 40mg/ml 以上，CA_{199} 与 CEA 检查结果一致；胆汁脱落细胞学检查阳性率 58% 左右；直接穿刺组织学检查的阳性率 75% 左右，均有一定的诊断价值。对于肝门部胆管癌超声引导下经皮肝穿刺门静脉造影（PTP）可以术前精确评估门静脉分叉部受侵程度和范围。经皮肝穿胆道镜（PTCS）活检率高。

　　超声诊断也存在一定的局限性，例如诊断易受操作技术的影响，与操作者的经验和工作的细致程度密切相关，存在着漏诊、误诊现象；体形肥胖或胃肠道积气时，使胆道显示困难，中下段胆管癌漏、误诊现象较多，采用饮水充盈胃肠道以扩大声窗或脂餐法、利胆法等方法可以进一步提高诊断率。

2. 经皮肝穿胆道造影（PTC）和内镜逆行性胰胆管造影（ERCP）

　　PTC 和 ERCP 两者均为经典和传统诊断胆管癌的重要方法。两者均有较高的空间分辨率，对胆管癌的诊断也存在共性，主要以胆管扩张、狭窄或闭塞、充盈缺损等表现为主，能准确显示胆管内腔细微结构如粘膜的改变，对狭窄性质的鉴别诊断价值大。两者术中均可行胆汁细菌培养和脱落细胞学检查，同时也可行胆道钳夹病理活检，作出病理诊断。

　　PTC 曾经是诊断恶性梗阻性黄疸（obstructive jaundice，OJ）的金标准，可清晰地显示肝内外胆管树的形态、分布和阻塞部位；对近端高位的肝门部胆管癌，由于左右肝管交通通常受阻，PTC 仅能得到穿刺一侧梗阻以上胆管的图像，为得到完整的胆管树影像，可作双侧胆管穿刺造影；对胆管完全性梗阻，PTC 只能显示梗阻以上的胆管，不能显示梗阻病变的长度和肿瘤远端的边界，对肝门区胆管癌诊断的确诊率达 90% 以上。顺行性胆管造影可自然显示壶腹部形态，若 PTC 时胰管显影，可进一步明确是否伴有胰胆管合流异常，胰胆管合流异常与胆管癌的发病关系密切，值得重视。PTC 操作简单，易于掌握，技术成功率接近 100%。

　　PTC 的主要并发症为术后出血、胆汁从穿刺部位漏出、胆道感染等。建议：严格遵守无菌操作技术，避免多次、多部位穿刺，应提高单次穿刺的成功率；在造影结束后尽可能尽早抽出胆管内的胆汁和造影剂及需置管引流（PTCD），并且 PTC 对可手术胆管癌患者一般安排在手术切除前 1 天进行（图 2-3-3）。

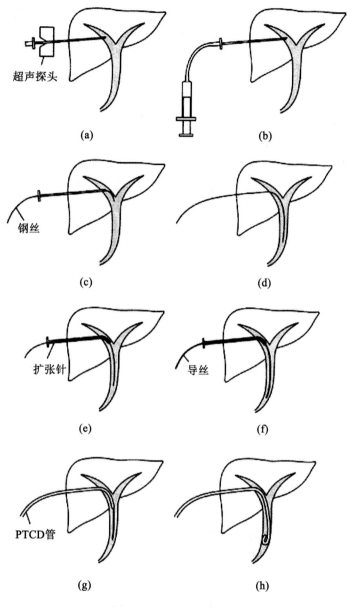

图 2-3-3　PTCD 示意图

　　ERCP 对壶腹癌、胰头癌和下段胆管癌的检诊率高于 PTC，但完全性梗阻病例不能显示梗阻以上的部位，对判断手术切除价值不大；如为不全梗阻，逆行造影可将肠道细菌送入梗阻以上胆管，诱发胆道感染；对于较高位的胆管癌，常需 ERCP 结合 PTC 联合检查，这样就加大了感染并发症的几率，严重者可导致化脓性胆管炎，往往抗生素难以奏效；但 ERCP 结合 PTC 可以相互补充，可以完整地显示胆系，有助于明确病变性质、部位，提高诊断率，因此尽管增加了并发症风险，也不失为一种有效的检查方法；正因为 ERCP 为侵入性检查，可引起急性胰腺炎、胆管炎、出血、穿孔等严重并发症，限制了其临床应用；近年来已不再将 ERCP 作为胆管癌基础的常规方法，甚至有少数专家将 ERCP 列入上段胆管癌的相对禁忌证，为减少并发症，建议 ERCP 后应常规作鼻胆管引流（ENBD）（图 2-3-4）。

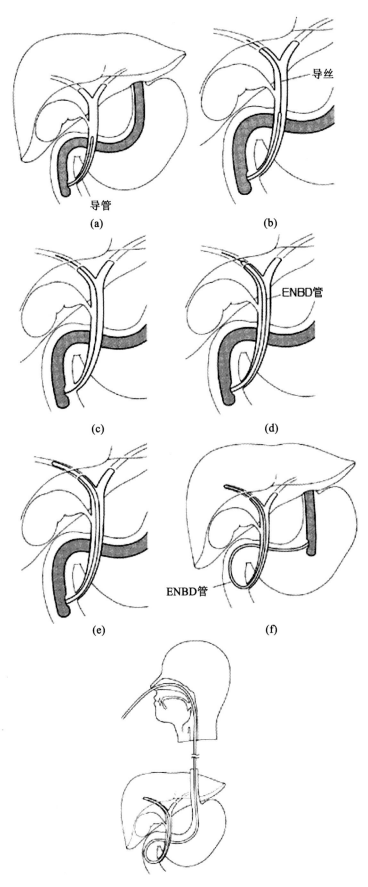

导管

(a)

导丝

(b)

(c)

ENBD管

(d)

(e)

ENBD管

(f)

图 2-3-4   ENBD 示意图

PTC 和 ERCP 能准确显示胆管内细微结构如粘膜的改变,且空间分辨率高,对早期胆管癌的诊断价值高,但无法观察管壁、管外结构,对判断能否手术价值不大,加之其有创性,目前很少用于胆管癌的单纯诊断,多用于胆道的胆汁引流和胆道肿瘤的介入治疗。但必须强调:尽管影像学近年来进展迅速,CT、MRI、超声、PET-CT 等对胆管癌的诊断已取得了实质性的进展,但各种检查均存在各自的不足,至今还没有一种影像学检查可以完全替代 PTC 和 ERCP,废弃 PTC、ERCP 的时机尚不成熟。

3. 核素显像

正电子发射断层成像(PET)因其可评价胆管上皮的代谢状况,反映病变在细胞代谢、受体、酶和基因等方面的变化,已广泛应用于肿瘤的功能成像。PET 借助 ^{18}F-2 脱氧-D 葡萄糖在胆管细胞癌和肝癌细胞内被磷酸化的程度不同,通过该葡萄糖类似物在癌细胞内累积而形成热区及信号背景比率的增强等特征进行诊断,能确诊直径 1cm 大小的胆管癌灶,对胆管良恶性狭窄的鉴别诊断价值较大。

但 PET 因存在空间分辨率低、对解剖结构显示不清、费用昂贵、检查时间长等缺陷,临床普及率不高,临床应用较少。临床上 PET 多与 CT 联合用于肿瘤的诊断及疗效分析。

4. 血管造影(DSA)

胆管癌一般为乏血供肿瘤,血管造影多无明显的肿瘤染色,肿瘤血管可显示增粗、迂曲、扩张。单纯 DSA 对胆管癌的诊断意义不大,临床上血管造影的主要目的:了解门静脉、肝动脉与肿瘤的关系及受侵犯情况,多用于术前对肿瘤的可切除性作出正确评估。

肝门区胆管癌具有壁外浸润的特点,常侵犯肝动脉、门静脉,选择性肝动脉造影可显示肝动脉是否被肿瘤包裹,门静脉相可观察门静脉与肿瘤的关系。经皮肝穿门静脉造影可更清晰地显示门静脉是否被肿瘤侵犯以及被侵犯的部位和范围,为手术中血管的修补和重建提供准确的信息。

由于血管造影(DSA)的有创性、费用高,诊断性血管造影仅作为辅助性检查手段,逐渐被无创的检查如螺旋 CT 血管成像等所代替。

5. CT 诊断

CT 对肝门部胆管癌肿瘤的检出率为 40% 以上,稍高于超声成像,肝门部肿块与扩张的左右肝管构成蝴蝶状图像为 CT 的典型图案。CT 平扫、增强和三维重建技术可显示胆管原发病灶和周围脏器的改变,反映胆管的扩张程度、肝叶体积的变化、肿瘤的血供等情况,对临床诊断、分期与预后的评估有重要意义。

螺旋 CT 血管成像能代替血管造影显示肝动脉、门静脉和受累情况,为可切除性提供准确信息。

近年来随着多排 CT 的应用,出现了无创性螺旋 CT 胆道造影(SCTC),采用三维技术多角度显示胆道解剖结构,确诊率高,优于常规 CT 和 US,不少专家甚至认为优于 ERCP、PTC。但也有专家认为 SCTC 空间分辨率和对胆管腔内细微结构如粘膜改变的观察不及 ERCP、PTC,尚不能完全替代之。多层螺旋 CT 曲面重组阴性法胆管成像为无创性胆管成像技术,对肝外胆管癌与扩张胆管的关系更直观。

CT 在显示肝外胆管管壁受侵情况优势明显,但难以精确显示肝门部结构和肝内肿瘤侵犯的范围。

6. 磁共振成像(MRI)和磁共振胰胆管成像(MRCP)

MRI 和 MRCP 为胰胆管病变无创性诊断的重要方法,对胆管癌的诊断价值已得到肯定。MRI 可进行多序列、多方位扫描,对胆汁信号敏感,组织分辨率高,尤其冠状位成像更能反映肝门部结构,对胆管癌肝门、肝内侵犯范围的判断优于 CT,对评价肿瘤的可切除性及预后意义大,但在显示肝外胆管管壁时不及 CT。胆管癌的 MRI 表现以胆管软藤样扩张的间接征象为主,常缺乏明确的软组织块影。直接征象:管壁局限性或弥漫性增厚,轴位呈"圆圈征",也可不规则,管壁厚度>5mm,应高度重视,应疑诊胆管癌;软组织肿块:T_1W_1 加权为低或等信号,T_2W_2 加权为稍高信号,增强扫描时肿块强化信号不均,延迟强化明显。

MRCP 因成像序列的改进及相控阵线圈的应用,较多专家认为可获得比 ERCP 更有价值的图像。重 T_2

加权胆、胰呈明显的高信号，高信号是因为有胆汁和胰液的缘故，MRCP具有独特的优点：不受梗阻部位的限制，梗阻的近、远端胆管均可显示，可清晰显示胆管梗阻端的形态，如截断状、锥状、鸟嘴状和鼠尾状等，截断处多不规则，梗阻以下胆管不扩张，胆管壁不规则增厚5mm时即可在MRCP上得以显示；可准确判断肿块梗阻胆管的长度和范围，对手术方法的设计提供更多的信息；无需注射造影剂，对胆管内压力无影响，安全无创性，无并发症，无技术操作的依赖性。MRCP对梗阻部位定位准确率接近100%，但空间分辨率差，不能显示胆管腔内细微结构如粘膜的改变，不及PTC和ERCP，对显示肝外胆管壁时不及CT（图2-3-5）。

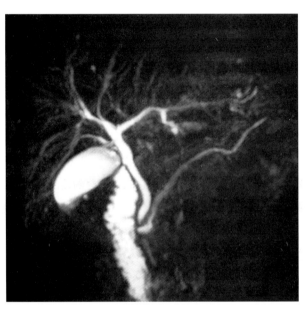

图 2-3-5　MRCP

第五节　胆管癌的诊断

由于缺乏特异性临床表现，胆管癌的早期诊断较为困难，一般病人在出现梗阻性黄疸后再作相关检查，已非早期。

临床上经典的肝门部胆管癌的诊断模式：黄疸+肝内胆管扩张+肝外胆管、胆囊空虚+肝门部肿块。肝门部胆管局限性梗阻，在排除胆管结石后，80%～90%为肝门部胆管癌，因此较多专家提出肝门部胆管癌的诊断标准：①病人有进行性加重的梗阻性黄疸或中上腹隐痛、胀痛等不适；②影像学检查中有二项以上提示肝门部局限性梗阻性病变；③排除胆管结石及以往胆道手术可能导致的胆道狭窄。肝门部胆管癌定性诊断方面尚缺乏特异性强、阳性率高的方法，通过ERCP或PTC作肿瘤脱落细胞学检查或钳取组织活检阳性率均低，采取细针直接穿刺肝门区肿块的并发症多、细胞含量少、阳性率不高，因此术前组织学检查在肝门部胆管癌诊断中的应用并不多。

中远端胆管癌根据进行性加重性梗阻性黄疸和中远端胆管梗阻的影像学特点，一般可以作出诊断，但需与相关疾病相鉴别：①胰头癌：常压迫或侵犯中远端胆管并造成梗阻，胆道造影类似中远端胆管癌，但胰头癌CT扫描可见胰头肿块，MRCP或ERCP可见胰管近端梗阻而远端胰管扩张；②十二指肠乳头癌：可表现为远端胆管梗阻，胆道造影类似远端胆管癌，但ERCP检查时，内镜可见肿大的乳头，胰管多扩张。中远端胆管癌定性诊断也较为困难，术前ERCP取胆汁作脱落细胞学检查或者刷取细胞学检查以及钳取细胞学活检，阳性率均较低，阴性不能排除胆管癌的诊断；术中如仅局限于胆管腔内癌灶，不易取材，除非术中检查时发现肿瘤已侵犯胆管周围组织或已有淋巴结转移，使术中病理学诊断成为可能。

在目前严峻性医疗氛围中，无病理学诊断，仅靠临床诊断施行胰十二指肠切除，不少医务人员心存顾忌，但鉴于获得术前病理诊断困难，加之中远端胆管癌误诊、漏诊的后果更为严重，且因病理诊断常需反复检查，可能延误治疗胆管癌的最佳时机，目前大多数学者已达成共识：影像学检查资料和术中探查结果无法排除中远端胆管癌者，虽无病理诊断，仍有施行胰十二指肠切除的指征。

肿瘤标记 CA_{199} 升高，尤其是显著升高，特别是胆道引流减压后无明显下降，对胆管癌具有一定的诊断价值，CEA、CA_{50}、CA_{242}、CCRA 以及基因肿瘤标记物 K-ras、CerbB-2、C-myc、P53、端粒体酶等对定性诊断有一定的帮助。

由于胆管癌存在着术前较难获得组织学诊断的具体实际，在已临床诊断而无组织学诊断的情况下，是否施行手术，笔者认为仍需全国专家组达成共识并制定诊疗规范，便于基层工作者参照，旨在既不延误病人的治疗，又能减少医疗纠纷。

第六节　胆管癌的治疗

胆管癌的治疗方法常包括手术治疗（含根治性切除、姑息性切除、内外引流手术等）、非手术胆管内外引流治疗、放射治疗、化学治疗、光动力治疗等。胆管癌治愈的唯一选择只有根治性切除，但鉴于胆管癌的生物学行为，大多数患者就诊时或因局部侵犯严重或远处转移已失去根治性切除的机会。最近英国肝脏研究协会（BASLD）对不可手术切除晚期胆管癌制定了治疗的指导方针，强调改善患者的生活质量应该是首要目的，而延长生存期是第二目的，并强调生活质量得到保证和改善者，生存期相对地同样会延长，因此单纯胆道引流也应理解为积极的治疗措施。其他的治疗模式比如放射治疗、化学治疗和光动力治疗等正在进一步研究中，有无确切的疗效需进一步论证。

一、手术治疗

手术治疗包括根治性切除、姑息性切除、内外引流手术等，随着影像学诊断水平的提高，手术技能、经验的积累，手术切除范围的扩大化，术后并发症的防治措施应用得当等，胆管癌的切除率呈逐渐升高的趋势，肝门部胆管癌的手术切除率已从 20 世纪 80 年代的 10% 提高到 35%～70%，甚至有报道更高的。文献报道：中远端胆管癌由于黄疸出现早，较多的病人能相对早中期诊断，加之解剖关系较肝门部胆管癌简单，近 90% 以上病人可获得手术切除；尽管切除率呈上升的趋势，但仍有不少落后地区仍处在起步阶段，与先进发达地区相比差距较大，全国范围内、全省范围内都存在着极不均衡的现象。

1. 手术切除

手术治疗是胆管癌的首选治疗手段，根治性手术指切缘与区域淋巴结清扫后无癌残留，只要有癌残留，均为姑息性手术，临床上根据癌残留状态将手术切除分为 R0 切除：镜下无癌残留；R1 切除：肉眼无癌残留，但镜下见癌细胞残留；R2 切除：肉眼即可判断有癌组织残留。

（1）肝门部胆管癌的规范化切除基本术式：

1）肝外胆管脉络化切除+肝管空肠吻合：适宜 Bismuth I 型病人；距肿瘤边缘 0.5～1cm 处切断胆管，将肿瘤及胆管断端远端肝外胆管至胰腺上缘水平胆总管、胆囊和肝十二指肠韧带内淋巴结、脂肪结缔组织整块切除，需肝十二指肠韧带脉络化解剖；将无瘤的近端左右肝管成型或分别与空肠做 Roux-en-Y 吻合。具体技法：

①肝十二指肠韧带脉络化廓清式切除：

A. 剪开小网膜，清扫 No.8a、No.8p、No.9 组淋巴结（图 2-3-6）。

B. 悬吊门静脉（一般从左侧），经 Kocher 切口，自胰头后方清扫 No.13 组淋巴结，再向胰腺内追踪

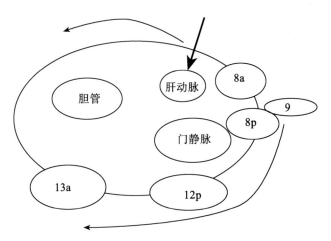

图 2-3-6　肝门部廓清断面结构示意图

分离出 1cm 左右之胆管后切断结扎（切断端送病检），然后清扫 No.16 组淋巴结及右侧腹腔神经节。

C. 廓清肝十二指肠韧带：先自肝动脉前缘纵行剪开，仔细剥离动脉后将淋巴结和结缔组织附着在胆管周围以便整块切除，结扎切断胃右动脉，显露肝左动脉、肝右动脉并悬吊，自胆管下后方分离出门静脉直至左右干，切断尾叶分支（图 2-3-7）。

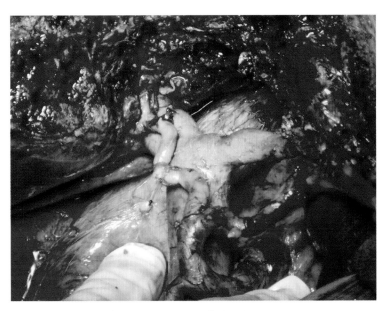

图 2-3-7　肝门部廓清实例图

D. 廓清 No.12 组淋巴结，将门静脉周围淋巴结及结缔组织予以剥离，再与胆管肿瘤一并整块切除，胆管上残端切缘送病检。

②肝十二指肠韧带的廓清指的是保留肝动脉和门静脉，整块切除包含淋巴结的结缔组织和肝外胆管。其中有几点需要注意的是：动脉骨骼化是要沿着动脉外膜层面游离而不损伤动脉；肝脏侧及胰腺上、后方均不得残留脂肪组织，这就必须清楚廓清界限，肝侧必须将肝动脉、门静脉以外的淋巴组织与结缔组织彻底地从肝包膜上剥离，而胰腺侧则必须分离出胰腺上缘及头部背侧、胃窦与十二指肠、肝总动脉。

2）肝外胆管脉络化切除+肝尾状叶切除+左内叶肝管与左外叶肝管、右前叶与右后叶肝管成型后分别与空肠做 Roux-en-Y 吻合，适宜 Bismuth Ⅱ 型病人；切除尾状叶的依据：尾状叶胆管开口于左右肝管，肝门部胆管癌为获得根治性效果必须切除尾状叶；肝十二指肠韧带脉络化解剖同前。具体技法（切除顺序与胆道重建）：

①肝外胆道脉络化切除同"上"所述。

②尾状叶切除：游离肝门至左右门脉干后方，离断进入尾状叶分支及肝动脉之相伴分支；再游离左肝周韧带，将左外叶向右上翻起，切开肝后下腔静脉韧带，逐支分离左侧尾状叶后肝短静脉，后切断 Arantius 管并予以结扎；还原左外叶后，游离右肝周韧带，将右肝向左上抬起，游离并切断、结扎右侧尾状叶后肝短静脉，从而将尾状叶完全与下腔静脉剥离；后自Ⅳb、Ⅴ段后下方将尾状叶完整掏出，自左右肝蒂上后方予以切除移除（图 2-3-8 和图 2-3-9）。

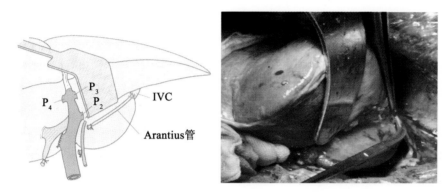

注：P 门静脉 数字为相应肝段 IVC 下腔静脉

图 2-3-8 翻开左外叶显露尾状叶示意图

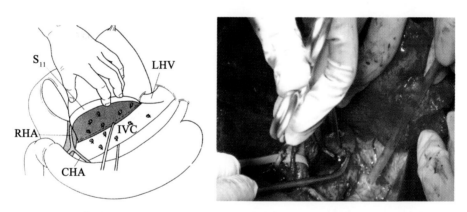

注：IVC 下腔静脉 LHV 左肝静脉 RHA 右肝静脉 CHA 肝总静脉 S11 左侧尾状叶

图 2-3-9 游离肝短静脉

③左、右肝管空肠吻合术：自肝内仔细分离显露肝胆管肝切缘处之分支，距肝断面 0.3～0.5cm 处予以断离胆管，无张力状态下将左内、左外及右前、右后支胆管分别塑型后用 4-0、5-0 可吸收缝合线（或 PDS）行胆管空肠连续缝合，针距 3mm，边距 2～3mm，并与各支胆管内放置细"T"形管，分别经肠壁戳孔引出体外。

手术注意要点：主要在于肝门部胆管的处理，所切断之胆管残端应予以快速病检证实无癌残留，因胆管肿瘤可沿胆管壁的分支延伸，若有残留则应根据残留部位相应做扩大根治性手术。

3）肝外胆管脉络化切除+尾状叶、左半肝切除+右前叶、右后叶肝管成型后与空肠做 Roux-en-Y 吻合，适宜 Bismuth Ⅲ$_B$ 型肝门部胆管癌；该类型病人肿瘤已侵犯左内叶、左外叶肝管开口，必须切除左半肝并肝十二指肠韧带脉络化解剖；如肿瘤已侵犯右前叶肝管，则须做左三叶切除，因肝切除量大，并发症多、死亡率高，需权衡利弊，慎重选择。具体技法（切除顺序与胆道重建）：

①处理肝十二指肠韧带：

A. 肝十二指肠韧带脉络化处理：结扎切断胃右动脉，剪开小网膜，游离肝总动脉，清扫 No.5、No.7、No.8、No.9 组及肝总动脉周围神经丛，之后经 kocher 切口游离胰头后方，清扫 No.13 淋巴结，游离胆管至胰腺内 2cm 切断包埋处理，再自下向上行骨骼化处理肝十二指肠韧带，并清扫 No.12 组淋巴结。

B. 结扎离断左肝动脉：于分叉处结扎、切断左肝动脉，有往尾状叶的分支经鉴别后结扎离断。

C. 结扎离断门静脉左支：仔细游离并结扎切断门静脉左、右支及分叉处后方所发出之尾状叶分支，结扎切断门静脉左支，保留侧可用 5-0 Proline 线缝合关闭。

②游离左半肝及尾状叶：游离第二肝门，尽可能暴露中肝静脉、左肝静脉根部，并向左游离切断左侧冠状韧带及左三角韧带，将左外叶向右翻起，游离并切断尾状叶后方所有肝短静脉及 Arantius 管，自下向上逐一离断至下腔静脉右侧壁。大多病例存在肝右后下静脉，应注意鉴别并予以保留，并将沿下腔静脉右侧缘前之肝脏标线作为肝后切除线（图 2-3-10）。

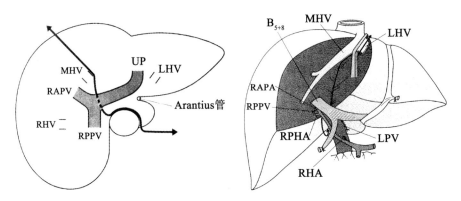

注：LHV 左肝静脉　MHV 中肝静脉　RHA 右肝静脉　LPV 门静脉左支　B 胆管　数字为相应肝段
RAPV/RAHA 门静脉/肝动脉右前支　RPPV/RPHA 门静脉/肝动脉右后支

图 2-3-10　尾状叶、左半肝切除范围示意图

③切除左半肝及尾状叶：在肝脏的膈面沿着缺血线前入路切肝，术中超声可清楚标注中肝静脉，便于切除术中予以保留并避免损伤。自第一肝门离断左肝 Glisson 系统后，向下腔静脉右侧缘方向切肝，逐一离断结扎肝内管道，注意左肝静脉在根部予以离断，其中枢侧可用 4-0 Proline 线连续缝合关闭，向后方直至下腔静脉右侧缘前方之标记线。

④胆道重建方法同（上节）所述。

需要注意的是：第一，以肝短静脉及 IVC 右侧缘为标志，确定左肝以及尾状叶的切除线；第二，在切断右前、右后叶胆管之前需分离出其间所夹的门静脉，目的有二：其一，避免损伤；其二，有利于所切断之右侧胆管重建操作；第三，右侧胆管在术中有时需切断至三级分支（Ⅴ、Ⅷ段分支及Ⅵ、Ⅶ段分支），应分别予以重建；第四，由于右侧尾状叶与肝右叶之间无明确解剖学标志，关键的步骤是必须完全切除尾状叶及其 Glisson 根部周围之组织，这样方可达到根治的效果；第五，本术式切肝量约 40%，极少术后出现肝衰，若 ICG 15 值在 0.14 以内，均可安全实施本手术。

4）肝外胆管脉络化切除+尾状叶、右半肝切除+左肝管空肠 Roux-en-Y 吻合，适宜于Ⅲ_A 型肝门部胆管癌；肝十二指肠韧带需脉络化解剖；如肿瘤已侵犯左内叶肝管，则须做右三叶切除，更需权衡利弊，慎重选择。近年来对评估要做右半肝，特别是右三叶切除的病人术前先做门静脉右支栓塞，3~4 周后有望肝右叶萎缩，而左叶代偿性增大，减少了右半肝、右三叶切除肝功能失代偿的风险。

具体术前肝功能状态与安全切肝评估：

由于右半肝+尾状叶切除占全肝体积的 65%~70%，不行预处理，术后出现肝衰的可能性较大，所以可行门静脉栓塞术前预处理。在肝功能正常的病人中，如 ICG 15 小于 10%，当将来残存肝体积小于 40% 时应进行 PVE。对于患有黄疸或 ICG 15 大于 10% 的患者，当将来残存肝体积小于 50% 时进行 PVE。Tadatoshi Takayama 提出以下几项来作为需接受肝切除的病人行 PVE 的标准：肝功能正常需行 60% 以上肝切除的患者；ICG15 值偏离正常值 10% 到 20%，或有梗阻性黄疸史的需行 40% ~ 60% 的肝切除术的患者；需同时行胰头切除术的患者。

门脉分支栓塞术（PVE percutaneous transhepatic portal vein embolization）：指在影像学指引下穿刺门静脉分支，予以栓塞目标门静脉分支（栓塞材料：明胶粉、纤维蛋白胶、氰基丙烯酸乙酯、无水乙醇、钢圈），以期使未予栓塞侧肝脏出现肝再生的目的。门脉分支栓塞术提高了扩大肝切除的安全性，这一点动物实验已有明确的模型证实，在日本已大量应用于临床扩大肝切除的肝门部胆管癌患者中（图 2-3-11）。

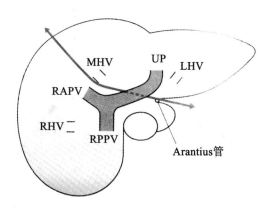

注：LHV 左肝静脉　MHV 中肝静脉　RHA 右肝静脉　RAPV 门静脉右前支　RPPV 门静脉右后支
图 2-3-11　尾状叶、右半肝切除范围剖面示意图

具体技法（切除顺序与胆道重建）：

①对于这类患者，若术前已行 PTCD 术引流，可于开腹后，切断 PTCD 引流管，断端拉进腹腔，并固定于肝脏表面，接上尿袋以避免术中污染手术野。

②肝十二指肠韧带脉络化及肝门部的处理：于胰腺上缘游离出肝总动脉并予以悬吊，并清扫 No.5、7、8、9 组淋巴结及肝总动脉周围之神经丛，经 Kocher 切口游离出胰头十二指肠后侧并清扫 No13 组淋巴结，再沿胆总管向胰腺后段游离，尽可能靠下段切断胆管，切缘术中送病检。然后自下向上脉络化清扫肝十二指肠韧带，于根部结扎切断右肝动脉、门静脉右支，再向左游离出左肝动脉至门静脉矢状部的入肝处，完全清扫其周围神经丛，并将门静脉后方进入尾状叶的分支一一结扎离断。如果发现门静脉分叉或左支水平部受肿瘤侵犯则需在充分评估后行门静脉切除重建。如果重建困难则放弃切除，仅重建胆道，关腹；如果能够重建，可在肝切除后重建，但为了获得根治性，建议在此步骤重建门静脉。

③右半肝的游离：自右三角韧带起始部开始，将肝周韧带予以游离，在肝脏右侧裸区与膈肌之间有一疏松间隙，找好此间隙入路游离并无困难，在其下后方近第三肝门处有右侧肾上腺与之粘连，仔细分离可以找到其中的间隙，因肾上腺上静脉在其深部进入下腔静脉，而且非常薄，注意避免损伤导致出血。并将此处肝肾韧带游开后，切口向下延伸至前面 kocher 切口交汇，再向上后方游离，切断并结扎右侧肝短静脉直至上方显露肝右静脉根部，小血管钳仔细钳夹后离断，下腔静脉入口处予以 4-0 proline 线连续缝合闭锁，再将肝脏上抬，于第二肝门处分离至中肝静脉根部为止。需注意的是，在将右半肝尽量上抬时可能会导致肝门的扭曲并致左半肝血供障碍，时间太长则可能会影响术后肝功能的恢复。

④切断静脉韧带（即 Arantius 管）：自第二肝门处向左侧用电刀切断左侧冠状韧带及左三角韧带，将左外叶上翻，显露左侧尾状叶。静脉韧带上端附着在下腔静脉左侧壁或者左肝静脉入肝处的稍下方，于根部挑起后结扎切断，其下端附着于门静脉 UP 囊，不切断此韧带，左侧尾状叶则不可能完全游离。离断

静脉韧带后，将左侧尾状叶上翻，逐一离断并结扎其后方的肝短静脉，至此游离工作全部结束。

⑤断肝：在肝脏的膈面，沿着肝脏缺血线断肝，至肝门处时于肝门板上方约 1cm 处切开 4b 段肝实质延长线至左下方静脉韧带下端离断处，不必完全切除 4b 段，向后方至下腔静脉左侧缘，将连同整个尾状叶及右半肝标本切除，此时仅左侧胆管与标本相连。将右半肝及尾状叶向右牵引，充分显露左侧肝管并予以切断后移出标本（图 2-3-12）。

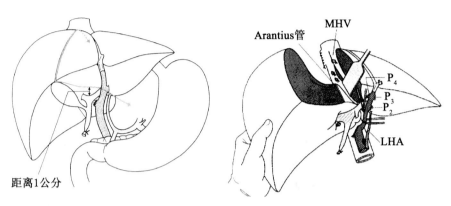

注：LHV 左肝静脉　MHV 中肝静脉　P 门静脉　数字为相应肝段

图 2-3-12　尾状叶、右半肝切除范围示意图

⑥腹主动脉旁淋巴结的廓清目前存在一定的争议。有的研究者认为从肠系膜下动脉根部至腹腔干上方腹主动脉周围的淋巴结连同右侧腹腔神经节需整块切除，现在有的专家认为只需在开腹后取此处之淋巴结行术中病检，若未见转移则不必予以廓清。另外，现在腹腔干和肠系膜上动脉右侧之神经丛也不主张廓清。

⑦胆道重建：将左侧胆管与空肠行 Roux-en-Y 吻合。

5）肝外胆管脉络化切除+尾状叶、中肝叶切除+右后叶、左外叶肝管空肠吻合术，适用于Ⅳ型肝门区胆管癌，肝十二指肠韧带脉络化解剖同前，按该术式达不到 R0 切除者，可考虑肝移植手术（图 2-3-13）。

具体切除顺序与胆道重建：

①肝外胆管脉络化切除（肝十二指肠韧带廓清术，见上节所述）。

②肝Ⅳb、Ⅴ段切除+尾状叶切除：可先行游离肝门或廓清肝十二指肠韧带后通过预阻断的方式，把Ⅳ、Ⅴ、Ⅷ段外侧缘边界予以标定，进而确定Ⅳb、Ⅴ段拟切除边界后切肝，建议用 CUSA 刀解剖式游离第一肝门区。后续技法请参考上节。

需要注意的是：第一，切肝时必须熟悉解剖，注意保护Ⅷ段肝动脉、门静脉分支，避免切除后缺血致胆管萎缩狭窄及肝缺血功能受损；第二，胆管重建在无张力下进行；第三，胆管内放置"T"形管支撑引流，达到减压及降低瘘后腹腔感染几率；第四，游离切断肝短静脉、尤其是将右侧肝脏向左侧抬起或翻转时，一定不得拧转门静脉左支和左肝动脉，避免意想不到的肝缺血；第五，分离结扎肝短静脉时，严禁粗暴操作。对 3mm 以下的肝短静脉，IVC 侧用 4-0 丝线结扎或 5-0 Proline 线缝扎，对直径 5mm 左右的肝短静脉应使用 4-0 丝线或 5-0 Proline 线缝扎，对更粗的肝短静脉则应予以 5-0 Proline 修补 IVC 上切口，以达绝对安全要求；第六，术中胆汁外流的管理：助手不时检查胆汁排出量，若在二级胆管分支处，可放入引流管先将胆汁引流出术野，尽可能防止胆汁污染术野；第七，如果肝动脉分支受肿瘤侵犯，则应予以重建，防止胆管缺血狭窄。

6）为达到根治性效果，应考虑附加手术：肝门部胆管癌若有胰头前、后淋巴结转移时，单纯淋巴结清扫难以达到根治性的目的，可同时作胰十二指肠切除；为达到根治性效果，甚至有人主张肝移植+胰十二指肠切除，两者均属超扩大根治的范畴，创伤极大，并发症高，死亡率高，应综合判断，谨慎选择；

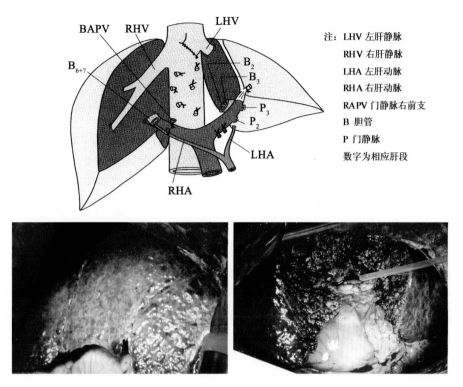

注：LHV 左肝静脉

RHV 右肝静脉

LHA 左肝动脉

RHA 右肝动脉

RAPV 门静脉右前支

B 胆管

P 门静脉

数字为相应肝段

图 2-3-13　尾状叶、中肝叶切除范围示意图

肝门部胆管癌常侵犯肝动脉、门静脉，只要条件许可，应予以受侵血管切除，肝动脉受侵多被肿瘤所包裹，若为一侧肝动脉分支侵犯可予以切除，若肝固有动脉侵犯，如不需行肝切除术或行小范围切除（如尾状叶切除或肝方叶切除）时，可切除肝固有动脉，但施行 2 个肝段以上的大块肝切除的同时若切除受侵的肝固有动脉段，则需做肝固有动脉血管重建；门静脉干受侵常为右前侧壁，可切除血管壁的一部分，缺损处做连续缝合修补，或用自体血管瓣移植修补，若切除长度小于 2cm，可做对端吻合，若切除长度大于 2cm，一般需做自体静脉或人造血管移植，门静脉切除和重建应于 30 分钟内完成，超过 30 分钟应做肠系膜上静脉与股静脉或腋静脉之间转流，若门静脉分支受侵，多在做同侧半肝切除时予以切除，若门静脉左右支同时受侵，除非做肝移植，一般只能做姑息性手术。

（2）中远端胆管癌在手术方式上，除极少数比较局限的中段胆管癌能在确保近、远端胆管切缘阴性的前提下可做肝外胆管局部切除，近、远端端端吻合外，大多数中远端胆管癌需行胰十二指肠切除+肝外胆管脉络化切除，同时清除肝十二指肠韧带、胰十二指肠前后、胃大小弯区淋巴结。

胰十二指肠切除术自 1935 年由 Whipple 发明后，一直是治疗中远端胆管癌、壶腹癌、胰头癌等的经典手术，手术死亡率已低于 5%，已成为较为成熟的术式；由于中远端胆管癌恶性程度往往较肝门部胆管癌为低，为提高术后病人的生存质量，减少不必要的创伤，近年来一部分学者针对中远端胆管癌采用保留幽门的胰十二指肠切除，此手术保留了全部胃、幽门及十二指肠 1.5～2cm，UCLA 的经验：距幽门 2～3cm 处清扫其周围组织后用切割闭合器横断十二指肠，横断面通常在胃十二指肠动脉通过十二指肠后方水平，重建时只需做十二指肠-空肠吻合，对经典的 Whipple 手术进行改进，该手术的优点：保留了胃的储存和消化功能，有预防倾倒综合征和改善病人营养状态的作用。该手术的缺点：部分术后胃排空延迟综合征比例可能升高；从肿瘤的角度出发，施行此手术的前提是肿瘤的恶性程度不高，第 5、6 组淋巴结无转移；该手术是否符合根治术的原则，各家尚有不同的看法，有人主张此术式仅适用于壶腹癌、乳头部癌及壶腹周围的良性病变的切除，而对胆管中远端癌及胰头癌应慎用。

（3）术前减黄治疗的争议

1）阻塞性黄疸是胆管癌的主要症状，梗阻性黄疸的主要危害：

①梗阻性黄疸引起胆道内压力增高（正常胆总管内压 100～150mmH$_2$O，平均 11.8kPa、120mmH$_2$O），胆汁分泌逐渐减少，当胆道完全性梗阻，胆道压力升高达 28.4kPa 以上时，肝脏停止向胆管内分泌胆汁，但肝细胞分泌活动仍然存在，因而胆汁淤积肝内，出现胆汁淤积症，表现为肝细胞胆汁分泌器功能衰竭，肝细胞胆汁分泌器包括肝内毛细胆管、毛细胆管周围组织细胞胞浆中与胆汁分泌、排泄有关的细胞器如内质网、高尔基体、线粒体、溶酶体等。

②胆汁淤积肝内，肝细胞受压，可造成肝实质损害，严重者可出现肝细胞坏死，肝功能受损，多表现为：第一，肝细胞合成功能下降，血清 ALB 水平降低，往往阻塞时间越长，黄疸越深，低蛋白血症越严重，且伴有凝血因子合成障碍，凝血酶原时间延长等。第二，肝脏代偿能力与储备能力下降。第三，糖异生作用被抑制，易继发低血糖症。第四，梗阻性黄疸，肝脏网状内皮细胞功能下降，Kupffer 细胞吞噬和清除内毒素能力下降，加之肠道胆盐减少，肝肠循环紊乱，肠道内毒素的吸收增多，因而梗阻性黄疸病人术后 50%～75% 发生内毒素血症（ETM）等。

③急性肾功能衰竭为梗阻性黄疸病人术后常见的并发症，一旦发生肾衰，死亡率可高达 32%～100%，急性肾功能衰竭与梗阻性黄疸病人的外周血管阻力下降，左心功能受损和继发性胆红素的利尿作用所致的低血容量、低血压有关外，与内毒素血症密切相关，具体机制：第一，内毒素可促使肾血管阻力增加，肾血流量减少。第二，内毒素可引起肾交感神经兴奋增加，激发肾素、血管紧张素系统，引起肾血管收缩。第三，内毒素可使肾小球、肾小管周围毛细血管血栓形成，使肾脏缺血、缺氧，发生肾实质和肾小管坏死，三者均是导致不可逆肾功能衰竭的直接因素。

④梗阻性黄疸易合并应激性溃疡，主要原因：胆道梗阻，胆压增高，消化道内毛细胆管破裂加之胆汁返流，胆汁尤其胆盐可直接破坏胃粘液屏障和胃粘膜细胞屏障，应激状态下加重溃疡形成。

⑤免疫功能低下：第一，T 细胞免疫功能受到损害与梗阻性黄疸病人血浆中产生细胞免疫抑制因子有关。第二，肝内 Kupffer 细胞活性和肝外吞噬细胞功能低下（外周血中性粒细胞和巨噬细胞），导致非特异性免疫功能下降，原因可能与血浆中胆红素升高和调理素降低有关。

⑥血中胆汁酸升高，对中枢神经系统有直接毒性作用，增强迷走神经兴奋，导致肌力下降，心动过缓等，同时抑制心血管系统对血管活性物质的反应，使术中、术后易出现低血压等。

⑦肠道胆盐减少，导致脂溶性维生素 A、D、K、E、B$_{12}$ 缺乏，表现为夜盲症、皮肤粗糙、钙离子吸收障碍、肌无力、出血倾向等，因脂肪吸收障碍，表现为大便次数增多，严重时可出现脂肪泻。

⑧梗阻性黄疸，胆汁不能进入肠道，病人消化功能进一步降低，进食减少，消瘦等。

2）手术切除前减黄目前最常用的方法是 PTCD（经皮肝穿胆道外引流）。当胆道梗阻严重而无法疏通时，经 PTC 可放置外引流管以减轻淤胆，近期疗效满意。PTCD 明显的缺点包括：引流管不易固定，容易脱落；可造成胆瘘；PTCD 管堵塞、诱发胆管炎、胆道出血，这种感染有时不易为抗菌药物所控制，可尝试以抗生素盐水冲管或引流管置换，但只要引流通畅，一般不主张冲管，以免增加外源性感染的机会；肿瘤可能沿导管播散、种植；有时一根 PTCD 引流管难以达到充分引流的目的，往往出现仅仅引流了需要切除的一侧肝脏，而保留侧肝脏未得到引流的现象，多因部分病人左右肝管不能交通，该类患者往往需要多部位 PTCD，尤其是肝门部胆管癌，文献有 1 次放置 7 根 PTCD 引流管的报道，这样可能增加或加重了并发症；术前引流时间短，往往达不到减黄的目的，时间长则可能延误了病情，肿瘤进展，且长期外引流还可导致电解质和消化液丢失、胃肠功能紊乱、肠内菌群移位和引起内毒素血症。

3）对术前是否施行减黄治疗，多年来一直存在争议：部分学者认为胆管癌切除病例中术前减黄组与不引流减黄组的手术死亡率、手术并发症、1、3、5 年生存率均无显著差异，因此得出胆管癌术前减黄意义不大的结论；但大多数学者则认为术前是否减黄，须结合病例作个体化综合考虑，尤其是 PTCD，只要操作规范、置管后管理得当、辅以合理的抗感染治疗等，PTCD 并发症发生率已很低，国内大宗病例报道并发症发生率小于1%，PTCD的应用已较为安全、有效和普及。

4）术前是否做减黄应根据手术是否切肝和切肝的范围、黄疸的深浅和时间的长短、肝功能的状况而定。目前部分学者认为：①仅准备行肝外胆管切除，术前一般不需减黄，但胆红素大于256μmol/L，时间长（大于4周），肝肾功能有损害者应考虑术前减黄；②拟行尾状叶或尾状叶+左半肝切除者，如胆红素小于256μmol/L，而ALB大于35g/L者术前不减黄，但胆红素大于256μmol/L者，术前应减黄；③拟行右半肝、左三叶、右三叶切除或估计要做肝动脉切除、门静脉重建者，即使胆红素小于256μmol/L、ALB大于35g/L，也需术前充分减黄。以上标准并非绝对标准，目前尚无统一标准，术者应充分权衡利弊，结合病人的经济承受能力、病人的身体机能、手术的难易程度、术者的手术水平等综合考虑，且术前必须充分交代清楚减黄引流的优缺点和可能出现的并发症，在目前的医疗氛围中，病人的意愿也是必须考虑的重要因素。

2. 手术胆道引流

（1）肝门部胆管癌：在手术探查中判定肿瘤不可切除时，应尽可能术中做胆道引流，常见的引流方法：

1）肝内胆管空肠吻合：常见的术式：①左外叶肝管空肠吻合术：切除部分肝左外叶，显露左外叶胆管，整形后与空肠做Roux-en-Y吻合；②左外叶下段肝管空肠吻合术：经肝圆韧带左缘分离肝实质，显露左外叶下段（Ⅲ段）肝管，与空肠做Roux-en-Y吻合；③右前叶下段肝管—胆囊—空肠吻合术：向胆囊床深部分离肝组织1～2cm，可显露右前叶下段（Ⅴ段）肝管，以胆囊为中介，其后壁与Ⅴ段肝管吻合，前壁与空肠做Roux-en-Y吻合；④右后叶下段（Ⅵ段）肝管空肠吻合术：切除部分肝右后叶下段肝组织，显露Ⅵ段肝管，成型后空肠做Roux-en-Y吻合。上述四种术式以左外叶下段肝管空肠吻合术和肝右前叶下段肝管—胆囊—空肠吻合术最为常用，肝内胆管空肠吻合口必须置U形管支撑，由于病情需要，少数病人有时需同时做两个甚至两个以上的吻合，才能达到有效胆道引流的效果，不得忽视。

2）术中置管引流：对不适行肝内胆管空肠吻合的病例，可术中置管引流，常见的置管方式：①U形管引流术：切缘距肿瘤下界约3cm，切开肿瘤远端胆管（胆总管），以胆道小号探条或软头导丝通过狭窄部，再用3～5mm扩张器扩开管腔后，引入带多个侧孔的引流管，通过肿瘤所在狭窄胆管后经肝表面穿出，另一端经胆总管切口拉出，引流管侧孔正好位于肿瘤的近端和远端，将引流管的两侧远端分别经前腹壁戳孔引出固定于腹壁外，整个引流管呈"U"形，称U形管引流；U形管可起内、外引流的双重作用；需要时可随时更换，硅胶管一般3～6个月更换一次，因多数硅胶U形管一般3个月左右变硬，老化；但U形管侧孔不得滑入肝外和胆总管外，否则可导致腹膜炎，应用过程中应密切观察；U形管也可作为肝内胆管空肠吻合口的支撑。②梗阻近端扩张胆管置管外引流：术中切开肝表面扩张的肝管，置管固定外引流。

（2）中远端胆管癌：多采取梗阻近端胆管空肠端侧或做侧侧Roux-en-Y吻合，一般选择左右肝汇合部。由于胆囊管与肝总管汇合部的部位低，容易受胆管癌侵犯而再次阻塞，一般不宜行胆囊空肠Roux-en-Y吻合，不能吻合的病人，可置T形管引流。

二、非手术的胆管引流治疗

胆管癌大多数患者并非死于肿瘤的广泛转移，主要死因是由于长期胆道梗阻导致肝肾功能进行性损害或胆道感染、肝脓肿等并发症，故维持胆道通畅也是胆管癌姑息性治疗的关键。目前以保持胆管通畅为目的的胆管介入治疗在胆管癌的治疗中起着重要的作用。非手术的胆管引流包括经内窥镜的鼻胆管引流、经内窥镜的支架放置、经皮肝穿外引流管置入、经皮肝穿的内支架放置等。

1. 鼻胆管引流（ENBD）

在行经内窥镜胆道置管的同时可以用气囊和探条扩张器，扩张胆管狭窄端。气囊扩展器较短，适合狭窄段较短的患者，探条扩展器适用于近端狭窄和狭窄程度较重者，往往可同时行乳头括约肌切开（EST），以加强退黄效果及减少内窥镜检查术后胰腺炎等并发症。ENBD 的优点：便于观察胆汁引流情况和胆道造影；如有阻塞可及时冲洗，如发现胆道感染可以行胆汁培养，还可经此管注入抗感染药物；拔除鼻胆管不需要再次内窥镜检查。缺点：长期引流可造成胆汁大量丢失，影响患者的水电解质平衡；患者多有咽喉部不适，活动受限，影响休息；对于肝硬化门静脉高压的患者鼻胆管有可能引起食管胃底曲张的静脉破裂出血。

2. 经内窥镜胆道置入塑料支架（ERBD）或金属支架（EMBD）

ERBD 和 EMBD 是在诊断性 ERCP 基础上建立起来的一种引流梗阻性黄疸的方法，目前该技术和用品逐渐成熟、标准化。临床上常用的塑料支架管腔狭小，7～14Fr。金属支架〔不锈钢支架、镍钛合金支架（可膨式金属胆管支架，可通过自身弹性自行膨胀）〕内径较大，为 7～10mm（30Fr 直径 10mm）。内支架的置入可保持胆汁引流的生理状况，无胆汁丢失，有利于患者迅速恢复，无咽喉部不适和活动受限等，但无法直接观察到胆汁的引流情况，可发生堵塞，如病变范围较广时，需置入多根支架，难度较高，且金属支架价格较为昂贵，置入后难以取出。

经内窥镜胆道支架的置入涉及内窥镜逆行胆道造影（ERC），导引钢丝通过病变狭窄段并放置支架。技术上塑料支架容易插入，费用低，但管腔狭小，早期易被胆泥堵塞，虽然金属支架昂贵，但其内径大，且金属支架侧壁有开放的网眼设计，允许二级分支胆管通过支架侧壁的网眼引流，故金属支架可保持更长的通畅时间。2005 年荷兰阿姆斯特丹大学医学中心在《肿瘤外科》杂志发表了肝门部胆管癌置入自行扩张金属支架与塑料支架疗效、费用比较的前瞻性随机试验结果，塑料支架内径（10F），金属支架为 30F 或 10mm，结果塑料支架与金属支架在生存期方面相似，没有明显差异，但塑料支架组的住院时间和费用明显高于金属支架组，金属支架费用低与住院率下降、需要再次住院干预次数减少、并发症发生率低、住院时间短相关，该研究认为金属支架置入是恶性胆管狭窄最具性价比的非手术治疗方法，推荐应用于没有肝转移，预期生存期 6 个月以上者，如预期生存期在 6 个月以下，且有转移者，可选择塑料支架。该研究塑料支架平均开放持续时间为 126 天，显著低于金属支架的 270 天。金属支架寿命长与口径粗，表面光洁度高，细菌和胆泥不易附着以及置入后不易滑动，相对固定等有关。

由于解剖结构的原因，中远端胆管癌 ERCP 支架的成功率高于肝门部胆管癌，前者为 85%～90%，后者为 70%～75%，为此肝门部胆管癌可选择经皮肝穿途径或同时应用两种方法放置支架。

ERCP 置入支架多一次完成，但也有部分专家认为：鉴于金属支架较为昂贵，建议先行 ENBD 作过渡性引流，在引流效果满意后再改为金属支架，以避免造成不必要的浪费。ERCP 放置内支架失败的主要原因：由于以前的外科手术改变了消化道顺序，如 Billroth Ⅱ 胃切除术等；肿瘤堵塞十二指肠使内窥镜不能进入；严重的胆道狭窄，导丝不能通过。主要并发症：急性胆管炎、急性胰腺炎、十二指肠穿孔、支架移位、堵塞、折断等。

低位胆道梗阻支架置入时，若跨越十二指肠乳头部，可能影响胰管开口，发生胰腺炎的风险会增高，临床上应引起重视。

3. 经皮肝穿胆道外引流管与内外引流管的置入

当胆道梗阻严重无法疏通时，可经 PTC 放置外引流管，以减轻淤胆，近期疗效满意，可作为姑息性治疗手段。鉴于长期外引流的弊端，上章节已阐述，PTCD 多用于术前减黄和对难以打通梗阻，导丝不能通过，内支架无法置入的不可手术切除患者作暂时性引流，以消除胆道充血、渗出、水肿等。对可手术患者仅作为术前胆道减压，改善肝肾功能。对无法置入支架者仅作暂时性引流，临床上往往暂时性引流后第二次多能打通梗阻，导丝可以顺利通过，上内支架得以成功，所以外引流主要对不可手术患者能为内引流打下基础。外引流管尖端和侧壁有引流小孔，尖端需置入梗阻部位近端，侧壁引流小孔段置入肝内、外扩张胆管即可，侧孔不得暴露于肝外，以避免胆汁进入腹腔。南京军区总医院普外科 2004 年在

《中华胃肠外科杂志》发表了"经皮肝穿胆道外引流联合经皮内镜下胃造瘘口行外引流胆汁回输及肠内营养支持治疗癌性阻塞性黄疸"的临床研究，有望改善患者的生存质量，克服 PTCD 的不足，为治疗 OJ 提供了新思路，但该研究只处在临床研究阶段，尚未推广应用。

经皮肝穿胆道内外引流管的置入：适用于 PTC 下能打通梗阻、导丝能通过狭窄段患者，内外引流管在狭窄部的近远端均有引流侧孔，可起到内外引流的双重作用。一般情况下引流管远端置入十二指肠，这样常发生不同程度的反流性胆管炎，临床上值得重视。因此对于高位梗阻患者，可只将引流管远端置入胆总管而不超过十二指肠乳头部，以减少逆行感染的发生率。此外，由于穿刺、插管等操作的刺激，可引起局部胆管暂时性痉挛，使本已严重狭窄的胆管处于完全闭塞状态，局部注射利多卡因则有可能缓解痉挛而使导丝通过狭窄区。

4. 内外引流管与内支架的置入

内引流恢复了胆汁的生理走行，避免了胆汁丢失的弊病，既可保证患者的营养状态和体液、电解质平衡，又可使胆汁进入肠道以助消化，理应为胆道介入治疗的首选。关于内外引流管和内支架的临床应用观点不一，多数主张胆道内支架和引流管一次性置入完成，也有主张分次置入引流管和内支架。

内外引流管与内支架置入后，一般内外引流管同时保留，既可加速胆汁的排泄，又保留了胆道与体外的通道，便于后续治疗性操作如胆道活检、内照射、抗生素冲洗、化疗药物的局部灌注等，一般在内外引流管和支架同时开放 2~3 天后，关闭外引流，仅保留内引流。保留引流管的另一优点：一旦发生再狭窄不需再次穿刺建立通道。

也有部分专家主张，PTC 下打通梗阻，置入支架，确定内支架置入成功后直接封闭穿刺道，不保留或不置入引流管。主张的理由：减少了胆系感染；提高了患者的生存质量；缩短了住院时间和降低了医疗费用。因此内外引流管加支架与单纯支架各具优缺点，需根据病人的具体情况加以选择。

经皮肝穿胆道置放支架一般选择右侧，从右肝管进入肝总管直至狭窄部位。过去不少学者认为：只有内镜置放支架失败后才选用经皮肝穿途径，但随着金属支架的改进，即使是较细小的肝管狭窄也能一次置放成功，比过去常规的经皮肝穿刺操作更容易、更快、更安全，往往可在极少疼痛的情况下短时间内完成，可能比内窥镜途径更受欢迎，尤其对肝门部胆管癌患者。

当 PTC 显示肝内多个胆管分支受累时，为尽可能多解除梗阻，常需置入多个支架，例如"单通道双支架"、"双通道多支架"和多样化支架组合方式（如 T 形、Y 形等）。多支架置入后也存在引流不通畅的情况，主要原因：多支架网眼交错影响胆汁引流；支架的肝内段可能遮挡对侧的胆管分支引流不畅；当然也与淤胆的时间长、肝脏储备能力差以及肿瘤进展迅速有关。当胆管长期梗阻导致肝脏出现"萎缩-肥大复合征"时，萎缩叶胆管不需处理，使代偿肝叶胆汁引流通畅即可。若肝门部多支胆管分支受累（Bismuth IV 型），多考虑引流管置入，力争主肝管通畅，多不考虑支架置入。若合并胆道感染时，应先放置引流管，使黄疸减轻，炎症控制后再置入支架，过早置入支架可能因胆管黏膜和肿瘤组织水肿造成很短期内再狭窄。

5. 胆道内支架置入后再狭窄

主要原因：肿瘤进展，生长超出支架，从支架网眼中长入；血块、菌团、胆泥堵塞等；对于胆总管病变，若支架超越壶腹部，Oddi 括约肌功能障碍，肠道内容物长期返流也可导致支架再狭窄，且因肠道长期蠕动，可能出现支架断裂，特别是塑料支架。但也有专家认为支架是否超越壶腹部并不影响支架的开通率。

支架置入后再狭窄的处理一直是围绕临床的难题。现将临床上已开展的方法作简单描述，如：介入旋切导管可切除肿瘤使支架开通；支架内再次置支架即"支架内支架"，一般选择金属支架内放置塑料支架；胆道冲洗加气囊牵拉清除胆泥；覆膜金属支架可限制肿瘤向腔内生长而延长开通时间，但覆膜支架存在伴发胆囊炎和胆道支架移位的风险；镀膜的金属胆道支架丝经强磁场磁化后置入，静脉注射纳米磁性化疗药物，进行磁靶向化疗，可有效抑制肿瘤生长，有一定的治疗潜力；借助 PTCD 保留通道的光动力治疗、放射性粒子^{125}I、^{192}Ir 等近距离照射、无水酒精注射、微波、高频电切等，除治疗胆管癌外，对支架开通均有治疗作用。以上仅仅是简要的总结，需进一步完善。

6. 胆汁引流不同方法的疗效初步评价

一般认为手术和非手术的胆汁引流对比缓解率相似。但仍有从事外科的专家认为：手术胆肠吻合可提供最确切的胆汁引流，可能在提高生活质量和延长生存期方面占优势。笔者认为这些研究结果需要谨慎解释，实际临床工作中一般状况好、无风险病人往往接受的是手术引流，而进展期或存在合并症的一般状况差者多采用非手术胆汁引流，因此不具备可比性。

对肝门部胆管癌是经皮肝穿途径还是经 ERCP 途径临床上也存在争议，一般认为经皮肝穿途径成功率高于经 ERCP 途径，对中下段胆管狭窄 ERCP 上支架是较好的适应证。PTCD 是一项很成熟的技术，目前有单位开展在 MR 或 CT 引导下三维 PTCD，多数单位采用在超声探头引导下实施，第二军医大学附属东方肝胆外科医院报道对于 3mm 以上的胆管 PTCD 穿刺成功率达 95% 以上。

综上所述，笔者认为：手术和非手术、经皮肝穿和 ERCP 途径优劣的对比还需大样本、多中心、前瞻性随机对比临床试验得出结论。目前不同医院、不同专业医师的认识尚不统一。

三、胆管癌的放射治疗

放射治疗指利用辐射源发射的射线束对肿瘤进行照射，电离射线通过电离辐射效应导致肿瘤细胞 DNA 断裂，造成肿瘤坏死、萎缩或生长延缓，从而达到治疗的目的。胆管癌治疗的目的：使肿瘤萎缩，帮助胆道再通，消除或减轻黄疸；减轻肿瘤所致的疼痛；使胆道重建术后因肿瘤过度生长而造成的胆管闭锁延缓；术后应用有望降低局部复发率。目前国内外开展胆管癌放射治疗的研究不够系统，经验甚少，最佳的射线种类、强度、放射剂量、放射技术、胆道以及周围脏器的耐受剂量和胆管癌的疗效尚未达成共识，直到目前仅极少文献有胆管癌放射治疗的相关报道，需进一步探讨。本文只对临床上常用的放射治疗方法进行简单的描述。

1. 外放射治疗

外放射治疗主要适用于已胆道引流而无法切除的病例。因肝、右肾、脊柱、胃、十二指肠等通常均在照射野内，应精心设计照射野，以确保肿瘤达到最大的辐射剂量而周围正常组织受到最小的伤害。适形放射治疗（3D-CRT）：能使照射剂量的分布更符合靶体积的形态，能尽可能降低周围正常组织的受量；调强放射治疗（IMRT）：能应用一种剂量边缘锐利的放射治疗技术，可精确地照射肿瘤靶区而正常组织得到保护；两者的区别在于：3D-CRT 所采用的射线为均一强度的射线，当肿瘤围绕正常器官时，通常无法将肿瘤与邻近组织精确、安全地分开，而 IMRT 则用许多的细束或者强度不同的射线治疗肿瘤，使射线以不同强度穿透治疗区，而不是单一、整束、强度一致的射线，能更好地保护正常组织，IMRT 射线由 MIMIC 多叶准直器或动态多叶准直器修饰后发出；立体定向放疗：适宜于大小≤4cm，影像学边界很清晰的病变，病灶对单次大剂量照射能取得更大的生物学效应而取得更好疗效的作用，在用一个定向适配器固定病人位置的基础上，进行 X、Y、Z 等坐标定位，确定靶区病变形态和范围，临床上常用 X-线刀、γ-刀等。

目前外放射治疗的照射剂量，因剂量-反应关系尚不清楚，需根据病人的情况和治疗目的而定，通常剂量：如单次剂量 8Gy 或 1 周 5 次照射剂量达 20Gy 可在一定程度上缓解疼痛；胆道再通需要较大的剂量，一般 2 周内 10 次照射，30Gy 的总剂量方可达到一定的姑息效果；随着放射技术的提高，也有 60~72Gy 的大剂量照射的报道，但必须明确，大剂量照射量并不一定符合剂量-效应曲线，是否能提高疗效和改善病人总的预后尚有待进一步研究。

由于肝、右肾、脊柱、胃、十二指肠等重要组织在照射区域内，3D-CRT、IMRT 的使用有望减少对上述器官的放射；胆道金属支架和术中放置的金属标记物有助于放疗定位，因支架两端通常被生长的肿瘤堵塞，照射范围应超过支架；常见的不良反应：外照射治疗急性期可出现恶心、呕吐、十二指肠炎等反应，后期可出现十二指肠损伤和胆道狭窄等正常组织损伤。

2. 组织间插植治疗

将封闭好的放射源如镭或 ^{192}Ir 等通过胆道内置管〔通常用胆道手术引流管、经 PTCD 通路、经皮肝穿刺胆道镜（PTCS）等途径〕直接插入肿瘤部位，因辐射效应的大小与辐射源的距离平方成反比，离辐射源最近的肿瘤组织得到较高辐射剂量的照射，而离辐射源较远的正常组织所受的辐射较小，为此能有效地杀伤肿瘤组织，同时能减少对肿瘤周围正常组织的损伤，从而达到提高效能的作用。

^{192}Ir 为高剂量率放射源（HDR），0.2Gy/min 或 12Gy/h，放射源在患者体内驻留的时间需根据计划的放射剂量而定，^{192}Ir 丝能提供以该源为中心，半径为 0.5cm 的放射区域，在此以外放射线迅速衰减，对周围组织损伤较小，推荐剂量 28～36Gy，每 5～7 天一次，共 4 次，每次剂量 7～9Gy，因此在患者体内驻留的时间较短。而低剂量率放射源（LDR）40～200cGy/h，在体内驻留的时间需相对延长。永久性组织插植放疗为将小放射源永久保留在患者体内，放射源的强度可逐渐减少到可忽略不计的程度，多为超低剂量范围放射源（0.01～0.3Gy/h），永久性 ^{125}I、^{103}Pd（钯）粒子插入治疗属于这一剂量范围。^{192}Ir 是胆管癌最常用的组织间插植放射源，部分文献报道对胆道癌性狭窄有一定的改善作用。由于组织间插植近距离治疗的射程短，加之放射量仅 28～36Gy（如 ^{192}Ir），单一使用该法不能达到肿瘤的根治性剂量，因此多主张组织间插植近距离放疗与其他的放疗手段（如外照射等）联合使用，这样导致胆管内皮损伤而出现疤痕和胆道狭窄等并发症的风险相应增加。

3. 手术中放射治疗（IORT）

在手术直视下，让肿块充分暴露，用拉钩拉开周围小肠等正常脏器，利用特殊电子设备控制射线束，在聚焦显微镜引导下，对准肿瘤直接照射，例如胆道系统肿瘤，可对胆系肿瘤有较大的辐射剂量，而又避免了小肠及深部邻近器官如肾脏、脊柱等损害，该方法既可单独治疗肿瘤，也可外放疗结合使用。

特殊电子设备控制射线束能量范围通常为 6～22Mev，治疗肿瘤深度可达 6cm，因为电子射线可提供充足的表面剂量，深度-剂量减少迅速，可根据病变的组织厚度，选择不同的辐射能量，控制辐射穿透的深度，保护好正常组织；特殊的电子设备最好安装在手术室，也可安装在距手术室不远的地方；照射时间 5 分钟左右，照射时手术人员离开，利用遥控方式控制麻醉条件和整个照射过程；该方法在术中进行，因此每个病人仅能 1 次使用，只能对一个位点进行一次大剂量照射，通常胆管癌放射剂量 500～2000cGy。

术中放疗技术的缺点：需特殊的治疗系统，只有少数医院有能力开展；因病人对单次大剂量照射的耐受力不同，不是所有的病人都能使用；周围正常组织对 1 次大剂量照射的耐受能力不同，如肝动脉、门静脉耐受剂量可高达 45Gy，胆道单次 15Gy 照射后可出现胆道纤维化，30～40Gy 能引起继发性胆道狭窄，十二指肠、空肠经 20Gy 照射后可发生纤维化和狭窄等，因此该治疗也需根据病人的具体情况和治疗目的而定。

4. 放射治疗疗效的初步评估

临床上开展的放射治疗包括：术后辅助放疗、不可手术切除患者的姑息性放疗、新辅助放疗等，放射方法通常采用：单纯外线束放射治疗、外线束放射治疗伴管腔内的近距离放疗法、外线束放射治疗伴术中放疗等。至今只有一些小样本病例研究已表明上述放射治疗方法在胆管癌的综合治疗中有一定的积极作用，还没有充足的高级别循证医学证据支持作为常规治疗手段。现将具有代表性并有一定影响力，由权威机构完成的有关胆管癌放射治疗的研究结果报告如下：

欧洲癌症研究与治疗组织将切缘阳性的胆管癌患者分为单纯手术组和术后辅助放疗组，放射组采用外照射技术，剂量 42～50Gy，结果：中位生存期分别为 8.3 个月：19 个月，2 年生存率 18%：42%，3 年生存率 10%：30%（P=0.0005），有高度显著性差异，从而得出有癌残留的胆管癌患者术后加用外照射可提高生存率的结论。临床上预期治愈性切除而术后显微镜检查发现边缘有残留的病例并不少见，该类患者实际上属 R1 切除，属姑息性切除的范畴，鉴于胆管癌生长较为缓慢的生物学行为，即使是姑息性切除，可能与不切除者相比具有较长的生存期和较高的生活质量，因此不少学者不反对做姑息性切除手术，这样切缘癌残留病例增加。术后放疗的目的：杀灭肿瘤床上残留的显微癌组织。一般在术后 4 ~ 5 周进行，即在手术吻合口基本愈合的前提下进行。术中金属标记可在术后放疗定位发挥重要作用，术者可养成对可能出现癌残留的部位作好金属标记的习惯，为术后开展综合治疗创造条件。欧洲癌症研究与治疗组织同时推荐对不可切除或术后复发患者可进行放射治疗，推荐剂量：40 ~ 70Gy，4.5 ~ 8 周，认为外照射治疗有降低胆管压力及减轻疼痛等姑息作用，但持久的局部控制病例很少见，能延长生存期的病例偶见。

Johns Hopkins 研究所于 1995 年在美国的《外科年鉴》杂志发表了外射线束放射治疗胆管癌的研究，这是目前唯一的前瞻性研究，50 例患者中手术切除 31 例，旁路胆汁引流 19 例，接受外射线束放疗 23 例，剂量 42 ~ 50Gy，非放疗 27 例。研究结果：外照射对手术切除和非手术切除患者无论是在延长生存期还是在改善生活质量方面都没有益处，因此不主张胆管癌的放射治疗。

目前，全球范围内开展胆管癌放射治疗并不深入和普及，所积累的经验较少，尚缺乏国际多中心、大样本、前瞻性随机对照研究，因此外照射伴腔内近距离放疗、外照射伴术中放疗等的确切疗效尚不肯定，不主张作为常规治疗手段，需要进一步临床研究。

四、胆管癌的光动力治疗（PDT）

PDT 是一种相对新的、局部侵袭性较小的治疗措施，能够选择性地杀灭肿瘤细胞。原理：使用光敏剂，其聚集在肿瘤组织中的停留率高于正常组织，通过一定波长的光刺激，产生细胞毒的氧衍生自由基，导致肿瘤细胞选择性的光化学破坏，产生细胞毒性等作用，从而选择性地杀灭肿瘤细胞。因此该治疗手段具有相对靶向性。

近年来已有学者应用 PDT 治疗胆管癌，操作过程：先经静脉注射光敏药物（如血卟啉衍生物）选择性地进入胆管肿瘤组织；然后经胆道镜用适当波长的激光照射肿瘤部位，激活光敏药物，通过直接细胞毒性作用选择性作用于肿瘤微血管而导致肿瘤缺血坏死，达到杀灭癌细胞的作用。光动力治疗能渗透到肿瘤组织的深度范围仅 2mm，仅 2mm 的肿瘤组织坏死，对于根治大多数肿瘤是不够的，因此 PDT 应理解为一种姑息治疗手段。PDT 的不良反应为光毒性，使用后可持续 4 ~ 6 周，光动力治疗后肿瘤进展时间大约 6 个月，因此往往一年内应作两次光动力治疗。

目前光动力治疗主要用于不能切除的 BismuthⅢ、Ⅳ型肝门部胆管癌，而不用于肝内胆管癌或胆管中远端癌。瑞士洛桑沃州大学医学中心 2003 年在美国的《胃肠病学》杂志发表了 PDT 治疗 39 名 BismuthⅢ、Ⅳ型肝门部胆管癌患者的临床研究，39 名患者被随机分为两组，一组应用胆道支架加光动力治疗，另一组单纯用胆道支架引流，PDT 组能显著延长生存期（PDT 组中位生存期 493 天，非 PDT 组 98 天，P<0.0001，有高度显著性差异）。尽管该研究病例数较少，结论的可靠性值得深入探讨，但该研究的局部控制作用较为明显，至少为胆管癌的治疗提供了一个较有希望的选择。美国纪念癌症中心 2003 年在《癌症》杂志发表了胆管癌根治术后复发的平均时间为 20.3 个月，复发率高达 59%，表明胆管癌急需找到局部控制较好的治疗手段，需不断探索。

五、胆管癌的化学治疗

已远处转移的晚期胆管癌患者从理论上讲应该有全身化疗的适应证，但临床实践证明：胆管癌化疗的敏感性差、疗效远不及其他的胃肠道肿瘤，原因尚不清楚，可能与胆管癌自身对化疗药物不敏感，易产生耐药性等相关，也与给药途径有关，往往全身化疗，药物经全身血管循环，实际到达胆管癌细胞的药物量已很少，很难达到有效的抗癌浓度。关于胆管癌系统化疗的报道较少，至今所取得的经验有限。

1. 全身化疗

5-Fu 是临床应用最常见的化疗药物，单独应用疗效欠佳，有效率往往低于 20%，很难达到临床受益的作用（CBR），联合化疗有望提高疗效，临床研究较多的是 5-Fu 联合顺铂、甲氨喋呤、亚叶酸钙、丝裂霉素 C 或干扰素-α 等。法国犹太城古斯塔夫露丝学院医学院 2002 年在《肿瘤学年鉴》发表了 5-Fu 联合顺铂全身化疗治疗胆管癌的研究，有效率 20%～40%，5-Fu 与丝裂霉素加干扰素-α 联合化疗的有效率 10%～30%。曾一度 5-Fu 与顺铂的联合化疗方案被认为是晚期胆管癌的标准治疗之一，具体方案：CF200mg/m² ，静滴 2 小时，d1，d2；5-Fu400mg/m² 静脉推注，600mg/m² 连续静滴 22h；顺铂 50mg/m²，静滴，d2；2～3 周重复为 1 周期。但以后的临床应用表明该方案的重复性不高，病人缓解时间较短，CBR 低，很难延长晚期胆管癌的生存期。因此 5-Fu 联合顺铂作为晚期胆管癌的标准治疗方案备受临床工作者质疑。

近年来随着新药：吉西他滨、伊立替康、希罗达、奥沙利铂、紫杉醇等的临床应用，已在胃肠道肿瘤的综合治疗中取得了较大进展，也推动了上述新药用于中晚期胆管癌的临床研究，已收到一定疗效。希腊雅典肿瘤组织 2004 年在《新药研究》杂志发表了吉西他滨治疗晚期胆管癌的临床研究，报道有效率范围 20%～30%，推荐吉西他滨是治疗中晚期胆管癌非常有希望的制剂，以吉西他滨为主的联合化疗方案有望成为进展期胆管癌的标准治疗方案。

伦敦大学医学院癌症研究所 Bridgewater 等 2010 年 8 月在《新英格兰》杂志 362 卷第 14 期发表了"吉西他滨联合顺铂治疗晚期胆管癌的疗效优于吉西他滨的 III 期临床试验（ABC—02）"，从英国 37 家医院入组 410 例局部晚期或转移性胆管上皮癌、胆囊癌和壶腹癌患者，随机分组，吉西他滨单药组：Gemz 1000mg/m²，d1，d8，d15，每 4 周 1 周期，共 6 周期；吉西他滨联合顺铂组：Gemz 1000mg/m²，DDP25 mg/m²，均 d1，d8，每 3 周为 1 周期，共 8 周期。结果：联合组与单药组的肿瘤控制率（CR+PR+SD）分别为 81.4% 和 71.8%（P=0.049，有显著差异）；联合组和单药组患者的中位总生存期分别为 11.7 个月和 8.1 个月，P<0.001，有高度显著性差异；联合组和单药组的无进展生存期分别为 8.0 个月和 5.0 个月，P<0.001，亦有高度显著性差异；联合组患者在任意时间点死亡风险比单药组降低 36%，且在各种胆管癌亚型中联合治疗组均有生存优势。两组不良反应相似，仅联合组中性粒细胞减少症更多见，但差异不显著，单药组患者肝功能异常率高于联合组 27.1% VS16.7%，有显著性差异。两组患者的不良反应病人均可耐受，经对症治疗可恢复正常，不影响整个疗程的进行。该 III 期大样本随机对照研究的结论备受医学界关注，世界不少权威机构对该研究进行了述评，给予了较高的评价，哈佛医学院 Wolpin 医生等的述评具有代表性，顺铂联合吉西他滨较吉西他滨单药治疗晚期胆管癌能显著延长生存期达 3 个月之久，的确在晚期胆管癌治疗中取得了显著实质性进展，建议将顺铂联合吉西他滨的 ABC—02 方案作为晚期胆管癌的标准治疗方案。

顺铂联合吉西他滨是目前为止唯一可能成为中晚期胆管癌的标准化疗方案，希望临床扩大应用，进一步证实该方案的有效性和在临床实际工作中加以完善。

除 Gemz 外，其他新药品如 CPT11、LOHP、Xeloda、紫杉醇等应鼓励用于胆管癌的临床研究，希望能收到可喜的疗效。

2. 区域性化疗

肝左右肝管靠近肝左右肝动脉，分别接受两动脉发生的许多小支，在肝左右肝管的脏面形成丰富的血管丛，并与十二指肠上胆管段的血管丛连接；十二指肠上胆管（肝总管、胆总管的 1、2 段）：由十二指肠后动脉、肝左右动脉、胆囊动脉、胃十二指肠动脉、门静脉后动脉（起始于腹腔干或肠系膜上动脉）、肝固有动脉等邻近该段胆管的 8 条动脉发出的小动脉（管径约 0.3cm）供血，该段胆管的两外侧形成两条轴血管（称 3 点钟血管和 9 点钟血管），轴血管和周围其他的小血管的分支围绕胆管形成胆管周围丛，丛分支伸入壁内形成壁内动脉丛，壁内动脉丛再分支至粘膜形成粘膜毛细血管丛；胰后胆管（胆总管第3段）由邻近与之平行的十二指肠后动脉的多个小血管分支形成血管丛，壁内分布方式同十二指肠上胆管。

根据胆管癌的分段，确定肿瘤的供血血管进行区域性化疗或在放射引导下动脉造影超选择的介入栓塞化疗，旨在提高化疗药物浓度，延长药物在肿瘤组织细胞内停留的时间或肿瘤供血血管的栓塞使肿瘤缺血性坏死等，均有望提高化疗的疗效。

六、胆管癌的其他治疗

经手术引流管、PTCD通路、经皮肝穿胆道镜等行胆道的介入治疗，如^{192}Ir丝插入的腔内近距离放疗、高频电切、微波、局部注射无水酒精或化疗药物、灌注化疗、光动力治疗等，随着介入技术的不断更新，介入治疗将可能发挥更大的作用。

第七节　胆管癌的预后

影响胆管癌病人预后的因素主要取决于病人的一般状况、治疗方式和方法、肿瘤的病理及分级、有无淋巴结转移、有无肝脏浸润、有无外周神经浸润等，目前，尚未见到有关胆管癌预后因素的前瞻性分析结论，上述诸多因素中孰重孰轻尚不得而知，但可以肯定能否根治性切除（R_0）是影响预后的决定性因素之一。

在回顾性分析中综合一系列有关文献，肝门部胆管癌切除率40%～60%，其中R_0切除病人的平均生存期为21.9月，1、3、5年生存率分别为67%～80%、25%～36%、11%～21%；由于中远期胆管癌黄疸出现早，早期诊断率相对高，预后较肝门部胆管癌好，R_0切除的平均生存期38.8月，大约是肝门部胆管癌的2倍左右，1、3、5年生存率分别为50%～70%、28%～53%、17%～39%，且切除率已超过60%。

R_0切除与R_1、R_2切除比较，R_0切除的平均生存时间1、3、5年生存率显著高于R_1、R_2切除者，两者有显著统计学差异；姑息性切除与单纯引流比较，也有统计学差异，因此只要有切除可能，尽量达R_0，对达不到R_0者，也应积极争取R_1、R_2切除，无法切除者可考虑单纯引流术，单纯引流术预后差，1年生存率往往小于50%。

放射治疗的疗效尚不肯定，就肝门部胆管癌而言，部分文献报道：单纯引流辅以放疗，生存期可延长，R_0、R_1、R_2切除辅以放疗较单纯手术组生存率提高，但仍有不少文献报道持相反的结论，须指出上述研究均非大样本随机分组得出的结论，真实性、可靠性有待于进一步论证；中远端胆管癌术后是否辅以放疗也不能完全肯定，但是近年来鉴于胰头癌术后辅助放疗取得了一定的进展，胰头癌和胆总管癌在生物学特征上有类似之处，所以较多专家认为胆总管癌行根治性胰十二指肠切除术后辅以放疗可能是有利的，目前正在进行的治疗性试验有可能解决此类问题。

对局部控制病变，PDT可作为有希望的选择手段。

化疗在胆管癌的治疗中已取得一定的进展，顺铂联合Gemz有望成为晚期胆管癌的标准治疗方案，有望减轻症状、提高生活质量、延长生存期。

化疗、BRM_s应用、基因治疗、靶向治疗、区域性化疗、胆道内介入治疗等仍然是晚期胆管癌的研究热点，值得进一步探讨。

新药的研制，生物反应调节剂（BRM_s）和基因治疗将成为胆管癌药物治疗的研究方向，综合治疗已取得了一定的进展，相信通过多学科的协作和不懈的努力，有望找到胆管癌的最佳治疗方案。

第四章　胆　囊　癌

第一节　胆囊癌的病因学

胆囊癌的确切病因尚不完全清楚，经多年研究发现与下列因素有一定的关系：

一、胆囊结石

许多资料证实胆囊结石与胆囊癌的发生有密切的关系，国内文献报道：胆囊癌合并胆囊结石占50%～70%，但胆囊结石中仅1.5%～6%并发胆囊癌；胆囊结石病人患胆囊癌的相对危险性是无结石者的6～15倍，其中直径大于3cm以上结石患者发生胆囊癌的危险性比1cm以下的高出10倍左右；与癌并存的结石种类：82%～90%为胆固醇结石，胆红素结石仅占7%～15%；胆囊癌合并结石的时间一般长于10年。

一般认为胆囊结石诱发胆囊癌的机制：胆结石长期机械性刺激胆囊粘膜，造成粘膜损伤，迁延不愈，可引发胆汁排空障碍、胆汁瘀滞、胆道梗阻并胆道感染，导致胆囊粘膜不典型增生，最终发生癌变；目前已在胆结石并感染的胆汁中培养出梭状芽孢杆菌，这种存在于消化道的厌氧菌可直接将初级胆酸（胆酸、鹅脱氧胆酸）转变为脱氧胆酸和石胆酸（次级胆酸）以及甲基胆蒽等，三者在结构上是多环芳香族致癌物的同族物，动物实验将三者制成丸剂植入至动物的胆囊中，可诱发胆囊癌；但必须指出胆囊结石患者中仅1.5%～6%合并胆囊癌，绝大多数病人不会癌变，因此胆囊结石癌变的机制还只不过是局限于实验室阶段或理论上的推测，事实上胆囊结石是否会导致癌变至今还未得到证实。

二、胆囊良性病变

胆囊良性肿瘤中，胆固醇息肉占62%左右，腺肌增生症约占24%，炎性息肉约占19%，腺瘤约占4%，其中胆囊腺瘤和腺肌增生症与胆囊癌关系最为密切。

胆囊腺瘤是目前已公认的癌前病变，癌变率一般认为达3%～10%，研究表明：所有的原位癌和19%的侵袭癌都有腺瘤的成分，这进一步证实了腺瘤有癌变的可能性；腺瘤的恶变与腺瘤的大小有相关性，所有的良性腺瘤往往直径小于12mm，而恶变腺瘤的直径往往大于12mm，但不是绝对标准，临床上也有直径8mm胆囊腺瘤恶变的报道；若腺瘤合并结石则更增加了癌变的危险性。

胆囊腺肌增生症以往认为不会癌变，但20世纪80年代后国外相继报道该病有恶变的倾向，1991年已证实是癌前病变；胆囊腺肌增生症分为节段型、基底型和弥漫型三类，其中节段型中有6.4%左右合并胆囊癌。

三、胆道解剖结构异常

胰胆管连接异常（APBDJ）是胆囊癌的危险因素，正常人胰管和胆总管在距Vater壶腹5mm前汇合，形成同一管道，共同开口于十二指肠，而APBDJ者胆总管和胰管在距Vater壶腹2.0～3.5cm处汇合，多呈直角，共同的通道长，胰液的分泌压高于肝脏的分泌压，胰液可以逆行流入胆道。

癌变的机理可能为胆汁中的卵磷脂被胰液中磷酸酯酶 Aa 水解,产生脱酯酶卵磷脂,脱酯酶卵磷脂易被胆囊吸收,积聚在胆囊壁内,刺激胆囊上皮不典型增生,以致癌变,该过程时间较长,多发生在无胆总管囊肿的 APBDJ 病人,胆囊癌病人中有 16% 合并 APBDJ。

四、其他

Mirizzi 综合征与胆囊癌的发生有密切的关系,Mirizzi 综合征病例中有 27.8% 左右合并胆囊癌,Mirizzi 综合征:有胆囊颈、胆囊管狭窄、嵌顿或良性病变压迫胆总管所引起的黄疸、胆囊炎、胆绞痛等综合征的临床症候群,由 1948 年阿根廷外科医生 Mirizzi 发现并以其名字命名;伤寒、副伤寒携带者与胆囊癌的关系在胆囊癌中表现得更为显著;长期溃疡性结肠炎,尤其是溃疡性全结肠炎可增加胆囊癌的危险性;在职业研究中,橡胶工人胆囊癌的发病率高。

五、分子生物学基因研究

癌基因:胆囊癌病人的 K-ras 基因突变率为 50% ~80%,常位于 12 号密码子,少部分位于 13 号密码子,而正常胆囊粘膜均无 K-ras 基因突变;CerbB-2 在 63.6% 左右的胆囊癌病人中过度表达,且表达与组织学分化类型、淋巴结转移和浆膜侵犯等有关,胆囊癌 CerbB-2 基因蛋白阳性往往伴 P53 蛋白表达,提示 CerbB-2 过度表达是胆囊癌发生的后期表现;C-myc 在约 9% 的原发性胆囊癌和约 26% 的转移性胆囊癌中表达,但研究表明与组织学分化类型、浸润程度等无关。

抑癌基因:P53 在胆囊癌病人中的突变阳性率为 47% ~92%,突变多发生在 5~8 外显子,肿瘤的分化程度越差,P53 突变蛋白的表达就越强,P53 突变蛋白的阳性率与肿瘤分期、浸润深度、病人的预后等有关;有学者发现胆囊癌细胞中 P53 基因杂合型缺损(LOH)达 91%,发生较 P53 突变蛋白出现更早,故检测 P53 基因的 LOH 更有利于胆囊癌的早期诊断;P16 在胆囊癌细胞中突变率高达 80% 左右,并认为该基因突变与胆囊癌发生密切相关。

增殖细胞核抗原(PCNA):是细胞周期 S 期广泛表达的一种核蛋白,是仅在增殖细胞中合成和表达的多肽,与恶性肿瘤的生物学行为密切相关,胆囊癌细胞中 PCNA 阳性率显著高于良性胆囊肿瘤和慢性胆囊炎组织,与分化程度以及是否转移高度相关,PCNA 阳性提示预后不良;增殖细胞核抗原 Ki-67 是一种与细胞增殖相关的核蛋白,在 G_1、G_2、M、S 期都表达,其中在 G_2、M 期表达最强,G_0 期不表达,在胆囊癌中表达的阳性率约达 73.1%,良性肿瘤仅 7.6% 左右,正常胆囊组织不表达,Ki-67 蛋白的表达与胆囊癌的病理类型与分化程度无关,但部分学者仍将 Ki-67 作为预后的判断指标。

肿瘤细胞 DNA 含量:肿瘤细胞增生活跃,细胞核中 DNA 含量增高,其中二倍体比例下降,而异倍体、增殖指数和 DNA 指数明显上升;胆囊粘膜单纯增生细胞,轻、中、重度不典型增生细胞,原位癌和浸润癌细胞 DNA 含量及增生活跃细胞百分率逐步上升,胆囊浸润癌中 DNA 含量和异倍体细胞百分比明显高于其他消化道恶性肿瘤,这与临床上胆囊癌往往为高度恶性相吻合,DNA 含量和倍体异常与病人的预后相关,DNA 二倍体胆囊癌病人 5 年生存率明显高于非二倍体病人。

上述分子生物学基因研究在胆囊癌的病因学、诊断学、治疗学等方面尚不够深入,有关研究结果尚存在不同的观点,尚需进一步总结,但为胆囊癌的研究开辟了新的途径。

第二节　胆囊癌的病理学

胆囊癌较多发生在胆囊底部和颈部,体部较少,由于胆囊腔内体积相对较小,当癌肿发展到一定程度后便较难辨别癌肿的发生部位。

一、大体形态分型

胆囊癌大体形态学上分为四型：

（1）肿块型：占15%左右，癌肿呈肿块状向胆囊腔内生长，位于胆囊颈和胆囊管的癌肿可阻塞胆囊出口而引起胆囊肿大的急性胆囊炎，当癌肿生长到一定程度可局部坏死、脱落、出血和感染，此型预后相对较好；

（2）浸润型：较常见，占75%~80%，癌肿在胆囊壁内浸润性生长，胆囊壁增厚变硬，易侵犯邻近组织和脏器，预后差；

（3）胶质型：占5%~8%，肿瘤组织内含大量粘液而呈胶冻样改变，胆囊壁常有癌肿浸润，预后相对差；

（4）混合型：较少见。

二、组织学类型

根据国际抗癌协会（UICC）标准，胆囊癌按分化程度分为高分化癌（G1）、中分化癌（G2）、低分化癌（G3）、未分化癌（G4）。

组织学分型：

（1）腺癌，最为常见，约占85%，腺癌可分为硬化型腺癌、乳头状腺癌、管状腺癌、粘液癌，其中以硬化型腺癌多见；

（2）未分化癌：恶性程度高、预后差，占10%左右；

（3）腺鳞癌：腺癌组织中含有大量的鳞癌细胞，较少见，约占3%；

（4）鳞癌：由胆囊粘膜鳞状上皮化生后癌变形成，较少见，占2%~3%；

（5）其他：其他常见的恶性肿瘤组织类型有：类癌、恶性淋巴瘤、癌肉瘤、腺棘皮癌、恶性组织细胞瘤等。

第三节　胆囊癌转移途径

一、直接侵犯

原发灶经胆囊床直接侵犯肝实质，常见IV_b或V段，甚至延伸至肝门，肿瘤浸润肝脏深度与原发灶的大小呈正相关；也可侵犯十二指肠、胰腺、胃、结肠等脏器，局部侵犯严重往往为局部晚期的表现。

二、淋巴转移

胆囊癌淋巴转移发生率较高，即使肿瘤位于粘膜层时也可发生，随着肿瘤侵犯深度的加深而转移率增高，总发生率在25%~85%。

三、血行播散

胆囊肝面的静脉血由2~20支小静脉经胆囊窝上方穿入肝内，直接进入肝方叶，胆囊游离面浆膜下，在胆囊底、体处形成1支小静脉，注入门静脉右支，进入5、8段；理论上胆囊癌发生血行转移极为常见，但临床实践表明：胆囊癌早期血行转移率低，仅为1.5%左右，主要发生于T3、T4期病人，表现为原发灶附近肝脏局部肿块形成，血行转移率14%~46.6%；弥漫性血行转移与晚期胆囊癌侵犯后腹膜静脉血管有关。

四、神经转移

神经转移是肝外胆道恶性肿瘤晚期转移的常见方式，恶性程度越高，发生率就越高，此为根治术时应同时切除肝外胆管至胰腺上缘神经组织的原因。

五、胆道腔内转移

多发生中、低分化病例，肿瘤呈息肉样生长，可沿胆囊管下行至胆总管，可在胆囊颈和胆总管内壁种植，严重者可导致梗阻性黄疸。

六、腹膜种植转移

多为肿瘤侵出浆膜层，向下脱落种植，引起腹、盆腔播散，为晚期胆囊癌的表现。对无腹水形成，又疑似腹腔种植的病例，可行腹腔灌注，做人造腹水，也可做脱落细胞学检查，阳性者提示腹腔转移存在，不宜做根治性手术。

根据胆囊癌的转移途径，胆囊癌肝转移的机制：直接侵犯入肝，经胆囊静脉回流入肝，表现为近原发灶肝内局部肿瘤形成，伴或不伴卫星结节；弥漫性肝转移多为晚期胆囊癌可能，与胆囊癌侵犯腹膜后静脉血管有关；淋巴转移：约90%的肝转移伴有肝淋巴结转移。肝转移是胆囊癌最常见的方式，总的发生率在65%～90%。

第四节 胆囊癌的临床分期

胆囊癌的预后与临床分期密切相关，目前常用的临床分期有 Nevin 分期和国际 TNM 分期。

一、Nevin 分期

1976 年，Nevin 等根据癌肿在胆囊壁浸润和扩散范围提出的分期方案：

Ⅰ期：癌组织仅局限于粘膜内，即原位癌；

Ⅱ期：癌肿侵及胆囊粘膜层和肌层；

Ⅲ期：癌组织侵及胆囊壁全层即粘膜层、肌层、浆膜层；

Ⅳ期：癌组织侵及胆囊壁全层伴区域淋巴结转移；

Ⅴ期：胆囊癌侵及肝脏及其他邻近脏器或有远处转移。

二、TNM 分期

1995 年国际抗癌协会（UICC）发布了恶性肿瘤 TNM 分期标准，其中对胆囊癌的分期作了以下规范：

T-原发肿瘤：

Tx：原发灶无法评估；

Tis：原位癌；

T_1：肿瘤侵及粘膜层和肌层；

T_2：肿瘤侵犯胆囊壁全层，但未突破浆膜层；

T_3：肿瘤突破浆膜层（腹膜脏层），或直接侵犯一个邻近脏器（浸润肝脏深度少于 2cm）；

T_4：肿瘤侵犯肝脏深度大于 2cm 和/或侵犯两个以上邻近脏器。

N-区域淋巴结：

Nx：区域淋巴结情况无法评估；

N_0：无区域淋巴结转移；

N_1：胆囊管、胆总管周围淋巴结转移，和（或）肝门部淋巴结转移（有争议）；

N_2：胰头旁、十二指肠旁、门静脉周围、腹腔动脉和/或肠系膜上动脉周围淋巴结。

M-远处转移：

M_x：远处转移情况无法评估；

M_0：无远处转移；

M_1：已有远处转移。

分期：

0 期：$TisN_0M_0$；

Ⅰ 期：$T_1N_0M_0$；

Ⅱ 期：$T_2N_0M_0$；

Ⅲ 期：$T_{1-2}N_1M_0$，$T_3N_{0-1}M_0$；

Ⅳ_A 期：$T_4N_{0-1}M_0$；

Ⅳ_B 期：任何 T，N_2M_0 或任何 T，任何 N，M_1。

第五节　胆囊癌的临床特点与诊断

一、临床表现

早期胆囊癌无明显的症状和体征，即使有，也无特异性，临床上不易引起重视，随着癌肿的发展，分期的升级，常出现以下临床表现：

1. 右上腹疼痛

右上腹疼痛为胆囊癌最常见的症状，约有80%的胆囊癌病人以右上腹疼痛为首发症状，但右上腹疼痛并非胆囊癌所独有，如胆囊炎、胆石症等均可出现，毕竟胆囊癌发生率低，绝大多数胆囊疾病所引起的疼痛均为良性疾病，所以疼痛病人本身以及治疗医生往往未引起足够的重视，未作认真细致诊治致使胆囊癌误诊和漏诊；建议医务人员应树立积极的预防、治疗意识，一旦病人既往有胆囊疾病，又有右上腹疼痛的症状，就不能排除患胆囊癌的可能性，必须认真作好相应的鉴别诊断，这是早期胆囊癌发现、诊断的前提条件。

2. 右上腹肿块

当胆囊癌或合并胆囊结石阻塞胆囊管、胆囊颈时，右上腹部往往可能触及肿大的胆囊，且病人多伴有急性胆囊炎的表现；当右上腹部出现质硬、固定和表面高低不平的肿块时，表明胆囊癌已属晚期，预后差；胆囊癌有右上腹肿块者占29%左右。

3. 黄疸

黄疸的常见原因为癌肿侵犯肝门部或肿大的转移淋巴结压迫肝外胆管；癌细胞沿胆管腔转移或癌肿组织坏死脱落阻塞胆总管；胆囊癌的黄疸均为梗阻性黄疸，部分病人也伴有胆绞痛；胆囊癌患者出现黄疸是病程已进入晚期的征象之一，85%左右的梗阻性黄疸病人已失去手术根治的时机。

胆囊癌病人大多因为右上腹疼痛、右上腹肿块、黄疸而就诊，一旦三联征的出现，诊断胆囊癌较为容易，但此时病人已多属晚期，预后极差。

4. 其他

食欲降低、厌油、乏力、腹胀、消瘦、发热、腹水、恶异质、贫血等均非胆囊癌所特有的症状；胆囊癌病人可出现胆道出血，胆道出血可伴有黄疸和上腹部绞痛等症状；晚期胆囊癌病人可侵犯十二指肠、胃，引起上消化道出血和消化道梗阻，侵犯结肠可引起下消化道出血。

二、影像学和内镜检查

1. B超

B超对胆囊癌诊断的正确率可达85%～90%，是目前最为简便而行之有效的辅助检查手段，且有价格低廉、无创伤、准确率高等特点；超声图像通常分为五型：小结节型、蕈伞型、厚壁型、实块型、混合型；为避免肠腔积气和肠内容物对超声结果的干扰，国内外已开展内镜超声（EUS）技术，EUS经十二指肠球部或降部能直接扫描胆囊，可更清晰地显示胆囊壁的三层结构，不仅可提高胆囊癌的早期检出率，而且还可根据肿瘤侵犯深度判断手术切除的可能性，为制定手术方案提供依据；B超下鉴别胆囊息肉样病变和早期胆囊癌较为困难，胆囊息肉样病变在B超下表现为隆起性病变，而90%～95%的早期胆囊癌也可表现出息肉样病变的特点，往往需从肿块的大小、好发部位、单发和多发、形态和光滑程度、基底部宽窄、生长速度等综合考虑，并加强对可疑病例进行动态随诊，必要时及时手术，往往能够发现早期胆囊癌病例。

彩色多普勒超声对肿块较小的早期胆囊癌的敏感性较差，对早期诊断不如B超，彩色多普勒超声的优势在于：胆囊肿块和壁内可测到异常的高速动脉血流信号，可用于胆囊癌和良性病变的鉴别。

2. CT扫描

CT对胆囊癌诊断的敏感性不如B超，但对观察胆囊壁能力要优于B超，能清晰地显示胆囊壁和胆囊内的软组织阴影，口服胆囊造影剂（碘片）或静脉注射造影剂（胆影葡胺）增强后诊断率有所提高；胆囊造影自身为胆囊癌有效的诊断方法，胆囊癌病例胆囊造影时可见到不随体位变动的圆形或半圆形充盈缺损；约22%胆囊壁钙化和约26%瓷性胆囊病人为恶性，一旦发现，需要积极手术。

3. MRI（磁共振成像）

磁共振为一项无创性胆道影像学检查技术，MRCP不用造影剂即可显示胆道系统，具有广泛的应用前景；MRCP利用胆汁含大量水分，具有较长T2横向弛豫时间的特点，采用重T2加权技术突出显示长T2组织信号，通过三维成像显示胆道系统，并可根据需要以不同角度和方向旋转成像，清除周围组织结构如胃、十二指肠对胆道的重叠，MRCP能获得类似PTC、ERCP甚至更清晰的图像，并能同时显示梗阻上下端的胆道情况，诊断价值优于PTC、ERCP；MRCP对胆囊癌的检查表现为高信号胆囊内不规则的低信号区或低信号肿块，也可显示胆囊周围肝实质侵犯情况；但必须指出：MRI对胆囊诊断的特异性和敏感性并不优于B超和CT。

4. PTC、ERCP

PTC、ERCP对伴梗阻性黄疸的胆囊癌病人可明确梗阻的部位、程度，对早期胆囊癌的诊断意义不大，如只注入少量造影剂，利用造影剂和胆汁的比重差行薄层造影，能显示胆囊粘膜的形态和胆囊内病变，可一定程度上弥补PTC、ERCP之不足；ERCP仅有一半左右病人胆囊可显示，但优越之处是可同时做鼻胆管引流和采集胆汁做细胞学检查。

5. 动脉造影

动脉造影对中晚期胆囊癌诊断价值较大，腹腔动脉造影胆囊癌的诊断率高达72%左右，尤其是超选择插管，胆囊动脉较易显影；动脉造影胆囊癌的特点：胆囊动脉僵硬、增宽、不规则和间断现象，如出现典型的肿瘤血管往往提示癌肿已属晚期。

6. 内镜检查

常用经皮经肝胆囊内镜（PTCCS）、腹腔镜等；PTCCS可直接观察胆囊粘膜的病变和同时取活检，有助于早期诊断；腹腔镜确诊率50%左右，对早期胆囊癌诊断意义不大，对晚期者可减少手术探查率。

三、细胞学检查

常采用 ERCP、B 超引导胆囊穿刺、PTCCS 取胆汁做脱落细胞学检查，往往阳性率不高，反复多次的胆汁脱落细胞学检查能提高诊断率。

四、肿瘤标记物检查

至今尚未发现胆囊癌特异性肿瘤标记物，胆囊癌病人血清中 CEA 阳性率约为 54.1%，CA_{199} 为 81.3% 左右，且随着癌肿的浸润程度加深，CEA、CA_{199} 的值逐渐增高，但两者的特异性不强。

五、术中诊断

凡手术切除的胆囊不得随意丢弃，应在术中认真解剖，认真检查其色泽、质地、囊壁有无肿块以及异常的肥厚区，可疑病变及时术中快速切片以便及时作出正确诊断和采取合理的治疗，因快速切片存在一定的误差，术后必须做连续切片。

总之，根据病人的症状、体征，结合相关实验室检查、影像学检查、细胞学检查、术中术后的病理学检查，并随着诊断技术的不断更新、发展，诊断早期胆囊癌已非困难；但较多的临床医师（尤其是基层工作者），对胆道疾病未树立早期发现、早期诊断的意识，未经常性地想到病人已患胆囊癌的可能性，正因重视程度不够，才使误诊、漏诊率升高；态度决定一切，只要及时、必要的检查，会发现更多的早期病例，提高胆囊癌病人的生活质量、治愈率。

第六节　胆囊癌的治疗

一、与胆囊癌相关的良性病变的治疗

胆囊癌的预后与病期早晚密切相关，胆囊癌相关良性病变的及时治疗能起到预防和尽早发现胆囊癌的作用，应理解为胆囊癌治疗的重要组成部分；毕竟胆囊良性病变仅极少部分病人最终发展为胆囊癌，对所有胆囊良性病变的患者都实施胆囊切除的确有悖常理，但对高危胆囊良性病变应积极手术切除胆囊，胆囊良性病变的高危因素总结如下：60 岁以上的胆结石患者；胆囊炎、胆石症病史在 10 年以上；胆囊结石疼痛的性质发生改变，疼痛发作由间断性变为持续性；萎缩性胆囊炎或胆囊壁钙化或者瓷胆囊；胆囊颈结石或结石直径大于 2.5cm；B 超提示胆囊壁有局限性隆起增厚者；胆囊腺瘤大于 8mm；单个广基胆囊息肉；增长速度快的腺瘤和息肉，特别是 3~6 个月增长超过 5mm 者；胰胆管汇合部畸形病人。

二、隐匿性胆囊癌的治疗

隐匿性胆囊癌是指术前、术中均未得出正确诊断，以胆囊"良性"疾病行单纯胆囊切除术，但术后病理证实为胆囊癌者；隐匿性胆囊癌占全部胆囊癌的 41%~49%，且按 Nevin 分期 I、II 期即肿瘤侵犯粘膜层、肌层的病例仅占 19%~40%，半数以上的病人为 III、IV 期，就 III、IV 期病人而言，单纯完整胆囊切除术根本达不到根治的目的，往往需要 II 期手术根治；隐匿性胆囊癌必须根据术后病理和准确的分期确定治疗方案。

三、胆囊癌的治疗

1. 胆囊癌的手术治疗

（1）单纯胆囊完整切除：癌肿仅侵犯粘膜、粘膜下层，肝床的胆囊浆膜面未侵犯，无区域淋巴结转

移者，即 Nevin I 期，单纯胆囊完整切除即可达到根治的目的；也有专家推荐 Nevin II 期也可做单纯胆囊切除术；但位于胆囊颈、胆囊管的癌肿，由于癌肿邻近胆囊三角，往往较早发生淋巴结转移〔胆囊癌的淋巴结转移首先累及胆囊三角（哨兵淋巴结）及沿胆总管分布之淋巴结〕，所以不少专家坚持：胆囊颈、胆囊管癌肿淋巴结转移率、术后复发率显著高于胆囊体、底部癌肿组，无论癌肿侵犯胆囊壁的哪一层，即使粘膜层，均应行肝十二指肠韧带周围淋巴结清扫术。

（2）扩大性胆囊切除术（也称根治性手术）：凡肿瘤侵及浆膜层即瘤组织侵及胆囊全层或伴淋巴结转移者，即 III 期、IV 期胆囊癌病人均应施行扩大胆囊切除术；也有专家推荐 Nevin II 期需做扩大性胆囊切除术；切除范围：胆囊完整切除+胆囊床肝组织 2cm 范围一并楔形切除+沿肝十二指肠韧带清除淋巴结、神经和结缔组织；清除的淋巴结包括：胆囊管周围（含胆囊三角、网膜孔）、中上段胆总管周围淋巴结（第一站），胰头上、后、十二指肠上后、腹腔动脉、肠系膜上动脉淋巴结（第二站），腹主动脉旁、下腔静脉周围淋巴结（第三站），必要时清除肝门区淋巴结（胆囊淋巴回流一般不上行至肝门部，肝门部淋巴结累及较少，一旦累及肝门均属晚期）。大宗样本统计表明：胆囊癌淋巴结转移率高达 50%～83%，浸润肝脏的比例可达 66.2% 左右，手术的根治程度与预后密切相关（图 2-4-1 和图 2-4-2）。

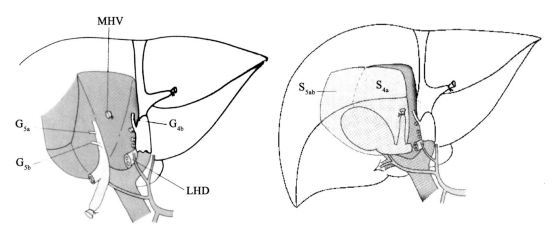

注：MHV 中肝静脉　LHD 左肝胆管　G 相应肝段胆管　S+ "数字"为相应肝段

图 2-4-1　胆囊癌切除剖面示意图

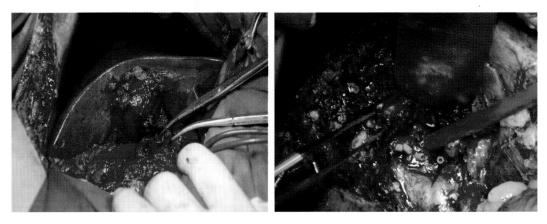

图 2-4-2　胆囊癌切除实例

（3）扩大根治性手术：以往胆囊癌患者只要出现黄疸、腹部肿块等症状和体征，多认为已属晚期，多无手术切除指征，随着对胆囊癌的进一步认识和外科手术技术的提高、手术器械的改进，Nevin V 和 TNM IV 期胆囊癌已不再是根治性手术的绝对禁忌证，只要病人一般情况允许和无远处转移，仍有扩大性根治的机会。

扩大性根治术切除范围应根据肿瘤浸润转移的具体情况而定，一般常见的术式是在根治性胆囊切除术的基础上附加：肝外胆管切除（如左右Ⅰ级肝管、肝总管、胰腺上缘以上胆总管切除+肝内胆管空肠吻合术，适宜于肝外胆管侵犯的病人）、肝Ⅳb、Ⅴ、Ⅵ切除或右半肝、肝三叶切除（适宜于肝实质侵犯超过2cm）、胰十二指肠切除（适宜于胰头、十二指肠侵犯的病人）、右半结肠切除术（适宜于结肠侵犯患者）等，但必须强调：上述扩大性根治手术适宜于侵犯转移灶能连同胆囊一并整块切除，尽可能做到无癌残留，但多脏器切除创伤大、风险大，一定要权衡利弊，谨慎实施。

（4）姑息性手术：

①姑息性手术适宜于病变已超出可根治的范围，仅为缓解症状而采取的术式，也适用于患者有其他内科严重疾病或胆囊伴有严重感染不宜根治术或年老、体弱的患者。

②胆道引流术：包括胆管引流和消化道转流等，该类病人也可采取非手术引流，详见胆管癌相关章节。

2. 胆囊癌的放射治疗

国外自20世纪60年代已开展胆囊癌的放射治疗研究，但受该病对放疗的敏感性相对差，放疗反应偏重，且照射剂量受周围正常脏器的限制较难提高等因素的影响，尽管已取得了一定的经验和疗效，但进展不大。国内至今有关胆囊癌放疗的病例报道甚少。

（1）术前放疗：因精确地判断肿瘤的大小和累及的范围较为困难，术前放疗定位存在着相对的盲目性和不准确性，很难制定放疗计划和剂量，关于胆囊癌术前放疗的报道较少；日本学者高桥等曾对14例胆囊癌进行了总剂量30Gy的术前放疗，结果：术前放疗组的手术切除率高于对照组，且放疗未增加组织脆性和术中出血，认为术前放疗有益，但该类报道均为小样本，非前瞻性随机对比研究，结论仅供参考。

（2）术中放疗：照射范围包括手术切面、肝十二指肠韧带和可疑癌组织残留的部位；术中放疗的优势：定位准确，减少了邻近正常组织不必要的放射损伤；一次性15~20Gy的放射剂量，产生较大的生物学效应，达到较好的治疗效果；一些文献报道：术中放疗组的局部复发率低于单纯手术组，2、3、5年生存率高于单纯手术组。但准确的疗效有待证实。

（3）术后放疗：临床上目前应用较多的为术后放疗，放疗范围包括原发灶、区域淋巴结和疑有癌残留的部位；术中可明确肿瘤的部位、大小、范围，术中放置金属夹可作术后放疗的定位引导；术后放疗一般采取外照射，每周5次，每天1次，分次量1.8~2.0Gy，总剂量40~50Gy/4~6周；综合大多数文献的报道：接受术后放疗组病人的局部复发率低于对照组，中位生存期高于对照组，尤其对TNM分期为Ⅲ、Ⅳ期病人。但结论的真实性有待于进一步论证。

（4）不可手术胆囊癌的姑息性放疗：近年来，适形放射治疗（3D-CRT）能使照射剂量的分布更符合靶体积的形态；调强放射治疗能使用不同强度的射线治疗肿瘤，使不同强度的射线穿透治疗区，而不是单一、整束、强度一致的射线；两种放射治疗都可尽可能降低周围正常组织的受量，大大地提高了放疗总剂量（50~60Gy/5~7周）和减轻了不良反应，对不可切除胆囊癌可起到姑息治疗作用，但对梗阻性黄疸病人建议充分引流后再予以放疗。

必须指出胆囊癌的放射治疗至今尚未取得实质性进展，上述报道的相关术前放疗、术中放疗、术后放疗、不可手术切除胆囊癌的姑息性治疗的疗效仅来自于为数较少已公开发表的临床研究，而这些研究多数为非随机、单中心、非前瞻性、小样本的临床研究，甚至部分文献报道为回顾性资料的总结、分析，因此上述各项临床研究的科学性、真实性以及结论的可信度有待于进一步商榷，只能供临床参考。直到目前，还没有高级别循证医学证据支持放射治疗作为胆囊癌的常规治疗手段。期待前瞻性、多中心、大样本的随机对照研究来确定放射治疗在胆囊癌综合治疗中的地位。本章节可供参考的权威性文献较少，不尽如人意之处敬请谅解。

3. 胆囊癌的化学治疗

（1）全身化疗：一般认为对胃肠道恶性肿瘤有效的药物，对胆囊癌有一定的治疗作用。既往常用于临床的化疗药物有蒽环类（ADM、EPI、THP 等）、铂类（DDP、CDBCA）、抗代谢类（5-Fu 以及其衍生物如替加氟、氟缺龙等）、肿瘤抗生素 MMC、抑制拓普异构酶 I 的 HCPT 等，单药应用疗效比较：一般观点：蒽环类>铂类>MMC 及 5-Fu 等。往往单药有效率小于 20%，联合化疗略有提高，但总的疗效不令人满意，且不良反应重，在新药吉西他滨等出现以前，没有找到确切有效的标准方案。

随着新药：Gemz、LOHP、CPT11、Taxol、Xeloda 的问世并应用于临床，已有部分病人通过化疗受益。

湖北省肿瘤医院典型病例：患者董×，女，43 岁，主要症状：右上腹胀痛 3 月余，呈持续性阵发性加剧，向后腰部放射，伴食欲降低、厌油、乏力、腹胀、消瘦，疼痛需经双氯芬酸钠 50mg 塞肛，2 次/日对症处理，否则不耐受。2006 年 6 月 15 日收入湖北省肿瘤医院肝胆胰科，2006 年 6 月 17 日 CEA145.2ng/ml，CA_{199} 1987.08u/ml；2006 年 6 月 19 日彩超检查：胆囊壁毛糙，内可见直径 3cm 边界尚清晰的强回声光团，内见丰富血流信号，并胆囊床肝内 $5.34×4.78cm^2$ 侵犯灶，胰前 $2.48×1.42cm^2$ 转移淋巴结，考虑胆囊癌；2006 年 6 月 22 日 MRI 检查：肝方叶胆囊窝类圆形稍长 T_1、T_2 肿块，直径 5.3cm，与肝门左右肝管分叉处分界不清，肝内胆管扩张，胆囊信号不均，与肿块分界不清，增强：肝方叶病灶环状强化及胆囊壁明显强化，肝门区结节影明显强化，考虑胆囊癌侵犯肝脏、肝门并肝内胆管扩张，肝门淋巴结转移。结合病史、临床症状和体征、肿瘤标记物、影像学检查等临床诊断胆囊癌，经本科和上海东方肝胆外科医院多位专家术前讨论，均认为该病人属胆囊癌局部晚期，判定不可 I 期手术切除。笔者于 2006 年 6 月 26 日—12 月 7 日按 LOHP+Xeloda 方案对该患者化疗 6 周期，LOHP $130mg/m^2$ iv drop d_1，Xeloda 2500 mg/m^2 分两次口服 $d_1～d_{14}$，21 天为 1 周期，累计量 LOHP900mg、Xeloda 294g，化疗仅 II°胃肠道反应以及骨髓抑制，经对症治疗复常，未影响化疗的进行。疗效：6 周期化疗后，右上腹胀痛缓解，食欲增强，体重增加，无特殊不适；肿瘤标记物进行性下降，2006 年 10 月 13 日 CEA 4.19ng/ml，CA_{199} 243.3u/ml；2006 年 10 月 20 日彩超复查：肝内原 $5.34×4.78cm^2$ 肿块及胰前肿大淋巴结均反复探查未见，胆囊肿块缩小至直径 2.1cm，仍见血流信号；2006 年 10 月 27 日 MRI 复查：肝方叶胆囊窝肿块明显缩小。鉴于病人瘤体明显缩小，界限清楚局限，有 II 步手术切除的可能，遂动员病人尽早剖腹探查，因种种原因，病人要求转诊东方肝胆外科医院，于 2007 年 1 月 5 日在该院行胆囊切除+肝脏楔形切除并胆总管切开探查+T 管引流术，术后病理：胆囊中分化腺癌，侵犯肝脏和肝圆韧带（病理号 07008），术后于 2007 年 2 月 28 日复查：CEA 为 0.01ng/ml，CA_{199} 71.83u/ml，术后 3 月 MRI 复查：肝方叶近胆囊窝处形态欠规则信号不均，但未见明显异常信号的肿块，胆囊未显示。术后于 2007 年 3 月—6 月按 LOHP+Xeloda 化疗方案化疗 4 周期，累计量 LOHP600mg，Xeloda 184g，但出院后失访，可能与家庭住址变更有关，出院后至今病人情况不详。该病例为 II 步手术切除的典型病例，以 LOHP+Xeloda 方案的新辅助化疗有效地缩小了瘤体，为手术切除创造了条件。

湖北省肿瘤医院肝胆胰科自 2009 年 1 月开始对术前判定不可切除的中晚期肝外胆道癌和已手术切除病人进行化疗的前瞻性随机对比大样本研究，设 LOHP+Xeloda、LOHP+CF+5-Fu 组、CPT_{11}+CF+5-Fu 组、Gemz+Xeloda 组、安慰组，课题的目的分别为：确定不同化疗方案的有效率、缓解期、II 步手术切除率、中位生存期、生存率等，并确定术后辅助化疗的价值。上述课题已实施近两年，已有部分胆囊癌病人通过化疗受益，远期疗效和实验结论尚需 5～10 年的临床研究。

在上篇胆管癌的化疗治疗章节中笔者详细评述了伦敦大学医学院癌症研究所的 ABC—02 III 临床实验，该研究涉及胆囊癌的化疗，疗效确切，2010 年已发表于《新英格兰》杂志，故自 2010 年以后，以 Gemz 联合 DDP 的化疗方案有望成为晚期胆囊癌的标准治疗方案，故本章节不再重复论述。

（2）胆囊癌的区域性化疗或介入栓塞治疗

全身化疗疗效差的重要因素之一：全身化疗，实际到达胆囊癌区域的药物浓度较低，可能达不到有效的抗癌浓度，因此不少学者提倡区域性化疗。大家知道，除血管变异外，绝大多数胆囊动脉起源于肝右动脉主干，因此作肝固有动脉插管，有条件者插管至肝右动脉，甚至可精选至胆囊动脉，可开展区域性化疗，区域性化疗是提高胆囊癌化疗有效率的措施之一。有文献报道，经动脉灌注 MMC 治疗晚期胆囊癌的中位生存期长达 14 个月，而对照组仅为 5 个月，尽管选择的病例数较少，且为非前瞻性随机对比研究，所得出的结论存在诸多的不确定性，但区域性化疗能提高化疗药物浓度，不失为一种新的途径。

在放射引导下超选择化疗栓塞治疗也为重要治疗手段，因胆囊动脉纤细，超选择进入困难，可先用明胶海绵将肝右动脉远端分支栓塞，尔后经肝右动脉主干灌注，药物即可大部分进入胆囊动脉；对侵犯肝右叶前段的胆囊癌，插管至肝右动脉主干灌注化疗可同时兼顾胆囊原发灶及肝脏浸润癌；对侵犯肝脏并有肝门等淋巴结转移者，导管只需插入至肝总动脉，灌注的药物可进入肝固有动脉、胆囊动脉和胃十二指肠动脉，同时兼顾胆囊原发癌、肝浸润癌和肝十二指肠韧带的淋巴结转移癌；必须强调淋巴结转移灶压迫胆道致梗阻性黄疸者，须先行胆道引流，再化疗栓塞治疗。胆囊癌的栓塞治疗需谨慎，早期胆囊癌栓塞胆囊动脉易引起胆囊坏死；晚期胆囊癌发生淋巴结转移者，大范围栓塞可引起胃和胰腺严重反应，上述两种情况不能进行栓塞治疗。一般胆囊癌浸润肝脏，可见胆囊动脉与肝右动脉之间形成吻合，如能超选择至这些异常吻合支的供血干，造影证实为癌区的供养血管，可先行灌注化疗，尔后以碘油抗癌药乳剂栓塞胆囊、肝动脉之间异常吻合支的供血干，栓塞剂一般用 5～10ml 即可达到满意效果。

4. 胆囊癌的生物治疗与分子靶向治疗

国内外学者业已开展胆囊癌的生物治疗，涉及免疫治疗（细胞因子、过继性细胞免疫、单克隆抗体、肿瘤疫苗）、基因治疗（抑癌基因的替补和诱导凋亡、反义技术阻断癌基因的表达、基因原药激活治疗、免疫基因治疗等）、内分泌治疗以及干细胞治疗等多个方面。

已知胆囊癌的发病机制十分复杂，其发生、发展和转移与多种基因的突变、细胞信号传导通路异常和新生血管增生异常等密切相关，其中存在着多个关键环节，正是分子靶向治疗的理论基础和重要的潜在靶点，分子靶向药物治疗也已成为胆囊癌新的研究热点。

生物治疗、分子靶向治疗是现代肿瘤治疗的研究热点，针对胆囊癌的治疗仍多处在动物实验和Ⅰ、Ⅱ期临床阶段，Ⅲ期临床国内外文献报道仍较少，综合文献报道：目前对胆囊癌的疗效仍不显著。

作为一种新兴的治疗方法，生物治疗与分子靶向治疗治疗胆囊癌至今尚不成熟，有待于解决以下问题：对癌肿抗原的认识十分有限；基因治疗中目的基因和载体的选择不尽如人意；肿瘤新生血管与正常血管结构的差异点、抑制肿瘤新生血管的机制等尚未完全阐明；阻断细胞信号传导通路的高效多靶点、多激酶抑制剂有待于进一步开发等，都是阻碍生物治疗、分子靶向治疗进一步发展的重要环节，尚需进一步深入研究。

第三篇 胰　腺　癌

　　胰腺分为外分泌部和内分泌部，外分泌部由腺泡细胞和导管细胞构成，组成胰腺的80%～85%，其功能单位为胰腺小叶，小叶由纤细的结缔组织分隔，其间有血管、淋巴管、神经和胰腺导管。内分泌部主要由胰岛和散在于外分泌部的内分泌细胞构成，起源于内分泌部的肿瘤分为功能性和无功能性。胰腺肿瘤以起源于外分泌源性（胰岛以外的胰腺组织）的恶性肿瘤占绝大多数，胰腺肿瘤包括外分泌源性、内分泌源性和间叶组织源性三大类，但胰腺癌指起源于胰腺外分泌源性上皮性恶性肿瘤，故内分泌源性和间叶组织源性恶性肿瘤不在胰腺癌的范畴。胰腺癌中导管腺癌及其特殊的类型（如粘液腺癌、腺鳞癌、多形性癌等）占全部胰腺肿瘤的85%～90%，占消化道肿瘤的8%～10%，临床上称为"实性癌"，这些实性癌临床经过凶险、预后差，患者的5年生存率仅5%左右，而胰腺实性癌以外的上皮细胞恶性肿瘤（如粘液性囊腺癌、浆液性囊腺癌等）临床较为少见，预后较上述实性癌好，本章重点讨论胰腺的导管腺癌。

第一章　胰腺的应用解剖和生理概要

第一节　胰腺的应用解剖

胰腺为横跨上腹的腹膜后长条状脏器，属腹膜外位器官，其部位相当于第 1、2 腰椎水平。腹前壁体表投影为：下缘相当于脐上约 5cm，即第 2、3 腰椎间盘平面，上缘相当于脐上 10cm，即第 12 胸椎体中 1/3 平面，右界距中线约 6.6cm，左界距中线 11cm。胰腺是一实质柔软而致密、呈分叶状的灰红色腺体，由胚胎的内胚层演变而来，成人每 24 小时胰液分泌量 1500～2000ml。全长 14～20cm，宽 3～5cm，厚 1.5～2.5cm，重 80～90g，其右端膨大，向左延续的大部分狭长，横位于结肠上区，上腰段脊柱之前的腹膜后间隙内，整个胰腺位于小腹膜腔的后方，前面为胃所覆盖，下缘则与十二指肠横部、升部以及横结肠系膜根部相邻近，位置较为固定，胰腺肿瘤生长到相当大时，体检时可触及，并可压迫或侵蚀胃大弯、十二指肠等引起梗阻，甚至可穿破胃、十二指肠壁等引起消化道出血。胰腺的外形变化较大，可呈蝌蚪状形态（约 40%）、弓形（约 20%）、S 形、腊肠形、波浪形、不规则形等，这种形态学变化对影像学诊断有一定的参考作用。

胰腺自右端至左端大体解剖可分为四部：胰头、胰颈、胰体、胰尾，各部无明显界限，但毗邻的脏器不同，按 2002 年 UICC 制定的胰腺癌分期的解剖分区：胰头部，指位于肠系膜上静脉左缘右侧，钩突是胰头的一部分，胰体部指位于肠系膜上静脉左缘与腹主动脉左缘之间，胰尾部指腹主动脉左缘与脾门之间。胰头部最大，嵌入十二指肠围成的 "C" 形凹内，即位于十二指肠曲内侧，与十二指肠降部紧密相邻，当胰头有较大的肿瘤时可使十二指肠曲增大，使十二指肠降部内侧壁僵直，粘膜伸平，皱襞稀疏，甚至消失，癌瘤可侵蚀肠壁，可引起梗阻和粘膜破坏、出血；胰头背侧部分向内、向后伸延，包绕肠系膜上静脉与门静脉下端，称为胰头钩突部，胰头后面为下腔静脉，在正常情况下，二者之间为疏松的结缔组织，很容易分离，经此途径可以显露胰头背面，但胰头后部和钩突部癌肿也可侵蚀下腔静脉或肠系膜上静脉，使癌瘤不易彻底切除，或切除时有大出血的风险；胆总管的下端穿过胰头组织，开口于十二指肠降部内侧壁乳头处，胰头肿瘤常可压迫胆总管引起梗阻性黄疸。胰颈部为胰头和胰体之间的较狭窄部分，肠系膜上静脉在此部后面与脾静脉汇合成为门静脉，肠系膜上动脉则位于肠系膜上静脉的内（左）侧，此部位胰腺背面与静脉之间一般无静脉小分支，典型的胰头十二指肠切除手术即在此部位切断胰腺，但如瘤块生长于此部位，则可能紧密粘着或侵蚀肠系膜上动静脉，即使癌瘤较为局限，如不同时切除这些血管则不可能达到根治的目的，而切除时损伤这些血管可引起肠管的血运障碍，甚至广泛性坏死，所以切除时同时需进行血管移植术。从胰腺颈部伸延至脾门为体部和尾部，体部和尾部无明显的分界线，从体部至尾部胰腺逐渐变小；胰体背面在脊柱左侧为主动脉，位于此部位的胰体部肿瘤在体检时可有搏动感，需与主动脉瘤鉴别；胰尾部背面为左肾，胰尾部肿瘤也常需与肿大的肾脏鉴别；胰腺尾端与脾门的关系很密切，脾切除时如未注意容易损伤胰尾；脾动脉、静脉沿胰体、尾部上缘走行，胰体部癌肿压迫脾静脉可引起充血性脾肿大，胰尾、胰体切除很容易损伤这些血管，因此，胰体、尾切除常需与脾脏同时切除。

胰管系统在解剖上变异较大，在大多数情况下胰主管（Wirsung 氏管）由胰尾横贯整个胰腺，常与胆总管汇合成胆总管壶腹（Vater 氏壶腹），共同开口于十二指肠乳头部；胰主管位于胰腺组织中部靠近背侧，正常直径 2~3mm，但壶腹或胰头部癌肿压迫管腔可引起梗阻，此时可扩张至 4~6mm；除主胰管外，胰腺尚有一胰副管（Santorini 氏管），为局限于胰头内的短管，一端在胰颈部与胰主管相通，另一端则开口于十二指肠乳头部上方约 2cm；在少数情况下，胰主管和胆总管分别开口于十二指肠内；胰副管的变异较多，十二指肠乳头或壶腹部肿瘤常可同时引起胰主管和胆总管的梗阻（图 3-1-1）。

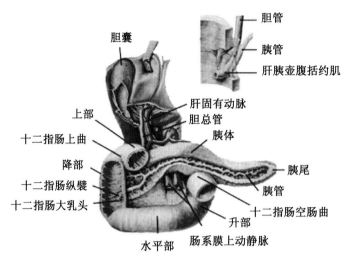

图 3-1-1　胰腺的正常解剖

　　胰腺是血运极为丰富的脏器，来源于腹腔干的主支（肝总 A、脾 A）和肠系膜上 A 供血。胰头和胰颈：主要由胃十二指肠 A 和肠系膜上 A 分出的胰十二指肠上下 A 构成恒定的两个（前后）胰十二指肠 A 弓供血，胰背动脉右支参与供血；胰背 A 多数在胰颈上缘处起于脾 A 起始段（中国人 40.8%），是脾 A 的第一个分支或第一个胰支，管腔大，有时可达脾 A 的 1/3，平均 1~3mm，发起后在门 V 左侧向下达胰颈后或在其更左侧处伸入胰实质内下行 1~3cm，分为左、右支，左支在近胰下缘偏后向左穿胰体直至胰尾，称胰下 A，也称胰横 A，并分出多个分支与胰大 A 分支吻合，而胰背 A 右支向右横行，与胰十二指肠上前 A 分支吻合，形成胰头前面的另一较恒定的第三个 A 弓，有人称胰前 A 弓，中国人出现率为 83.6%，胰背 A 右支还常分出 1 支至钩突，胰背 A 也可起自肝总 A（中国人占 14.4%），肠系膜上 A（16.9%），腹腔干（8%），胃十二指肠 A、结肠中 A、胰十二指肠下 A、胃网膜右 A 和主 A 等，胰背 A 是胰腺的"优势"A，主要供应胰颈、体、尾，特别是对胰颈和尾部，胰背 A 有时可能是胰腺的单一 A（有 1%~2%）。胰体和胰尾：主要由脾 A 的分支供血，胰背 A 左支较恒定，见前述；胰下 A 为胰体尾的 A 中最恒定的一个，胰下 A 多数起自胰背 A，即胰背 A 左支（中国人占 76.7%），还可起自胃十二指肠 A（占 14.4%）、胃网膜右 A（4.4%）、肠系膜上 A 和脾 A 等；胰大 A 较恒定，出现率 93.5%，可从脾 A 行于胰上缘全程的任何一点分出，但多数发自脾 A 中段（中国人占 54.4%），胰大 A 发起后伸入胰实质内，分支与胰管平行，向左右走行，与胰背 A、胰尾 A 吻合，脾 A 在胰上缘还可发生数支小的胰支进入胰实质，这些动脉小且数目多，又易被撕破，当在胰上缘分离脾 A 时，控制这些小血管的出血较为困难；胰尾 A 可以是多支或者缺如，可发自脾 A 或发自脾门处的一个脾支，也可发自胃网膜左 A，进入胰内与胰大 A、胰下 A 支吻合。

　　临床上还有一些异常的动脉，在胰腺手术时易损伤出血或出现误扎而造成严重后果，必须予以重视：肝总 A 变异，起始于肠系膜上 A；肝右 A 变异起始于肠系膜上 A（中国人占 3.76%）及其他 A（胃十二指肠 A、胰十二指肠后 A，中国人占 2% 左右）和可能发起于胰十二指肠下 A；肝左 A 起始于肠系膜上 A 或胃十二指肠 A 右侧；结肠中 A 起点变高，包括在肠系膜上 A 起始点或者胰后方发出，或结肠中 A 不发自肠系膜上 A，而发自胰十二指肠下 A 等。

　　胰腺的血液通过与 A 相伴的静脉经肠系膜上 V 和脾 V 回流入门 V，因此，胰腺癌可经这些静脉转移至肝脏。

　　胰腺的淋巴回流：胰腺也有很丰富的淋巴管网，胰腺叶内有丰富的毛细淋巴管丛，最后汇集成 3~12 条集合淋巴管。胰头上部的集合淋巴管注入胰十二指肠上前、上后淋巴结，然后汇入幽门下淋巴结和肝淋巴结，胰头下部的集合淋巴管注入胰十二指肠下前、下后淋巴结，然后汇入肠系膜上淋巴结，以上淋巴结均位于同名血管旁；胰尾部 4~7 条集合管多注入脾门处的脾淋巴结，沿胰上缘注入脾血管旁的胰上淋巴结和中结肠淋巴结（同名各 A 根部）；胰体前面淋巴汇入胰上淋巴结、胃左淋巴结和肝淋巴结，胰体后面淋巴汇入胰下淋巴结、中结肠淋巴结、肠系膜上淋巴结和主动脉淋巴结。

　　胰腺的神经支配：胰腺由交感神经和副交感神经支配，分三个部分：来自腹腔神经丛及其他神经丛伴动脉走行的神经纤维，主要为胰腺运动神经的交感神经部分，这些神经纤维非常纤细，不形成肉眼可见的神经干或神经丛；由发自右腹腔神经节及肠系膜上丛不伴随动脉走行的神经纤维组成胰头丛，这些神经较粗大，形成肉眼可见的神经干和神经丛，胰头丛分为右腹腔神经节和肠系膜上动脉到胰腺钩突上内侧，是最容易侵犯的部位，占胰周神经丛侵犯的 74%~88%，胰头丛的神经纤维包括支配胰腺的大部分内脏神经纤维（胰腺运动神经的副交感神经部分和胰腺感觉神经）；来自左腹腔神经节的不伴随动脉走行的神经，主要分布于胰体、尾部，这些神经较细小，分布较稀疏，神经纤维的功能成分与胰头丛相同，称为胰支。胰腺神经分为胰内神经和胰周神经丛，具体分为：胰头神经丛、腹腔神经丛、肠系膜上动脉周围神经丛、肝十二指肠韧带内神经丛、主动脉神经丛、脾丛。

第二节　胰腺的生理概要

　　胰腺的生理功能主要有二个方面：一方面分泌胰淀粉酶、蛋白酶、脂肪酶等消化酶和碳酸氢钠，这种分泌称外分泌，对食物的消化起重要作用，均经胰管开口于十二指肠，流于肠道；内分泌部主要由胰岛和散在于外分泌部和内分泌部的内分泌细胞构成，主要有分泌胰岛素的 B 细胞，分泌胰高血糖素的 A 细胞，分泌胃泌素的 G 细胞，分泌生长抑素的 C 细胞，分泌血管活性肠肽的 D 细胞和分泌胰多肽的 PP 细胞等，本章节主要叙述起源于胰腺外分泌部的胰腺癌，主要影响外分泌功能，但部分病人对内分泌功能也有损害。

第二章　胰腺癌的流行病学

对于胰腺癌至今我国尚缺乏大规模的流行病学资料,上海市肿瘤研究所统计数据表明:上海市胰腺癌的发病率 1963 年为 1.25 人/10 万人,1977 年逐渐上升到 4 人/10 万人,1995 年高达 9.4 人/10 万人;1990—1999 年全国人口抽样调查计算显示:我国胰腺癌的病死率为 1.3 人次/10 万人,其中男性为 1.54 人/10 万人,女性为 1.08 人/10 万人;1991—2000 年全国疾病监测点报告:1991 年胰腺癌病死率为 1.46 人次/10 万人,逐渐上升,2000 年达 2.36 人次/10 万人,上述三组资料已显示我国胰腺癌的发病率和病死率呈上升趋势,并将在未来继续增高。

我国胰腺癌的发病年龄为 10~92 岁,年均为 57.1 岁,40 岁以下占 7.1% 左右,40~49 岁占 15.6%,50~59 岁占 28.6%,60~69 岁占 33.6%,70 岁以上占 15.1% 左右,因此 40 岁以上可列为胰腺癌的高危人群。

胰腺癌的发病率男性高于女性,男女之比 1.1∶1~2.5∶1,但女性发病率有增快的趋势,男性多发生在胰头部,而女性胰腺体尾多见。

我国尚无有关不同种族间胰腺癌的发病率和死亡率报道,但有地区差异:北方省市病死率高于南方地区;东北和华东地区高于华北、华中、华南、西北和西南地区;城市地区高于农村地区 2~4 倍;有关资料报道,上海市发生率最高,而发生率最低的地区为湖南省。在世界范围内,美国和日本胰腺癌的发病率高,被列为癌症死亡的第 4 位,在我国胰腺癌是肿瘤的第 8~10 位死因。

第三章　胰腺癌的病因学

胰腺癌的病因和发病机制尚未完全清楚，一般认为胰腺癌的发生和发展是一个多病因、多步骤的复杂过程，是由物理、化学、生物等因素引起体内组织结构、代谢和基因表达异常的结果，其中基因表达异常是肿瘤发生和发展的核心，现将常见的病因介绍如下：

第一节　胰腺癌的一般病因

一、吸烟习惯

吸烟是公认的胰腺癌最危险的发病因素之一，1985 年国际癌症研究协会指出：吸烟是胰腺癌重要的病因之一，其 4 项大样本流行病学、实验室研究表明：每日吸烟量超过 20 支，发生胰腺癌的优势比为 1.4 ~ 3.6，并且与吸烟的数量呈正相关，每天超过 40 支者的危险度增加 10 倍。上海市在 1996 年进行的病例对照研究支持上述结论，并且尸检可以在吸烟者见到胰腺导管细胞增生，细胞核不典型改变，这些改变随每天吸烟支数、吸烟年限的增加而增高。烟草中有 30 多种芳香胺类致癌物，尤其是亚硝胺类代谢物经胆汁分泌进入胆道，再反流至胰管，激发 K-ras 等癌基因的表达，从而诱发胰腺癌。

二、饮食因素

大量摄入新鲜水果、蔬菜、豆类植物、干果和纤维素等对胰腺起保护作用，脂肪类（包括各种油类）的消耗量与胰腺癌的发生率呈正相关，调查发现：过量的脂肪（高胆固醇）的摄入者胰腺癌发病的相对危险度增加，而粗纤维饮食者危险度下降；一般认为长期过度摄入动物的脂肪和蛋白质，可刺激胃肠道释放缩胆囊素、胃泌素等，引起胰腺过度分泌和加快胰腺上皮细胞更新代谢，此时胰腺组织 DNA 合成率和含量增加，影响胰腺组织的自稳机制，从而对致癌物的易感性增加。酒和咖啡的大量饮用也可能会增大胰腺癌的发生率，Heuch 等对 16713 名挪威人进行前瞻性研究，发现经常饮酒者中胰腺癌的相对危险度为 5.4；一项日本资料显示咖啡对胰腺癌的相对危险度达 5.0；也有资料报道每周消费 18 杯以上咖啡者患胰腺癌的风险是每周消费 7 杯以下者的 2 倍；但到目前为止仍没有充分证据支持饮酒和咖啡与胰腺癌存在着病因关联。饮茶与胰腺癌之间呈负相关，茶中的主要成分茶多酚对肿瘤的发生和生长起抑制作用，对胰腺可起保护作用。

三、环境污染

已发现从事化学工业、煤矿、天然气开发、金属工业、皮革业、纺织业、铝制品业、运输业的工人胰腺癌的发生率增高，但没有确凿的证据证明何种职业为胰腺癌的确切病因，有待于进一步探讨，可能与长期接触 β-萘胺、联苯胺等化学药物有关。

四、肥胖与生殖因素

部分研究资料表明：体重指数（body mass index，BMI）每增加 1U，胰腺癌发生的危险增加 3% ~

5%；孕妇经产的次数与胰腺癌风险之间呈负相关，每增加 1 次生产，其发生胰腺癌的风险下降 10% 左右。体重（肥胖）、生殖因素可能在胰腺癌的发生、发展中起着一定的作用，但具体机制不详。

五、相关疾病

约 80% 的胰腺癌病人在确诊时都伴有糖尿病和葡萄糖耐受缺陷，但糖尿病究竟是胰腺癌的病因还是胰腺癌的早期症状仍然存在争议，有文献报道：有 1 年糖尿病病史者，发生胰腺癌的危险为无糖尿病病史者的 2.1 倍，长期糖尿病患者发生胰腺癌的频率增高。慢性胰腺炎病人发生胰腺癌的风险为非胰腺炎者的 26.3 倍，但随着慢性胰腺炎时间的推移，胰腺癌的发生率逐渐下降，因此不少专业人士认为慢性胰腺炎可能只是胰腺癌的早期症状之一。另外胆囊切除术后、胆石症、幽门螺旋杆菌感染、胃溃疡及胃大部分切除术后等均可能是胰腺癌的危险因素，但在病因学上尚未定论。

六、遗传因素

有文献报道：对 30 个胰腺癌多发的家族进行研究后得出初步结论，胰腺癌的发生仅有 3% ~5% 可归因于遗传因素，但此结论只是一个不严格的估计，因为不可能准确排除这些高危家族的日常环境的暴露；以人群为基础的病例对照研究中发现，病例组中仅有 7.8% 的病人有胰腺癌的家族史而对照组仅为 0.6%；另一项前瞻性研究也显示具有胰腺癌家族史的人群，其胰腺癌的危险性为无家族史的 1.7 倍，以上报道均提示遗传因素与胰腺癌的发生有关。华盛顿大学进行的根据胰腺癌发病情况监测计算的原始数据提示，以下人群应该考虑作为监测对象：一级亲属中有 2 个或 2 个以上胰腺癌患者；一级亲属中有 1 个胰腺癌患者，但其发病年龄在 50 岁以前；二级亲属中有 2 个或 2 个以上胰腺癌患者，其中 1 人 50 岁以前发病。

第二节　胰腺癌的生物学病因

一、胰腺癌的基因改变

1. 癌基因

与胰腺癌有关的癌基因有 K-ras、C-myc、Her-2 等，其中 K-ras 是胰腺癌发生、发展中最为重要的基因。K-ras 可在大肠癌、肺癌、胃癌、内分泌肿瘤等肿瘤细胞内和在胰腺炎、胰腺组织乳头样增生等非癌性病变中出现突变，但发生最高的为胰腺癌，80% ~100% 的胰腺癌组织中可发生 K-ras 突变，特别是 K-ras 基因 12 密码子的突变，而 N-ras、H-ras 及 K-ras 密码子 13、16 的突变较为少见，K-ras 突变是胰腺癌发生的早期事件，但与胰腺癌的预后及肿瘤的易感性无关，目前多认为胰腺癌的发生是 K-ras 突变的基础上，抑癌基因 P16 及 P53 失活后共同引起。C-myc 在胰腺癌中的表达率达 50% 以上，而正常胰腺组织中无表达，同样 C-myc 蛋白的表达水平与肿瘤的临床分期及预后无关，且 C-myc 蛋白的过表达并不一定产生肿瘤，但 C-myc 扩增与突变的 K-ras 基因的共同作用可增加胰腺癌的恶性度。有关生长因子基因详见后述。

2. 抑癌基因

抑癌基因 P53、P16、dpc4（Smad4）、dcc 的丢失或功能缺失可促进肿瘤的发生。P16 在 80% ~95% 以上的胰腺癌中失活，是除 K-ras 以外最重要的基因。约 50% 的胰腺癌可见 P53 突变，而且 P53 的错义突变明显多于无意义突变和框移突变，突变的 P53 蛋白可结合野生型 P53 并抑制其抗肿瘤作用。约 55% 的胰腺癌患者中发现有 dpc4 的失活，约 35% 为纯合子失活，20% 为基因内突变，dpc4 基因的突变、失活可能是胰腺癌较晚期的遗传学改变，dcc 基因在 50% ~80% 的胰腺癌中表达减少或完全丢失，dcc 蛋白在高分化癌中表达保留，但在未分化癌中表达减少或丢失，提示 dcc 基因表达减少或丢失可能在胰腺未分化癌中发挥作用。目前公认：癌基因的突变、高表达，而抑癌基因丢失或失活，两者共同作用可导致胰腺癌的发生。

二、胰腺癌的生长因子及受体

在胰腺癌中异常表达的生长因子包括 EGF 家族、VEGF 家族、PDGF 家族、FGF 家族等，这些生长因子及其受体在促进胰腺癌细胞增殖中起重要的作用。表皮生长因子受体（EGFR）：EGFR 在正常胰腺中很少表达，在慢性胰腺炎中呈中等程度表达，在胰腺癌中则呈过表达，研究发现胰腺癌患者中的 60% 的患者 her-3 过表达，约 20% 患者 her-2 过表达，两种过表达均提示患者预后不良，生存期短。促血管生长因子及其受体：促血管生成因子主要是一些经典的肽类生长因子，为血管内皮细胞生长因子（VEGF）、碱性成纤维细胞生长因子（bFGF）、血管生成素（Ang）、基质金属蛋白酶（MMPs）、血小板衍生生长因子（PDGF）、转化生长因子（TGF）、肿瘤坏死因子（TNF-a）、IL-8 等，其中最重要的是 VEGF、bFGF 和 Ang，这些因子在胰腺癌患者血清中均呈高表达，而且在胰腺癌组织中这些促血管生成因子及相对应的受体不同程度的过表达，其中 VEGF 表达增高与胰腺癌微血管密度（MVD）密切相关，是判断患者预后差的指标。

三、其他受体或分子

研究发现胰腺癌组织中存在着雌激素受体或雄激素受体的过表达，但研究结论报道不一，未达成共识，且尚未明确性激素受体与肿瘤间的关系。最近的研究发现：环氧合酶-2（COX-2）在胰腺癌组织中也呈过表达，COX-2 通过上调 VEGF 表达等，促进肿瘤血管的生成和抑制细胞凋亡，参与胰腺癌的发生发展。

胰腺癌的病因和发病机制尚未完全阐明，过去比较重视物理、化学、生物等环境因素在癌的形成中的作用，近 20 年来，应用现代分子生物学技术研究证实人类癌肿是一种基因病，基因的改变是癌肿发生和发展的分子生物学基础，肿瘤的发生是致癌因素引起基因结构和功能的改变，使细胞增殖、生长、分化失控所致。

第四章 胰腺癌的病理分型和转移方式

第一节 胰腺癌的病理分型

一、胰腺癌的部位分布

胰头癌约占胰腺癌之 2/3 以上，胰体、胰尾部癌约占胰腺癌的 1/4，全胰腺癌约占胰腺癌之 1/20，还含少数部位不明者。

二、胰腺癌的组织学分类

胰腺癌指起源于胰腺外分泌源性上皮性恶性肿瘤，按 2000 年 WHO 最新病理学分类标准胰腺癌被分为：导管腺癌含亚型：粘液性非囊性癌、印戒细胞癌、腺鳞癌、未分化癌（分化不良癌）、未分化癌伴破骨细胞样巨细胞瘤、混合性导管-内分泌癌；浆液性囊腺癌；粘液性囊腺癌：非侵袭性、侵袭性；导管内乳头状粘液腺癌：非侵袭性、侵袭性；腺泡细胞癌含亚型：腺泡细胞囊腺癌、混合性腺泡-内分泌癌；胰母细胞瘤；实性假乳头状癌及其他类型等八类。八类中，导管腺癌来源于胰腺导管上皮及含表型与之相似的上皮性恶性肿瘤，可产生粘液，具有角蛋白的表达特征，该类型占全部胰腺肿瘤的 85% ~ 90%，其中 60% ~ 70% 发生于胰头部，故本章重点描述导管腺癌的病理特征。

三、导管腺癌的病理特征

1. 大体改变

导管腺癌质地坚硬，与邻近组织分界不清，切面呈黄色至白色，出血坏死不多见，可以有微小囊出现，绝大多数的胰头部导管腺癌直径为 1.5cm 到 5cm，平均 2.5 ~ 3.5cm；20% 左右发生在胰体，10% 在胰尾，体尾部肿瘤通常较胰头部体积更大些；临床上直径小于 2cm 的比较少见，体检及相关检查也很难发现；

2. 组织病理学改变

大部分导管腺癌分化良好，形成较成熟的腺样结构，外裹增生的纤维组织，大量的纤维组织造成肿瘤组织质地坚硬，又称硬癌；在同一肿瘤组织中能出现不同的分化程度，但高分化癌巢中罕见低分化病灶；

3. 组织学分级

导管腺癌依分化程度分为高、中、低分化类型，也称 Grade1、2、3 级；高分化（Grade1 级）：为高分化的导管样腺体，产生的粘液量多，病理性核分裂象（每 10HPF）≤5，核异型性轻度不规则，尚有极性排列；中分化（Grade2 级）：中等分化的导管样结构及管状腺体，产生的粘液量不规则，每 10 个 HPF 病理性核分裂象 6 ~ 10 个，核异型性中度多形性；低分化（Grade3 级）：为低分化腺体，呈粘液表皮样和多形性结构，每 10 个 HPF 病理性核分裂象>10 个，核异型性表现为多形性明显，核增大；

4. 免疫组化

大部分导管腺癌表达 muc1.3.5/6，CA199，Du-pan2 和 CA125 等粘蛋白，但这些分子标记物在正常胰腺导管上皮甚至在部分慢性胰腺炎中也呈阳性反应，大大限制了其在鉴别诊断中的应用，其他免疫组化标记物还有 CEA、角蛋白、波形蛋白、内分泌标记物、酶以及某些生长因子等，在诊断和鉴别诊断中具有一定的作用，多个标记物联合检测有助于提高诊断的准确率；

5. 亚型

导管腺癌也可有几种亚型，但占胰腺癌的比率极低，如粘液性非囊性腺癌仅占胰腺癌的 1%～3%，印戒细胞癌占胰腺癌的 1% 以下，腺鳞癌仅占 3%～4%，未分化癌（分化不良癌）占 2%～7%，破骨细胞样巨细胞瘤、混合性导管-内分泌癌<1% 等，不作详述。

四、腺泡细胞癌

腺泡细胞癌也属胰腺外分泌源性上皮性恶性肿瘤之一，是腺泡细胞分化来源的肿瘤，少见，仅占胰腺癌的 5% 左右，常发生于中老年人，男性较女性多见，多位于胰头部。肿瘤较大，界限清楚，部分有包膜，突向胰腺表面，伴多囊形成，切面肿瘤粉红色，均质，分叶状，间质少，出血和坏死明显，质地软，又称髓样癌。癌细胞排列成腺泡状或条索状，肿瘤细胞呈多角形、圆形或矮柱状；胞浆强嗜酸性，呈颗粒状，电镜下瘤细胞胞浆内有丰富的粗面内质网和酶原颗粒；核圆形，常位于基底部，在实性区多数核位于中央，胞浆少，实性区与肿瘤的分化差有关；瘤内有散在的内分泌细胞，PAS 阳性；人类再生基因（human regenerating gene）的表达在腺泡细胞中较高，是腺泡分化的分子标记。腺泡细胞癌可有二种亚型：腺泡细胞囊腺癌，很少见，表现为伴有囊性结构的腺泡细胞癌；混合性腺泡-内分泌癌，其内分泌成分至少占 25% 以上，通常通过免疫组化表明肿瘤组织具有腺泡和内分泌双向分化的能力。

第二节 胰腺癌的转移方式

胰腺癌的临床特点为病程短、进展快、死亡率高，中位生存期仅 6 个月左右，被称为"癌中之王"。胰腺癌不仅发展较快，且胰腺血管、淋巴管丰富，腺泡无包膜，容易发生早期转移。

转移方式以直接侵犯、淋巴道转移、血行转移、沿 N 鞘转移和腹腔种植转移等五种常见的途径为主，大多数患者确诊时已出现转移。胰体、尾癌较胰头癌转移更为广泛。癌可直接蔓延或侵犯至胆总管末端、胃、十二指肠、左肾、脾及邻近大血管；可经淋巴道转移至邻近脏器、肠系膜动静脉及主 A 周围等处淋巴结；经血道播散到肝、肺、骨、脑和肾上腺等器官；也常沿 N 鞘浸润或者压迫腹腔 N 丛，引起顽固性腹痛或腰背痛等；腹腔种植，即使局限于小网膜部位或腹水中找到癌细胞均应理解为远处转移。综合文献报道：胰腺癌确诊时仅有 14% 病灶局限于胰腺内，约 20% 已有淋巴结转移，34%～50% 已发生肝转移。手术探查时发现：15%～40% 可以距主灶有多发卫星灶，8% 可以沿导管浸润致切缘不净，82% 左右已伴有胰周血管受侵，包括腹腔 A 干、脾 A、肝 A、胃十二指肠 A、肠系膜上 A、V、门 V 等，其中单纯 A 受侵占 3% 左右，单纯 V 受侵占 23% 左右，A、V 均受侵约占 56%。肿瘤浸润是胰腺癌重要的扩散途径：胰头癌在早期即可通过淋巴道浸润到胆管下段，局部管壁内大量结缔组织增生，向心性增厚，即称围管浸润，使胆管下段持续性和完全性梗阻，造成进行加深性黄疸，胰头癌病人中约有 90% 出现此症状，胰头钩突部癌可浸润到钩突尖前的十二指肠系膜，甚至扩展到腹主 A 前将腹腔 A、肠系膜上 A 包裹，该处癌手术后癌残留率极高，胰体尾部癌更容易向胰外浸润；胰腺癌常侵犯邻近脏器，主要分布于胃窦后壁、十二指肠降部内侧壁、横结肠系膜、结肠脾曲及肝门区结构，少数病例可侵犯小肠或大肠系膜，胰体、尾部癌的临床表现十分隐匿，检出时往往体积较大，直径可达 10cm 以上，可外侵至胃、脾、左肾上腺、腹膜等。根治术后发现胰头癌和胰体尾癌的淋巴结转移率分别为 56%～78.6% 和 47%～83%，即使<2cm 的胰腺癌淋巴结转移率为 50% 左右，有同时向多方向和多个、多组淋巴结转移的特点，可通过胰颈向胰体尾和脾 A 周围转移。胰腺癌术后腹膜后复发主要指淋巴结转移和胰周 N 侵犯，胰周 N 侵犯的发生率占

53.5%~100%,临床上20%~40%原认为可根治性切除者,术后病理证实为姑息性切除,主要指胰周N癌残留,术中完全切除胰周N丛,可导致严重的腹泻及营养不良,严重影响术后的生活质量,术中抗角蛋白-19可帮助检测胰周N侵犯;Fermandez-Cruz等报道其手术时发现胰腺内N浸润为75%~100%,胰腺外为64%~69%,围绕腹主A的腹腔N节发出的支配小肠的内脏N伸展至肠系膜上A并包绕肠系膜上A,肿瘤浸润至肠系膜上A,标志着胰腺外的N浸润,即使手术,也几乎全部存在癌残留,往往判定不可切除,完全清除肠系膜上A周围的N丛,往往发生严重腹泻,一般不宜将肠系膜上A左侧的软组织完全切除;胰周N受侵的机制:N束膜有三个薄弱处,即神经末梢处、血管和网状纤维进入N处,肿瘤细胞可穿过N束薄弱处进入N周围间隙,进而侵犯N,嗜N生长是重要的生物学特征。以上所提供的数据,文献报道不一,仅供参考。

第五章　胰腺癌的 TNM 分期

大多数胰腺癌患者确诊时已处于晚期，有局部或远处转移，精确分期对胰腺癌综合治疗方案的制订和预后的评估有着重要的价值。胰腺癌术前分期主要依赖于各种影像学技术如螺旋 CT 及其三维结构重建、磁共振成像（MRI）、内镜超声（EUS）等，对肿瘤的侵袭范围、淋巴结转移情况和肿瘤的定位诊断等评价较准确；近年来腹腔镜已广泛应用，腹腔镜检查能发现小的肝转移灶及腹腔转移灶，随着胰腺癌非手术疗法的进展，腹腔镜检查在胰腺癌术前分期中的作用日趋重要。胰腺癌术前分期的目的包括两个方面：一是判断是否转移，另一方面是评估肿瘤的可切除性。

美国癌症研究联合会（AJCC）是国际抗癌联盟（UICC）重要的合作伙伴，AJCC 对癌症 TNM 方案全面深入的设计和修改不但得到美国全国性采纳，且得到 UICC 和全世界各国癌症机构的认可。为了和国际接轨，我国正在推广和普及国际癌症 TNM 分期的临床应用，对我国癌症的临床、科研和教学发挥着重要的参考和规范作用，也为我国癌症研究人员对外交流协作提供了共同国际癌症语言。

目前胰腺癌的分期我国主要采用 AJCC 和 UICC2002 年联合制定的 TNM 分期第六版。

T-原发肿瘤：

Tx：原发肿瘤不能评价；

T_0：无原发肿瘤证据；

Tis：原位癌；

T_1：肿瘤局限于胰腺，最大直径≤2cm；

T_2：肿瘤局限于胰腺，最大直径>2cm；

T_3：肿瘤侵犯胰腺以外周围组织，但未累及腹腔 A 干或肠系膜上 A；

T_4：肿瘤侵犯腹腔 A 干或肠系膜上 A（原发肿瘤不能切除）。

N-区域淋巴结：

Nx：区域淋巴结无法评价；

N_0：无区域淋巴结转移；

N_1：有区域淋巴结转移。

M-远处转移：

Mx：远处转移不能评价；

M_0：无远处转移；

M_1：有远处转移。

分期：

0 期：$TisN_0M_0$；

I_A 期：$T_1N_0M_0$；

I_B 期：$T_2N_0M_0$；

II_A 期：$T_3N_0M_0$；

II_B 期：$T_{1-3}N_1M_0$；

III 期：T_4，任何 N，M_0；

Ⅳ期：任何 T，任何 N，M_1。

该分期简单，易于掌握，易于推广，一旦发现肿瘤累及腹腔 A 干或肠系膜上 A，可判定 T_4，可列为手术的禁忌证，减少不必要的探查手术；但该分期，对淋巴结转移仅分成有（N_1）和无（N_0），较为粗糙，而日本胰病协会（JPS）1980—1981 年将胃胰和胆管周围的淋巴结分成 18 组和 3 站，研究表明不同站别的淋巴结转移的预后均有显著性差异。因此 UICC 的 TNM 分期仍存在不足，很难精确地提示预后，需进一步完善。

日本胰病协会（JPS）的分组标准：1 组贲门右淋巴结，2 组左贲门淋巴结，3 组胃小弯淋巴结，4 组胃大弯淋巴结，5 组为沿胃网膜右 A 和沿胃网膜左 A 分布的淋巴结、幽门上淋巴结，6 组幽门下淋巴结，7 组胃左 A 周围淋巴结，8 组肝固有 A 周围淋巴结（8a，前上方；8p，后方），9 组腹腔 A 干周围淋巴结，10 组脾门淋巴结，11 组脾 A 周围淋巴结，12 组肝十二指肠韧带淋巴结（12h，肝门；$12a_1$，肝 A 上半部；$12a_2$，肝 A 下半部；$12b_1$，胆管上段；$12b_2$，胆管下段；$12p_1$，门 V 后上；$12p_2$，门 V 后下；12c，胆囊管），13 组胰十二指肠后淋巴结（13a，壶腹部以上；13b，壶腹部以下），14 组肠系膜上 A 周围淋巴结（14a，肠系膜上 A 根部；14b，胰十二指肠下 A 根部；14c，结肠中 A 根部；14d，空肠 A 的第一分支处），15 组结肠中 A 淋巴结，16 组主 A 旁淋巴结（$16a_1$，膈肌的主 A 裂孔周围；$16a_2$，从腹腔干上缘到左肾 V 下缘；$16b_1$，从左肾 V 下缘到肠系膜下 A 上缘；$16b_2$，肠系膜下 A 上缘到髂 A 分叉处），17 组胰十二指肠前淋巴结（17a，壶腹部以上；17b，壶腹部以下），18 组胰体下缘淋巴结，并将上述 18 组胃胰、胆管周围的淋巴结分成三站，作为淋巴结廓清的指南。详见胰头、胰体尾癌根治术淋巴结的廓清表：（见表 3-5-1）

表 3-5-1　　　　　　　　　　　　　　胰头、胰体尾癌根治术淋巴结的廓清表

病变部位	第一站	第二站	第三站
胰头癌	6、8a、8p、$12a_2$、$12p_2$、$12b_2$、13a、13b、14b、14c、14d、17a、17b	9、11、$12a_1$、$12p_1$、$12b_1$、12c、14a、15、$16a_2$、$16b_1$、18	1、2、3、4、5、7、10、12h、$16a_1$、$16b_2$
胰体尾癌	8a、8p、9、10、11、18	7、$12a_2$、$12p_2$、$12b_2$、13a、13b、14a、14b、14c、14d、15、$16a_2$、$16b_1$、17a、17b	1、2、3、4、5、6、12h、$12a_1$、$12p_1$、$12b_1$、12c、$16a_1$、$16b_2$

临床医务人员可将 JPS 的淋巴结分组，分站作为 TNM（UICC）分期的补充材料加以完善。由于种种原因，国外的一些分期方法尚难以在国内广泛推广，因此我国胰腺癌研究者需进行多学科协作，制定出既符合我国国情，又可与国际接轨的胰腺癌分期方案，进一步完善 UICC 的 TNM 分期。

第六章　胰腺癌的临床表现和辅助检查

第一节　胰腺癌的临床表现

胰腺癌的临床表现取决于癌的部位、胆管或胰管的梗阻情况、胰腺的破坏程度和转移情况，该病往往起病隐匿，早期多无特殊的临床表现，即缺乏特异性症状，可诉上腹部不适、食欲降低、乏力等，待数月后病人已出现明显症状时，病程多已进入晚期。该病整个病程短，病情发展快，恶化迅速，死亡率极高。

一、症状

1. 腹痛

腹痛常为胰腺癌的首发症状，早期往往腹痛较轻或部位不清，不引起病人和医务人员重视，以后腹痛逐渐加重，而且腹痛部位相对固定。典型的胰腺癌腹痛特点：①位于中上腹深处，胰头癌略偏右，体尾部多偏左。②常为持续性进行性加重的钝痛或钻痛，可有阵发性绞痛，餐后加重，应用解痉药难以奏效，常需用麻醉药，长期应用可导致依赖性。③在夜间和病人仰卧、脊柱伸展时加剧，俯卧、蹲位、弯腰、坐位或蜷膝侧卧位可使腹痛减轻。④腹痛剧烈时，常伴有持续性腰背部放射痛。⑤以往一般认为胰头癌的典型症状为"无痛性黄疸"，实际上无论胰头癌还是胰体尾癌，发病初期均有不同程度的上腹部不适或隐痛，往往为首发症状，约占90%，往往自认为胃痛或饮食后不适，可忍受，但反复发生，且持续时间长，按"胃痛"对症处理后，多数病人症状有所减轻，只有少数病人因症状未完全缓解而要求进一步检查才逐步明确诊断。⑥疼痛的原因多考虑胰腺癌瘤浸润、压迫腹膜后内脏神经所致。

2. 体重减轻

90%左右患者有迅速而明显的体重减轻、消瘦，部分患者可以以消瘦为首发症状，其中部分患者可不伴腹痛和黄疸。发病初期由于进展较慢，不足以引起重视，待进入疾病的进展阶段，病人明显消瘦，体重减轻迅速，体重一般可下降10~20kg，往往伴随其他症状和体征，晚期病例常呈恶病质状态。究其原因，可能与以下因素有关：肿瘤对机体的慢性消耗；消化液分泌排出障碍，导致消化不良、营养缺乏；疼痛所致病人不能正常休息或部分病人伴有高热症状增加身体的消耗；胰腺癌细胞及癌旁胰岛细胞分泌一些分子或多肽类物质干扰糖原的合成及储备，引起外周胰岛素抵抗，使机体不能充分利用葡萄糖从而导致明显消瘦；近年来研究显示，几种炎性细胞因子如肿瘤坏死因子、白介素-1、白介素-6、干扰素、白细胞抑制因子等均与胰腺癌的消瘦有一定的关系。

3. 黄疸

黄疸是胰头癌的突出症状，在胰头癌患者的全病程中，62%~90%的患者出现黄疸，就整个胰腺癌而言，仅57%~79%患者在全病程中有黄疸症状，仅10%~30%病例以黄疸为首发症状，所占比例尚不高。黄疸往往在疼痛发生后不久或与疼病发生同时出现，黄疸的特征为肝外梗阻性黄疸，持续进行性加深，多伴皮肤瘙痒，尿色为浓茶，粪便呈陶土色。胰腺癌黄疸出现的早晚与肿瘤的部位密切相关，胰头癌和壶腹癌患者多因黄疸就诊，钩突部患者出现黄疸相对较晚，而胰体尾癌则在病程的晚期出现，往往因肝内转移或肝门部淋巴结转移压迫胆管时才出现黄疸。胰腺癌引起的梗阻性黄疸可由不完全梗阻发展到完全梗阻的过程，早期患者胆道内压增高，胆管代偿性扩张，胆汁尚能进入肠道内，此时不出现黄疸，随着梗阻的进一步加重，黄疸逐渐加重。尽管黄疸均呈进行性加重，不易消退，但有时亦会出现波动，但不会降至正常，可能与梗阻处肿瘤组织充血水肿、炎症的减轻、消退或与肿瘤自身的坏死、脱落等因素有关。

4. 其他

①消化不良、食欲不振：胰腺癌患者常有消化不良、食欲不振、早饱及恶心等临床表现，有近 25% 病人以此症状为首发症状，住院病人统计约 85% 的患者表现为食欲不振，与胆总管下端及胰管阻塞，胆汁和胰液不能正常进入十二指肠、胰腺外分泌功能不良、胰腺癌所致的胃排空延迟等多因素有关。②呕吐：少数患者因肿瘤侵入或压迫十二指肠和胃可出现梗阻性呕吐。③便秘与腹泻：因经常性进食不足，约 10% 的患者出现严重便秘；约 15% 患者由于胰腺外分泌功能不良而出现腹泻。脂肪泻为晚期表现，为胰腺外分泌功能不良特有的症状，但并不多见。④消化道出血：约 10% 胰腺癌患者发生上消化道出血，表现为呕血、黑便或大便潜血阳性。多因胰腺癌肿压迫或浸润胃、十二指肠，使之变形、狭窄、糜烂、溃疡所致；也可因癌肿侵及胆总管、壶腹部，该处溃疡所引起的急性、慢性出血；如肿瘤侵犯脾 V 或门 V 引起栓塞，继发门 V 高压，可导致胃底、食管下段静脉曲张出血。⑤发热：10% ~ 30% 的患者可出现发热症状，表现为低热、高热、间歇或不规则热，部分病人甚至以发热为首发症状。发热系由于癌组织坏死后产生内源性致热源或者由于继发胆道或其他部位感染所致。⑥症状性糖尿病：胰腺癌患者糖尿病的发生率明显高于正常人群，约 30% 的患者空腹或餐后血糖升高，38.5% ~ 57.4% 的患者糖耐量试验异常，其中 10% ~ 15% 的患者在胰腺癌诊断前 6 ~ 12 月即出现糖耐量试验异常，少数患者甚至以糖尿病的症状为最初症状，往往在胰腺癌主要症状出现以前的数月至 1 年内出现消瘦、体重减轻等糖尿病症状，可能与胰岛组织被癌肿浸润、破坏有关；出现糖尿病症状以胰体、尾部癌多见，因此糖尿病患者出现持续性腹痛，或中老年人突然出现糖尿病表现，或原有糖尿病而突然无明显原因的病情加重者，应高度警惕发生胰腺癌的可能。⑦血栓性静脉炎：5% ~ 20% 的胰腺癌患者可出现游走性或多发性血栓性静脉炎（Trousseau 征），并可以此征为首发症状；胰体、尾癌发生率高于胰头癌，多发生于下肢，尤以髂、股静脉栓塞最为多见，多为隐匿性，并无临床症状。动脉血栓多见于肺 A，偶发于脾、肾、冠状 A、脑血管等，原因可能与胰腺癌分泌某种促使血栓形成的物质而促进凝血机制有关；下肢深静脉血栓可引起患侧下肢浮肿，门静脉血栓可导致门 V 高压，脾静脉血栓可形成脾肿大等。⑧精神症状：胰腺癌患者可表现为焦虑、急躁、抑郁、个性改变等精神症状，约 50% 的胰腺癌患者在确诊前即有抑郁症状，可能与胰腺癌患者顽固性腹痛、睡眠差、进食少或不能进食等对精神、情绪产生影响及胰腺癌肿中分泌某些神经内分泌因子，作用于中枢神经系统有关。⑨少数患者可表现为急性胰腺炎发作；部分患者尚表现小关节红、肿、热、痛，关节周围皮下脂肪坏死及原因不明的睾丸痛等症状，机理有待于进一步探讨。

40 岁以上患者有下列任何表现需高度怀疑胰腺癌的可能性，嗜烟者更应高度重视：

（1）不明原因的梗阻性黄疸；

（2）近期出现无法解释的体重下降>10%；

（3）近期出现不能解释的上腹或腰背部疼痛；

（4）近期出现模糊不清又不能解释的消化不良症状，胃肠道内镜检查正常；

（5）突发性糖尿病而又无诱发因素，如家族史、肥胖；

（6）突发无法解释的脂肪泻；

（7）自发性胰腺炎的发作等。

二、体征

早期胰腺癌患者一般无明显的体征，典型胰腺癌可见消瘦、上腹部压痛、黄疸等体征，往往无特异性。表现为明确体征时常为进展期或晚期，不同部位胰腺癌的体征差异大，胰头癌以黄疸最多见，而胰体尾癌以腹部肿块最多见。

（1）胆囊肿大及 Courvoisier 征：近半数胰腺癌患者因梗阻塞黄疸，胆汁淤积，体检时可触及囊状、无压痛、表面光滑并可推动的胀大胆囊，临床上无痛性梗阻性黄疸伴有胆囊肿大，称为 Courvoisier 征，是诊断胰腺癌的重要体征，对胰头癌具有十分重要的诊断价值。

（2）肝、脾肿大：30%～50%的患者因胆汁淤积而有肝肿大、其质硬、表面光滑，但胰腺癌肝转移肝肿大者，其质硬、表面结节感，部分病人有压痛。胰腺癌肿压迫脾V，可导致血流阻塞或脾V血栓形成，可出现"左半门脉高压"表现，以胰体、尾癌较为多见，胰腺癌伴脾肿大者多属中晚期。

（3）胰腺肿块：胰腺位于腹膜后，一般很难扪及。胰腺癌一旦可触及胰腺肿块，已多属晚期。胰体部横跨脊柱前方，位置较浅在，而胰头部和尾部则位置深在，故胰体癌可触及肿块率高于胰头、胰尾癌。胰腺肿瘤癌块多见于上腹部，具体位置多在剑突与脐点的正中偏左或偏右，边界不规则，表面结节感，质硬，多数较为固定，可有轻压痛，肿块可以是胰腺肿瘤本身，亦可为腹腔内转移淋巴结，但肠系膜或大网膜转移癌则有一定的活动度。如肿块压迫脾动脉或腹主动脉，在左上腹或脐周可听到血管杂音。胰体癌较易侵犯腹腔动脉，手术切除率低。

（4）腹水：腹水一般只出现在胰腺癌晚期，多为癌腹膜浸润、播散所致，也可由癌瘤或转移淋巴结压迫门V或门V、肝V发生血栓、癌栓所致门V高压以及营养不良性低蛋白血症所致，腹水性状多为浆液性或血性。

（5）少数晚期胰腺癌患者可触及锁骨上、直肠前窝肿大淋巴结，临床上直肠指检往往可触及盆腔转移癌。部分病人可出现肺脏、骨、肝脏、脑等重要脏器的远处转移，并出现相应的症状与体征。

第二节　胰腺癌的辅助检查

一、生化检查

1. 血尿粪常规检查

早期胰腺癌血、尿、粪常规检查多无异常，部分病例可出现贫血、尿糖阳性、大便潜血阳性，或由于胰腺外分泌功能减退而在大便中出现未消化的脂肪和肌肉纤维。出现梗阻性黄疸后，尿胆原阴性，尿胆红素阳性，粪便呈白灰色，粪胆原减少或消失。

2. 淀粉酶和脂肪酶检查

胰腺癌导致胰管梗阻的早期阶段，血、尿淀粉酶和脂肪酶可升高，对胰腺癌的早期诊断有一定的价值。但在肿瘤晚期，由于胰管梗阻时间较长而使胰腺组织萎缩，血、尿淀粉酶可降至正常，少数患者血清脂肪酶可升高。

3. 血糖和糖耐量检查

胰腺癌患者中近40%可出现血糖升高及糖耐量异常，系由于癌肿破坏胰岛细胞所致，但葡萄糖耐量试验对诊断胰腺癌仅有参考价值。

4. 肝功能检查

由于胆道梗阻或肝脏转移等因素，胰腺癌病人常出现肝功能异常，梗阻性黄疸时，血清胆红素升高，以结合胆红素为主，血清胆红素升高值常超过 15mg/dl，高于胆石症、慢性胰腺炎所致的胆道梗阻，且血清碱性磷酸酶、GGT、LDH、亮氨酸氨基肽酶、乳铁蛋白、血清核糖核酸、5'核苷酸酶、血清转氨酶等均可增高。

5. 胰腺外分泌功能检查

近80%左右的胰腺癌患者可出现外分泌功能低下，但缺乏特异性，慢性胰腺炎、胆总管结石或胰腺良性肿瘤也可影响胰腺外分泌功能。一般方法：将十二指肠导管置十二指肠肠腔内，然后静脉内注射胰泌素 1U/kg，注射后 80min 内抽取十二指肠液（胰液），测定胰液总量、淀粉酶、蛋白酶、脂肪酶以及碳酸氢根（胰泌素试验），如用药后十二指肠引流量（胰液）减少，碳酸氢钠浓度正常，应考虑胰腺癌合并胰管阻塞；若胰液分泌量和碳酸氢钠浓度都减少，则可能属于广泛性胰腺组织功能损害，如慢性胰腺炎或胰腺癌晚期。另外促胰酶素试验、胰泌素-促胰酶素联合试验等可检查胰腺的外分泌功能。

二、胰腺癌标记物检查

为寻找能筛选出无症状的早期胰腺癌患者，肿瘤标记物的研究是近年来的热点，但尚无一种能理想地筛选出早期胰腺癌的标记物。肿瘤标记物是指在细胞癌变过程中，由于癌基因、抑癌基因或其他肿瘤相关基因及其产物异常表达所产生的抗原和生物活性物质以及宿主对肿瘤刺激所产生的一些反应性因子，它们能反映癌发生、发展的过程和肿瘤相关基因的激活或失活的程度，能利用化学、免疫、分子生物学等技术在肿瘤患者组织、体液、血液或排泄物中检测出来，并与正常情况和良性病变存在明显的差异。按标记物的来源常分为两大类，一种是肿瘤细胞特有的或者只存在于某种肿瘤细胞而不存在正常细胞的新抗原，称为肿瘤特异性抗原（TSA）；另一种为非肿瘤细胞所特有，正常细胞和其他组织上也存在的抗原，只是其含量在细胞癌变时明显增高或降低，该类抗原只表现出量的变化而无严格的肿瘤特异性，称为肿瘤相关抗原（TAA），目前所发现的肿瘤标记物多为肿瘤相关抗原。从概念角度看，肿瘤标记物所涵盖的范畴比肿瘤抗原要大，即所有的肿瘤抗原可视为肿瘤标记物，但许多肿瘤标记物却不是肿瘤抗原。根据肿瘤标记物的化学特征，可分为胚胎性抗原标记物、糖链类标记物、酶类标记物、激素类标记物、蛋白质类标记物、基因标记物等。根据肿瘤标记物存在的部位可分为细胞肿瘤标记物和体液肿瘤标记物。

1. 血清学标记物

研究发现对胰腺癌具有一定诊断作用的血清学标记物有 10 余种，包括 CA199、CA242、CEA、CA50、CA125、CA195、PCAA（胰腺癌相关抗原）、PaA（胰腺癌特异抗原）、Span-1、Dupan-2、CAM17.1 等，这些蛋白质多为胚胎性抗原或糖链抗原。其中 CA199 和 CA242 已被临床证实对胰腺癌的诊断和预后具有一定的判断价值，已广泛应用于临床工作中，其他标记物对胰腺癌诊断的敏感性和特异性都不高，临床上较少使用。

（1）CA199：其结构为唾液酸化的 I 型乳糖系岩藻五糖，即唾液酸化的 Lewis a 抗原，可在正常的胰腺导管上皮表达，当导管上皮细胞发生癌变时，促使 CA199 表达明显升高，加之分泌途径中胰腺小导管和胰管被肿瘤细胞阻塞，使 CA199 逸入癌灶周围的基质中，进而流入血液，导致胰腺癌患者血清中 CA199 含量升高。CA199 是 Lewis 血型抗原的标志，人群中有 5%~10% Lewis 阴性者，因不含岩藻糖转移酶，故不产生 CA199，而可能导致假阴性。理论上 CA199 对癌瘤诊断的最大敏感性为 90%~95%。

目前认为 CA199 是一种消化道肿瘤相关抗原，除胰腺癌外，其他消化道肿瘤：胃癌、大肠癌、壶腹癌、胆管癌、肝癌等也可升高，缺乏高度特异性。临床上一般以 37U/ml 作为临界值，综合文献报告，CA199 对胰腺癌诊断的敏感性为 69%~93%，特异性为 44%~99%，必须注意：血清中 CA199 作为无症状个体的胰腺癌筛选指标可能是不恰当的。血清中 CA199 水平超过 37U/ml，最终被确诊为胰腺癌的无症状个体不超过 1%，故 CA199 对无症状人群检测出胰腺癌的阳性预测值较低。

血清 CA199 水平与胰腺癌的大小、位置和 TNM 分期之间存在一定的关系，有作者报道：肿瘤直径越大，病情越晚，CA199 含量越高，且胰体尾癌血清 CA199 水平明显高于胰头癌患者，故 CA199 对早期胰腺癌的诊断价值有限。

慢性胰腺炎、梗阻性黄疸伴胆管炎症时患者血清 CA199 可升高，但升高值不超过正常值上限 2 倍，若超过 2 倍以上，则应高度怀疑胰腺癌，需进一步辅助检查和密切随访。

CA199 水平与胰腺癌的切除率关系密切，一般认为 CA199 大于 300U/ml 时，不可切除率为 70%~

80%，当 CA199 大于 1000U/ml 时，不可切除率高达 97%，且治疗前 CA199 水平与病人的预后也有明显的关系，CA199 水平越高，提示预后越差。

根治性手术后，CA199 水平应在 3~6 个月内下降到正常水平者，表明根治彻底，生存期明显长于未达正常者。手术后 CA199 值再度升高常常是复发或者远处转移的标志。同样放、化疗后 CA199 值持续下降，往往提示预后相对较好，反之亦然。

（2）CA242：是继 CA199 之后出现的一种重要的胰腺癌相关标记物，属于唾液酸化糖脂类抗原，与 CA199 等 I 型糖链抗原结构相似，但并不完全相同。CA242 主要存在于胰腺和结肠恶性肿瘤细胞中，CA242 在血清中升高的机制目前还不清楚。CA242 对胰腺癌的诊断价值与 CA199 相当，同样受 Lewis 血型抗原的影响。

大多数文献报道，CA242 以 >20U/ml 作为诊断胰腺癌的临界值，对胰腺癌诊断的敏感性为 68% ~ 80%，特异性为 85% ~95%，敏感性稍低于 CA199，但特异性明显优于 CA199。胰腺癌可切除组 CA242 的血清值明显低于不可切除组，胰腺癌根治术后 CA242 的血清值明显下降，而无法切除，仅行胆道引流、胃肠吻合者，手术前后 CA242 血清值无明显变化。同样，CA242 对胰性良性疾病和梗阻性黄疸、肝胆肿瘤有一定的阳性率。CA242 与预后有一定的关系，即血清水平越高，存活期越短，且 CA242 阴性（≤20U/ml）的胰腺癌病人的中位生存期为 11 个月，而 CA242 阳性（>20/ml）的患者中位生存期仅为 6 个月。

（3）血清标记物的联合检测：联合检测，可避免单个肿瘤标记物检测的局限性，提高血清学标记物在胰腺癌诊断中的辅助作用。肿瘤标记物诊断的敏感性和特异性常常是一对矛盾的统一体，联合应用有利有弊：在提高诊断敏感性时，会降低特异性，在提高特异性时，往往会降低敏感性，因此联合检测的指标须经科学分析、严格筛选，选择标记癌谱不同的肿瘤标记物进行组合或选择各标记物之间无明显相关性的进行组合，在诊断的敏感性和特异性上得到互补，发挥良好的临床诊断价值。

一般认为联合 3 种左右的标记物比较合理。目前临床上常采用平行联合检测和系列联合检测，前者指联合指标任何一项大于临界值即为阳性，后者指联合指标各项指标全部满足大于临界值才算阳性，前者敏感性高，后者特异性高。部分学者却持相反意见，认为在胰腺癌的诊断中，联合检测的诊断价值并不优于 CA199 单项，却增加了医疗费用，增加了病人不必要的经济负担。

临床工作中，一般认为平行联合检测法可提高检测的灵敏度和阴性预测值，降低漏诊率，适用于筛选无特异性消化道症状病人，而系列联合检测法可提高检测的特异性和阳性预测值，增加诊断的准确性。

2. 基因标记物

胰腺癌是一种致命性癌瘤，除手术切除外，没有其他更有效的治疗方法。不幸的是由于胰腺癌早期即容易向胰外组织扩散，只有极少数患者可以获得根治性切除的机会，往往伴有转移的胰腺癌患者确诊后生存期短于 1 年。据统计，1999 年美国有 28600 例胰腺癌追踪随访，28600 例均死亡，大宗病例报告中偶尔会发现 5 年生存者，然而仍会死于复发和远处转移，侵袭性是该病的生物学特征，但目前还没有能够在早期（可能治愈阶段）发现肿瘤的有实用价值的筛选工具。目前，如何将胰腺癌的分子生物学研究转变为早期诊断及系统治疗的临床有效策略是当今医务工作者面临的严峻挑战。随着人们对胰腺癌分子生物学研究水平的不断提高，发现了许多在胰腺癌发生、发展过程中异常改变的基因标记物，可分为癌基因、抑癌基因以及参与细胞粘附与基质相互作用的基因等，其中 K-ras 基因突变研究较为深入，已应用于临床，而 HER-2、P53、P16、AKT、DPC4、FHIT、DCC 等基因的研究仍处在实验阶段，尚未应用于临床。

K-ras 癌基因：K-ras 原癌基因位于染色体 12PB，是胰腺癌中最为常见的突变靶基因。K-ras 是 Ras 基因家族中的一员（Ras 家族还包括 H-ras 和 N-ras），K-ras 基因编码一种相对分子量 21000U 的细胞膜相关的鸟苷酸结合蛋白（即分子量 21kU 的蛋白质），具有内源性鸟苷酸三磷酸酶（GTPase）的活性，具有与三磷酸鸟苷（GTP）结合的能力。在各类肿瘤中，K-ras 基因点突变可发生在 12、13、61 位密码子，但与胰腺癌相关的 K-ras 突变则几乎全部发生在第 12 位密码子。

K-ras 发生突变，降低了内源性 GTPase 将 GTP 水解为 GDP 的能力，导致小分子鸟苷酸结合蛋白与 GTP 结合，即 GTP 结合的 Ras 蛋白组成性激活，从而激活 Ras。激活的 Ras 进一步与丝氨酸/苏氨酸蛋白激酶 Raf-1 的氨基端结合，通过未知机制激活 Raf-1。激活的 Raf-1 可磷酸化 MEK_1/MEK_2（MEKs 为双特异性激酶，是 MAPKs（丝裂原活化蛋白激酶）上的两个调节性丝氨酸），激活 MEKs。激活的 MEKs 进一步激活 MAPKs 从而激活 MAPKs 信号传导通路，导致细胞生长失控。MAPKs 是细胞内的一类丝氨酸/苏氨酸蛋白激酶，研究证实 MAPKs 信号传导通路存在于大多数细胞内，将细胞外刺激信号传导至细胞及其核内，并引起细胞的生物学反应，如细胞的增殖、分化、转化及凋亡等，在哺乳类细胞目前已发现存在着三条并行的 MAPKs 通路，近年来将 MAPKs 通路更名为 ERK 通路。在 K-ras 蛋白定位至细胞膜之前，首先经过转录后修饰，而转录后修饰的法尼基化是 Ras 蛋白加工所必需的第一步，该反应过程由法尼基蛋白转移酶催化，该酶已成为肿瘤治疗的一个分子靶位，法尼基转移酶抑制剂的 1、2 期临床试验正在进行中。

综合多个原发性胰腺癌及胰腺癌衍生细胞系研究，发现第 12 位密码子 K-ras 基因突变率在 70% ~ 100% 之间，这个突变率在所有肿瘤中最高。但非侵袭性胰管内病变、癌前病变、慢性胰腺炎也有报道存在 K-ras 突变，发生率为 28% ~81%，癌标本研究没有发现 K-ras 突变与患者的生存期、肿瘤大小、分期之间存在联系，说明它在癌肿发生的早期更有意义。鉴于 K-ras 突变在胰腺癌中普遍存在，将它作为肿瘤标记物的研究已广泛开展，从血清、粪便、胰液、组织标本中检测 K-ras 突变的新技术、新业务正在研究和不断完善之中。即使已经取得了一定的进展，但这些技术都没有成为诊断标准，但这些方法是目前胰腺癌早期诊断的最大希望所在，也是降低这种致命性疾病死亡率的最大希望所在。

（1）K-ras 基因突变的检测方法：基于聚合酶链反应（PCR）扩增的检测方法包括：MASA（突变等位基因特异性扩增）、SSCP（单链构象多态性）、ASO（等位基因特异性寡核苷酸杂交）、RFLP（限制性片段长度多态性）、HPA（杂交保护试验）、Seq（测序）等。目前应用最广泛的方法为限制性片段长度多态性（RFLP）；ASO 可能最不敏感，而且技术难度大，限制了它的临床应用；HPA 不如 RFLP 敏感，但特异性高，能够更好地区分胰腺癌和慢性胰腺炎等良性病变。

（2）切除标本 K-ras 突变检测：切除标本的大宗病例研究，胰腺癌 K-ras 突变的发生率为 55% ~ 100% 不等，平均为 80% 左右，既往的早期研究：慢性胰腺炎、胆石症等良性疾病及胰腺内分泌肿瘤不发生该基因突变，而壶腹部癌、胆管癌的突变率为 34% ~67%，基于早期研究，在常见的梗阻性黄疸、胰腺肿块，在细胞学阴性的情况下，第 12 位密码子 K-ras 突变强烈提示胰腺和壶腹周围恶性肿瘤的可能。

近年来越来越多的研究发现 K-ras 突变可以在良性疾病中出现，这潜在地限制了其对胰腺恶性肿瘤早期诊断的价值，已经有多个研究显示在增生的胰腺导管上皮中突变现象较为常见，Yanagisawa 研究结果：经外科手术确诊的粘膜细胞增生的患者 K-ras 突变发生率为 63%，且在增生、不典型增生和癌变的不同阶段的上皮的 K-ras 突变几率是逐渐增加的，该研究表明：K-ras 突变是肿瘤进展中的早期事件，虽然不是对癌肿特异的，但是这些突变可以预知将要发展为癌肿的前期病变，患胰腺癌的风险增高。

（3）胰液和刷检检查：大多数是通过静脉内给予促胰液素（通常 1U/kg），然后经纤维光学十二指肠镜通过 Vater 乳头插管法获得胰液或通过 ERCP 刷检所得细胞学标本进行 K-ras 突变分析，分析中所遇到的困难是所提取的突变细胞数和 DNA 量相对较少。综合文献，胰腺癌胰液、十二指肠液和刷检细胞学的 K-ras 突变率波动范围较大，低者在 24% 左右，高者达 100%，大多数在 60% ~80% 之间，略低于来自手术切除的组织标本，但也表明，采用可获得的相对较少的标本进行 K-ras 突变的检测也是可行的，这样对早期胰腺癌的筛查是有用的，尤其对细胞学诊断结果阴性或可疑的患者。

所不幸的是临床上大多数患者都是在有胰腺癌症状后才开展胰液和刷检检查，一旦出现症状，可能病期已达进展期，已失去治愈的最佳时机。

（4）细针抽吸胰腺肿瘤的 K-ras 突变评估：标本通常在 CT 引导下用 22 号穿刺针穿刺所得。检测结果：胰腺癌细胞 K-ras 突变率为 50%～95%，突变率低与取样错误或所得细胞数目不足有关。该方法尤其适用于临床上高度怀疑胰腺癌，而细胞学检查未获得诊断性细胞，或细胞学诊断可疑患者。

（5）外周血标本中 K-ras 突变检查：研究表明，胰腺癌患者循环血浆中 DNA 数量增加，达较高水平，可从胰腺癌患者的血浆 DNA 中检测 K-ras 突变。Soeth、Tada 等学者报告外周血 K-ras 突变率偏低，18.5%～33.3%，而 Mulcahy、Nomoto 等报道较高，81%～100%，总的印象：较多文献报道仍处于较低水平。需强调：血液中突变的 K-ras 不是来自循环中完整的转移细胞，而是血浆游离的肿瘤细胞 DNA；该相对无创手段对胰腺癌的诊断是有帮助的。Yamada 等报道大肿瘤比小肿瘤更可能出现血浆中 K-ras 突变（$P<0.05$），提示对诊断疾病的早晚有一定意义，同时胰腺癌通过有效治疗后，血浆中 K-ras 突变率下降或消失，复发后再度升高，表明血浆中 K-ras 突变对判定疗效和复发是有帮助的。Castell 等发现慢性胰腺炎中约占 5% 也存在 K-ras 突变，需与胰腺癌进行鉴别，他们还发现血浆中 K-ras 突变者（突变阳性者）6 个月生存率为 17%，而突变阴性者为 41%，$P<0.005$，有高度显著性差异，血浆中 K-ras 突变者生存期显著缩短，可作为预后的判断指标之一。对肿瘤患者外周血 DNA 分子检测有可能成为颇有前景的肿瘤分子诊断手段。

（6）粪便样本中 K-ras 突变检测：粪便筛选是无创性检查，Caldas、Berndt、Wenger 等报道：胰腺癌患者粪便样本 K-ras 突变率仅 19.4%～54.5%，阳性率较低，且结、直肠肿瘤和胰腺良性病变也可呈阳性结果，因此该检查方法虽然可能检出 20%～40% 的胰腺癌患者且无创，但单独应用此方法并不可取，需进行多基因检测，如 P53、CDKN2（P16）等，互相完善。

3. 胰腺癌分子标记物表达谱的研究

在分子水平上，肿瘤的发生常涉及多基因，为多阶段、多步骤复杂的生物学过程。从总体水平鉴定细胞癌变过程中异常变化的基因/蛋白质群，为人们全面认识肿瘤的生物学行为起着推动作用，也为寻找有价值的肿瘤标记物开辟了新的途径。以分析基因表达谱和表达水平为主的基因芯片技术及以分析蛋白质表达谱和其互相作用为主蛋白质组学技术的有机结合，已筛选出上千个在胰腺癌中异常变化的基因和蛋白质，其中上百种得到论证为新发现的分子，为发掘新的胰腺癌早期诊断标记物和治疗的分子靶标带来希望，为人类基因组计划的完成创造了条件。

（1）基因表达谱：DNA 上携带的遗传信息，需要通过 RNA 为中介体，合成出组织和正常生理功能所需要的蛋白质，这个过程称为基因的表达。在生物体中不同的组织和器官所表达的基因群不一样，基因群的表达状况称为基因的表达谱。基因表达系列分析（SAGE）、基因芯片是研究基因表达谱的两种主要方法。

SAGE（基因表达系列分析）：能够直接读出任何一种类型细胞或组织的基因表达信息，它测量的不是基因的表达水平，而是量化能代表一个基因转录产物的标签。在 SAGE 分析中，标签是一段来自任一转录本特定区域固定长度（一般 9bp）的核苷酸序列，该短核苷酸标签包含有足够的信息，能够特异性反映该转录本，将短片段标签相互连接，可集中形成长的 DNA 分子，对其克隆进行测序将可得到大量连续的单个标签，将得到的短序列核苷酸以连续的数据形式输入计算机进行处理、量化，从而得出基因的表达谱。SAGE 不必考虑所检测的基因是已知的，还是未知的，在检测疾病相关的新基因，特别是在无法用基因芯片检测出的低表达量致病基因时，SAGE 是目前最佳手段，无可取代。

基因芯片（gene chip）：又称 DNA 芯片、DNA 微阵列、寡核苷酸微阵列，是将 DNA 片段或寡核苷酸片段有规律地排列固定于支持物上形成微阵列，然后将待测样品的基因用荧光染料标记后与芯片杂交，杂交信号用激光扫描仪检测，可获知样品中大量的基因序列及表达信息。基因芯片能检测的基因必须是已知的基因，放在芯片上用几种基因探针就只能检测这几种基因的表达谱。

（2）蛋白质表达谱：基因是遗传信息的携带者，蛋白质是生命功能的执行体。人类基因组计划

（human genome project，HGP）在完成过程中渐渐发现仅仅从基因的角度研究是远远不够的，只有研究由基因编码和翻译的蛋白质才能真正揭示生命活动的规律。蛋白质组学是近年来迅速发展的一门新兴学科，以基因组编码的所有蛋白质为研究对象，从细胞及整体水平上研究蛋白质的组成及其变化规律，从而深入认识有机体的各种生理和病理过程。

肿瘤蛋白质组学是蛋白质组学的重要内容，是指对正常组织与疾病组织（从癌前病变到肿瘤）之间表达差异的蛋白质进行鉴定和定量分析，当一个细胞由非疾病状态转变为肿瘤过程中，细胞内蛋白质表达谱会发生一系列显著的变化，使用蛋白质组学分析技术能够从细胞整体水平显示肿瘤发生、发展过程中蛋白质表达谱的变化，为寻找特异性肿瘤早期诊断生物学标记物带来希望。目前，反向电泳（2-DE）和质谱（MS）技术是蛋白质组学研究的核心技术。

尽管目前已经发现了许多胰腺癌相关的基因和蛋白质分子，但它们绝大多数尚处于基础研究阶段，还需大量的临床试验证实其有效性，随着现代生物学技术手段的不断进步，必将推动胰腺癌的早期诊断和有效的治疗，从而从根本上改善胰腺癌的预后。

三、胰腺癌的影像学检查及腔镜微创技术的应用

胰腺癌是后腹膜器官，长轴横卧于后腹膜肾周间隙的前方，大小与年龄有关，一般年轻人较厚，老年人较薄（与萎缩有关）。胰腺从十二指肠的背侧和腹侧的突起分支发育成头部、体部及尾部，然而胰腺内没有明显的解剖标记来区分这些部分，胰腺外的肠系膜上 V（SMV）通常被用来作为头部与体尾部的分界标记，在胰头尾部，小部分胰腺组织延伸到肠系膜上动、静脉的后方，形成钩突部，肠系膜上 V 与脾 V 汇合形成门 V，从胰头后经过，胰头由此处向左侧后腹膜延伸为胰体部，并向脾门延伸为胰尾部，胰体部跨过腹主动脉和腹腔干前面向后上方弯曲，大部分人的胰体尾部位于脾动静脉的前面并沿脾动静脉延伸，下缘略微对着这些血管。解剖学对影像诊断有明确的指导作用。

1. 超声成像（US）

（1）经腹超声：首选筛查方法，优点：操作简便、价格便宜、无损伤、无放射性，可多轴面观察，能较好地显示胰腺内部结构，胆道有无梗阻及梗阻部位，初步判定梗阻原因。超声检查的局限性：视野较小，正常胰腺的显示率仅为 70%～90%，且受胃、肠道气体以及体型等诸多因素干扰，有时难以观察胰腺的全部，尤其是胰尾部；检查者的责任心、临床经验、解剖知识以及对疾病的认识等均可直接影响超声诊断的准确性。

超声检查胰腺时应禁食 6 小时以上，检查时饮水 500～800ml 使胃充盈，能更好地显示胰腺，半坐位扫查可使肝脏及肠管下移，减少肠管内气影对胰腺的干扰。最常见的体位为仰卧位，身体左侧抬高便于显示胰尾部，右侧抬高便于显示胰头部。大多数胰腺癌的肿物与胰腺实质比较呈低回声，肿物内部回声不均，中心可见无回声或更低回声的坏死区，极少数呈不均匀高回声；肿瘤呈结节状、团块状或不规则形，胰腺局限性增大，肿瘤向胰腺轮廓外浸润生长，边缘回声不整齐，典型病变边缘呈火焰状，声影衰减明显；胰管不规则狭窄、扩张或中断，胆囊肿大，侵及周围大血管时表现为血管边缘粗糙及被肿瘤压迫等现象。

值得注意的问题：术后病理学检查发现，15%～40% 的胰腺癌在主灶以外可以伴有卫星灶，8% 左右的胰腺癌因肿瘤沿胰导管浸润而切缘不净，构成术后复发和预后差的重要因素之一，而目前影像学尚难以检出小的卫星灶和胰管浸润。

实践证明：B 超对晚期胰腺癌诊断的阳性率可达 90% 左右，可以发现直径 2cm 的占位性病变，显示胰腺组织萎缩伴胰管和胆管的扩张（双管征）、肝脏的转移灶等，适用于胰腺癌的初筛和癌症的普查、临床诊断。

（2）EUS（内镜超声）：基本原理：胰颈、胰体尾部与胃后壁的距离约 12cm 以内，胰头部与十二指

肠球部、降部相邻，应用头部带有高频率超声探头的可弯曲的纤维镜或带视频的内镜，可近距离观察整个胰腺，产生 7.5 ~ 12MHz 的超声图像。EUS 能够探及小于 1mm 的病灶，远远超过目前 CT、MRI 的能力，作为一个动态、形象的操作过程，EUS 也有利于确定胰腺和邻近组织的相互关系。装有旋转探头的射线内镜超声（20 世纪 80 年代中晚期开始应用）能 360°成像，装有曲线排列探头的线性内镜超声（始于 20 世纪 90 年代）能平行于内镜轴成像，能更好地细针穿刺病检（FNA）。

EUS 对小于 3cm 胰腺肿瘤的发现率保持在 95% ~ 100% 范围内，尽管在诊断胰腺癌方面的优势正受到螺旋 CT 技术的挑战，但在探查小胰腺癌方面仍有优势，M. D. Anderson 和印第安纳大学的临床实践表明：20% ~ 26% 能通过 EUS 诊断为胰腺癌的患者往往在 CT 图像中根本无肿块影，EUS+CT 检查可提高 CT 的敏感性，比 CT 至少会多发现 20% 的肿瘤。

EUS-FNA：EUS-FNA 增强了 EUS 的诊断功能，其基本操作包括：内镜超声引导下应用 22 号不锈钢针通过活检管道插入内镜超声可探及的胰腺肿块。大部分文献认为：对胰腺恶性肿瘤作出可靠的细胞学诊断，通常平均需要 3 ~ 4 次穿刺活检，而恶性淋巴结、肝脏转移灶的诊断只需要 1 ~ 2 次，建议在细胞病理学家指导下实施。较多文献报道：EUS-FNA 能为 80% ~ 93% 的胰腺恶性肿瘤患者提供细胞学诊断。CT 引导下穿刺活检没有被证实会降低生存率，个别文献报道术中穿刺活检会增加局部复发的风险，而没有理由认为 EUS-FNA 导致肿瘤沿针道种植的风险高于 CT-FNA，且 EUS-FNA 与 CT-FNA 相比具有优势：其穿刺孔通常在该手术切除的范围内，穿刺通道也短很多，并且不经过腹膜。EUS-FNA 总的并发症发生率为 1% ~ 2%，与 CT-FNA 相似，主要并发症是胰腺炎和出血。在控制胰腺癌癌性疼痛的腹腔 N 阻滞术中，把布比卡因、纯酒精经过胃后壁腹腔 A 的任何一侧注射即可，一般只需 10 分钟左右。

EUS 在胰腺癌分期中的应用：T 分期的准确性 80% ~ 85%，T1 期肿瘤直径<2cm，局限在胰腺实质内，EUS 是发现 T1 期小肿瘤最准确的手段之一，不能探及肠系膜根部和胰结肠间较深的区域，如 SMA 等，可作为 CT、MRI 等的补充手段。N 分期的准确性 65% ~ 70%，远远好于目前的螺旋 CT 和 MRI。EUS 只能探及肝脏的 80% 左右，肝脏的顶部和右叶远端通常无法探及；因为超声波不能穿透空气，无法观察到肺部组织；显然，EUS 在探查转移方面受到限制，并不被认为是一种 M 分期的有效影像方式。

虽然 EUS 具有较好的诊断功能，即使在美国，在可疑胰腺癌者中应用频率仍低得惊人，主要原因：高品质的 EUS 普及应用缺乏可行性；专业培训的消化科医生大多相对缺乏操作 EUS 的机会和能力，需多学科的协作等；在有条件的医疗机构，不幸的是 EUS 仍然只是被当作在 CT、US、MRI 和多次 ERCP 无法明确诊断的情况下可考虑应用的一种影像学检查手段。

（3）腹腔镜超声（LUS）：在 20 世纪早、中期已有较多的专家提出 CT、MRI 提示局限的、潜在可切除的胰腺癌患者应该在剖腹探查前作腹腔镜检查，目的：探及放射检查无法发现的病灶，从而避免不必要的剖腹探查术，然而，器械和治疗选择的缺乏，使其应用受到限制。近年来，随着器械的进一步完善、多学科的协作，对该检查的兴趣又重新变得浓厚起来，并取得一定的进展，腹腔镜结合腹腔镜超声，使术者开腹前能够探知原发肿瘤情况、明确血管受累的程度、及时发现较小的腹膜、腹腔、肝脏转移灶，并可做活检病理证实。

来自 Memorial Sloan-Kettering 肿瘤中心（MSKCC）的研究报告：1992—1996 年，动态 CT 扫描提示 339 例胰腺癌患者可切除，其中 303 例进行了腹腔镜检查，检查结果：199 例被认为可切除，但最终手术结果仅 181 例切除，得出初步结论：CT 判定可切除的准确率 60% 左右，腹腔镜高达 91% 左右。来自 Anderson 肿瘤中心的研究结论：腹腔镜判定可切除的准确率约 94%，加 LUS 可提高至 98%。两肿瘤中心的研究报告均充分肯定 LUS 的重要性。

多孔腹腔镜技术主要推荐应用于模拟可切除的标准评估，为了避免气腹针损伤内脏或血管，常规使用开放技术建立"气腹"。

对术前开展腹腔镜检查也存在争议：一些医疗机构认为：只有剖腹探查手术才能准确评估可切除性，

而且大部分无法切除患者最终也需要姑息性手术来缓解胆道、胃肠梗阻，术前腹腔镜检查多此一举。但Anderson肿瘤中心持反对意见，他们对155例不可切除胰腺癌患者进行手术姑息治疗需要的研究，其中Ⅱ/Ⅲ期（n=40例），Ⅳ期（n=115例），只有3%的患者需要接受手术姑息治疗，该研究提示手术姑息治疗对大部分不可切除患者是不需要的。目前对胰腺无法切除并继发梗阻性黄疸、消化道梗阻患者，非手术方式如支架、PTCD等疗效确切，而手术姑息治疗仅适用于非手术措施失败并具有相对延长存活期期望的患者，该类患者只占极少数。

（4）术中超声：对胰腺内较小的肿瘤定位准确、可靠，为外科手术提供路标，并可同时行穿刺活检而获得组织学诊断，遗憾的是只能开腹后应用。

2. CT 扫描

CT扫描可显示>2cm的肿瘤，空间分辨率高，显示解剖清晰。平扫可显示病灶的大小、部位，但不能准确定性胰腺病变，显示肿瘤与周围结构的关系差。但增强扫描能较好地显示胰腺肿块的大小、部位、形态、内部结构和与周围结构的关系，能够准确判断有无肝转移及显示肿大淋巴结，且不受体型、肠内气体等因素的影响，是目前胰腺肿瘤诊断使用最多的方法，已广泛应用于胰腺癌的诊断、分期、治疗方法的选择和疗效、手术并发症的评估。该技术正继续向快速、薄层扫描、高质量对比剂的应用等方面发展，是目前积累经验最多，是最佳的无创性检查方法之一。

胰腺的血供来自腹腔干和肠系膜上A，而肝脏来自肝A和门V，对胰腺和肝脏静脉注射造影剂扫描的研究显示，胰腺的最大增强比肝脏要早。CT检查需充分运用胰腺、胰周血管和肝脏的增强，单纯的平扫只能初步显示病灶的大小和部位，判定肿瘤内有无出血、钙化，对定性诊断帮助小，显示肿瘤和周围结构的关系较差，价值有限，一般只作为增强前的定位扫描。多层螺旋CT可在10s内完成扫描肝脏和胰腺，Anderson肿瘤中心习惯于以5ml/s速度静注造影剂，分三期诊断，即：动脉期（20~30s）、胰腺的实质期（40~50s）和门脉期（60~70s），也有不少医疗机构进行双期扫描，即动脉期、门V期或者胰腺期、肝脏期双期扫描。胰腺癌的血管较少，由于胰腺是动脉的供血器官，动脉期胰腺强化明显，而肿瘤的强化相对较迟，肿瘤与正常胰腺组织对比明显；胰腺期在保证胰周A得到较好显示的前提下，大大提高了胰周静脉的显示程度，更有利于肿瘤血管的侵犯评价；门V期扫描常常同时包括肝脏，目的在于发现肝脏的转移灶，该期胰腺强化减弱，肿瘤强化有上升趋势，肿瘤与胰腺的对比减弱；把握恰当的动脉期扫描可提高肿瘤的检出率。

CT增强扫描后处理重建：常用的后处理重建方法有多平面重建（MPR）、多平面容积重建（MPVR），常包括：最大密度显示法（MIP）、最小密度显示法（Minp）、表面阴影显示法（SSD）、容积显示技术（VRT），利用上述后处理重建处理对于胰腺癌的可切除性的价值显示出极为乐观的前景，主要用于腹部强化血管的观察，即CT血管成像（CTA）。MIP的优点是操作简单、成像快，较VRT能更好地观察腹部小动脉；VRT的优点是能通过加伪彩，立体性强，但操作较为复杂；SSD主要用于重建大血管，立体性强，但重建中丢失的信息较多且受域值选择的影响较大，随着VRT技术的不断成熟，SSD已较少被采用；Minp可用于胆道梗阻的观察。必须指出后处理图像必须与横断面图像结合观察，才能提高诊断的正确率，MPR能够直观地显示胰腺肿瘤与十二指肠、胃、脾脏以及周围血管的关系，提高分期的准确率。

单层螺旋CT（SDCT）与多层螺旋CT（MDCT）的后处理原理和方法基本相同，只是MDCT一些软件的改进使操作更简便、快捷，关键是Z轴空间分辨率提高，使图像质量更趋于完美，使得后处理成为一种常规手段，使得计算机重组影像（二维或三维）成为主要的显示方式。

螺旋CT血管造影（CT angiography，CTA）是经周围V高速注入造影剂，在靶血管造影剂充盈的高峰期，用螺旋CT对其进行快速容积数据采取，由此获得的图像再经后处理技术，合成三维血管影像，便于临床医生术前了解肿瘤与周围血管的关系，利于更好地制定手术计划；CT-AA：经动脉管注入造影剂的同时，对肿瘤部位进行螺旋CT扫描，称为CT动脉造影，该方法可发现常规CT或螺旋CT增强扫描难以发现或不能发现的病灶，例如为了明确肝脏或胰腺肿瘤的情况，可将导管插入靶动脉，在注入造影剂的同时，对肿瘤部位进行 CT 扫描；CT 动门脉造影：（CT-AP）是将导管插至肠系膜上 A 注入造影剂，待造影剂经门 V 回流入肝脏时进行 CT 扫描，其作用是对肝脏微小病变进行检查诊断；经肝 A 导管注入适量碘化油，两周后再进行 CT 扫描，称为 CT 碘油标记（CT-LP），碘油在微小病灶上的沉积可起到诊断与治疗两方面的作用。

CT 增强扫描使肿瘤的轮廓、形态显示较为清晰，胰腺癌 70% ~ 80% 为低密度影，20% ~ 30% 为等密度或略高密度影，56% 左右呈不均匀的环形强化，值得注意的是胰腺癌动态增强扫描后呈等密度的病例并不少见，容易造成误、漏诊。低密度肿块肿瘤细胞坏死，肿瘤细胞不丰富，细胞间质纤维增生明显，血管成分少，而等密度肿块的肿瘤细胞丰富，血管成分多，间质纤维增生少。低密度肿瘤平均径线较大，更容易侵犯周围血管，容易对胆总管形成围管性浸润，手术切除率低，而等密度不易侵犯周围血管和脏器，手术切除率高，正相反。

CT 对胰腺癌诊断的准确率可达 80% 以上，虽然 CT 扫描影像技术的发展已经引起了胰腺癌诊断、分期水平的显著提高，但即使最新的技术的分辨能力仍然受限于小于 2 ~ 3mm 的病灶，虽然在判定不可切除时的准确率甚至可高达 100%，但在评估可切除性的能力方面仍然只有 57% ~ 88%。在 Anderson 肿瘤中心，在专业实践中，术前使用螺旋薄层 CT 结合客观的 CT 标准，其可切除准确率仅达 80%，说明即使在三级认定的胰腺癌治疗中心，术前 CT 提示可切除的病例，剖腹探查仍发现有 15% ~ 20% 的患者无法切除。

目前的 CT 扫描技术能够明确血管受累的范围，Loyer 等 1966 年提出按照血管受侵程度将肿瘤与血管的关系分为 6 种类型：A 型：肿瘤和邻近血管之间有脂肪组织间隔；B 型：低密度肿瘤与血管之间有正常的胰腺组织；C 型：低密度肿瘤与血管凸面点状接触，肿瘤与血管完全没有分隔，但接触点突向血管，很难判定肿瘤是否侵犯血管；D 型：低密度肿瘤与血管呈凹面接触或部分包绕血管；E 型：低密度肿瘤完全包绕血管，两者之间无脂肪间隔存在；F 型：肿瘤阻塞血管，血管闭塞。类型与可切除性的关系：A、B 型为可切除型；C、D 型有切除的可能性，手术时可考虑同时行血管切除术；E、F 型为不可切除型。肿瘤包绕血管的周径<1/2 时尚可切除，血管被挤压推移不能认为肿瘤一定不可切除，向心性狭窄提示血管受累而不可切除。

3. MRI

传统 MRI 受运动（呼吸、心脏和血管搏动、肠蠕动等）伪影、化学位移、空间分辨率较低等影响，在胰腺癌的诊断方面不能比 CT 扫描提供更多、更有价值的信息。由于 MRI 技术的改进，特别是快速扫描序列、脂肪抑制技术、磁共振胰胆管造影术（MRCP）及三维动态对比增强 MRA（3D DCE MRA）（三维动态对比增强血管成像）等综合应用和发展，大大改善了 MRI 的图像质量，提高了 MRI 诊断的准确性。近年来 MRI 技术的进步使一些学者认为：该技术将来可能会取代高性能 CT 而成为主要的诊断检查手段，如德国的 Trede 及其同事报道：超快速 MRI 与 CT、ERCP 或内镜超声相对比较，在评价胰腺外延伸、淋巴结受累、血管侵犯等方面，具有更高的准确性，相信随着技术的提高、发展，MRI 将会取代 CT 而成为首选的检查手段。目前多数文献报道 MRI 与 CT 各有优缺点，可以互补，MRI 相对 CT 并无明显的优势，对于胰头癌 MR 可作为 CT 扫描的有益补充，但尚不作为诊断胰腺癌的首选方法，但对 CT 造影剂过敏时，可采用 MR 代替 CT 扫描进行诊断和临床分期。

快速动态增强扫描可一次性屏气而完成全部胰腺的扫描，能较清晰地显示胰腺、病灶及胰周结构，提高小肿瘤的查出率；血供相对较丰富的肿瘤由于缺乏对比，可呈假阴性，这类肿瘤可由脂肪抑制 T1 加权像检出；3DDCEMRA 可获得高清晰的血管图像，显示腹主 A 及其分支，可与数字化血管造影 DSA 相媲美，显示门 V 系统的价值甚至优于 DSA，且能显示肿瘤本身，较 DSA 仅能显示血管而优越；T1W1 加脂肪抑制技术能提高肿瘤的敏感性，动态增强 GRE（梯度回波）序列的动脉期扫描对诊断胰腺癌的特异性高，二者结合，有利于提高胰腺癌诊断的敏感性和特异性，是胰腺 MRI 检查中必不可少的序列；MRCP 属 MR 水成像，在 T2W1 序列图像上，处于静态或流动缓慢的液体（如胆囊、胆管、胰液、脑积液、尿液等）呈高信号，而实质性器官或流动快的血液、气体呈低信号或无信号，形成对比，采用快速自旋回波的 MRCP 成像效果最佳，与 ERCP、PTC 比较，其优势在于无创，不需要注射任何对比剂，安全性高，对胰腺癌引起的恶性梗阻性黄疸定位准确性高，在反映胰胆管全貌上优于 ERCP，但在胰腺癌的早期诊断方面尚不能完全取代 ERCP；组织特异性对比剂 [胰腺靶向对比剂锰螯合物（Mn-DpDp）] 经临床实验已取得良好效果，强化的持续时间长，提高了胰腺实质-病灶信号对比，增加了病灶检出率，在判断血管受侵、准确的肿瘤分期方面与螺旋 CT 相同或略优于螺旋 CT。

MRI 的 T1W1 上为低或等信号，偶尔也可呈高信号，如果肿块较大（直径>5cm）时常为低信号，胰腺癌瘤体内出血较少见，表现为 T1W1 斑点状和斑片状的不规则高信号。许多学者主张 T1W1 脂肪抑制序列显示胰腺癌，特别是小胰腺癌，此时正常胰腺呈明显的高信号区，而胰腺癌呈低信号，肿瘤与正常胰腺的对比明显，肿瘤的形态、轮廓和大小等显示更清晰，有利于发现肿瘤。T2W1 上胰腺癌的信号变化较大，相对于正常胰腺，可为稍低信号，也可为高信号、等信号以及混杂信号，如瘤体内伴有明显的液化坏死，则可见高信号，T2W1 对胰腺肿块的显示并无优势，但其可显示扩张的胰胆管、肝管和增大的胆囊，均表现为高信号。

CT、MRI、内镜超声的比较研究表明：目前尚无统一结论，一般认为：内镜超声因可辅助 EUS-FNA，对病灶的探查、诊断可能比 CT、MRI 具有更高的敏感性和特异性；高质量的 MRI 对病灶的探查可能比 CT 稍好，但比较研究受到下列因素的限制，如选择患者的标准、阅片标准、设备的统一性、操作者的经验等；对于进展性胰腺癌的分期，MRI、CT 检查的准确性一致，两者优于 EUS，EUS 因视野受限，探查并不全面；目前多数资料和 Anderson 肿瘤中心多偏向选用螺旋 CT，因螺旋 CT 开展较为普及，积累的经验较多，且可以更好地参照血管受累的诊断标准和处理原则。

应用 CDFI、CT、MRI、EUS 四种技术对血管浸润情况与手术结果进行对比评估的报道较少，中国医学科学院肿瘤医院作过评价，仅供参考。按血管轴位与肿瘤接触面的角度来划分其侵犯程度（以周径360°划分）：Ⅰ级，未受侵；Ⅱ级，<90°；Ⅲ级，90°~180°；Ⅳ级，>180°，将各种影像学方法对血管受侵的评估结果与手术病理结果进行对比研究，结果分析采用 Kappa 值进行比较（Kappa 值：是判断不同观察者间，校正机遇一致后观察的一致性指标，常用于比较两者的一致性，目前对判断 Kappa 值的一致性强度的标准争议较大，但大多数认为 Kappa 值在 0.4~0.75 有中度至高度一致性，>0.75 时有极好的一致性）。选择观察受侵的血管：SMA（肠系膜上 A）、SMV（肠系膜上 V）、PV（门 V）、CV（腔 V）、SA（脾 A）、SV（脾 V）、CHA（肝总 A）、PHA（肝固有 A）、CT（腹腔干）、AA（腹主 A）。

现将 Kappa 值>0.4 的各种仪器设备的检查结果统计如下：CDFI，CV（0.66），SA（0.65），SV（0.68）；CT，SMA（0.53），SMV（0.79），PV（0.90），CV（0.73），SA（0.42），SV（0.77），CHA（0.73），PHA（0.42），CT（0.42），AA（0.42）；MRI，SMA（0.50），SMV（0.45），SA（0.50），SV（0.65）；EUS，SMV（0.47），SV（0.75）。CDFI 对肿瘤侵犯肠系膜上 V、门 V 与手术病理相关性较差，对 CHA、PHA、CT、AA 不符；MRI 对腹主 A 的评估结果与手术结果不符。

4. ERCP

20 世纪 60 年代初，ERCP 才首次被提出，自 1974 年日本和德国开始用于治疗性括约肌切开，此技术逐步被推广、应用。作为熟练的内镜操作者，对探查目标管道的成功率应该超过 90%。

ERCP 出现后不久，人们发现胰腺癌患者中 90%~100% 出现胆管和/或胰管的形态学改变，尤其重要的是 ERCP 甚至可探及小胰腺癌所引起的胰胆管异常，但必须指出：这些胰胆管异常是非特异性的，单独使用 ERCP 诊断胰腺癌的总体准确率在 60%~80% 的范围内。即使经典的胰管造影显像如"管腔两断截断"征象对胰腺癌也无特异性，也可出现在慢性胰腺炎的病例中，同时，正常的胰胆管影像并不能排除潜在的胰腺癌，约7%的胰腺癌患者可出现这种情况。

正因为探及的胰胆管异常对胰腺癌缺乏特异性，通过ERCP获得刷检细胞学标本来提高该项检查的准确性，然而获得胰腺癌诊断标本的成功率波动较大，达20%～80%，大部分报道40%～50%，胆管癌60%～80%，经乳头活检、新的刷检装置、经管细针穿刺、刷检细胞前扩张狭管处、胰液的细胞学计数及K-ras分析等为获得组织学或细胞学标本的许多措施，但实践证明：这些措施并没有显著提高ERCP对胰腺癌的组织学诊断。

关于ERCP能否提供对胰腺癌患者有用的分期信息资料很少，但一般认为：表现为梗阻性黄疸并有胆道狭窄的患者，人们可以通过ERCP推测该患者很可能至少处于T3［1997年的AJCC（美国癌症联合委员会）标准］，但不准确，ERCP中显示的狭窄长度确实能够提供一些初步分期、可切除性和预后信息，但无法辨别肿瘤是否侵犯门V、SMV等，这些信息只是对US、CT、MRI或EUS所提供信息的补充，再次强调：即使胰腺癌患者ERCP造影影像正常，不一定能提示该患者一定为预后较好或小胰腺癌。

ERCP在多种内镜操作中并发症发生率是最高的，总的主要并发症发生率为5%～10%，其中超过一半与ERCP所引起的胰腺炎有关，其余的并发症如EST引起的特殊性并发症，如穿孔、出血等，尝试进行梗阻性胆管内插管，细菌性胆管炎也是风险之一，这种情况下，操作ERCP需要放置胆管支架和预防性应用抗生素。

从20世纪80年代起ERCP已经成为缓解梗阻性黄疸的主要手段，即通过内镜下放置可塑性或者可扩张的金属支架，在阻塞的胰、胆管中放置支架能减轻部分患者的疼痛症状。单纯从诊断而言，EUS-FNA为更合适的检查手段，ERCP仅用于需内镜下放置支架的患者（图3-6-1）。

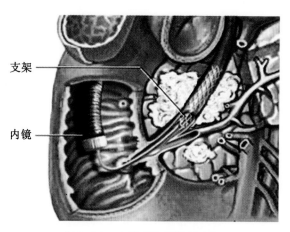

图3-6-1　内镜下放置胆道支架

5. 选择性血管造影（DSA）

选择性血管造影曾被认为是术前评价血管受累的"金标准"，能显示胰周血管受侵的情况，为创伤性检查。经腹腔A做肠系膜上A、肝A、脾A选择性A造影，能显示胰腺肿块和血管推压移位征象，对<2cm的小胰腺癌，诊断准确率可高达88%左右，有助于判断病变的范围和手术切除的可能性。

在没有远处转移的局部进展期胰腺癌患者术前DSA的优点：了解肿瘤对其周围血管有无侵犯，为肿瘤的可切除性判断提供依据；观察肿瘤对血管的侵犯程度，为胰腺癌扩大根治术中血管切除和重建作准备；术前DSA的同时可进行区域性A灌注治疗。但该技术为创伤性技术，操作复杂，对肝转移和淋巴结转移显示较差，随着CT、MRI、EUS等技术的应用，DSA已逐步被取代。目前DSA多用于再次手术患者，用以检测手术引起的肝A、门V解剖位置的变异，可防止分离因既往手术造成的广泛性瘢痕时医源性门V系统损伤。

6. PTC 及 PTCD（经皮肝穿肝胆管造影及引流）

肝外胆管梗阻时，肝内胆管扩张，可以经皮肝穿刺抽吸出胆汁，对梗阻性黄疸病人进行 PTC，可以确定梗阻的部位、程度和原因。胰头癌或其他原因梗阻性黄疸者，可显示肝内、外胆管扩张，梗阻端胆管可圆钝、光滑或结节状充盈缺损，胆总管可显示因肿瘤推移而向内侧移位。由于 PTC 可引起出血、胆汁性腹膜炎、胆道感染等并发症，PTC 及 PTCD 已经应用得越来越少。

在纽约 Memorial Sloan Kettering 癌症中心，施行 Whipple 手术者接近半数术前经内镜、经皮穿刺放置内支架或手术内引流，结果：该类患者术后并发症发生率明显高于未行术前减黄者，该中心多数专家认为：如果判断胰头或壶腹周围癌能够切除，就不应该行术前减黄。

7. 正电子发射断层扫描（PET）

PET 成像技术已应用于胰腺癌的诊断与评估，^{18}F-FDG PET 在探查胰腺肿瘤时有较 CT、彩超、MRI 等检查更高的敏感性，对于 <2cm 的胰腺癌，^{18}F-FDG PET 的敏感性显著优于 CT，然而大于 4cm 的胰腺癌，CT 优于 ^{18}F-FDG PET，这与较大的瘤体其代谢率低有关，且 ^{18}F-F DG PET 在探查胰腺癌肝转移方面有良好效果，总的敏感性大于 70%，特异性大于 95%，其中直径大于 1cm 的病变敏感度达 97% 左右。

^{18}F-FDGPET 对胰腺占位病变的定性、鉴别诊断和术后随访具有重要的价值，能提高可切除性的判断，减少了不必要的剖腹探查手术，降低了医疗费用，减轻了病人不必要的痛苦。但该设备较为昂贵，在我国，即使是三级甲等医院也尚未广泛应用。

8. 胰管镜（PPS）与胰管内超声（IDUS）

胰管镜是近 20 年来开发的新技术，利用母子镜技术将超细纤维内镜通过十二指肠操作孔插入胰管，观察胰管内的病变，是唯一不用开腹即可观察胰管内的病变的检查。

胰管镜对胰腺癌检查的镜下表现：胰管壁不规则隆起、狭窄、阻塞、粘膜发红、发脆、血管扭曲扩张。对彩超、CT、EUS 不能发现的早期胰腺癌具有特殊意义。胰管内超声是经常规内镜活检钳通道将高频超声微探头插入胰管内进行实时超声扫描的一种新技术，由于其超声探头从胰管内直接探查胰腺实质，所受的干扰最少，可准确地探及胰腺癌，特别是小胰腺癌的位置、大小，明显优于彩超、CT、EUS、血管造影等，是一种可行且有效的检查方法。

9. 针吸细胞学检查

在 CT、B 超、EUS 等影像学引导下或手术中做胰腺肿块穿刺针吸细胞学涂片检查，常常可明确病变的性质，近年来渐渐广泛应用的胰腺细针穿刺抽吸细胞学检查（FNA）是一种比较安全可靠的胰腺癌细胞学的诊断方法。

随着 CT、高分辨率实时超声仪的进展以及细针穿刺活检的改进不仅提高了穿刺的准确性和安全性，所获得的标本既可作组织学，也可作细胞学诊断，大大提高了术前的病理诊断水平，随着聚合酶链反应（PCR）等分子生物学技术的发展及临床应用，仅用穿刺做细胞学检查的极少量标本，同样可获得明确的阳性结果。

第七章　胰腺癌的诊断和鉴别诊断

胰腺癌的早期诊断困难，但当病人出现明显食欲减退、上腹痛、进行性消瘦和黄疸、上腹部可触及肿块、影像学胰腺有明确的占位性病变时，诊断胰腺癌并不困难，多属中、晚期，绝大多数已丧失手术的最佳时机。

监测高危人群是癌症早期发现的重要途径，由于胰腺癌基本上呈散发分布，而且缺乏特异性肿瘤标记物，因此开展大规模的普查还很困难。研究表明：胰腺癌存在高危人群，对其进行筛选和监测，能够尽早发现胰腺癌，使得早期诊断成为可能。

胰腺癌的高危人群概括如下：年龄大于40岁，有持续性上腹不适，进餐后加重，伴食欲下降等非特异性症状患者；有胰腺癌家族史者，有学者认为遗传因素在胰腺癌发病中占5%~10%；突发性糖尿病患者，特别是不典型糖尿病，年龄在60岁以上，缺乏家族史，无肥胖，很快形成胰岛素抵抗者，约40%的胰腺癌患者在确诊时伴糖尿病；不能解释的进行性消瘦患者；多发性深静脉血栓或游走性静脉炎患者；慢性胰腺炎患者，目前认为慢性胰腺炎在小部分患者中是癌前病变，特别是慢性家族性胰腺炎和慢性钙化性胰腺炎；导管内乳头状粘液瘤也属于癌前病变；家族性腺瘤息肉病合并胰腺癌高于正常人群；良性病变行远端胃大部分切除者，特别是术后20年以上的人群，胰腺癌发病率升高1.65~5倍；胰腺癌的高危因素有吸烟、大量饮酒以及长期接触有害化学物质者。

胰腺癌的早期诊断困难的主要原因：早期胰腺癌患者一般没有症状，不会看医生；有了症状的胰腺癌患者，接诊的医生不够重视，缺乏早期诊断的意识和相关知识；医院不具备早期诊断胰腺癌的设备和能力。

早期诊断的努力方向：寻找易于推广、敏感性和特异性高的肿瘤标记物，用于临床筛选；对于高危的人群，凡是有胰腺癌症状，应积极行影像学和胰腺癌相关标记物检查，及时诊断，即使无症状，也需定期至专业医院体检等。

胰腺癌的鉴别诊断：临床上常需鉴别的疾病有慢性胰腺炎、壶腹癌、胰腺囊腺癌等。

慢性胰腺炎：发病缓慢，病史长，常反复发作，急性发作时可出现血尿淀粉酶升高，仅极少数出现黄疸症状；CT检查胰腺轮廓不规整，有结节状隆起，胰腺实质密度不均；腹部平片和CT检查胰腺部位有钙化点。

壶腹癌：因肿瘤坏死脱落，可出现间断性黄疸；十二指肠低张造影可显示十二指肠乳头充盈缺损、粘膜破坏的"双边征"；B超、CT、MRI、ERCP等检查可显示胰管和胆管扩张，胆道梗阻部位较低，出现"双管征"，且壶腹部可见占位性病变。

胰腺囊腺癌：胰腺囊性肿瘤临床少见，多发生于女性，临床症状、影像学检查、治疗以及预后均与胰腺癌不同，其CT可显示胰腺内囊性病变、囊腔规则，而胰腺癌只有中心坏死时才出现囊变且囊腔不规则。

其他：包括一些少见的胰腺病变，临床鉴别诊断较困难。

第八章 胰腺癌的治疗

近 20 年来，随着肿瘤的生物学、遗传学、免疫学、分子生物学等学科的发展，人们对肿瘤的发生、发展机制有了更深入的认识，已从过去的细胞学水平过渡到分子水平，以解剖学、组织学、病理学为基础的传统外科正面临着新的机遇和挑战。目前人们已对癌基因、抑癌基因、细胞信号的传导、细胞周期的调控、细胞的凋亡、血管新生、细胞外基质以及肿瘤的浸润和转移等有了崭新的认识，胰腺肿瘤外科已更多地从肿瘤生物学角度考虑，增强了整体观念，更加强调综合治疗，兼顾根治与功能，注重提高患者的生活质量。单靠肿瘤外科"一把刀"治愈胰腺癌的时代已过时，但必须强调：外科手术仍然是胰腺癌治疗过程至关重要的一环。作为胰腺肿瘤外科医师必须掌握更多的肿瘤生物学知识、机体免疫机制和其他学科的发展，树立综合治疗观念，坚持"个体化"的原则，只有这样，才能制定出合理的综合治疗方案，更好地发挥手术在胰腺癌综合治疗中的作用。

第一节 胰腺癌的外科治疗

一、胰腺癌外科治疗的历史回顾

自 1899 年，Johns Hopkins 医院的 William S. Halsted 医师报道了首例壶腹癌手术成功切除至今已经长达 1 个多世纪，他详细描述了经十二指肠的壶腹部肿瘤局部切除并行胰管、胆道与十二指肠重新吻合的全过程，该患者在 6 个月后死亡，尸检发现壶腹癌已侵及胰头和十二指肠。1912 年德国柏林的 Kausch 外科医师成功实施二期部分胰十二指肠切除。1914 年德国学者 Hirschel 成功实施一期部分胰十二指肠切除。1935 年，纽约 Presbyterian 医院（哥伦比亚大学）外科主任 Allen Oldfather Whipple 医师报告 3 例壶腹癌患者接受二期胰十二指肠切除，Ⅰ期手术包括胆总管结扎、切断，胆囊胃吻合术和胃空肠吻合术；Ⅱ期手术包括胰十二指肠切除、胰管结扎、胰颈部胰腺包膜的对合缝闭及后腹膜引流；Whipple 医师因为推广了以他名字命名的术式而拥有很高的声誉，后来，他担任位于纽约的 Memoria Sloan-Kettering 肿瘤中心的临床主任。1937 年，来自芝加哥大学的 Brunschwig 医师首次为胰腺癌患者成功地实施二期胰十二指肠切除。自维生素 K 应用以后，美国的 Trimble 等 1941 年主张一期手术。鉴于胰腺癌存在多中心病灶，Rockey 等 1943 年试行胰腺癌的全切除术。在切除术方面 1943 年相继有了 Child 的胰头癌切除后胰空肠套入吻合法、Cattel 法、Whipple 法等各种改良法的出现，至今已不下数十种，但目前仍以 Whipple 和 Child 法备受外科医生的信赖和应用。1973 年美国纽约的 Fortner 打破了胰腺癌侵犯血管就不能行根性切除的框框，率先开创更为扩大的区域性胰腺癌切除术。1978 年 Traverso 和 Longmire 提出保留幽门的胰十二指肠切除术，同年 Cubilla 提出 85% 的胰腺癌确诊时癌细胞已超出胰腺以外，故除切除胰腺癌外，还需行区域性淋巴结廓清术。1980 年日本国制定了"胰腺癌处理公约"，全国统一按"公约"行胰周 18 组淋巴结廓清。1986 年日本国土屋等收集了全日本 75 例小胰腺癌（直径小于 2cm）切除术后的疗效，术后 5 年生存率提高至 30% 以上，随着人们体检意识的提高和诊断水平的发展，早期胰腺癌得到及时手术切除将是提高生存率的关键（图 3-8-1）。

与国外相比，我国胰腺外科起步较晚，自 1922 年开始，才有诊断壶腹周围癌的报道。1951 年 4 月曾

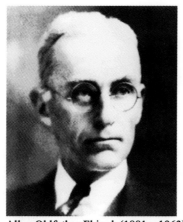

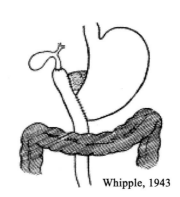

Whipple, 1943

Allen Oldfather Ehipple(1881—1963)

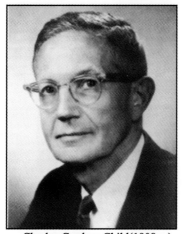

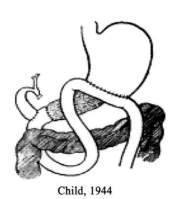

Child, 1944

Charles Gardner Child(1908—)

图 3-8-1　Whipple 和 Child 是里程碑式的人物

宪九成功地实施了胰十二指肠切除术，1951—1956 年间，曾宪九、余文光、顾恺、沈魁、黄萃庭等专家在胰十二指肠切除术方面作了不懈的努力，为推动我国胰腺癌外科治疗的发展奠定了基础。1988 年也首次报道了 3 例小胰腺癌的诊断和治疗经验，标志着我国早期胰腺癌的诊断水平的提高。近年来随着麻醉、血管外科、人工材料等相关学科的进步，手术技术的逐渐成熟，既往认为不能切除的患者通过扩大切除、联合血管切除等术式，该类患者得到了根治，显著延长了生存期，如张怡志等报道的区域淋巴结廓清，可有效地清除更多受累淋巴结，胡志浩等报道的联合受累血管切除的胰头癌根除术等，均提高了手术切除率，明显改善了病人的生活质量，在一定程度上延长了患者的生存期，扩大根除性手术的确切疗效尚需人样本前瞻性随机对照研究（RCT：为评价任何临床方法疗效的金标准）。

　　手术切除是胰腺癌患者获得最好效果的治疗方法，实际工作中超过 80% 的胰腺癌患者因病期晚而失去手术机会。因此在对患者进行手术治疗前，应完成必要的影像学检查及全身情况评估，以胰腺外科为主，组成影像诊断科、化疗科、放疗科等多学科参加的治疗小组，进行充分的术前讨论，判定肿瘤的可切除性和制定具体的综合治疗方案。

二、术前是否解除黄疸和是否需组织学活检的争议

　　长期、高浓度的胆红素血症和胆酸盐血症对机体重要脏器和系统均有损害，胆盐对沉积部位如肾小管、心肌、胃肠道粘膜可造成直接的损害，可引起肾功能衰竭、心功能低下、胃肠道应激性溃疡等；胆道梗阻可造成胆道内压升高、肝细胞肿胀、肝功能受损、肝细胞停止分泌、Kupffer 细胞的功能降低，继

而影响其他脏器的功能。部分学者建议术前减黄、解除胆道梗阻，可以缓解上述病理变化，降低手术的风险。有关减黄的标准，各家报道不一，多主张总胆红素 $\geqslant 10 \sim 20 \mathrm{mg/dl}$ 水平时先行引流，一般减黄 2 周，待胆红素下降至初始数值一半以上，肝功能恢复，体温血象正常之后二期手术切除肿瘤；对症状严重，伴有发热、败血症、化脓性胆管炎患者应术前减黄。但较多学者持反对意见，经多因素分析，术前胆道引流是腹腔感染的独立影响因素，术前胆道引流经单因素分析是唯一与死因相关的因素，两者的发生率术前经胆道引流者显著高于未经胆道引流者，P 值均<0.05，有统计学意义，因此只有要切除可能，反对术前胆道引流。目前两者尚未达成共识。

穿刺活检的敏感性仅 50% ~ 70%，阴性结果并不能排除胰腺肿瘤。既往的传统观念为：胰十二指肠切除术必须是恶性肿瘤。目前欧美等国家学者认为：恶性肿瘤、慢性胰腺炎、胆道梗阻、囊肿等均可行胰十二指肠切除术；慢性胰腺炎与胰腺癌的关系密切，在胰腺慢性炎症的基础上可发展为胰腺癌，欧洲和美国的七个胰腺中心对 2015 例慢性胰腺炎患者随访 2 年以上，发现 16.5% 的慢性胰腺炎患者发展为胰腺癌，因此手术指征扩大。欧美学者建议胰十二指肠切除术术前可不行组织学证实，早期可切除胰腺肿瘤可不作针吸细胞学检查而施行手术，而对不能手术切除，仅行化学治疗、放疗和术中放疗患者建议活检证实。就目前国内的医疗形势和环境，作者认为：应尽量在手术前病理证实，否则应向家属和患者讲明，达成共识，以避免不必要的纠纷。

三、胰十二指肠切除

1. 胰十二指肠切除术的范围

远侧胃的 1/3 ~ 1/2、胆总管下段（或肝总管下端+全部的胆总管）和（或）胆囊、胰头、十二指肠全部、近端 10 ~ 15cm 的空肠，充分切除胰前方的筋膜和胰后方的软组织，切除的断面无癌细胞残留。胰腺在肠系膜上 V 左缘离断，需距肿瘤 3cm 以上，钩突部与局部淋巴液回流区域的组织、区域内的 N 丛、大血管间的疏松结缔组织等，必须完全切除。清扫胰腺周围区域淋巴结一般要求至第一站，必要时至第二站。胰腺周围淋巴结应包括腹主动脉周围的淋巴结，临床实践证明腹主 A 旁淋巴结转移是术后复发的原因之一，淋巴结清扫术后理想的组织学检查至少有 10 枚被清扫的淋巴结，如果少于 10 枚，即使病理检查均为阴性，N 分级应定为 PN_1 而非 PN_0，临床医生应高度重视（图 3-8-2）。

2. 按手术切除的程度分类

R_0 切除即根治性切除，切缘无瘤残留；R_1 切除：肉眼无瘤但镜下切缘阳性；R_2 切除：肉眼和镜下切缘均见肿瘤。主张：R_0 切除，不主张有癌残留的姑息性切除。为达到根治性切除，必须遵循无瘤原则，如肿瘤不接触原则、肿瘤整块切除原则、肿瘤供应血管的阻断原则等。安全的切缘至关重要，胰头癌行胰十二指肠切除必须注意 6 个切缘，包括：胰腺（胰颈）、胆总管（肝总管）、胃、十二指肠、腹膜后、其他的软组织（如胰后）等。胰腺的切缘建议术中冰冻病理检查，以保证足够的切缘，防止癌残留。

3. 麻醉方式、体位和切口

以气管插管吸入麻醉为首选，也可以采用连续硬脊膜外麻醉。体位：多采用仰卧位，腰背部垫高。切口：中上腹右侧经腹直肌切口，旁正中切口，正中切口，也有采用上腹横切口、弧形切口或肋缘下切口等。扩大的 Kocher 切口可将十二指肠和胰头从后腹膜提升至中线，位于胰腺钩突至颈部的肠系膜上 V 非常容易辨认，使肠系膜上 V 完全暴露，并可触及肠系膜上 A，通过将胆囊移出胆囊窝，并胆囊管从肝总管和胆总管的交界处分离下来，可以清晰地暴露肝门部，该扩大的 Kocher 切口和手法便于探查和手术。

4. 消化道重建

消化道重建包括胰肠、胆肠、胃肠吻合，常用 Child 法和 Whipple 法。

（1）Child 法：

1）胰肠吻合术（PJ）：迄今为止文献报道的胰肠吻合法有几十种之多，但均无法完全避免胰瘘的发

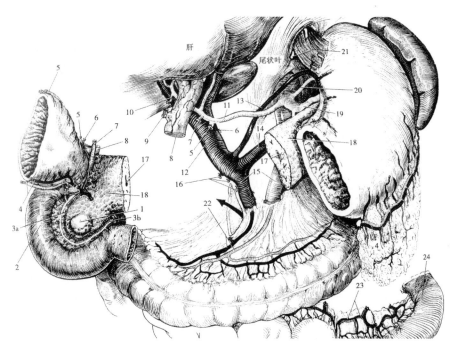

1. 肿瘤　2. 十二指肠　3. 胰十二指肠动脉及静脉（a/b）　4. 胃网膜右动脉及静脉　5. 胃右动脉　6. 胃右静脉　7. 胃十二指肠动脉　8. 胆总管　9. 胆囊管　10. 胆囊动脉　11. 肝总动脉　12. 门静脉　13. 冠状静脉　14. 脾静脉　15. 肠系膜上动脉及静脉　16. 胰静脉　17. 胰管　18. 胰腺　19. 脾动脉　20. 胃左动脉　21. 迷走神经　22. 中结肠动脉及静脉　23. 小肠动脉及静脉　24. 空肠

图 3-8-2　胰十二指肠切除术的范围

生，众多的学者进行了不懈的努力和各种尝试，如胰胃吻合、胰管空肠粘膜吻合、捆绑式胰肠吻合、胰空肠套入吻合、空肠浆肌袖与胰腺端端吻合、胰管结扎、胰管栓塞、全胰切除等，但各有利弊，目前常用的胰肠吻合方法有：胰腺空肠端端套入式吻合法、胰管空肠粘膜四点吻合法、胰腺空肠端端套入捆绑术等，下文作简要描述。

①胰腺空肠端端套入式吻合法：远侧空肠端开放，先在距空肠断端 2～3cm 处行空肠后壁浆肌层和胰腺后壁间断缝合，然后行空肠后壁全层与胰腺断端的间断缝合；距吻合口 20cm 处引出胰管支架管，并妥善固定；空肠前壁全层与胰腺前壁间断内翻缝合；距吻合口 2cm 将空肠浆肌层和胰腺前壁缝合两针，将胰腺套入空肠内，结扎缝合；前壁浆肌层胰腺间断缝合。该方法相对简单，但在胰腺实质柔软，胰管细小无法找到时比较困难，易发生胰漏（图 3-8-3）。

②胰管空肠粘膜四点吻合法：中国医学科学院肿瘤医院的经验：远端空肠端关闭，距空肠断端 3～4cm 处，空肠后壁刺穿一小孔，与胰管孔径相当，经该孔将支架管通过空肠腔内约 20cm 后穿出肠壁，妥善固定。空肠后壁浆肌层与胰腺后壁间断缝合 6～8 针，暂不打结；用 5-0 血管缝合线将胰管和空肠粘膜间断等距离缝合 4 针，暂不打结；将空肠后壁浆肌层与胰腺后壁间断缝合的 6～8 针收紧打结，然后将胰管和空肠粘膜间断等距离缝合的 4 针收紧打结；空肠前壁浆肌层与胰腺前壁间断缝合；确保空肠壁将胰腺断端完全包埋。该方法从理论上讲最符合生理吻合，但技术要求高，在胰管不扩张或无法找到时，无法进行（图 3-8-4）。

③胰腺空肠端端套入捆绑术：胰腺断端游离 3cm，断面严密止血，胰管开口处外翻缝合 3 针于胰腺断面处；于胰腺断面的远侧上下缘各缝合 1 针，结扎后再做一个空结，形成一个小圆圈备用。近一条终末动脉处断空肠，距此断端 3cm 处用肠钳夹住空肠，用苯酚棉球伸入空肠内破坏粘膜使其丧失分泌功能，再用酒精和盐水冲洗。撤去肠钳，于空肠后壁和胰腺断端做一褥式缝合，暂不结扎备用；距空肠断端 10cm

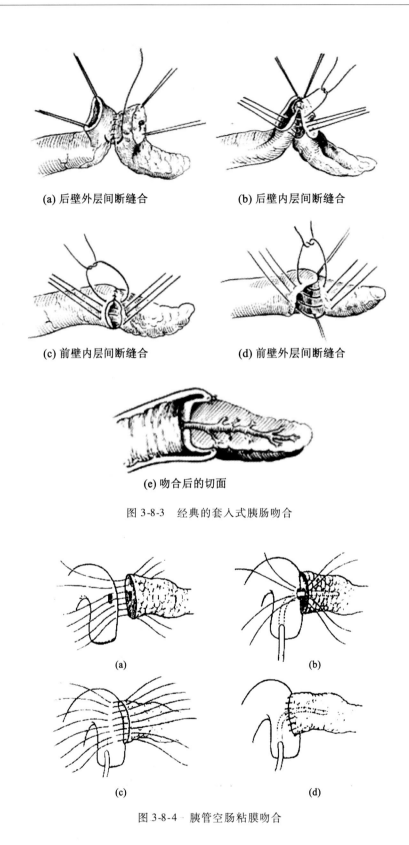

(a) 后壁外层间断缝合　　　　　　　　(b) 后壁内层间断缝合

(c) 前壁内层间断缝合　　　　　　　　(d) 前壁外层间断缝合

(e) 吻合后的切面

图 3-8-3　经典的套入式胰肠吻合

(a)　　　　　　　　　　　　　　(b)

(c)　　　　　　　　　　　　　　(d)

图 3-8-4　胰管空肠粘膜吻合

戳一孔，将一细的输液管送入经空肠断端引出；用一缝线穿过预留在胰腺断端上的两个小圆圈，并妥善固定在距输液管断端 5cm 处。将胰腺和空肠断端靠拢，结扎预留的褥式缝线，胰腺断端开始进入空肠；向外牵拉输液管，将胰腺断端完全拉入空肠约 3cm。用无损伤缝合线将空肠断端固定在胰腺上、下、外侧缘 3 针。近空肠断端两组血管间隙处戳孔，穿过一"0"号可吸收线，环绕空肠结扎，结扎的力度以结扎线圈内可伸入一小号血管钳尖，或结扎线处空肠壁凹陷 1~2mm 为准。该吻合方法的优点：套入的胰腺残端更多，并在套入后将肠壁全周捆绑在胰腺上，将空肠的浆肌鞘套入胰腺的残端，阻止胰液和肠内容物的外流；仅空肠粘膜层与胰腺缝合，避免损害肌层和浆膜层；包盖胰腺的空肠粘膜的破坏，避免了粘膜的分泌；对胰腺质地脆弱、纤维化轻、胰管不扩张、胰液分泌量大者更适用（图 3-8-5）。

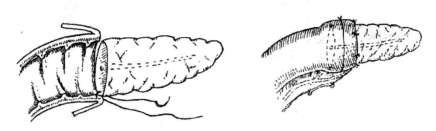

图 3-8-5　捆绑式胰肠吻合

2）胆肠吻合术：距胰肠吻合口 10cm 左右行胆肠端侧吻合。相当于胆管口径大小切开空肠，切去多余的粘膜。后壁可一层全层缝合，前壁全层内翻缝合或直接间断缝合，然后浆肌层缝合。对胆总管扩张明显者，也可采用 18mm 吻合器行胆肠吻合。对胆总管粗大，吻合满意者，可不放胆肠支架管，如胆总管扩张不明显，吻合不确切者，应放置内支架管，以防术后的胆瘘。

3）胃肠端侧吻合或胃肠 Roux-en-Y 吻合：距胆肠吻合口远侧约 30cm 处行胃肠吻合，关闭系膜孔，严密止血，冲洗、清点敷料器械无误后，放置引流管，按层关腹。

4）胰肠吻合、胆肠吻合、胃肠吻合的顺序：如图 3-8-6 所示。

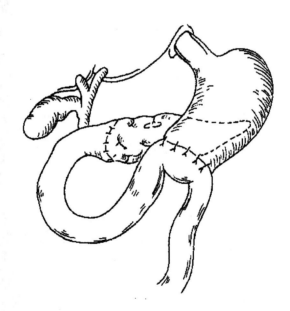

图 3-8-6　胰肠、胆肠、胃肠吻合的顺序（Child 法）

（2）Whipple 法

1）胆肠吻合：基本同 child 吻合法。

2）胰肠吻合：胰肠端侧吻合，距胆肠吻合口 10cm 行胰肠吻合。

①胰管空肠端侧吻合法：于空肠系膜缘的对侧切开浆肌层，并沿粘膜下层分离出相当于胰腺断端的范围。行胰腺断面后壁和空肠后壁浆肌层间断缝合，在胰管相对应的肠粘膜切开一与胰管口径相当的小口，行胰管空肠粘膜吻合，一般缝合 6 针；将胰管支架管送入空肠，行胰腺断面前壁和空肠前壁浆肌层间

断缝合。

②胰管空肠内移植法：胰管内先置入一支架管并妥善固定。按胰管空肠端侧吻合法处理空肠壁，并行胰腺断面后壁和空肠后壁浆肌层间断缝合；将胰管支架管移植于空肠内，行胰腺断面前壁和空肠前壁浆肌层间断缝合。

3）胃肠吻合：距胰肠吻合口 30cm 处行胃肠吻合，方法上基本上同 Child 法。

4）胆肠、胰肠、胃肠吻合顺序图：如图 3-8-7 所示。

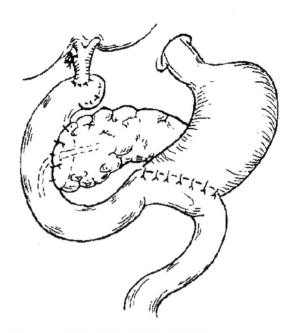

图 3-8-7　胰肠、胆肠、胃肠吻合的顺序（Whipple 法）

5. 胰十二指肠切除术的有关注意事项及步骤要点

（1）游离肠系膜上 V：在游离十二指肠时，尽量多地游离出十二指肠水平部，于水平部前方可非常容易地发现跨越十二指肠水平部的肠系膜上 V，胰腺下缘处的肠系膜上 V 多有 1~3 支细小的分支进入胰腺钩突，应予以结扎、切断，须动作轻柔，避免暴力。不慎致肠系膜上 V 破损出血时，宜用小纱布条轻轻填塞，待胰腺离断后再行修补术。

（2）游离空肠近端：距 Treiz 韧带 10~15cm 处断空肠，近端关闭，远端依术者的胰肠吻合习惯关闭或暂时关闭。游离出近端空肠，结扎空肠动脉的第一或（和）第二分支，注意远侧空肠断端的血运。将游离的近端空肠从肠系膜上静脉的左侧，经肠系膜上 V 后牵拉至静脉的右侧。

（3）切断胃：胃切除的多寡依患者的年龄和术者的习惯而定，一般为 1/3~1/2。

（4）切断胰腺：胰腺的离断位置取决于肿瘤的部位和大小，要确保无瘤的原则，多在肠系膜上 V 左侧缘≥3cm 处切断胰腺。为避免切断胰腺时出血，近胰头侧用大圆针 7 号线贯穿缝扎或用 7 号线捆扎，远端胰腺用小圆针细丝线于胰腺的上、下、前方缝扎，必须避免缝扎住位于胰腺断面中央偏后的主胰管。

（5）切断胆总管或肝管：切除的多寡依肿瘤的位置、切缘无癌残留、是否切除胆囊等而定，可在胆总管或肝总管处予以切断，多主张在肝总管下端切断胆管，远端结扎，近端备吻合之用。多数学者建议同时切除胆囊，也有学者主张予以保留，但如果胆囊大，影响视野时，也可考虑先行胆囊切除，多采用逆行法切除胆囊，以便于标本的整块切除。

（6）切除或切断胰腺钩突：肠系膜上 V 与钩突之间有疏松结缔组织间隙和数支引流钩突的细小 V，在肿瘤未侵犯血管时，可分别结扎小静脉，将钩突从肠系膜上 V 上完整剥离开，对钩突大、完全包绕肠系膜上 V 者，可用左手食指放在钩突后面、拇指放在钩突前面，掐住钩突，于肠系膜上 V 的右侧，离断、结扎钩突组织，断面最好予以缝扎，避免术后出血和小胰管形成的局部胰液渗漏。对肿瘤局部侵犯肠系膜上 V 者，可部分切除肠系膜上 V 血管壁，予以修补。

（7）完整切除标本后，先严密止血、冲洗，证实确无出血后再行消化道重建。

（8）胆道、胰腺血供在吻合口愈合中的重要性：Terblanche 研究认为胆道的血供为胆肠吻合失败的重要因素，在其之前，胆总管的血供一直被认为由两条沿胆总管纵向走行于内侧和外侧的动脉供应——当时称该两条血管为 3 点及 9 点动脉，而 Terblanche 对胆总管血供的细致观察发现，胆道的供血动脉均源自腹腔 A 或肠系膜上 A 的分支，大多数发自肝右或肝总 A，且胆总管远端血供仅占正常血供的 60%，此处血供相对较差，易致残端胆管切缘相对缺血，一旦在此处行胆道吻合极易使吻合愈合不佳导致胆瘘或者胆道狭窄。因此目前多主张选在胆管的高位如肝总管的上段离断胆管，同时术中尽可能减少对残留胆管的游离，尽可能避免破坏胆管周围并行的血运或纵向的供血动脉，禁忌在胆管中下 1/3 处吻合。与胆管血供相似，胰腺的血供来自其近端、远端 A 弓组成的纵形血管，胰体和胰颈的血供大多数来自于胰背 A，因胰背 A 在解剖位置上较易变异，加之行胰十二指肠切除时，将破坏胰头部的血供，有时不可避免地损伤胰背 A，故胰颈部很可能会成为相对血供不良的区域，无论采取何种手段、各种专用的吻合技术，一旦缺血的胰颈部用于吻合，都将致使吻合失败。M. D. Anderson 中心的经验值得借鉴，如：术中采用手术刀断离胰腺，用缝线止血，不采用电刀烧灼胰腺切面来控制出血，烧灼易造成胰管的损伤；在横断胰颈时应全面检查胰面的出血程度，如切缘的出血丰富，甚至呈搏动性 A 出血者将非常有利于吻合口的愈合，如果切缘的出血稍少甚至没有时，可再游离胰腺残端 1~2cm，在门 V 左侧壁修剪切除或横断胰腺，该方法几乎都会使胰腺残端的出血增加。该中心应用上述技术，加上放大镜下对胰管-粘膜双层吻合重建，2 年来超过 100 例胰十二指肠切除术患者胰瘘的发生率低于 2%。

（9）胆肠、胰肠吻合支架的作用：如果胆管的直径较宽，一般胆肠吻合口不必放置支架，术中放置 T 管引流相比于细心的胆肠吻合重建并无明显的优势，T 管的应用有可能成为术后并发症的来源之一。但如果肝管十分细小，利用一根如 5 号 French 儿童鼻饲管之类的支架由空肠逆行通过吻合口置入肝管，并可通过 Witzel 造瘘管由空肠祥引出体外，支架的置入，有助于保证吻合部位的通畅，也可对吻合口以上的胆管起术后减压的作用。胰管直径一般只有 1~3mm，切面上多呈偏心状，胰管-粘膜吻合时当胰管直径大于 3mm 时，可不放置支架，但对于极细的胰管，如直径≤2mm，不同的外科医生采用不同的技术来支撑吻合口，旨在使质脆的胰管与空肠粘膜吻合时保持开放，确保缝合时胰管管腔没有被缝闭，保证胰管-粘膜吻合口在愈合过程中的通畅及连续，如支架引出体外，可在出现吻合口瘘时起引流胰液的作用。最简单的途径为采用不可移动更换的支架，如取 16 号 French 血管导管尖穿过吻合口的缝合部位，该支架最终将从吻合口进入小肠随大便排出体外；较为复杂的可更换支架如经空肠下端侧缘做一穿刺孔，在行胰管-粘膜吻合前，由空肠穿刺孔做 Witzel 造瘘后，将支架（5 号 Frecnch 儿童鼻饲管）经空肠切口置入吻合口，另一端通过 Witzel 造瘘管由空肠祥引出体外。须指出，支架本身也存在缺点，包括：支架一旦功能失常将导致支架内腔堵塞；支架本身也有可能为胰瘘或肠瘘的来源；且有蚀侵邻近组织、移位、拔除时折断等潜在并发症的可能性。

（10）胆肠、胰肠吻合有关技术：

1）胆肠吻合技术：肝管空肠吻合技术较胰肠吻合的变化相对少得多，精确的缝合技术可提高吻合的效果。应用单根可吸收细线行胆管-空肠粘膜缝合，被认为是最易施行的单层缝合技术；双针缝线及 2.5 倍放大镜的应用更有助于精细缝合；当胆管细小时，缝合应格外细心，尽量减少扭撕缝针以减轻对胆管的损伤；针孔也是潜在胆瘘的因素；在吻合口打结时，线结应牢固可靠，但不宜过紧以免缝线切割胆管引起胆瘘；在关腹时，可在胆肠吻合口后置一根闭式引流管等，以上细节为预防胆瘘的方法。Anderson 中心统计数据：胆瘘的发生率低于 1%。

2）胰肠吻合技术：用外科技术将胰腺残端与消化道吻合重建，将胰液重新引流入胃肠道，是胰十二指肠切除术后处理胰腺残端最符合"生理"的方式。

①套入法：胰腺切缘的直径大约和空肠腔的直径相当，而胰管的直径细小得多，一般很少超过5mm，将胰腺残端全部套入空肠腔内的术式为"套入式吻合"，即将胰腺的切缘套入肠腔内。该术式极少甚至根本不必将胰管与空肠粘膜相缝合固定，将2~4cm的胰腺残端套入空肠的同时，其包膜也缝合固定于空肠上。套入式胰肠吻合重建术的优点：操作技术相对简单，避免了处理细小、质脆的胰管。当胰腺相对较大而空肠相对较小时，可应用胰高血糖素促进小肠平滑肌舒张，从而可以顺利完成端端套入式吻合，当两者直径相差太大以至不能完成端端吻合时，胰腺断端可与空肠侧边嵌入吻合而几乎不影响吻合的功效。胰腺包膜与空肠之间的缝合相对于胰管和胰腺实质的缝合要简化很多。

Johns Hopkins 医院的经验：胰腺重建都是胰腺残端与穿过位于结肠中 A 右面的结肠系膜裂孔近侧空肠端端吻合或端侧吻合，为理想的吻合，胰腺残端需游离2~4cm，胰空肠吻合需两层缝合，外层是胰腺包膜与空肠浆膜层，以丝线做间断缝合，内层以可吸收线连续缝合（也可间断缝合）胰腺残端与空肠全层，如有可能，内层最好能穿过胰管，以使其牵开，保持通畅，吻合完成后，胰腺残端能较好地套入空肠。

套入式胰空肠吻合术存在的问题：预定将2~4cm的胰腺残端套入空肠，就必须游离胰腺残端并超过这一距离，对胰腺上、下缘的游离相对较简易，而胰腺后壁游离较为困难，胰腺后壁与周围组织粘连紧密，其间发出小的分支汇入脾 V，将胰腺与脾 V 游离且分离出小的供血分支难度大，时间长，一旦并发出血较难控制；套入式胰肠吻合重建术后胰瘘的发生率为15%~20%，尽管采用双层吻合技术也较难降低胰瘘的发生率。

②胰管-空肠粘膜吻合技术：将胰管与空肠粘膜直接缝合重建，为另一种胰空肠吻合技术，通常采用单根可吸收线进行缝合，但间断缝合可使缝线的布置更加精确，其应用范围更加广泛，特别适用于胰管细小的病例。在缝合质脆的胰腺组织时，轻柔的操作和准确的缝合将得到较为满意的术后效果。在完成胰腺导管与空肠粘膜层缝合后，大多数情况下，还应在空肠浆肌层与胰腺包膜之间再行第二层缝合，可进一步加固和减轻胰管吻合部的张力。

胰管-粘膜吻合避免了胰腺残端的广泛游离，且总体吻合口瘘发生率低于套入式吻合术，但该术式较套入式吻合术的技术要求更高，手术所需的时间更长，针对胰管细小的患者在缝线的布置和在质脆胰腺组织的打结等方面均需要熟练的技术。

3）胰十二指肠切除术后需3个不同的吻合重建，包括胆管、胰腺、胃的吻合。为了最大限度地减少术后并发症，对在一根空肠袢上行以上吻合许多医生持反对意见，可行 Roux-en-Y 吻合将一个吻合与其他两个分开。在胰十二指肠切除术后胆肠吻合中最令人关注的是如何避免食物及胃液反流入肝脏，为此建议将胆肠吻合与胃肠吻合安置在不同的 Roux-en-Y 袢上。但将两吻合口安置在同一肠袢上较为简便，仍不少医生应用，但一般要求：将肝管空肠吻合置入胃空肠吻合以上至少45cm。

6. 胰腺癌的局域淋巴结清扫

胰腺癌淋巴结转移率和转移淋巴结的解剖分类目前可参考的文献资料有限，已公开发表的能精确描述各期病例淋巴结转移情况的资料更为罕见，大多数研究都是针对局部进展期和/或已有转移的胰腺癌患者，至今尚很难揭示局限性、有切除可能患者的不同淋巴结解剖站别中淋巴结受累的频率，以下资料可供参考。

最近，Kayahara 及其同事们报道了49例胰腺癌（胰头）的淋巴结解剖分类，37例（76%）患者至少有一组淋巴结转移，最常受累的几组淋巴结依次为：胰十二指肠后淋巴结（51%）、肠系膜上动静脉淋巴结（37%）、胰十二指肠前淋巴结（33%）、主动脉旁淋巴结（19%）。1980—1981年间日本胰病协会（JPS）制定了胰腺癌、胆管癌处理规范，将胃胰和胆管周围的淋巴结分为18组、三站，作为术中淋巴结廓清的指南，日本国内资料：胰头癌患者淋巴结转移统计：第13组占30%~40%，第17组为20%~

25%，第 8、14、16 组为 20%～30%，即使肿瘤局限性胰头内的早期病变，约 60% 的病例已有淋巴结转移，如果病变累及胰头体部者，几乎 100% 有淋巴结转移，其中 13 组、14 组转移率最高，且提示胰腺癌淋巴结转移没有"跳跃式"转移。

（1）局域淋巴结清扫的作用：Johns Hopkins 大学对淋巴结阴性和阳性胰头癌患者行胰十二指肠切除术后生存率统计结果：淋巴结阳性者 5 年生存率仅占 3%，明显低于淋巴结阴性者（P=0.0018）；MSKCC 中心于 1983—1994 年对 236 例胰腺癌行胰十二指肠切除术，淋巴结阳性者 5 年生存率仅占 5%（仅 7 例，该 7 例中 4 例后来仍然死于胰腺癌转移，有 3 例，约占 2% 长期存活），也明显低于淋巴结阴性者的 13%，因此，区域淋巴结转移是胰腺癌重要的预后因素，切除转移淋巴结是胰腺癌手术的重要内容和不可缺少的环节之一。

（2）扩大淋巴结清扫术的作用评估：Cubilla 等对 22 例胰腺癌切除标本病理学研究论文已被较多的文献引用，是胰腺癌区域切除术的重要肿瘤学基础，该研究早期定义区域胰腺癌切除术为：标准胰十二指肠切除术+肠系膜上动、静脉及邻近软组织切除。研究结果：区域性淋巴结清扫术可以发现传统的标准胰十二指肠切除范围以外的转移淋巴结，比例约占 1/3。因该研究并没有统计该 1/3 的患者是单纯淋巴结转移，还是合并有内脏转移，众所周知一旦合并内脏广泛转移，即使广泛清扫淋巴结并无实际意义，故 Cubilla 的研究并不能完全正确评估扩大淋巴结清扫术的作用。对于是否需做扩大淋巴结清扫术以及扩大淋巴结清扫术的治疗效果至今未达成共识，医疗界争论激烈。

1）非随机性回顾性研究：MSKCC 的 Fortenr 医生于 1984 年报道了 35 例接受区域性胰腺癌切除者，手术病死率高达 23%，术后无 5 年生存者，其观点：即使进行最积极、最彻底的外科手术也很难延长生存期，胰腺癌中只有单独淋巴结转移而无腹内脏器转移的病例极为少见，不支持扩大淋巴结清扫能带来患者的真正受益；20 世纪 80 年代晚期和 90 年代早期美国国立癌症研究所区域性胰腺癌切除术的手术死亡率 20%，3 年生存率仅 10%。MSKCC 接受区域性胰腺切除患者的中位生存期 22 个月，标准胰十二指肠切除术的中位生存期 18 个月，两者无统计学意义。综上所述，区域性胰腺切除在美国不受欢迎，即使有，也仅在少数医疗中心开展。

在日本，几十年来，很多的学者对胰腺癌根除术充满热情，作了一系列的研究，如 Ishikawa、Manabe 等报道：接受根除性手术的 5 年生存率 28%，而标准的胰十二指肠切除组为 9%，尽管无统计学意义，但生存率毕竟提高了 19%，该研究进一步促进了根除性胰十二指肠切除术在日本的发展；但 Satake 及其同事们收集了日本 59 家研究机构的手术经验，并比较了 T1 胰腺癌标准胰十二指肠切除与根治性胰十二指肠切除术的疗效，结果两组的 5 年生存率均为 27%，日本该份大宗早期胰腺癌（最可能从扩大区域淋巴结清扫术中受益者）也不支持区域性扩大淋巴结清扫术。

2）前瞻性随机研究：意大利多中心淋巴结清扫协作组和 Johns Hopkins 大学进行了接受标准和扩大淋巴结清扫的随机 III 期研究，初步结论：胰腺癌患者只有在淋巴结扩大清扫后其范围内的淋巴结有转移（病理证实），并且肿瘤完整切除，无癌残留，无内脏转移的前提下，扩大淋巴结清扫术可能获得生存的益处。

Hamburg 大学的 Henne-Bruns 和 Johns Jopkins 大学的 Yeo 的病理研究结论值得重视，扩大淋巴结清扫需要彻底的大体和镜下原发肿瘤根治性切除来提高生存率，但多中心实验扩大淋巴结清扫术中原发肿瘤 R_0 切除率低于 80%，至少 20% 患者癌残留；扩大淋巴结清扫只对病理证实已有第二站淋巴结受累的患者带来益处，而病理阴性的淋巴结切除并无助于治疗，临床经验表明：影像学判定可切除的胰腺癌患者第二站淋巴结术后证实仅 10% 受累；扩大切除受累淋巴结对无腹腔转移的患者有益，而临床上第二站淋巴结受累，实际 M_0 的胰腺癌患者大约在 5% 以下。

根据上述研究，扩大性淋巴结清扫术仅部分胰腺癌患者受益，术者应掌握适应证，权衡利弊，谨慎采用。

7. 胰腺癌切除前细胞学诊断问题

根据本国的医疗氛围，术前细胞学诊断是减少医疗纠纷，防范医疗事故的重要手段之一。

中国医学科学院肿瘤医院术中取得细胞学诊断的经验值得借鉴，具体作法：将胰头十二指肠掀起后，左手拇指和食指轻轻捏住肿瘤质地最硬处，用皮试针刺入肿瘤体内，往往有刺入硬橡皮样感觉，针头和针管能在瘤体内"站住"；在针管为真空状态下转动针头，在同一穿刺点多次、多方向点穿刺可疑部位，拔除针头后，局部轻轻加压即可止血；一般穿刺6~8针，快速送检。

细胞学诊断结果阳性可以明确胰腺癌诊断，但必须强调：阴性不可以排除诊断，对细胞学阴性，而临床高度怀疑恶性患者，需进一步重复检查或与家属协商，以决定进一步诊治方案。切取活检或粗针穿刺组织学诊断目前临床上基本放弃，有效地避免了出血和胰瘘。

8. 胰十二指肠切除术常见并发症和防治

胰十二指肠切除术是腹部外科最复杂的手术之一，这一手术全过程一般需要4~6小时，术中均有不同程度的出血，近20~30年来，随着医院规模的扩大、胰腺外科手术专业组的建立、外科医生经验的不断积累、人们对胰腺癌认识的不断深入和胰腺癌的早期发现等，胰十二指肠切除术的水平提高较快，围手术期病死率显著下降，一些规模较大的外科医疗中心均报道低于5%，相应地使得胰腺癌的术后远期生存率明显提高（5年生存率20%~30%）。而此之前，该手术围手术期死亡率为20%~30%，而且胰腺癌行胰十二指肠切除术后的5年生存率不足5%，以至于当时一些权威的外科医生都对是否该施行手术提出疑议，甚至有一些医疗中心支持对壶腹周围恶性肿瘤行姑息的短路手术而不主张切除肿瘤。

尽管目前围手术期死亡率已有所降低，但该手术依然存在明显的围手术期并发症，一些大宗病例报道统计约接近一半的患者术后至少出现一种以上的并发症，除常见的切口感染、出血、心肌梗死、肺炎、脑血管意外、胃排空延迟、肝肾功能衰竭等并发症外，胆、胰瘘等占并发症的50%左右。

（1）胰瘘：胰漏和胰瘘在文献上区别不大，一般认为胰瘘指术后发生胰漏后经过较长时间形成的瘘。胰漏指术后短期内发生的胰漏，即胰液从破损的胰管漏出，缓慢小量的胰漏能被周围组织包裹而形成假性囊肿；大量、短期的胰漏，胰液流入腹腔可形成胰性腹水；胰漏经过缓慢长期的过程形成瘘管，则称为胰瘘。临床上有意义的胰瘘指吻合口（胰肠）瘘，其危害：被肠液、胆液激活的胰酶流入腹腔，腐蚀、消化周围组织，引起严重的腹腔感染、大出血、肠漏等致命并发症，可危及生命。综合文献报道，胰瘘发生率5%~25%，个别文献报道高达45%，国际上最大的胰腺外科中心约翰霍普金氏医院和麻省总院（Massachusetts General Hospital）的发生率为14%和9.2%。

1）胰瘘的诊断标准：目前尚无统一的胰瘘诊断标准。概括如下：①凡术后7天仍引流出含淀粉酶的液体者；②Johns Hopkins标准：腹腔引流液中胰酶的含量大于血清值的3倍，每日引流量大于50ml；③术后3天以后引流出淀粉酶大于正常血清淀粉酶3倍以上的引流液，引流量大于50ml者，或经影像学检查证实者；④引流液淀粉酶大于1000U/l；⑤引流液淀粉酶大于2000U/l者。标准不同，有待于进一步规范。2011年版胰腺癌诊疗规范推荐上述①、②标准。

2）胰瘘发生原因：①胰腺残端与空肠吻合不严密或太紧密（缝合针距太稀疏或太紧密、线结结扎不牢、缝线撕脱）等吻合技术掌握欠佳；②吻合口处张力过大，致吻合口裂开或空肠残端血运障碍而发生坏死、穿孔；③胰腺断端血运不佳；④贫血、低蛋白血症影响吻合口的愈合；⑤胰腺空肠吻合处感染；⑥胰液内胰酶被激活腐蚀吻合口组织；⑦胰管支架管脱落；⑧引流管放置不当（引流管太硬、断端太尖、引流管端戳压吻合口等）；⑨术中大出血和手术时间长等；⑩宿主方面如患者的年龄、性别、伴发疾病（糖尿病等）、伴发黄疸的程度等；⑪胰腺的背景：胰腺的质地、纤维化的程度、胰管的口径、胰腺的分泌量等。

3）胰瘘的处理方法：①改进手术技术（如前述）；②纠正伴发疾病如糖尿病、低蛋白血症、贫血等；③持续低负压吸引，充分引流，必要时扩大引流术，充分引流是减少由胰瘘造成进一步损害的先决条件；

④补充营养及维生素，维持水、电解质、酸碱平衡在胰瘘的治疗中占有重要的地位，每日损失的大量胰液含有丰富的 Na^+、K^+、$NaHCO_3$ 和蛋白质等，需及时补充，营养支持标准：热量（Q）124~145kJ/（kg·d），氮（N）：0.2~0.3g/（kg·d），热量与氮的比值 Q/N 为 413~620kJ/（kg·d）比 1g/（kg·d）；⑤引流量持续不减，可作空肠造口，不仅可以将引流的胰液经空肠造口管输回，也可作为灌注要素饮食用；⑥瘘管周围的皮肤应保持干燥或涂以凡士林，以防止皮肤糜烂；⑦必要时禁食，采用全静脉内营养，以补充营养、水分和电解质，由于不经口服，尚可减少胰液的分泌，促进瘘管的愈合；⑧生长抑素：在胰腺外科中，对生长抑素奥曲肽的应用能否防止胰瘘的形成还存在争议，欧洲有些前瞻性研究发现奥曲肽治疗组的术后胰瘘发生率低于对照组，近年来该研究备受质疑，目前美国胰腺外科中心已开展了前瞻性随机对照研究，以评估奥曲肽在预防吻合口瘘的作用，结论：术后奥曲肽的应用对阻止术后胰瘘的发生并无作用，并且该药价格相对昂贵，皮下注射也增加了患者的痛苦，因此就 M. D. Anderson 的经验，对胰十二指肠切除术后患者并不主张常规应用奥曲肽；但必须承认：奥曲肽虽不能解决胰瘘，但它确实可减少胰液的分泌和促进瘘管的愈合，术后应用了 3~7 天奥曲肽也是有理论依据的；⑨抗生素的应用限定于确认感染伴有临床感染症状的患者；⑩放射治疗：赵平等应用 4MV 直线加速器照射胰腺，每日 400cGy，连续 5 天，胰腺分泌可以停止，用来治疗胰漏，停止照射后数周，胰腺分泌功能可恢复；⑪手术治疗：胰漏持续 3 个月以上，引流量无减少趋势者；引流不畅、反复感染、发热，尤其是发现较大脓腔者；腹腔大出血；胰管断端瘢痕形成导致梗阻性胰腺炎并伴发疼痛者；手术方式有胰瘘窦道切除术、胰瘘窦道移植术、切除包括胰漏在内的远侧胰腺、胰瘘的内镜治疗等。

已有一些相对小样本的病例报道，丰富的外科经验和细心的手术操作下，胰瘘的发生率不超过 5%，M. D. Anderson 肿瘤中心的统计数据：超过 100 例胰十二指肠切除术患者，胰瘘者仅 2 例，小于 2%。

（2）胆瘘：胆瘘的发生率一般在 10% 以下，较胰瘘发生率低。主要原因：吻合技术因素，非扩张胆管吻合后未放置支架管；吻合口有张力，吻合端供血不佳等。主要表现为术后，拔除 T 管或支架管后逐渐或突然出现的腹痛、腹膜炎症状，伴有发热、黄疸、恶心、呕吐、腹胀、肠麻痹等，引流出较多的含胆汁的液体（往往发生于术后 5~7 天，自引流口流出大量胆汁，每日数百毫升至 1000ml 不等），只要术后引流管内有黄色内容物出现，及时测定胆红素含量和酸碱度易于诊断，B 超、诊断性腹穿、胃镜、口服美蓝后经引流管引出蓝染液体等可协助诊断。处理：术后后期胆瘘多属低流量漏，只要远端流出道保持引流通畅，待局部粘连形成可愈合；临床表现重者可采用右侧卧位或半卧位，禁食、胃肠减压、充分引流、减少经瘘口肠液流出量、加强支持治疗、合理应用抗生素等一般处理；依据引流量的多少、病情的轻重，选择手术治疗或保守治疗；如术后早期发生高流量胆瘘应及时再手术并放置 T 型管引流；在胆瘘发生期间应注意维持水和电解质平衡，有低钠时可输入高渗盐水和碳酸氢钠；当胰瘘发生时应警惕继发胆瘘形成，及时发现、及时处理。

（3）功能性胃排空延迟（FDGE）：胃腺由各种不同功能的细胞组成。主细胞分泌胃蛋白酶；壁细胞分泌盐酸和抗贫血因子；粘液细胞分泌碱性粘液，有保护粘膜和对抗胃酸腐蚀作用；G 细胞分泌胃泌素，有营养消化道粘膜作用，防止胃粘膜萎缩；胃底和胃体由主细胞、壁细胞、粘液细胞组成，胃底部尚有功能不明的嗜银细胞，而胃窦部含粘液细胞，且含 G 细胞。胃的神经：包括交感 N 与副交感 N，前者作用是抑制，后者则促进胃的分泌和运动功能。交感 N 来自腹腔 N 丛，副交感 N 即为左右迷走 N，左迷走 N 在贲门前分出肝支和胃前支（latarjet 前 N），右迷走 N 在贲门后分出腹腔支和胃后支（Latarjet 后 N），迷走 N 的胃前支、后支都沿胃小弯行走，分别发出分支与胃 A、V 分支伴行，分别进入胃的前后壁，最后形成终支，在距幽门 5~7cm 处进入胃窦，形成鸦爪，可作为胃迷走 N 切断术的标志。迷走 N 兴奋，释放乙酰胆碱，在胃底直接刺激壁细胞分泌胃酸，主细胞分泌胃蛋白酶，在胃窦部则引起 G 细胞释放胃泌素，胃泌素又可引起壁细胞分泌胃酸，乙酰胆碱和胃泌素二者间有蓄积的兴奋作用，此外组织胺亦可刺激胃酸的分泌。胃迷走 N 切断术能治疗十二指肠溃疡的机理：切断迷走 N，消除了神经性胃酸的分泌，也就从根本上消除了导致十二指肠溃疡发生的主要原因；消除了迷走 N 引起的胃泌素的分泌，从而减少体液性胃酸的分泌。切除全部胃窦，大大地减少了胃泌素的释放，丧失了胃泌素营养消化道粘膜的作用，导致胃粘膜容易发生萎缩，同时丧失了幽门括约肌的功能，以导致术后胆汁返流。十二指肠是钙、铁等离子的吸收点，是胃、胆、小肠正常运动和分泌的起搏点，是肠-胰轴保证胰岛素正常释放的关键部位。

胃瘫又名胃肠功能停滞综合征、胃排空延迟（障碍）综合征、术后胃无力征、术后胃瘫综合征等。

1）胃瘫的诊断标准：目前尚无统一的标准，常用的标准有：①经一项或多项检查证实胃流出道无梗阻；胃引流量>800ml/d，>10 天；无明显的水、电解质及酸碱平衡异常；无致胃乏力的基础疾病，如糖尿病、结缔组织病等；未使用平滑肌收缩药物。②腹部手术后，进食出现腹胀、反酸、恶心、呕吐，呕吐物为胃内容物；术后留置胃管>7 天，胃引流液>600ml/d，夹闭胃管后出现恶心、呕吐；经影像学或胃镜检查无胃流出道梗阻。③Yew 诊断标准：留置胃管 ≥7 天，拔除胃管后出现恶心、呕吐，不能进食。2011 年版胰腺癌诊疗规范推荐上述①标准。

2）可能发生的机制：①手术创伤大，通过各种途径刺激交感 N，使其活性增强，儿茶酚胺释放增加，迷走 N 抑制，尤其抑制胃肠 N 丛。②手术损伤迷走 N。③胃窦、幽门血运受损。④嗜银细胞内含有胃动力素，可使胃窦、上段十二指肠、小肠平滑肌收缩，激发胃 N 动力复合波，将小肠内容物传至结肠，嗜银细胞的减少或受损也是重要因素。⑤腹膜后干扰重、手术时间过长、胃小弯血管系膜切除过多或牵拉等干扰导致其功能受损等；全身因素：高龄、体弱、营养状况差、贫血、低蛋白血症等。

3）临床特点：胰十二指肠切除后发生率23% ~35%，保留幽门的胰十二指肠切除发生率可能更高。多发生在腹部手术、胃肠功能已恢复，并短暂进食后。每日经胃管引出大量胃液。多无明显的腹胀、腹痛等肠梗阻的症状与体征，可有少量的排气和排便。无需手术治疗。可持续很长时间，达 2 ~3 月，可在一突然时刻无明显原因（或莫名其妙）突然缓解。

4）处理措施：①置胃管，充分胃肠减压，加强营养、心理治疗或心理暗示治疗。②胃动力药物：胃复安、吗丁啉、红霉素的持续静脉滴入；Johns Hopkins 医院的经验是，无论是良性还是恶性肿瘤，其 PPPD（保留幽门的胰十二指肠切除术）术后胃排空延迟的发生率已降至约15%，归功于手术经验的累积和常规使用红霉素。③胃粘膜保护药物的应用。④治疗基础性疾病和营养代谢的紊乱：如纠正贫血和低蛋白血症，治疗糖尿病，纠正水盐电解质和酸碱平衡紊乱等。⑤有学者建议胃镜检查，快速向胃内充气，使胃短期内膨胀，然后快速吸净胃内气体，如此反复数次，如无效，2 ~3 天后可重复，可帮助疾病的恢复。⑥如诊断明确，必须耐心保守治疗和等待，切忌草率手术。⑦必要时做胃或空肠造瘘术。

（4）出血：手术后大出血是胰十二指肠切除术后一种严重的并发症。术后24 小时内出血与手术操作有关，称急性出血；24 小时以后的出血，多因胰瘘、腹腔脓肿、应激性溃疡所致延迟性出血；术后 3 ~4 周出血多系肠系膜上 V、胃左 A、胃十二指肠肠断端遭腐蚀所致。胃十二指肠 A 是胰十二指肠切除术时必须切断的重要 A，其断端结扎处与胰腺断端及胰空肠吻合处邻近，手术后因消化酶的作用，加之局部感染，可使该 A 的断端愈合不良或因结扎处发生坏死、破溃而易致腹腔内或胃肠道内大出血（胃十二指肠 A 残端破裂，可形成假性 A 瘤，穿破入肠道可引起胃肠道大出血），行胰十二指肠切除对胃十二指肠 A 处理应予以极大的重视，胃十二指肠 A 的断端必须保留稍长一些，勿过分紧贴肝 A，以丝线作双重结扎，并用大网膜将其妥善覆盖，凡遇有手术后大量出血再次手术止血时，应首先探查胃十二指肠 A 残端处。消化道出血多为应激性溃疡出血，多发生在手术后 3 天以上。

治疗：①保守治疗：如出血量不大，出血速度较慢，可在严密观察下快速扩容，保持有效的循环血容量；适合的止血药物；应激性溃疡出血可在胃镜下局部用药或应用钛夹钳夹止血；动脉造影可显示出血部位，进行栓塞止血等。②手术治疗：如出血量大，出血速度快且猛，保守治疗无效，应急诊手术。

（5）腹腔感染：发生率4% ~10%，多由于腹腔冲洗不充分、引流不畅（引流管的位置摆放不合理、体位引流不充分）、吻合口瘘（胰瘘、胆瘘、肠瘘等）、胃肠道粘膜细菌移位、无菌观念差的医源性污染、宿主体质弱、抗生素的应用不合理等所致。B超、CT可协助诊断。

处理：充分引流、减少经瘘口的肠液流出量（禁食、胃肠减压、抑制胃肠分泌的药物应用、必要时可造瘘或转流术）、加强支持对症治疗、合理有效的抗生素应用等。

（6）术后糖尿病：术后糖尿病的发生率为8%左右，处理详见第一篇第十章第六节。

（7）血管栓塞性并发症：1965年，Trausseau报道了肿瘤与血管栓塞性疾病的关系，提出了癌症病人的血液不论有无炎症，均易发生血栓的观点，后来人们将癌症病人发生的各种动、静脉血栓栓塞性疾病统称Trausseau综合征。临床工作中最严重的是深静脉血栓形成（DVT）和肺栓塞（PE）。

血管内皮损伤、血小板活化、凝血活性增高、抗凝血活性下降、纤溶活性下降、血流速度减慢等均为血管栓塞性并发症的发病因素。血液高凝状态的首位原因是恶性肿瘤，近60%的癌症病人并发血液高凝状态（又名血栓前状态），癌症患者血液高凝状态和血流速度减慢等是导致该综合征和癌症扩散和转移的重要原因。深部V血栓和肺栓塞病史、肥胖等亦是高危因素。

手术创伤、全麻是肿瘤患者围手术期发生Trausseau综合征的原因之一。大于40岁，腹腔肿瘤手术后Trausseau综合征的发生率约16.5%，其中深部静脉血栓发生率6%~90%，肺栓塞发生率4%~22%，恶性肿瘤术后栓塞性疾患的发生率尽管较高，但绝大多数为隐匿性，文献报道其中的81.6%~98.5%为隐匿性的，常不被人注意。

因深部V血栓和肺栓塞绝大多数是隐匿的，所以早期诊断困难，生前诊断率国外10%~30%，国内仅7.8%。敏感的特异性检查有：检测血小板激活的方法、检测血液凝固激活的方法、检测血栓形成伴有纤维溶解激活的方法、敏感性可达90%的静脉多普勒扫描、静脉造影和肺A造影等。

预防：血栓预防性措施适用于所有的高凝状态癌症患者，因为血栓前状态有利于血栓形成，使癌细胞逃避机械性损伤和免疫攻击，同时阻塞毛细血管，使癌细胞易于粘附、侵袭和转移。弹性袜（PCS）和充气的腓肠肌压迫器是预防深部静脉血栓形成有效的措施，可使深部V血栓的发生率降至5.6%；对血栓前状态低分子量肝素可作为首选药物，使用简便、有效、副作用小，皮下注射肝素5000U/12小时加双下肢弹性袜，较单用皮下注射肝素效果好（肺栓塞的发生率1.5%：4%，P<0.001）；术后尽早嘱患者循序渐进地下床活动，术后即开始在陪护帮助下四肢被动活动和按摩是简便易行的方法；对肺栓塞发生可能性大的患者应尽早安装下腔V滤器（IVC filter）等。

治疗：肺栓塞及时确诊、及时治疗者死亡率为7%，否则高达60%，且其中33%的患者在发病后1小时内迅速死亡，故及时的诊断和有效的治疗是挽救生命的关键，积极的预防更是事半功倍的措施。除一般治疗外，可采用①抗凝治疗：肝素、法华令，波立维、拜阿斯匹林有抑制血小板聚集和抑制血栓形成的作用。②溶栓治疗：溶栓治疗的有效性和相对安全性已在急性心梗，肺栓塞和动静脉血栓的治疗中显示出来，常用的药物有：链激酶、尿激酶、组织型纤溶酶原激活剂等。溶栓治疗的指征：肿瘤已得到较好的控制；腹部静脉血栓形成在1周以内，血栓面积较大，导致血流动力学改变。③手术治疗：静脉切开取出栓子，尽早应用下腔V滤器等也为治疗的手段之一。

（8）其他：如伤口裂开、伤口感染、肺部感染、泌尿系感染、心脑血管意外、肠梗阻、肝肾功能衰竭等并发症，均需积极诊治。

四、保留幽门的胰十二指切除术（PPPD）

英国外科医生Watson给一位Vater壶腹部癌患者首次进行保留幽门的胰十二指肠切除术，并于1944年报道了该案例，标志着PPPD手术的开始。直到1977年UCLA（美国加州大学）的Traverso和Longmire两位医生发表了他们对2例慢性胰腺炎患者施行该手术的经验，才引起人们的注意，并逐步推广应用，虽然他们最初的倾向是该手术只用于良性疾病的治疗，但实践证明和得到普遍公认：PPPD可治愈恶性肿瘤（图3-8-8）。

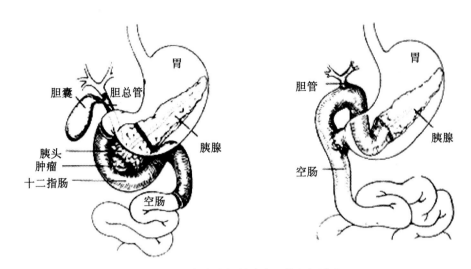

图 3-8-8　保留幽门的胰十二指肠切除术

　　PPPD 手术除了不进行胃部分切除外，其余的均与经典的 PD 以相同的方式进行。切除范围：胆囊、胆总管及其周围淋巴结，十二指肠大部、胰头以及部分胰颈、部分空肠，保留胃、幽门及幽门下 1.5 ~ 2cm 的十二指肠。UCLA 的经验：距幽门 2 ~ 3cm 处清扫其周围组织后用切割闭合器横断十二指肠，横断面通常在胃十二指肠动脉通过十二指肠后方的水平。行 PPPD 时，远端胃的大小弯淋巴结以及幽门前方淋巴结常规不予切除，实践证明胰腺癌患者上述淋巴结几乎不受侵犯，但因保留小部分十二指肠，可导致部分患者十二指肠切缘癌残留，局部晚期胰头癌病人可能已侵犯十二指肠，尤其是Ⅲ期或以上患者。为避免癌残留的出现，较大的十二指肠癌或胆总管下端癌，Ⅲ期或以上的胰头癌一般主张不宜采用 PPPD 手术。

　　PPPD 适应证：①慢性胰腺炎，特别是胰头部局限性慢性胰腺炎，伴有胰胆管开口部分狭窄，造成黄疸或剧痛等。②壶腹癌、乳头周围的十二指肠癌、胆管下端癌。③胰头部囊腺癌、恶性胰岛细胞瘤。④Ⅰ~Ⅱ期胰头癌。⑤特殊类型的胰头部良性病变，如巨大的胰岛细胞瘤或无功能性胰岛细胞瘤，或巨大的囊腺瘤、纤维肉瘤、血管瘤、淋巴瘤等。⑥胰头及十二指肠严重挫裂伤无法修复者。⑦胰头癌已不能作根治性切除，PPPD 可代替姑息性旁路手术，但需慎重。

　　PPPD、PD 术后并发症比较：PPPD 支持者认为因保留胃远端这一改进，使得倾倒综合征减少，体重增加良好，患者生活质量有所改善，而且手术时间缩短，而 PD 的支持者认为：PPPD 的上述优点尚缺乏可靠的大样本随机对比数据的支持，PD 为标准式式，随着医疗水平的提高，PD 手术安全可靠，尤其对恶性肿瘤患者而言，不担心十二指肠癌残留问题，而且胃排空延迟较 PPPD 减少。总之两者各自均有一定的局限性。

　　一般认为合并胃窦切除的 PD 术后较 PPPD 更易发生吻合口溃疡，根据 M. D. Anderson 肿瘤中心的经验，PD 术后常规给予抗酸药物至少 3 个月，发生吻合口溃疡罕见。

五、全胰切除术

　　早在 1944 年，Mayo Clinic 的 Priestley 医生就提出全胰腺十二指肠切除术治疗胰头癌可能长期存活的设想，并强调胰腺癌多中心发生的重要性，建议做全胰腺切除术，1954 年 Ross 首次报告了全胰腺切除治疗胰头癌并获得成功。经过多年的临床实践，虽然近年来国外一些大的医疗中心报道其手术死亡率已降到 2% 左右，并发症的发生率已降到 20% 左右，对Ⅰ、Ⅱ期胰腺癌的 5 年生存率也有报告比 Whipple 术要高，但是，至今全胰切除术治疗胰头癌仍然是一个有争议的手术。

1. 主张全胰切除术的理由

（1）Whipple 术后病人的 5 年生存率尚不高，全胰切除、胰周组织和淋巴结的切除有望彻底清除或根治肿瘤而提高远期疗效。

（2）Whipple 术常为紧贴胰腺肿瘤及其大血管周围进行切除，残胰切缘常有肿瘤残存。

（3）胰腺癌存在着多中心及多灶性癌，Mayo Clinic 报道多中心占 31%，多数文献报道为 16% ~ 31%，41% 的胰腺癌术后标本上发现有导管上皮增生、乳头样增生、胰管上皮增生，该类增生均可能发展为原位癌。

（4）活的肿瘤细胞经常脱落在梗阻的胰管中漂浮，并可在胰管的任何部位种植而形成多灶。

（5）全胰切除无需肠胰吻合术，因此术后无胰瘘的并发症。

（6）有文献报道，胰头癌 Ⅰ、Ⅱ 期行全胰切除术的 5 年生存率高于 Whipple，但 Ⅲ、Ⅳ 期病例无论 Whipple 术还是全胰切除，在术后生存时间上无差异。

2. 持反对意见的理由

（1）早期文献报道胰腺癌多中心发生较多，但一部分学者的统计结果并不高，Andren-Sandberg 报道 86 例胰腺癌全胰切除标本中仅 1 例为多中心癌，Avrain 报道 42 例也仅 1 例，另有 2 例系癌细胞沿胰腺组织蔓延到体部，并非多中心发生。

（2）胰头癌周围的组织中不典型增生细胞的范围并不广，北京协和医院病理科统计资料显示，胰头癌周围组织中不典型增生的发生率高达 40% 左右，但增生一般不超过肿瘤旁 3cm，因此注意切缘旁距肿瘤大于 3cm 距离即可以切除，并非要求全胰切除。

（3）全胰切除，病人生活质量下降，胰腺内、外分泌丧失，终生需要用胰岛素、胰酶维持，有些病人成脆性糖尿病，很难控制，甚至发生死亡。

（4）也有部分学者认为全胰切除与 Whipple 手术比较其 5 年生存率并无提高，如 Yeo 和 Trade 等学者。

3. 全胰切除的适应证

（1）胰头癌已向体尾部浸润，或癌浸润界限不清，或切缘快速病理检查阳性。

（2）高度怀疑体尾部有多中心病灶。

（3）无法安全实施胰空肠吻合术的病例，如肥胖病人胰腺粗大且质地极脆，胰管细或找不到，胰空肠吻合术实在很难实施者。

（4）术前有胰岛素依赖性糖尿病患者。

（5）术后病人有条件管理好自己的糖尿病，如能胜任自行注射胰岛素，能自查血糖病人。

全胰切除范围：全胰切除的术前准备和手术过程大致与 Whipple 相同，切除的范围多包括：胃远端、十二指肠、空肠上端、全胰腺及胰周淋巴结、脾、胆总管及胆囊，然后将空肠与肝总管、空肠与胃作吻合以重建消化道。关键点：术后一定要密切注意病人的血糖、尿糖及酮体等变化，正确并及时调整胰岛素用量，特别是术后最初几天，静脉应用胰岛素的量可能很大，每 2 ~ 4g 糖即用 1U 胰岛素，有时部分病人用量可能更大，以后血糖会逐渐下降，用量将逐渐减少，再改为皮下注射。全胰切除术后，外分泌功能已丧失，因而要补充胰酶等帮助消化，终生使用，应注意病人的营养状态。

六、胰头癌的扩大切除术

胰十二指肠切除术一直以来是治疗胰头癌的一种主要术式，但手术切除率较低。尽管多年来世界各国同行一直在不断努力和探索，特别在外科方法及切除的范围等方面不断改进，以提高胰头癌的疗效，已经取得一定的进展，在世界范围内，手术死亡率在大型医院多数下降至 5% 以下，并发症也下降到 25% 左右，但长期生存率到目前仍未大幅度提高，一些小样本资料 5 年生存率提高到 15% ~ 25% 左右，而从大宗病例观察，实际上还很低，如 Janes RH 等于 1996 年报道了美国抗癌学会收集的 16942 例胰头癌病例，其术后 5 年生存率仅 4% 左右。国内的情况可能更差一些。标准胰十二指肠手术生存率低，有部分学者归咎于 Whipple 术是紧贴胰腺肿瘤及大血管周围进行切除，且无法清除肝门、后腹膜转移的淋巴结和受侵的神经丛，较多的手术为非 R_0 切除，存在癌残留可能性，为避免癌残瘤，部分学者主张扩大切除术。

但是否需要扩大切除和扩大切除的范围多少为合理，仍然是医疗界研究和争论的热点，尚未达成共识，观点各异。目前手术方法很多，名称杂乱，除标准的胰十二指肠切除术外，有扩大的胰十二指肠切除术、改良的胰十二指肠切除术、治愈性切除术、区域性胰切除术、经侧腹膜后的区域性胰切除术、区域性胰切除术和淋巴结清扫、根治性胰切除术、超根治性胰切除术、全胰切除术等，但各种术式有不同的切除范围，即使同一种名称、不同的医师实施也有各自侧重的切除范围。本章节仅简要介绍区域性胰腺切除术。

Fortner 的区域性胰腺切除术：1973 年 Fortner 提出了区域性胰腺切除术，该手术强调很广泛地整块切除胰腺肿瘤及其周围组织。

（1）切除的范围：次全或全部的胰腺（脾）及其周围的软组织和淋巴结、胆囊和胆总管及其后方的淋巴结、十二指肠和上端空肠、部分胃及结肠系膜，并将肝总动脉、腹腔 A、肠系膜上 A 周围的软组织和淋巴结及部分腹膜后的软组织和淋巴结清除（称为 0 型）。

（2）Fortner 的区域性胰腺切除术分型：0 型：见上述。若肿瘤局部侵及门 V 时，一并将门 V 切除一段后修复称 I 型。如肿瘤巨大，还可以扩大根治的范围，切除腹腔 A 或者肝总 A 或者肠系膜上 A，进行血管重建或移植术，称 II 型。

（3）我国开展区域性胰腺切除术的现状：我国区域性胰腺切除术没有得到广泛的开展，主要原因：手术创伤大，技术要求高，疗效仍不理想，除大型医疗机构外，一般性医院受设备和医疗水平等因素的制约，不能开展此术式。中科院肿瘤医院提出以下观念值得关注：①对晚期已不能切净的 IV 期胰腺癌，行区域性切除也是徒劳的。②对 II、III 期，肉眼可以切净的胰腺癌患者应积极开展切除术；对经典的 Whipple 手术切除范围可能不够，应合理扩大切除范围，相当于 Fortener 0 型、I 型手术，有望提高根治率。③清除腹膜后组织要保留肠系膜上 A 左侧的神经丛以避免术后顽固性腹泻。

（4）扩大淋巴结清扫的治疗效果存在激烈的争议，见上述，不重复描述。

（5）联合血管切除与重建：胰腺癌侵犯血管是肿瘤具有较强侵袭能力的生物学特征，还是由肿瘤特异性位置所造成的？美国 M. D. Anderson 肿瘤中心进行了标准胰十二指肠切除术和因血管受侵而行联合门 V-肠系膜上 V 切除的胰十二指肠切除术的临床对比研究，两组手术标本的肿瘤大小，淋巴结转移情况，肿瘤 DNA 非整体倍数分析均没有差异，且两组患者住院时间、围手术期并发症的发生率和病死率也无差别，研究结果：胰腺癌对门 V-肠系膜上 V 汇合部的侵犯不是肿瘤生物学侵袭强的表现，而是由肿瘤特殊的位置所造成的，生存情况的分析显示联合门 V 切除者的生存时间与不需要切除门 V 者相同。

1）胰头和钩突部肿瘤局部生长会侵犯周围的血管，最常见的是侵犯肠系膜上 V，伴有或不伴有门 V-肠系膜上 V 汇合部的侵犯。

2）门 V 由肠系膜上 V 和脾 V 在胰腺后方汇合而成，肠系膜下 V 多数情况下汇入脾 V，但有时汇入脾 V 与肠系膜上 V 的汇合部或直接汇入肠系膜上 V，最早汇入肠系膜上 V 的两支静脉是胃网膜右 V 和结肠中 V，在胰腺癌联合肠系膜上 V 切除时，这两支静脉必须结扎。

3）动态 CT 增强扫描是了解局部解剖关系的较好方法，如果 CT 检查显示静脉受到肿瘤的侵犯，临床发现约 84% 以上的患者需要联合切除 V。门 V-肠系膜上 V 可完整切除的 CT 表现：①没有胰腺外病灶；②肠系膜上 A 和腹腔干没有肿瘤侵犯，表现为上述 A 与肿瘤之间存在一层正常的脂肪层；③门 V-肠系膜上 V 汇合部未因肿瘤侵犯而闭塞。内镜超声（EUS）在诊断门 V 侵犯方面具有较高的敏感性和特异性，与 CT 相当，但 EUS 对侵犯肠系膜上 A 的诊断具有局限性，敏感性低于 20%，且因局限性视野，检查范围有限，CT 与之比较有一定的优势。有些医疗中心认为肠系膜血管造影是非常重要的影像学检查，通过肠系膜上 A 造影的静脉期影像可显示门 V-肠系膜上 V 受侵情况，但随着 CT、MRI 的进展，已很少应用，但对于二期胰十二指肠切除的手术病例，术前肠系膜血管造影具有重要的作用，原因：一期手术的解剖分离和胆道引流均会造成门 V 周围的瘢痕化，会造成二期手术的门 V 系统医源性损伤，同时肠系膜血管造影可了解肝 A 的解剖变异，为手术提供更全面的资料。

4）术前详细的影像学检查和术中有经验外科医师的仔细全面探查，大多数需要做联合门 V-肠系膜上 V 切除的胰腺癌患者都能达到后腹膜切缘阴性，达到根治性疗效，使部分既往认为不可切除者得到根治的机会。

5）只切除肿瘤而忽略了受累的血管，必然存在切缘阳性，切缘阳性患者的生存期与接受非手术治疗（如姑息性引流、放化疗）疗效相当、疗效差。胰十二指肠切除与该术式联合肠系膜上 V 切除，手术死亡率与并发症发生率相近。

6）门 V-肠系膜上 V 汇合部及肝 A 受侵与肠系膜上 A、腹腔 A 受侵临床意义完全不同，后者被一层密集的自主 N 丛所包裹，如这两血管受侵犯，则表明肿瘤已沿 N 间隙广泛转移，获得阴性切缘的手术几乎不可能，即肠系膜上 A、腹腔 A 受侵为手术切除的禁忌证。胰腺癌容易侵犯门 V 和肠系膜上 V，还会侵犯邻近的 A，尤其是肝 A，特别是 15%～20% 的患者存在肝 A 的解剖变异，起源于肠系膜上 A 的异位右肝 A，从胰头后或胰头的实质中通过，很容易受肿瘤的侵犯、包裹。小段肝固有 A 受侵包裹，可以节段性切除后做对端吻合，或者用自体反向的大隐 V 植入重建肝 A，同样，如果没有肠系膜上 A、腹腔 A 侵犯，单独的肝总 A，尤其是在胃十二指肠 A 的起始部侵犯，也可切除做对端吻合或自体反向的大隐 V 植入重建肝总 A，肝 A 及其分支侵犯并不一定伴随着腹膜后广泛侵犯，因此联合肝 A 切除还是能够获得阴性切缘的。但临床实践表明：除了联合切除门 V-肠系膜上 V 以外，还需要联合切除肝 A 患者，术后不存在生存时间的优势，可能与肿瘤侵犯肝 A 时已伴有肿瘤细胞较大范围的浸润有关；且手术时间长，达 10小时以上，并发症高，如肝脓肿、肝功能衰竭、严重腹泻、动脉血栓、肠坏死等，多数学者持否定态度。用大隐 V 替代重建肝 A，缝合应采用外翻的方法，即由外里、里外的进针顺序，线结打在血管腔外，吻合针距一般保持在 1.5～2mm，否则吻合后由于动脉压力大而引起漏血，间断外翻吻合不易引起肝 A 狭窄，也可采用连续和间断外翻吻合法，即血管的后壁用连续外翻缝合，而前壁用间断缝合。

7）门 V-肠系膜上 V 受侵的切除范围取决于静脉侵犯的范围。肿瘤侵犯静脉壁小于 V 周长的 1/3 时，可作局部切除，用大隐 V 做补片修补 V；如果 V 受侵范围较大时，需要作 V 的节段性切除，可用自体颈内 V 作间置移植物重建 V，用自体颈内 V 移植物重建 V，可在短时间内重建完成并开放血流，同时能够保证重建后的肠系膜上 V 有足够长度和活动度，重建吻合口无张力；如 V 节段切除长度短，也可直接将血管的两端做对端吻合，日本学者提倡该术式，其优点：避免了切取自体 V 作移植物；缺点：吻合口张力过大；除自体 V 外，PTFE 材料的人造血管也可作间置移植物，但人造血管易发生感染和栓塞，而自体 V 移植后长期通畅率高，大隐 V 重建不如颈内 V，颈 V 的口径与门 V-肠系膜上 V 更匹配。自 1993 年以来，从 Fortner 报告区域性切除术后，合并血管切除的病例越来越多。多数专家认为：切除血管后重建，有利于彻底清除胰周区的结缔组织和淋巴组织，往往可提高 1、2 年生存率，但很难改善 5 年生存率，尤其对于门 V、肠系膜上 V 受累超过 2cm 或 V 周径 1/2 以上者；但如果 V 受累的范围较小，那么切除一段门 V 或肠系膜上 V 并清除胰周淋巴结缔组织，5 年生存率有望得到提高，该术式可以在 Whipple 术或扩大切除术中应用。

七、远端胰腺切除术

由于胰体尾癌解剖位置深在，胰腺左侧肿瘤的临床表现往往要比壶腹周围癌出现得迟，无典型的临床表现，早期很少造成胆道梗阻而出现黄疸，常规的影像学检查和肿瘤标记物检查尚缺乏特异性，加之医患的重视程度不够，绝大多数胰体、尾癌就诊时多属中晚期，预后极差，仅 8% ~ 10% 的患者可以进行手术切除治疗，相对于胰头癌而言，胰体尾部肿瘤的切除率提高很慢。

1. 禁忌证

①肿瘤超出胰体尾的范围、浸润周围脏器和组织、血管，不能整块切除，或伴发远隔脏器多发性转移、腹膜和/或网膜广泛转移、腹水者。②患者的一般状况和重要脏器功能差，不能耐受手术和麻醉打击者。③患者或家属不愿意接受手术治疗或不愿意承担手术风险者。

2. 手术切除的范围和切除的程度

依病灶位于胰腺体尾部的不同位置，胰腺的切缘距病灶的距离一般不应小于 3cm；胰体尾切除术的切缘应在肠系膜上 V 左缘处切断胰腺；依肿瘤的早晚和脾动静脉是否受侵以及术者的习惯决定是否切除脾脏；胰体尾周围的区域淋巴结、神经纤维和结缔组织的清扫术；区域受侵脏器的联合切除等。多选用背部垫高的平卧位，可选用中上腹正中切口，左侧旁正中切口，左侧经腹直肌切口，左中上腹纵切口加横切口，左侧肋缘下切口等。

3. 术中注意事项

①探查和手术过程中应注意无瘤的原则，注意胰腺癌的多中心起源的可能，避免遗漏病灶。②在探查和游离过程中，手法需轻柔，避免损伤胃大弯侧血管弓、胃肠干，尤其要注意防止脾撕裂伤，一般小的撕裂，出血量不多时，可用小的干纱布按压出血处，先行处理其他部位，多可自行止血，如撕裂口大，出血量多，应先行脾门结扎将脾脏切除，以控制出血。③为确保切缘的无瘤，切缘应距肿瘤至少 3cm，必要时术中快速冰冻，如切缘阳性，应补切胰腺。④胰腺近端尽量行鱼口状切口，并结扎主胰管，胰腺断端 "8" 字缝合，以预防术后胰瘘；对头侧胰管欠通畅或不通者，应行胰空肠吻合术，以保证胰腺外分泌与肠管间的通畅。⑤淋巴结的清扫一般要求达第一、第二站即可，不必清扫至第三站。⑥胰腺断端关闭不满意者，术后应放置引流管于胰腺断端处；对切除脾脏者，术后应每日监测血小板的变化，并于脾窝处放置引流管。⑦脾脏是人体重要的免疫器官，且为保护性血液过滤器官，切除脾脏后易出现凶险性感染，建议拟行手术的前两周常规应用肺炎双球菌、百日咳杆菌、脑膜炎双球菌疫苗，术前作充分的肠道准备，术前应该给予单次剂量的第二代头孢菌素等。

4. 是否联合切脾的争议

脾脏是自体重要的免疫器官，尤其在抗肿瘤免疫方面发挥着重要的作用；脾脏是保护性血液过滤器官，切脾易发生血源性感染；脾切除后可引起继发性血小板增多症，对于卧床或老年人有引起血栓并发症（Trausseau 综合征）的风险；中科院肿瘤医院统计资料表明：胰体尾癌行胰体尾+脾切除术后病理分析近 50% 的脾脏及其主要血管并未受累，且胰体尾癌可保留脾脏患者行保留脾脏的胰体尾切除术的生存时间令人满意，与同期可保留脾脏而施行脾切除术患者比较，复发率、生存时间相近，但生活质量提高，也有相反结论，如 Schwarts 等报道：保留脾脏者的术后生存率较脾脏切除组患者的术后生存率明显下降（17.8 个月比 12.2 个月，P<0.01）。笔者认为：当肿瘤已经扩散到脾门，保留脾脏可能导致癌残留者，脾脏切除术是必要的，如能保留脾脏，又能无癌残留，尽量保留脾脏，这样可使术后短期和远期病死率降低。

5. 预后

远端胰腺切除术后的并发症是可以接受的，术后病死率往往低于 5%。大宗报道：切除率 8% ~ 12%，不能切除者的中位生存期少于 6 个月，很少患者生存期超过 1 年，胰体尾癌术后的生存率报道不一，平均 5 年生存率在 10% 左右。

八、胰腺癌围手术期的处理

重视围手术期的处理对降低手术死亡和并发症的发生有重大的意义。

1. 术前的准备工作充分

（1）明确肿瘤的定性、定位和分期，作出可切除性的评估，制定详细的手术方案。

（2）充分了解患者的一般状况，积极纠正脏器的功能不全，对手术的风险作出正确评估。

（3）留置深静脉导管，充分进行肠内、外营养，改善营养和免疫状态，调节电解质紊乱以及酸碱平衡失调。

（4）术前进行短期的肠道准备工作。

（5）心理辅导，做好患者和家属的解释说明工作，取得其支持和配合。

2. 术后处理

（1）进入 ICU，监测生命体征，控制补液速度和总量。

（2）处理酸碱、水、电解质平衡紊乱。

（3）正确使用广谱抗生素，必要时根据药敏及时调整或更换，并注意有无真菌感染的发生。

（4）抑酶、止酸治疗。

（5）加强肠内营养，纠正贫血和低蛋白血症。

（6）密切观察病情的变化，及时发现并发症并予以正确处理。

（7）保护各重要脏器的功能，防止 MODS 出现。

（8）监测血糖，控制血糖在 6 ~ 10mmol/L 之间等。

第二节　胰腺癌的放化疗研究

一、胰腺癌 5-Fu 与 Gemz 化疗的疗效评估

1. 以 5-Fu 单药或以 5-Fu 为主联合化疗的疗效

（1）5-Fu 的药物动力学：5-Fu 可作为异常的核苷酸（FudRP）掺入到 RNA 中，为嘧啶类抗代谢药，基础研究发现将 ^{14}C-氟脲嘧啶注入带有艾氏腹水癌的小鼠后，分离 RNA，可见 5-Fu 掺入 mRNA、tRNA 和 r-RNA 中，已证明了这一原理。

5-Fu 杀伤细胞的主要原因是 5-Fu 脱氧核苷酸抑制胸腺嘧啶核苷酸合成酶，后者可使 2-脱氧脲嘧啶核苷酸甲基化而形成胸腺嘧啶核苷酸，由此产生的"无胸腺嘧啶死亡"，为细胞致死的主要原因。在低浓度 5-Fu 作用下 S 期细胞增加，G_2 期细胞减少，高浓度时 S 期细胞减少，并阻断在 G_1 期细胞向 S 期移行。

（2）5-Fu 的近期疗效：在 20 世纪七八十年代，早期Ⅰ、Ⅱ期临床研究 5-Fu 单药的有效率为 15% ~ 20%，缓解期短，仅 3 ~ 6 个月。大部分联合方案以 5-Fu 为基础，应用最广泛的有 FAM（5-Fu＋ADM＋MMC）、SMF（STZ＋MMC＋5-Fu）、PF（DDP＋5-Fu）、FSP（5-Fu＋STZ＋DDP）等，有效率（RR）为 0 ~ 43%。20 世纪七八十年代Ⅲ期临床研究结论：没有充分证据证明 5-Fu 能列入晚期胰腺癌的标准治疗，并不优于最好的支持治疗（best support care，BSC），联合化疗仅改善了 RR，但增加了不良反应，且与 5-Fu 单药比较中位生存期无差异，联合化疗的疗效优于单用 5-Fu 的证据不足。

BSC 亦为晚期胰腺癌的治疗措施之一，具体实施视病情而定：有梗阻及黄疸者可采用放置支架、激光手术、光动力治疗、放射治疗等措施迅速退黄；严重疼痛者可联合放疗或三阶梯镇痛治疗，必要时可给予 N 毁损性治疗；肿瘤活动性出血可考虑姑息手术或放疗；营养不良者及时给予肠内、肠外营养，总之 BSC 需充分对症，需多学科的积极参与。

早期研究 5-Fu 为主化疗的有效率偏高，究其原因：美国学者 Carter 1975 年发表于《Cancer review》杂志的文章作了相关分析，该文章影响力较大，被很多的文献引用，其认为：20 世纪 60 年代至 80 年代早期，对治疗的客观反应主要依赖体检、同位素扫描、超声检查等，当时计算机断层尚未普及，缺乏精

确的影像学测量手段；其二，大多数报道为小样本研究，病例的纳入有选择性，随机性不强；其建议采用 CT、MRI 作为测量工具进行随机、大样本临床研究对 5-Fu 的近期疗效进行重复实验。大宗病例研究所测得的客观反应率比以往报道要低，如癌症和白血病组织 B 组研究了 184 个病例，发现 FAM 和 SMF 的反应率仅为 14% 和 4%，Rubin 报告的包括 5-Fu 和甲酰四氢叶酸的 Mayo 临床方案（5-Fu，425mg/m^2，CF，20mg/m^2，用药 5 天，28 天为 1 周期）无客观有效病例等，所以 5-Fu 的准确有效率有待于进一步研究得出结论。

以 5-Fu 为主的联合化疗方案，孙燕，周际昌教授在临床肿瘤内科手册作了推荐，可供临床参考：FAM：5-Fu 300mg/m^2 静滴，每周二次，第 3、5、10、12 天，ADM 30～40mg/m^2 静冲，第 1 天，MMC 4～6mg/m^2，静冲，第 1、8 天，21 天为 1 周期；SMF：STT 1.0/m^2，静冲，第 1、8、29、36 天，MMC 10mg/m^2，静冲，第 1 天，5-Fu 600mg/m^2，静滴，第 1、8、29、36 天，56 天为 1 周期。

（3）5-Fu 化疗对晚期胰腺癌生存的影响：如上所述：早期研究表明 5-Fu 单药或联合化疗对晚期胰腺癌的生存期无明显的影响，但 20 世纪 90 年代，有两个Ⅲ期临床研究，显示 5-Fu 联合化疗能延长晚期胰腺癌的中位生存期 3.5～4.4 个月，相对于无治疗者 2～4 个月的中位生存期这样短的生存期延长，也是有意义的，该两项研究表明化疗对晚期胰腺癌有益，值得临床工作者重视，为晚期胰腺癌的化疗提供了理论依据。

英国爱丁堡胃肠组的 K. P. Palmer 医生 1994 年在《英国外科杂志》（British Journal of Surgery）发表了 5-Fu+ADM+MMC 联合化疗 2 月治疗非手术胰腺癌能延长生存期的文章，治疗组 MST 33 周，对照组仅为 15 周，得出结论，化疗适应于不可切除胰腺癌患者。

瑞典乌普萨拉大学肿瘤部的 B. Glimelius 1996 年在欧洲肿瘤医学会主办的《肿瘤年鉴》（Ann Oncol）发表了 5-Fu/CF+Vp16 或 5-Fu/CF 方案化疗能改善进展期胰腺、胆管癌患者的生存期和生活质量的科研课题，治疗组 MST 6 个月，对照组仅 2.5 个月，P<0.01，治疗组 QOL（quality of life）改善 36%，对照组仅 10%，也有统计学差异，表明化疗可提高生活质量和延长生存期。

笔者认为：鉴于美国 NCCN（国立癌症综合网站）专家组推荐，PS<2 者，化疗可望获得生存益处；以 5-Fu 为主的联合化疗疗效尚不十分肯定，加之新药 Gemz 的临床普及，有取代 5-Fu 的趋势，所以应用 5-Fu 为主的联合化疗方案治疗晚期胰腺癌应十分谨慎，治疗前应充分与患者和家属交流，讲明化疗可能无效，达不到预期的效果；还需特别注意阐明晚期胰腺癌患者的病情可能在很短时间内迅速恶化，包括出血、血栓、疼痛进展、梗阻、胆系感染和癌性腹膜炎等，这些病情变化往往与治疗无关，在征得病人及家属同意并签署化疗同意书后实施。

2. 以吉西他滨（Gemz）单药或以 Gemz 为主联合化疗的疗效

（1）Gemz 的作用机制：吉西他滨（双氟胞苷、健择，简写为 dFdc，Gemz）为一新的胞嘧啶核苷衍生物，和阿糖胞苷一样，需要进入体内后由脱氧胞嘧啶激酶活化，形成吉西他滨磷酸盐（dFd CMP）、吉西他滨二磷酸盐（dFd CDP）和吉西他滨三磷酸盐（dFd CTP）后才发挥抗癌作用，其中吉西他滨二磷酸盐（dFd CDP）和吉西他滨三磷酸盐（dFd CTP）为活性物质，其可以抑制 DNA 的合成。本品为嘧啶类周期特异性抗肿瘤药物，其主要代谢物在细胞内掺入 DNA，与阿糖胞苷相近，主要作用于 G_1/S 期。除在细胞内掺入 DNA 外，同时对核苷酸还原酶具有抑制作用。和阿糖胞苷的不同点在于吉西他滨细胞内的代谢物由胞嘧啶核苷脱氨酶代谢，但吉西他滨正因为对核苷酸还原酶具有抑制作用，所以能抑制脱氧胞嘧啶脱氨酶，从而减少细胞内代谢物的降解，具有自我增效的作用。在临床上，吉西他滨和阿糖胞苷的抗瘤谱不同，对多种实体肿瘤有效。

（2）Gemz 化疗方法的探讨：由 NCCN 专家委员会 23 位专家共同制定的胰腺癌临床指南，所推荐的共识分级分为三级，1 级：基于高水平证据，NCCN 专家达成一致共识；2A 级：基于低水平证据（包括临床经验），达成一致共识；2B 级：基于低水平证据，未能达成一致共识；3 级：存在较大争议的共识。

①NCCN 对转移性胰腺癌 I 级推荐：Gemz 1000mg/m²，静脉滴注超过 30 分钟，3 周内每周 1 次，连续 3 次，然后休息 1 周为一周期，作为转移性胰腺癌的一线标准化疗，吉西他滨单药或以吉西他滨为基础的联合化疗，可作为 5-Fu 为基础联合化疗的替代治疗。

②根据药代动力学原则的固定剂量滴速（FDR）给药：肿瘤细胞内吉西他滨的磷酸化是一可饱和的过程，I 期临床研究表明：FDR 10mg/m²·min，能够保持 Gemz 具有稳定的血药浓度（26.5nmol/L），足以保持 dFd CTP（吉西他滨三磷酸）在肿瘤细胞内达到最大浓度，血药浓度超过 26.5nmol/L 时肿瘤细胞内 Gemz 磷酸化已饱和，化疗指数并不相应增高，按 FDR 10mg/m²·min，延长滴注时间，有望提高化疗疗效，多项细胞培养实验已证实 Gemz 进入 DNA 为时间依赖性，Gemz 为时间依赖性药物，选择固定剂量输注（10mg/m²·min）的方法替代 Gemz 30 分钟静脉输注为 NCCN 专家委员会 2B 级共识，值得进一步研究。

（3）Gemz 与 5-Fu 疗效比较：综合已发表的多篇文献，单药吉西他滨对初治晚期胰腺癌的有效率为5.4%～14.3%，并不优于 5-Fu 及其他药物，但肿瘤的稳定率为 25.1%～58%，明显优于 5-Fu，且 Gemz 能显著改善转移性胰腺癌患者的生活质量及临床受益反应，并且能延长病人的中位生存期。

1997 年美国 FDA 已认可吉西他滨在胰腺癌患者中的应用，这是 35 年来自 5-Fu 后第一个被批准应用于胰腺癌患者的化疗药品，FDA 认可是基于两项有症状 IV 期胰腺癌 Gemz 化疗的临床研究结论，该两项研究引入了临床受益反应（CBR）这一概念。Anderson 在 1994 年提出临床受益反应（Clinical benefit response，CBR）的评估标准：CBR 评价分为有效和无效；有效的主要标准：疼痛评分降低>50%，镇痛药物的用量降低>50% 和 KPS 提高 20 分以上；次要标准为排除体腔积液后，体重增加 7%；以上标准必须维持≥4 周；主要指标中只要有一项无效则评价为无效；主要指标中只要有一项有效，其他两项稳定，则评价为有效；三项主要指标稳定，次要指标有效也可判定有效。主要指标的阴性标准：疼痛程度较基准恶化，维持 4 周；KPS 较基准恶化≥20 分并维持 4 周。主要指标的稳定标准：介于有效和阴性标准之间的任何结果。次要指标的阴性标准：凡达不到有效标准，均视为无效。

①美国圣安东尼奥癌症治疗研究中心的 Burris HA 等医生 1997 年发表于美国癌症协会主办的《临床肿瘤杂志》关于吉西他滨一线治疗进展期胰腺癌可提高生存及临床受益的一项随机试验，充分肯定了 Gemz 的疗效。该研究将 126 例进展期胰腺癌患者随机分为两组，A 组（63 例）：Gemz 1000mg/m²，每周1 次，连用 7 周，休 1 周，然后 1000mg/m²，连续 3 周休 1 周；B 组（63 例）：5-Fu 600mg/m²，每周 1次。结论：A、B 组 CBR 分别为 23.8%、4.8%，P=0.0022，A、B 组 MST 分别为 5.65 月和 4.41 月，P=0.00025，有高度显著性差异，1 年生存率 A、B 组分别为 18% 和 2%，A 组明显高于 B 组，尽管 A 组客观有效率较低，仅占 5.4%，但 B 组未发现有客观有效病例，亦优于 5-Fu 化疗。

②第二个实验由美国学者 Rothenberg ML 于 1996 年完成，63 例 5-Fu 治疗失败的晚期胰腺癌患者采用 Gemz 单药化疗，方案与 Burris HA 医生相同，结果 CBR 为 27%，1 年生存率为 4%，中位生存期为 3.9 个月，收到较好的临床效果。

基于这两项研究，美国 FDA 批准 Gemz 作为进展期胰腺癌的一线和补救治疗药物。

（4）对吉西他滨联合化疗的评价：吉西他滨与顺铂、奥沙利铂、希罗达、伊立替康、紫杉类等化疗药物的联合化疗，包括与放射治疗、生物靶向药物的联合是近年来研究的热点，但多数为 I、II 期临床研究，已显示了较好的耐受性和疗效，确切的结果有待于开展 III 期临床研究得出可靠结论。

2005 年意大利米兰圣拉斐尔科学会的 Reni 医师在英国的《柳叶刀·肿瘤学》杂志（世界排名第 2 的医学杂志，影响因子 28）报道了一项随机对照的多中心 III 期研究，比较了 PEFG 方案与吉西他滨单药治疗晚期和转移性胰腺癌的结果，A 组 52 例选用 PEFG 方案，DDP 40mg/m² d1，EPI 40mg/m² d1，Gemz 600mg/m² d1、d8（超过 1 小时用药），5-Fu 200mg/m²·d 连续静滴，d1～d28，每 4 周重复为 1周期，B 组 47 例单用 Gemz，Gemz 1000mg/m²/w，连用 7 周休 1 周后，改为连用 3 周休 1 周。结果：A 组明显改善了 PFS（4 月的无进展生存占 60%，而 B 组占 28%，P＝0.003）、RR（A 组 38.5%，B 组 8.5%，P<0.001）、1 年生存率（A 组 38%，B 组 21.3%，P＝0.06，虽无差异，但有提高的趋势）。该研究是随机对照多中心Ⅲ期研究中首次在世界级重要期刊发表，并首次证明以 Gemz 为主的联合化疗在无进展生存期等方面优于 Gemz 单药，值得进一步研究。但联合化疗出现 3～4 度中性粒细胞、血小板减少明显增加（P<0.0001），表明 Gemz 联合化疗在提高有效的同时也增加了不良反应。

随后相继发表不少关于 Gemz 联合化疗优于 Gemz 单药的研究，本文作简要介绍：

1）法国多学科治疗肿瘤协作组（GERCOR）在美国《临床肿瘤学杂志》发表了"进展期胰腺癌 Gemz 联合奥沙利铂与吉西他滨单药的对照研究"，GEMOX 组：Gemz 1000mg/m^2，100 分钟滴注，d1，LOHP 100mg/m^2，2 小时滴注，d2，每 2 周重复，Gemz 组：Gemz 1000mg/m^2/w。结果：在 RR 方面 GEMOX 组：GEMZ 组为 26.8%：17.3%，P＝0.04，在 CBR 方面为 38.2%：26.9%，P＝0.03，在 PFS 方面为 5.8 个月：3.7 个月，P＝0.04，在 8 个月生存率方面为 56.5%：45.3%，P＝0.05，在 MOS 方面为 9 个月：7.1 个月，P＝0.13，结论：GEMOX 组安全、有效，在有效率、临床受益反应、无进展生存期方面优于 GEM 单药组，有统计学差异，在中位总生存期方面，GEMOX 组有延长的趋势，但无统计学差异。2006 年版 NCCN 据此推荐 CEMOX 方案可用于晚期胰腺癌的治疗。但亦有不同的结论，2006 年美国新泽西州肿瘤协会的 Poplin 医生在 2006 年 ASCO 会议上报道了多个组织协作完成的 E6201 临床实验，认为 GEMOX 方案与单药 Gemz 相比并无优势，只是中位总生存期联合组似有改善的趋势（5.9 个月：4.9 个月），该研究被 ASCO 评为临床肿瘤学研究主要进展之一，故 2008 年版 NCCN 指南不再将 GEMOX 方案列入可供选择治疗晚期胰腺癌的方案。由于这两项Ⅲ期随机临床研究，均由国际知名肿瘤中心完成，原始研究设计严密，有严格的入组标准，有明确的生存曲线及详细的毒副反应记录，可见原始研究为高质量研究。更为重要的是这两个临床试验的治疗组 LOHP 剂量相同，Gemz 剂量为 1000mg/m^2，均为固定剂量速率输注，对照组均为标准用量及用法，因此将两个试验合并进行 Meta 分析的结果具有较高的可信度，可以反映 GEMOX 方案一线治疗晚期胰腺癌的地位和价值（Meta 分析是对同一课题的多个独立研究的结果进行系统、定量的综合分析，国内翻译为荟萃分析，对数据结果进行汇总合并分析是 Meta 的精华，在肿瘤生存或疗效研究领域，统计学方法应用较多的是对生存率或死亡风险比 HR：Hazard Ratio 指标的分析）。合并后分析结果：GEMOX 一线治疗晚期胰腺癌的半年生存率提高 9%（P＝0.005），RR 提高 6%（P＝0.006），1 年生存率提高 5%，尽管 P＝0.08，无差异，但也表明有改善的趋势。但必须指出：GEMOX 疗效的改善是得益于 Gemz 固定剂量速率输注，还是奥沙利铂的作用，尚不确定。笔者认为：现有的证据已提示 GEMOX 方案一线治疗晚期胰腺癌可能有较好的应用前景，不宜过早予以否定，值得我们进一步开展相关临床试验。

2）2005 年 ASCO 年会上，罗马尼亚纳波卡癌症协会介绍了 3314 例晚期胰腺癌应用吉西他滨联合化疗与吉西他滨单用的对照研究，其中 1649 例吉西他滨联合，1655 例单用，联合组包括 43% 联合铂类，29% 联合 5-Fu 及其衍生物，联合其他药物占 28%，随诊 2.9～71.8 个月，结果：虽统计学处理无差异，但吉西他滨联合组有存活优势。德国报告的 195 例晚期胰腺癌随机分为 Gemz 联合 DDP 与单用 Gemz 的Ⅲ期随机临床研究，一般状况较好者（KPS 90～100 分）能从 Gemz 联合 DDP 的治疗中获益，而对 KPS 70～80 分的患者联合组不优于 Gemz 单药组。该会议上也有许多比较含吉西他滨的两药方案与 Gemz 单药治疗晚期胰腺癌生存益处的临床研究，所联合的药物包括卡培他滨、伊立替康、紫杉醇、奥沙利铂等，总的印象：吉西他滨联合化疗可以提高有效率、肿瘤控制率、CBR 率，对无进展存活和总存活有益或潜在有益。

3）国内方面，中山大学附属二医院的梁汉霖医生等 2005 年在《循证医学》杂志上荟萃分析了近年来 19 组共 3915 例病人 Gemz 联合化疗与 Gemz 单用的随机对照研究，结论：联合组比 Gemz 单药组客观有效率提高了 5%，1 年生存率提高 3%，半年 PFS 提高 10%，但相应的不良反应也在一定程度上增加，也说明了 Gemz 联合化疗有益或潜在有益。

综上所述，笔者支持对一般状况较好的晚期胰腺患者开展 Gemz 固定剂量速率（10mg/m² · min）加联合化疗的 Ⅲ 期大样本随机对照临床研究，有望提高生存率、延长生存期。

（5）胰腺癌常用化疗方案，仅供参考。

①GEMOX：Gemz 1000mg/m²，iv drop>100min，第 1 天；LOHP 100mg/m²，iv drop>120min，第 2 天，每 2 周重复。

②GEM+CPT-11：Gemz 1000mg/m²，iv drop>30min，第 1、8 天；CPT-11 100mg/m²，iv drop>90min，每 3 周重复。

③GEM+Xeloda：Gemz 1000mg/m²，ivdrop>30min，第 1、8 天；Xeloda 1000mg/m²，口服，Bid，第 1~14 天，每 3 周重复。

④GEM+UFT：Gemz 1000mg/m²，ivdrop>30min，第 1、8、15 天；UFT 300mg/m²，口服，Qd，连续服用，每 4 周重复。

⑤GEM+DDP：Gemz 1000mg/m²，ivdrop>30min，第 1、8、15 天；DDP 25mg/m²，iv drop，第 1、8、15 天，每 4 周重复。

二、胰腺癌的放射治疗

1. 放射治疗相关知识

放射治疗通过外照射技术和后装技术实施。外照射指放射源位于体外一定距离集中照射身体的某一部位。近距离放疗是将放射源直接放入被照射的组织内，例如胰腺、乳腺、软组织肿瘤内的放疗或者天然体腔内（腹腔、阴道腔内、食管腔内）进行照射的方法。

外照射通常通过直线加速器来给予，直线加速器通过电子源产生放射线，其原理与用以诊断为目的的千瓦级 X 线机相似，但针对特定的靶区，直线加速器能放射出兆伏级用于治疗的射线，一般应用光子和电子。光子可以穿透深部组织，应用于位于体内深处的肿瘤治疗，相比较而言，电子线仅能穿透浅表组织，多用于治疗淋巴结和皮肤癌，电子线也能用于术中放疗（IORT）。

光子和电子的穿透深度取决于射线的能量和所照射组织的类型，当射线穿过组织时，或多或少会损失一定量的能量，射线穿过空气时损失的能量较少，如射线穿过肺组织时，仅损失一小部分能量，因肺组织含有许多空气成分，相反，当射线穿过肝、肾、胰等实质性内脏时会损失大部分能量，因此当设定射线剂量时，必须考虑组织之间的不均一性而导致的差异。

应用光子射线时，更高的能量能穿透组织的更深处，并且可以减少损耗在皮肤浅层的能量。举例说明，应用 6MV 高能 X 线时，在皮肤表面下 1.5cm 处可以接受到 100% 的射线，在皮肤表面下 10cm 处可以收到 65% 的射线，而应用 18MV 射线时，在皮肤表面下 3.5cm 处可收到 100% 的射线，在皮肤表面下 10cm 处可收到 85% 的射线，故 18MV 的射线束通常用于治疗胰腺癌，其机理为集中射线剂量在深部结构，而不是浪费在皮肤等浅层组织。

应用电子射线时，其剂量往往集中于浅层组织，通常电子束能量除以 3 所得到的数值（单位为厘米）为皮肤下层该深处可以接受到 80% 的射线，电子束能量除以 2 所得的数值（单位为厘米）为皮肤下层该深处可以接受到 95% 的射线，以 9MeV 的电子束为例，80% 的射线集中在离表面 3cm 之内，95% 的射线集中在离表面 4.5cm 之内。

肿瘤细胞与有快速增殖能力的正常细胞（如消化道粘膜细胞）有相似的生物学特征，作用于肿瘤和粘膜表面的射线所产生的效应，被认为是一种炎症反应，发生在治疗的同时者，称为急性放射反应；发生在治疗后数月至数年的，称为迟发性放射反应，其特征为纤维化和血管畸变，如血管闭塞和毛细血管扩张症等，迟发性放射反应大多数发生于增殖能力差的组织，如肌肉、N 组织等。

射线的总剂量能不能给足，受到单次放射剂量的影响，单次提供大剂量射线，可以杀灭更多的肿瘤细胞，但也不可避免地影响到正常组织的修复，因此给予单次大剂量射线时，射线的总剂量必须降低，正常组织对射线的耐受性和修复能力是有限的，必须考虑在内。

术中放疗中通常单次给予的放射剂量在 $10 \sim 20Gy$ 之间，用 α/β 计算方法，术中放疗给予单次 $10Gy$ 的放射剂量，相当于用常规分割外照射，分次量 $2Gy$，肿瘤 DT 量 $17Gy$，术中放疗给予单次 $20Gy$，相当于肿瘤 DT $50Gy$ 的生物学效应。Massachusetts 中心医院的早期论文报道，对患者无法切除肿瘤区域进行 $15 \sim 20Gy$ 术中放疗和 $45 \sim 50Gy$ 的外照射相结合，这个剂量相当于单纯外照射给予 $76 \sim 100Gy$，每次 $2Gy$。没有术中放疗，单纯外照射要达到这么高的剂量是难以实现的。术中放疗通常与外照射相结合，高剂量放射所带来的放射生物学副作用在术中放疗中明显减少，因术中放疗只涉及肿瘤区域，而把邻近正常组织结构尽可能地排除在术中放疗的放射野之外。

放射性粒子的组织间植入治疗属近距离放射治疗的范畴。局部植入放射源是一种先进、有效的局部治疗手段，它是通过微创方法，将多个封闭装好的、具有一定规格的放射性核素，经施源器或者施源导管放至瘤体组织内，对肿瘤组织直接照射，达到治疗肿瘤的目的。目前该技术在胰腺癌治疗中有一定的临床应用价值。其机理为：应用 γ-射线直接破坏肿瘤细胞核的 DNA，使肿瘤细胞失去繁殖能力而凋亡。临床上常用的放射性粒子：^{125}I（碘）：半衰期 70 天，最大能量 $27kV$，初始剂量率为 $8 \sim 10cGy/h$，操作人员不需特别的防护，因能量低、穿透距离短，要求非常精确地种植粒子，因其初始剂量率低，对快速增殖肿瘤的疗效尚需进一步探讨；^{192}Ir（铱）：半衰期 72 天，产生最大能量 $400kV$ 的 γ 射线，操作人员不需特别的防护，其优势是可通过调整植入针的位置达到改进剂量分布的目的，^{192}Ir 质地柔软，易制成各种长度，适合于各种施源器；^{169}Y（钇）：光子能量 $93kV$，初始剂量率 $12.5cGy/h$，优势是剂量分布更均匀，周围组织受量小；^{198}Au（金）：半衰期短，仅 2.7 天，最大能量为 $1.2MV$，操作人员需特别防护；^{103}pd（钯）：半衰期 17 天，最大能量 $21kV$，初始剂量为 $20cGy/h$，其优势同 ^{125}I，缺点是剂量衰减太快。放射性粒子的具体特点：放射源体积及强度小，容易接近肿瘤区域，治疗的距离短，在 $0.5 \sim 2cm$，对周围正常组织影响较小；由于射线的强度与距离的平方成反比，距放射源近的组织剂量相对较高，而远离放射源的组织内剂量较低，因此治疗区内的剂量分布相对不均匀。

重粒子治疗指质子和中子射线，重粒子射线不是临床常用的放射线，国内设备极其有限，国内外只有极少数医院尝试性地应用快中子、质子治疗胰腺癌。中子线的物理特性与 X 线无明显差异，但其生物学性质特殊，相对的生物学效应高于 X 射线 3 倍，应用快中子治疗的依据为通过中子比常规高能 X 线优越的生物学效应以期获得更优的治疗比；质子射线的物理特性极为特殊，射线入口剂量极低，最大剂量点的峰值高耸，随之陡降，称为 Brag 峰，其放射物理学方面的特性有利于肿瘤的适形放疗，即最大限度地照射肿瘤的同时，能有效地保护肿瘤周围的正常组织，使靶区的剂量均匀一致，应用质子治疗的理论依据为通过先进的物理学效应获得更优的治疗比。

三维适形放疗与调强放疗是最近放射肿瘤学最有价值的技术，它提高了肿瘤的放射剂量而正常组织的损伤减少。高剂量放射剂量一般意味着更好的肿瘤控制率，而肿瘤周围正常组织的剂量又限制了肿瘤能接受更高的剂量。三维适形放疗利用多个光子束来尽量减少正常组织的放射剂量，邻近的正常组织吸收的剂量尽可能地被分散，肿瘤得到更高的总放射剂量是基于所有的光子束都集中于肿瘤区域，多个定制的楔形挡块和多个不同能量的光子束为 3D-CRT 的重要组成部分，但三维适形放疗每一光子束为均一强度的射线，当肿瘤围绕正常组织时，正常组织通常也无法避开。胰腺和周围的组织不是静止的器官，肺呼吸运动和胃肠道的体积和充盈度等因素均会影响脏器的运动，移动范围最大的是胰尾和肠系膜上 A，平均移动一般仅 $3 \sim 4mm$，但最大者可达到 $15.6 \sim 17.6mm$，影像引导的放射治疗（image-guided radiation therapy, IGRT）能对放疗时脏器的移动作出校正，可以确定安全的放射剂量和提高疗效。调强放疗（intensity-Modulated radiation therapy, IMRT）比三维适形放疗更进一步，其光子束不是单一、整束、强度一致的射线，由许多强度不同的细束组成，治疗时用一个光子束就可以在某些区域改变放射剂量。应用逆行治疗计划治疗时可用一个光子束围绕肿瘤连续移动，这种自由度可使放射剂量的分布形态达到前所未有的均匀，即用一个光子束就可以在某些区域改变放射剂量分布的适形性，从而提高肿瘤照射剂量，对周围重要脏器的损伤明显减少。

2. 单纯放射治疗对局部晚期胰腺癌的疗效

不能切除的局部晚期胰腺癌主要指局部晚期，尚未发现远处转移患者，通常病变范围能够进入 10cm×10cm 的放射野内，诊断时此类病人大约占全部胰腺癌的 40% 左右。该类病人为放射治疗的适应证。

早期较多研究表明，与 BSC 相比，对局部晚期胰腺癌患者实施外源性放射治疗（EBRT）、术中放射治疗（IORT）的优势在于能减轻症状，获得一定的姑息效果的同时，对局部病灶控制良好，对区域外无作用，对长期生存时间的延长无令人信服的证据，IORT+EBRT 也仅仅只是增强了放疗的局部控制。

通过限光筒将高能加速器产生的高能电子线引导到需照射部位的术中放疗首先由日本的 Abe 医生采用，随后被广泛应用于临床，日本国开展术中放疗与外照射联合的研究较多，部分文献报告放射治疗能延长生存期，以下两项研究值得关注。

1996 年日本京都大学的 Shibamoto 报道：对 115 例无法切除的胰腺癌患者进行了放射治疗的研究，高剂量组包括 IORT 剂量 30～35Gy，EBRT55～60Gy，研究结果：对照组的中位生存期仅为 3.5 个月，明显低于 IORT 组的 6.5 个月，EBRT 组的 8 个月，IORT 联合 EBRT 组的 8.5 个月，且患者 12～18 个月生存率统计，IORT 联合 EBRT 组明显高于单纯 EBRT 组（P<0.05），表明放疗可望延长生存期。

2003 年日本千叶国家癌症中心医院的 Furuse 医生报道：术中放疗 25Gy 联合适形放疗 40Gy，患者的中位生存期长达 11.1 个月，2 年生存率达 13%，收到良好的效果，表明 IORT 联合适形放疗可望延长进展期胰腺癌患者的生存期。

总之，单纯放疗对生存时间的延长尚无令人信服的充足依据，有待于开展放、化疗研究。

三、胰腺癌放、化综合治疗

胰腺癌是目前常见恶性肿瘤中预后极差的肿瘤之一，国内报道 8 省 2 市 14 家三级甲等医院 1990—2000 年 10 年期间 2340 例胰腺癌术后多变量分析，胰头癌根治术后的中位生存期为 17.1 个月，中位生存率 1 年为 54.4%，3 年 13.5%，5 年 8.5%。欧洲临床肿瘤学会（ESMO）2005 年统计了不同期别胰腺癌的 5 年生存率，其中 Ⅰ 期（$T_{1-2}N_0M_0$）5 年生存率为 5%～35%，Ⅱ 期～Ⅲ 期（$T_3N_0M_0$，$T_{1-3}N_1M_0$，$T_4N_{any}M_0$）为 2%～15%，Ⅳ 期（$T_{any}N_{any}M_1$）则<1%。疗效均不理想，胰十二指肠切除术后患者生存期短最相关的因素：其一，术后切缘阳性或癌残留，属姑息性切除，该类患者并不能通过手术切除来延长生存期；其二：胰腺癌术后极易复发或转移，统计表明局部复发率为 50%～80%，腹腔转移率 30%～40%，肝转移率 40%～90%。提高生存率的决定性因素除提高根治性切除的切除率外，需积极降低术后的局部复发率和远处转移率，因此有必要开展胰腺癌放、化综合治疗的研究。

1. 晚期胰腺癌

晚期胰腺癌患者无手术切除、局部放射治疗的适应证，多年来有关胰腺癌是否值得化疗，晚期病人化疗和最佳支持治疗（BSC）相比是否有优势一直存在争议，目前结论是肯定的，而且几乎已达成共识，化疗应当成为基本治疗方案。晚期胰腺癌化疗治疗的讨论已在上述章节中作了比较详细的阐述，本章节不再作进一步讨论。

2. 局部晚期胰腺癌

局部晚期胰腺癌患者已失去手术根治性切除的适应证，多数患者有放、化疗指征。美国胃肠肿瘤研究组（GITSG）对局部晚期胰腺癌的治疗作了一系列研究，认为综合治疗（同步放、化疗）的疗效显著优于单一治疗（无论是单纯放射治疗还是单纯化疗），对局部晚期胰腺癌推荐的同步放化疗治疗方案作为标准治疗方案，可供临床借鉴。

1981 年 GITSG 在 Cancer 杂志上发表了他们的研究成果，他们随机将高剂量单纯放射治疗作为对照组（60Gy，10 周内完成，每照射 DT 20 Gy 后，休息 2 周再进行下一轮放射治疗，即分程放射治疗法或间断放疗法），另两个同步放化疗组作为实验组（DT 40 Gy/6 周+5-Fu，DT 60 Gy/10 周+5-Fu）。放射治疗均采用前后对穿照射，高剂量组 DT 量40Gy 后缩野追加放疗至 DT 60 Gy。5-Fu 500mg/m^{2}组在每个放射治疗阶段开始的前 3 天静脉注射，每天 1 次，同步放化疗结束后，每周给予 5-Fu 500mg/m^2，共 2 年或至肿瘤进展为止。这项研究得出了两个重要结论：一是综合治疗（无论是高放射剂量同步放化疗还是中放射剂量同步放化疗组）与单纯放射治疗相比较，综合治疗组的中位生存期均显著高于单纯放射治疗组，是单纯放射治疗组的近 2 倍（12.4 个月和9.1 个月 VS 5.7 个月，P<0.01，有高度显著性差异），二是在同步放化疗的两组中，高放射剂量组与中放射剂量组比较，尽管高剂量组比后者长，但未达到统计学差异（12.4 个月 VS 9.1 个月，P=0.19），即高放射剂量组同步放化疗的疗效与中放射剂量组就生存期而言疗效相近，但接受 60 Gy 高放射剂量组局部控制率高，局部控制作用明显。

1985 年美国东部肿瘤协作组（ECOG）在美国癌症协会主办的《临床肿瘤学》（J Clin Oncol）杂志上发表了"局部不可切除胰腺癌单用 5-Fu 和放疗加上同步和维持 5-Fu 治疗的随机对照研究"的科研课题，单纯 5-Fu 组，5-Fu 600mg/m^2，iv，1 次/周，联合组：DT 40 Gy+5-Fu 600mg/m^2，iv（放疗期间的前 3 天），放化疗同步结束后 5-Fu 600mg/m^2，iv，1 次/周，与 GITSG 中剂量组相同。结论：MST（中位生存期）单纯化疗组 8.2 个月，联合组 8.3 个月，无统计学差异，P>0.05。主张局部晚期胰腺癌单用 5-Fu 化疗的治疗方案。

面对 ECOG 的不同结论，激励 GITSG 进行类似的研究，并于 1988 年在英国牛津大学主办的《国立癌症研究》杂志上公布了其研究成果，单纯化疗组选用 SMF 方案，联合组放疗+5-Fu 同步+SMF 方案后续化疗，研究结果：综合治疗组疗效优于单纯化疗组，中位生存期：42 周 VS 32 周，1 年生存率41% VS 19%，P<0.02，有统计学差异。继续推荐放化综合治疗作为局部晚期胰腺癌的标准治疗方案。

复习文献，最早进行同步放化疗与单纯放射治疗研究的是 Mayo Clinic，其研究结果：中剂量放疗（DT35-37.5 Gy，4 周内完成），并同步 5-Fu 化疗的联合组的中位生存期优于单纯放疗组（10.4 个月 VS 6.3 个月，P<0.05），研究结论早在 1969 年发表在英国的《柳叶刀》（Lancet）杂志，此后多家大型医疗机构相继开展此类研究，其中持综合治疗优于单纯放疗或化疗观点的远远多于持反对意见者，笔者较为赞同将同步放化疗作为局部晚期胰腺癌的标准治疗方案。

局部晚期胰腺癌的放化疗的优势之一是部分病人从不可手术切除转变为可手术切除，从而获得治愈和延长生存期的机会。1993 年美国的 Deaconess（美国哈佛大学医学院英格兰狄更斯医院），1999 年荷兰大学均应用 45 Gy 的 EBRT+5-Fu 静脉用药治疗局部不可切除胰腺癌，使8%~13%的局部晚期病人转变为可手术切除。

无论是实验室还是临床研究均显示，因为需要再氧合，肿瘤细胞通常在放疗开始两周之后才出现快速增长，在这个时间段给予间歇期，可能导致肿瘤细胞的快速增长，导致肿瘤的转移，解决该现象的主要方法是不给予间歇期的连续放疗并增加放疗总剂量（与 GITSG 的间歇放疗不同），或是短时期内通过提高单次放射剂量（快速分割），包括术中单次大剂量放疗，以杀死更多的肿瘤细胞，降低肿瘤细胞再生的概率。Anderson 肿瘤中心首次报道采用标准化治疗计划，放疗持续 5.5 周，选用 18MeV 光量子分 4 个照射区，总量达 50.4Gy，95% 的单剂量照射为 1.8Gy/部位（20 个微量），每周照射 5 天，并辅以 5-Fu 中心静脉置管持续化疗，300mg/（m^2·d），每周 5 天。但连续 5.5 周的放化疗会使约 1/3 的患者由于胃肠道不良反应而需住院治疗，1998 年该中心采用了快速短期的放化疗计划，避免了标准化治疗计划的胃肠道反应，具体方案：放化疗以 30 Gy（3 Gy/次，计 10 次）的总量，每周 5 天，持续 2 周，5-Fu 同时以每天 300mg/m^{2}静脉给药，每周 5 天，该中心经多次前瞻性对照研究，证实：快速短期放化疗计划与标准治疗计划疗效一致，但胃肠道不良反应明显降低，病人对治疗的耐受性明显提高。术中放疗使用高剂量的射线，产生较高的生物学效应，使治疗计划能在更短的时间内完成，且病人的耐受性较好，Anderson 中心的经验表明：术中放疗联合常规分割外放疗+化疗，不会增加治疗的并发症或不良反应所致的死亡率，对肿瘤产生的急性放射反应明显提高（急性放射反应等同于对肿瘤的作用），外照射 50.4 Gy+术中放疗中 10 Gy，急性放射反应 67 Gy；外照射 30 Gy+术中放疗 10 Gy，急性放射反应 50 Gy；外照射 50.4 Gy+术中放疗 15 Gy，急性放射反应 81 Gy；外照射 30 Gy+术中放疗 15 Gy，急性放射反应 64 Gy。该中心推荐的术中放射治疗剂量为 10~20 Gy 之间。

吉西他滨取代 5-Fu 是研究的趋势，已有文献报道 Gemz 联合放疗优于 5-Fu 联合放疗。2003 年台湾荣军总医院的李重平医生在美国放射肿瘤协会主办的《放射肿瘤学》杂志发表了"胰腺癌同步放化疗——吉西他滨与 5-Fu 的随机对照研究"科研课题，Gemz 组：600mg/（m^2·周），计 6 周，5-Fu 组：5-Fu 500mg/（m^2·d），连续 3 天，每 2 周重复，连续 6 周，两组均同步 3D-CRT（三维照射技术），50.4~61.2 Gy，分次量 1.8 Gy/d，两组放疗结束后均接受 Gemz 1000mg/（m^2·w），连用 3 周，休 1 周。结果：Gemz 组显著优于 5-Fu 组，MST：14.5 个月 VS 6.7 个月（P=0.027），PFS：7.1 个月 VS 2.7 个月（P=0.019），RR：50% VS 13%（P=0.005），疾病控制率：39% VS 6%（P=0.043），结论：Gemz 联合放化疗优于 5-Fu 联合，而且耐受性较好。美国宾夕法尼亚州天普大学医学院福克斯琦斯癌症中心（Fox Chase 癌症中心）的 Hoffman 医生 1998 年在美国肿瘤年会上公布的"可切除胰腺癌术前吉西他滨联合放疗+术后吉西他滨治疗的 I 期研究"得出了类似的结论。

Gemz 和放疗同步联合的最大耐受量（MTD）和放射野的大小成反比，临床上应予以重视。美国宾州费城的 Fox Chase 癌症中心（美国国家癌症研究所指定的综合性癌症研究中心和医院，专攻癌症的治疗和预防）的研究结果：外照射 50.4 Gy/28F，Gemz 的 MTD 为 700mg/m^2；Michigan 肿瘤中心（美国密歇根大学）：外照射 42 Gy/15F，Gemz 的 MTD 为 1000mg/m^2；M. D. Anderson 肿瘤中心：外照射 30 Gy/10F，Gemz 的 MTD 为 350~400mg/m^2，该剂量是进展期胰腺癌单独用药剂量的 1/3，与该中心放射野较大有关，包括了淋巴区。吉西他滨联合放疗的疗效较为肯定，耐受性尚可，至少可以作为 5-Fu 的替代药物。

改变放射治疗分割的放、化疗的疗效尚不肯定，以下几项研究对局部晚期胰腺癌超分割放疗法进行了筛选，GITSG 于 1990 年在 Cancer 杂志上发表了其研究结果：局部晚期胰腺癌患者给予 50.4 Gy 的放疗，每次 1.2 Gy，一日两次，并协同前 3 天和最后 3 天的 5-Fu（500mg/m^2）化疗，中位生存期只有 8 个月；德国明斯特大学医学院放疗中心的 Prott F J 于 1997 年在《英国癌症杂志》发表了"局部晚期不可手术胰腺癌加速放疗与化疗联合治疗的一项可行性研究结果"：超分割加速放疗 44.8 Gy，每次 1.6 Gy，每日两次，5-Fu 600mg/m^2，d1~d3，CF300mg/m^2，d1~d3，每 4 周重复，MST 为 12.7 个月；1996 年荷兰阿姆斯特丹医学中心放疗部的 Luderhoff 医生的"局部晚期不可切除胰腺癌加速放疗和持续 5-Fu 输注联合应用的初步研究"发表在爱尔兰的《放射治疗和肿瘤》杂志，13 例超分割放疗，1.1Gy，每天三次，3 周内 45~50Gy，5-Fu 25mg/kg/24h，在放疗的第一、第三周持续静脉输注，但中位生存期也仅仅只有 8.5 个月。这些结果初步说明：超分割放射治疗局部进展期胰腺癌这种手段还需进一步研究，目前的研究结论与常规分割放疗疗效相近，无明显生存期延长优势。

除 5-Fu、Gemz、DDP 等药物和放疗有协同作用外，已有临床前实验和临床数据显示紫杉醇（泰素）是一种对胰腺癌有活性的药物，并有放疗增效作用。为了研究紫杉醇协同放疗对不可切除胰腺癌的作用，美国布朗大学肿瘤组和布朗大学医学院的 Safran 医生等进行了泰素同步放疗治疗局部晚期胰腺癌的临床研究，认为：泰素联合放疗的耐受性较好，部分病人可获得部分缓解的近期疗效，推荐：5~6 周外射照 50Gy，同步紫杉醇每周 1 次，连用 6 周的最大耐受量为 50mg/m^2（即 50mg/m^2/w×6 周），该治疗计划 PR 达 36%。目前 RTOG（美国肿瘤放疗研究组织）正在进行紫杉醇联合放疗治疗局部进展期胰腺癌的 II 期临床研究，希望研究结果早日报道。新药除 Gemz 外，其他新药如奥沙利铂、希罗达、伊立替康等，也有不少学者进行了与放疗的联合应用，第二军医大学附属长海医院消化内科的李兆申、许国铭两位教授在2006年10月在人民军医出版社出版的《现代胰腺病学》一书中综述了上述三药单独与放疗联合应用的疗效，认为LOHP、Xeloda、CPT-11各自与放疗联合的研究没能显示出能延长生存期的作用，并认为继续研究的价值不大。

未来研究的方向之一是两药或三药联合化疗协同放疗治疗胰腺癌，希望更多的前瞻性大样本随机对照研究能求索出最佳的联合化疗方案、最佳的用药剂量。联合方案应选择细胞毒性机理不同，联合抗肿瘤谱更全面，且不良反应不重叠的药物。就联合方案化疗与放疗联合时，化疗药物的最大耐受量方面South Carolina医科大学、North Carolina大学和Wake Forest正在开展Gemz+CPT-11联合协同放疗的研究，其中South Caro-lina医科大学Ⅰ期研究显示：在1，8天予以静脉1000mg/m^{2}吉西他滨后，再在超过90分钟的时间静脉内输注CPT-11，3周1次，CPT-11的最大耐受量为每次100mg/m^2，当CPT-11剂量为115mg/m^{2}时会出现严重腹泻，故其Ⅱ期实验推荐的开始剂量为Gemz 1000mg/m^2，d1，d8，CPT-11 100mg/m^2，iv drop，>90分钟，每3周重复。其他的实验数据正在收集整理之中。

基于化疗协同放疗在局部晚期胰腺癌的治疗中收到一定的疗效，已有不少的医疗机构开展了可手术（影像学检查提示可手术切除）胰腺癌新辅助治疗的研究，已获得一定的效果。

3. 可手术切除胰腺癌新辅助治疗

（1）可手术切除胰腺癌术前放、化疗研究：新辅助治疗的优点概括如下：术前局部供氧好，肿瘤对放、化疗相对敏感；不会因为术后恢复期延迟化、放疗或者因手术并发症无法实施放、化疗；胰十二指肠切除术的后腹膜切缘即肠系膜切缘须位于肠系膜上A（SMA）近端3~4cm的软组织，因SMA邻近系膜软组织切除不充分，易出现切缘阳性，临床上常见SMA右侧缘大体或镜下阳性，表明单纯手术部分病人很难达到完全根治，需要放、化疗对残留的癌瘤灶进行杀灭；部分病人术前治疗可降低分期，提高切净率；几周的术前治疗后，部分病人的亚临床灶会显现出来，近25%患者术前治疗后重新分期可发现肝转移，因此术前治疗可避免该部分病人无意义的手术，减轻了其痛苦；术前治疗可降低癌细胞活力，从而减少术中医源性播散；通过术前放、化疗可观察病灶的变化，以此可判断肿瘤对放、化疗的敏感程度，为以后的综合治疗提供依据；已有较多的资料显示，术前放化疗可降低术后最常见并发症——胰肠吻合口瘘的发生率。

虽然已有可手术切除胰腺癌术前放化疗令人鼓舞的一些初步结果，但是由于预测可否行根治性手术的标准尚不十分明确，而且治疗中部分病人已出现远处转移，加之部分病人身体状况不允许等原因，最终能完成新辅助放、化疗并可行根治性切除的患者比例尚不高，因此目前仅有少数研究所在进行术前新辅助治疗的研究，具体的结论需要大样本前瞻性随机分组研究来证实。

M. D. Anderson肿瘤中心采用标准化治疗计划（即放疗持续5.5周，分次量1.8Gy，每周照射5天，总量为50.4Gy，5-Fu经中心Ⅴ置管持续给药，300mg/（m^2·d），每周5天）治疗术前经影像学检查判定可手术切除的胰腺癌患者，根治性切除术后局部复发率（孤立的局灶或腹膜复发）仅为11%，而未作新辅助治疗组单纯手术后局部复发率为50%~80%，该研究能观测到术前新辅助治疗对肿瘤局部的控制效果。为减轻标准化治疗计划胃肠道反应（5.5周放、化疗有1/3患者由于恶心、呕吐、脱水等胃肠道反应而需住院治疗），该中心将标准化治疗计划改变为快速短期放、化疗计划治疗35例患者（即：放化疗总量30Gy，分次量3Gy，每周5天，持续2周；5-Fu同时以每天300mg/m^{2}静脉给药，每周5天），收到与标准化治疗计划一致的效果，35例患者中，27例能给予手术治疗，其中20例获根治性切除，根治性切除率为74%（20/27）、20例手术患者术后仅2例（占10%）出现局部复发，20例患者的MST为25个月，且胃肠道反应明显减轻。

ECOG（美国东部肿瘤协作组）的Hoffman医生等采用放疗与5-Fu+MMC联合化疗术前新辅助治疗53例胰腺导管腺癌患者，放疗：50.4 Gy/1.8 Gy/d，化疗：MMC 10mg/m^2，d$_2$，5-Fu 1000mg/m^2，持续静滴，$d_2 \sim d_5$，$d_{29} \sim d_{32}$。放化疗后 4～6w 行手术治疗，53 例患者中 12 例因病情进展无法手术，41 例行剖腹检查，24 例成功行根治性手术，切除率为 45%（24/53），切除患者的中位生存期为 15.7 个月，而全组平均生存 9.7 个月，说明根治性切除的重要性。该方案为多个协作组所肯定，没有明显毒性，病人耐受力较好，有望提高根治性切除率。

日本大阪成人疾病中心的 IshiKuwa O 医生等对胰头癌胰十二指肠切除术前作了术前放疗能否提高长期生存率的临床研究，研究结果发表在美国的《外科学文献》杂志。54 例分为两组：A 组 23 例术前 50Gy，10MV 大野放疗；B 组不放疗。结果：A 组的切除率为 74%，B 组为 61%；术后 1 年生存率 A 组 75%，B 组为 43%（P<0.05），但术后 3、5 年生存率基本相当（28% VS 32% 和 22% VS 26%，均无统计学差异）；术后死因分析：1、5 年内局部复发致死率 A 组明显低于 B 组，但 1 年内肝转移率 A 组也明显高于 B 组。该研究得出的结论：可手术胰头癌术前新辅助放疗能提高手术切除率、降低局部复发率、提高 1 年生存率，但也加速了 1 年内肝脏的转移率，对 3、5 年长期生存率的提高无意义。

M. D. Anderson 肿瘤中心在进行快速短期放、化疗的同时，在剖腹探查病人中追加 10～15Gy 的术中放疗，目的是为观察患者的耐受性和胃肠道不良反应，结果：仅 8.6%（3/25）的患者出现 3 度胃肠道反应，未见 3 度以上放化疗不良反应，病人的耐受较好，同时术中放疗治疗增加了局部的控制作用。该研究也表明术中放疗可作为胰腺癌综合治疗的重要手段。

Gemz 取代 5-Fu 作为新辅助放化疗是发展趋势之一，M. D. Anderson 肿瘤中心推荐针对预计可切除胰头癌患者的新辅助治疗计划为：放疗：总剂量 30Gy，分次量 3Gy，每周 5 天，两周完成，化疗：Gemz 350～400mg/m²，每周 1 次，连用 7 周；经 3～4 周观察和对症治疗后 CT 重新分期，对判定可手术病人积极剖腹探查。

总之，大多数新辅助治疗的研究起源于美国的多个医疗中心，起初的研究是应用放化疗治疗局部进展期胰腺癌，研究发现有少部分原先不可手术切除患者经新辅助治疗后变为可手术切除，降低了分期，提高了切除率，降低了术后的局部复发率，同时还能显示对生存率的提高有一定的积极作用，笔者支持对影像学检查判定可手术切除患者积极开展新辅助放、化疗研究，但术前新辅助治疗的确切疗效还需通过随机对照研究进行确立，还不能作为标准治疗方案进行推荐。

（2）可切除胰腺癌新辅助化疗的研究：UICC 建议应用高分辨率螺旋 CT 来确定胰腺癌是否可手术切除，如果判定有手术切除可能，但又有切除困难的局部进展期患者，新辅助化疗可收到一定的近期疗效。

南意大利肿瘤协作组的 Colucci G 等医生进行了单用 Gemz 和 Gemz 为基础的联合用药的随机对比研究，单药组：Gemz 每周 1000mg/m²，共 7 周；联合组：Gemz 同单药组，同时给予 DDP，每周 25mg/m²，共 6～7 周，结果：单药组有效率为 10%，联合组高达 40%，有显著性差异。

2004 年美国临床肿瘤会议上，有两组术前化疗的结果引起特别重视：英国伯明翰大学癌症研究所的 Palmer 医生等对 50 例有潜在可能切除局部进展期胰腺癌患者随机分为两组，A 组术前单用 Gemz，B 组术前给予 Gemz 联合 DDP，结果：联合组可提高手术切除率（70% VS 38%），术后 1 年生存率联合组优于单药组（65% VS 42%），该研究于 2007 年发表在《肿瘤外科》杂志。奥地利维也纳大学的 Gnent M 医生等报道 61 例 $T_{2-4}N_xM_0$ 局部进展期胰腺癌患者术前应用 Gemz 联合多西紫杉醇治疗 2～3 个周期，结果切除率为 75%，1 年生存率为 85%，3 年生存率为 69%。目前局部进展胰腺癌患者的术前化疗已成为一种时尚。

新辅助化疗后，对治疗效果、手术的可切除性的评价应进行严格的影像学检查，螺旋 CT、MRI 对判断治疗的反应，判断肿瘤对血管的侵犯程度具有一定的意义。2007 年，德国、奥地利、瑞士三国的研究者开始了一项关于胰腺癌新辅助治疗的多中心、前瞻性、随机对照研究，该研究主要比较术前放疗联合 Gemz+DDP 新辅助放化疗后再手术与单纯手术的疗效，我们期待着结果的早日公布。

四、胰腺癌切除术后放、化疗研究

1. 以 5-Fu 为主的放、化疗研究

在肿瘤的治疗领域，虽然外科手术、放疗和化疗有了很大的进展，但胰腺癌患者的生存率仍然很低，在美国，胰腺癌死亡率呈逐渐上升趋势，2000 年统计表明：每年死亡人数为 28200 例，与其发生人数每年 28300 例基本相当。只有 10% ~ 15% 的胰腺癌患者有根治性切除的可能，术后 5 年生存率小于 20%，即使是肿瘤直径小于 3cm 和淋巴结阴性或切缘阴性患者，5 年生存率不到 36%。疗效差主要归因于该肿瘤具有较强的生物学侵袭性，次要原因为目前各种有效的治疗方式受到限制，未能达到充分的整合。手术后复发模式的研究提示：局部复发和远处转移较为常见。为了降低胰腺癌术后复发的风险，研究人员一直在探索更有效的综合治疗模式，其中术后放化疗和术后单纯化疗是研究得最多的模式，下文将主要回顾国内外关于胰腺癌术后辅助治疗的进展情况。

（1）GITSG 的研究：1985 年至 1990 年间逐渐在 Cancer 等杂志上被公布，主要研究方向是 5-Fu 与放疗协同应用于胰腺癌根治术后患者，胰腺癌对化疗较为抗拒，在吉西他滨出现以前唯一公认有效的化疗药物是 5-Fu。

1985 年美国迈阿密大学的 Kalser MH（卡尔泽）医生首次公布了 GITSG（胃肠道研究组）的研究，该研究只局限于 43 例接受了根治性手术切除（切缘阴性）的胰腺癌患者，首次表明胰腺癌切除术后辅助治疗的益处，美国 14 个研究中心参加了该研究。21 例患者被随机分配到辅助间隔周期的放化疗组，即治疗包括 6 周内间隔 2 周的 40Gy 外照射，同时在第一和第五周初的前 3 天静脉推注 5-Fu 500mg/m^2，同步放化疗结束后，每周推注 5-Fu 500mg/m^2，维持治疗 2 年。22 例被随机分配到观察组，根治术后不辅助放、化疗。结果：治疗组和观察组的中位生存期分别为 21 个月和 11 个月，2、5 年生存率分别为 43%、19% 和 18%、5%（P = 0.03），未观察到与治疗相关的威胁生命的并发症和致死病例，该研究体现了根治术后辅助化、放疗的生存优势。

1987—1990 年 GITSG 另一非随机队列研究中 30 例患者列入术后放化疗组，治疗方式同卡尔泽相同，研究结果：30 例患者的中位生存期为 18 个月，2 年生存率 46%，5 年生存率 17%，与前期报道相似，进一步提示接受术后辅助治疗的疗效。

鉴于上述两实验，美国将放化疗作为胰腺癌术后的标准治疗。

GITSG 的研究结论也引起医疗界的质疑，因为该研究也存在明显的缺陷，主要表现在：入组周期太长，最终入组病例数太少（8 年内仅仅 43 例患者入组），实际入选的患者仅仅来自两个癌症中心，24% 的患者没有按研究的限定时间开始辅助治疗，32% 的患者没有按规定放疗，只有 9% 的患者接受了为时 2 年的化疗，表明该研究的质量控制较差，因而结论尚缺乏非常强的说服力；因 5-Fu 为时间依赖性药物，5-Fu 同步放疗及维持治疗采用静脉推注的方法是否妥当，也存在争议。因此 GITSG 的研究结果还需大量前瞻性随机对照研究作进一步论证。

（2）EORTC（欧洲肿瘤研究治疗组织）的随机试验：从 1987 年至 1995 年将 218 例因胰头癌和壶腹部腺癌行胰十二指肠切除的患者随机分成两组，110 例为治疗组，108 例为观察组。治疗组的方案与 GITSG 方案类似，但存在不同，表现在：5-Fu 采用持续静脉滴注，而非静脉推注；同步放化疗后不再进行 2 年内 5-Fu 每周一次的维持治疗。218 例中胰头癌 114 例（占 52%），114 例胰头癌中 60 例为治疗组，54 例为观察组。欧洲肿瘤研究治疗组织的该项Ⅲ期试验由欧洲 29 个研究中心协同完成，主要目的是观察胰头癌术后辅助放化疗的效果。结果：总例数 218 例观察，110 例治疗组的中位生存期 24.5 个月，2 年生存率为 51%，108 例观察组的 MST 为 19 个月，2 年生存率为 41%，两组比较 P = 0.208，无统计学差异；将胰头癌进行亚组分析，放化疗组的中位生存期、2 年和 5 年生存率分别为 17.1 个月、37% 和 20%，观察组分别为 12.6 个月、23% 和 10%，两组比较 P = 0.099，无统计学差异。该研究于 1999 年公开发表，

结论：胰头癌术后同步放化疗无益，因此欧洲并不主张胰腺癌术后辅助同步放化疗。

EORTC 结论也有质疑，该试验中辅助治疗方案缺乏维持治疗，患者入选时未将切缘阳性患者分层，且研究入组了相当数量的壶腹癌，导致真正的胰头癌入组数量尚不太充分等，因此结论的准确性值得商榷。

EORTC 的亚组分析，术后放化疗组与观察组比较，P＝0.099，尽管结果无统计学差异，但该实验的胰腺癌患者中由于组间的可信区间较宽（相对危险值为 0.7，95％ 的可信区间为 0.5～1.1），这提示可能因样本量小而掩盖了放化疗可改善生存期的结论。毕竟 P＝0.099，与 P<0.05 差距不大，至少应理解为胰头癌同步放化疗似乎有改善生存期的趋势，如果增加病例数能否显示有显著性差异尚不可知，这也成为一些同步放化疗支持者认为该研究存在潜在阳性结果可能或者该研究被称为"一个有意义的阴性结果"的理由。

（3）ESPAC-1（欧洲胰腺癌研究组）的随机研究：1994 年该研究实施，结果于 2001 年公开发表在英国的《柳叶刀》(Lancet) 杂志，其目的是比较 3 个辅助治疗组与对照组之间的疗效。这 4 个组分别为：术后放疗组，5-Fu 作为增敏剂；术后化疗组，5-Fu＋CF（5-Fu 425mg/m^2，d1～d5，CF20mg/m^2，d1～d5，每 4 周重复，共 6 个疗程，即 6 个月；上述放疗＋化疗联合；观察组，仅采用最佳的支持治疗。40Gy 的 EBRT 放疗被分成 2 个剂量，在每个 20Gy 放疗的前 3 天给予 5-Fu 增敏。

该研究是由欧洲 11 个国家 66 家研究中心共同开展的一项大规模前瞻性随机对照研究，共入组 541 例胰腺癌术后患者，进行了三种随机分组，第 1 种随机分组既含同步放化疗又含化疗，285 例患者按 2×2 交叉分析随机分为 4 组：同步放化疗组、术后单纯化疗组、同步放化疗加后继化疗和观察组；第二种随机分组将另外 68 例患者分为放化组和观察组；剩余 188 例患者接受第三种随机分组，即分为化疗组和观察组。

对全部病例进行分析，该研究结果未能显示放化疗联合对术后病人有生存方面的益处，单纯术后化疗有明显生存益处，放疗的联合对化疗的效果是负面的。因此欧洲根据 ESPAC-1 实验推荐术后单纯化疗作为胰腺癌术后的标准治疗，同步放化疗被认为有害无益。

该研究存在的不足：放疗质量控制存在一定的缺陷，一些研究中心缺乏先进的放疗设备，尽管大部分患者放疗的总剂量为 40Gy，但仍有些病例剂量高达 60Gy 等。

综上所述，美国与欧洲在胰头癌术后辅助治疗的选择上未达成共识，美国主张胰头癌术后的标准方案为化疗同步放疗加后续化疗，而欧洲则主张胰头癌术后的标准方案为术后单纯化疗，相信随着医学的进步和发展，各项大宗前瞻性对照研究的开展和深入，最终会达成一致意见。

2. 以 Gemz 为主的放化疗研究

Gemz 已经被证实是胰腺癌有效的化疗药物，并有望取代 5-Fu 成为新的标准化疗药物。

（1）RTOG（美国放疗研究组织）9704-2006 研究：必须指出该研究只能进一步确认与 5-Fu 相比吉西他滨在胰腺癌辅助治疗中的优势，并不能进一步证明不良反应较大的同步放化疗能成为标准的治疗模式。参与研究的组织有东部肿瘤协作组和西南部肿瘤研究组，该试验为多中心前瞻性试验，且放疗质量得到保证，至少要求有 3～4 个照射野将放疗毒性最小化，至目前为止该试验是评估胰腺癌辅助治疗中最大和最有统计说服力的试验。该研究的结果已在 2006 年美国临床肿瘤学会（ASCO）年会上公布，共入组 442 例胰腺癌，其中胰头癌 381 例，胰体胰尾癌患者 61 例。该试验全称：胰腺癌术后患者接受放化疗前后 5-Fu 和吉西他滨的Ⅲ期试验。

该试验分 5-Fu 组和 Gemz 组。具体方案：第一阶段为 CRT（放化疗）前化疗：与肿瘤相关的外科治疗 3～8 周后开始，5-Fu 组采用连续输注 5-Fu，250mg/（m^2·d），连续 3 周；Gemz 组采用 Gemz1000mg/（m^2·d），每周 1 次，连续 3 周。第二阶段为放化疗（CRT）：CRT 前化疗完成后 1～2 周开始，两组均采用 50.4Gy/5.5 周，分次量 1.8Gy 和连续输注 5-Fu，250mg/（m^2·d）。第三阶段为 CRT 后化疗，在 CRT 完成后 3～5 周开始，5-Fu 组：连续输注 5-Fu 2 个疗程，1 疗程＝连续输注 5-Fu，250mg/（m^2·d），连续

4 周，休 2 周，计 6 周为 1 疗程，共 3 个月；Gemz 组：3 个疗程 Gemz，1 疗程 = Gemz 1000mg/（m² · d），每周 1 次，连用 3 周，然后休息 1 周，计 4 周为 1 疗程，共计 3 个月。

研究结果：将胰体尾癌合并一起分析（n = 442），5-Fu 组与 Gemz 组的生存期统计无差异，但亚组分析，胰头癌患者（381 例），Gemz 组生存显著优于 5-Fu 组（中位生存期为 20.6 个月 VS 16.9 个月，3 年生存率为 32% VS 21%，P = 0.003，有高度显著性差异）。再次强调该研究只能证实 Gezm 在胰腺癌的辅助治疗中优于 5-Fu，并不能证实胰腺癌术后 Gemz 同步放化疗为最佳的治疗方案。

（2）EORTC 40013-22012 研究：主要目的是比较胰腺癌术后 Gemz 联合同步放疗（50.4Gy）组与单纯手术组及术后单纯辅助 Gemz 组三组的疗效。入组的标准仅为胰腺癌患者，无壶腹周围癌，且选择的病例先前未接受过化疗或放疗。研究的主要终点是耐受性和总生存期（OS），次要终点是无病生存期（DFS）、复发部位和复发率、毒性及生活质量。该研究能评估 Gemz 联合放疗在胰腺癌术后辅助治疗中的地位，希望该研究早日公开发表。

（3）2007 年之后的 CONKO-001 研究：2007 年德国柏林查理特大学的厄特勒（Oettle）等医生公布了德国肿瘤协会胰腺癌研究组的多中心随机对照研究（CONKO-001 研究）。该研究重点突出，仅仅比较胰腺癌术后 6 个月 Gemz 辅助化疗组与单纯手术组的疗效。吉西他滨组 179 例，观察组 175 例，结果：两组的无病生存期（DFS）分别为 13.4 个月和 6.9 个月，统计学处理，P<0.001，中位生存期分别为 22.1 个月和 20.2 个月（P = 0.06），对中位生存期有延长的趋势，但无差异。随着研究的进一步深入，2008 年 ASCO 会议上，CONKO-001 更新后的数据显示，Gemz 组和单纯手术组的 MST 分别为 22.8 个月和 20.2 个月，5 年生存率分别为 21% 和 9%，均有显著性差异。

该研究提示：吉西他滨单药辅助化疗疗效确切。其研究结果被评为 2008 年临床肿瘤学的重大进展之一，并被 NCCN 作为 I 类证据加以推荐。

（4）2009 年 ESPAC-3 研究：该研究是基于 ESPAC-1 的研究结论：单纯术后化疗有明显生存益处，放疗的联合对化疗的效果有负面作用。主要目的：比较 Gemz 组和 5-Fu 组术后辅助化疗的疗效。Gemz 组：1000mg/m² 静脉滴注（30 分钟以上），每周一次，用 3 周休 1 周，4 周为 1 周期，共计 6 个周期。5-Fu 组：静脉给予 20mg/m² 的四氢叶酸，继而 425mg/m² 的 5-Fu，连续治疗 5 天，28 天为一周期，共计 6 个周期。该研究纳入标准为根治性切除患者，病理为胰腺导管腺癌。

研究结果：Gemz 组与 5-Fu 组两者等效，无统计学差异。中位生存期 Gemz 组 23.6 个月，5-Fu 组为 23 个月。根据该研究的结论，结合本组的具体实际，从经济学角度考虑，或许 CF/5-Fu 方案术后化疗更适合中国的胰腺癌术后患者。

小结：随着对胰腺癌辅助治疗研究的深入，相信今后会产生更新、更有效的辅助化疗方案，放射治疗在胰腺癌术后辅助治疗的作用和地位可能面临着重新评估，就单纯术后化疗而言，CF/5-Fu 方案不良反应轻，费用低廉，也许更符合中国胰腺癌术后患者的具体实际。但以上研究结论尚未达成共识，尚有待于进一步临床研究。

3. 胰腺癌术后辅助性区域化疗研究

全身化疗由于药物的周身分布，实际到达肝脏的药物量较少，很难达到有效的抗癌浓度，由此全身化疗很难降低胰腺癌患者术后的肝转移率。区域灌注靶器官由于药物的代谢能力存在首过效应（FPE），即药物第一次通过靶器官时被靶器官代谢和摄取，不同组织器官对不同药物的代谢差异很大。由于药物的首过效应，动脉灌注化疗较全身化疗局部药物浓度加大的同时，可减少器官外药物的吸收量，从而降低全身毒副作用。由此可见经 A 灌注化疗与静脉给药的最大本质区别在于药物的首过效应。文献报道：胰腺癌术后肝转移率高达 40% ~ 90%，如何降低胰腺癌术后肝转移率，目前仍然是医疗界面临的重大课题。

日本大阪肿瘤和心血管疾病医学中心在 1981—1998 年对 113 名接受胰腺癌切除术并广泛淋巴结和结

缔组织清扫术后患者进行了区域性化疗的对照研究，其研究结论值得关注。113 例中，除 4 例患者死于术后并发症，剩余 109 例均顺利恢复，其中 32 例接受了双途径化疗（治疗组），其余 77 例未实施双途径化疗（对照组）。治疗组分别采用肝 A、门 V 插管植泵术，肝 A、门 V 连续低剂量 5-Fu 通过带压力报警系统的注射泵持续给药 28～35 天，每天肝 A、门 V 分别同时进行，剂量分别为生理盐水+125mg 的 5-Fu+肝素 2500U/d，5-Fu 总量 7～8.75g。

该研究前基础实验表明：将鼠肝肿瘤细胞株 L-1210 放入含有高于 $0.1\mu g/ml$ 的 5-Fu 培养液中，11 天之后，肿瘤细胞完全被杀灭。将人胰腺癌肝转移细胞株暴露于 $0.1\mu g/ml$ 的 5-Fu 培养液中，在开始的两个星期内，肿瘤细胞数不断增加，但 2～3 个星期后肿瘤细胞数明显减少。静脉每日 0.25g 的 5-Fu 给予，通过生物测定，体循环 5-Fu 的浓度为 $0.01～0.02\mu g/ml$，很难达到上述 $0.1\mu g/ml$ 的有效浓度，近差 10 倍，但通过肝 A、门 V 每日总量 0.25g（肝 A、门 V 各 125mg 持续），由脐 V 放入肝内门 V 导管测定的门 V5-Fu 浓度为 $0.14\mu g/ml$ 以上，因门 V 和肝 A 的血流比是 7:3，相对而言其稀释比是 3:7，从而推断肝 A 血的 5-Fu 浓度在 $0.33\mu g/ml$ 以上，两者浓度均高于有效浓度 $0.1\mu g/ml$。而在全身化疗时，要使肝内达到 $0.1\mu g/ml$ 的药物浓度，必须无限制地增加 5-Fu 的用量，也许会达到高得惊人的剂量，这种高剂量不发生严重并发症是不太可能的。

研究结果：双途径治疗组与对照组相比肝转移率从 49% 降至 14%（P<0.05），5 年生存率从 24% 提高到 40%（P<0.05），表明双途径化疗可降低肝转移率和延长生存期。但局部复发率仅从 52% 降低到 40%，尽管有降低局部复发率的趋势，但无统计学意义。

该研究从肝 A、门 V 给药的剂量较低，即可达到有效的抗癌浓度，这也给我们一种启示：临床上通常将全身化疗的药物剂量用于区域性化疗，这样高的区域性化疗浓度是否适宜值得探讨。同时找到多种抗癌药物区域性化疗的最佳有效浓度是临床工作者急需解决的课题。ESPAC-2 为多中心、前瞻性的随机Ⅲ期试验，比较可切除胰腺导管癌和进展期乳头周围癌患者术后动脉内化疗和放疗（A 组）与单纯手术组（B 组）之间的差异，共 220 例（两组各 110 例）。A 组患者接受 6 个疗程腹腔动脉灌注和 54Gy 的 EBRT，该研究为胰腺癌区域性化疗提供了依据，有待结果的明确。

第三节　胰腺癌的介入化疗

近年来，介入治疗在中晚期胰腺癌的治疗中具有一定的优势，已取得一定的进展，但因受到胰腺癌自身特殊血供方式的限制，胰腺癌的介入治疗的研究与肝癌相比已明显滞后。

一、介入治疗的操作规范

经导丝引入导管，在 X 线透视下将导管超选择性分别置于腹腔动脉和肠系膜上动脉，插管成功后行动脉造影，以确定肿瘤部位、肿瘤大小及是否形成肿瘤血管（动脉扩张、增多、扭曲为肿瘤血管）、血管的解剖结构和侵犯情况，若可见肿瘤供血血管，经该动脉灌注化疗药物。

胰腺接受数支血管的血液供应，较多文献报道多数情况下胰头部主要接受肝总 A 分出的胃十二指肠 A、胰十二指肠下 A 供血，胰十二指肠上 A 发源于胃十二指肠 A，胰十二指肠下 A 多来源于肠系膜上 A；胰体部接受胰背 A、胰横 A（由胰背 A、胰大 A、胰尾 A 在胰腺互相吻合形成胰横 A）、肠系膜上 A 的分支等供血，胰背 A 营养胰颈、胰腺游离面，由腹腔 A 干发生，部分病人由脾 A 发出；胰尾部接受脾 A 分出的胰大 A、胰尾 A 和胰横 A 供血，胰大 A 是脾 A 发出的最大 1 支，营养胰左、中 1/3 交界处，胰尾 A 由脾 A 发出的到胰尾的小分支。胰腺癌为少血供肿瘤，典型的血管造影表现为胰腺内或周围 A 出现肿瘤包绕动脉征，动脉期可见血管局限性狭窄，规则或不规则，僵直，严重者可出现完全闭塞；静脉期可见脾 V、门 V 或肠系膜上 V 近端出现压迹，血管狭窄或闭塞。选择性血管造影图像的采集应包括动脉期、静脉期和实质期。如出现肝转移，可同时行肝 A 灌注化疗或/和栓塞治疗。原则上胰头、胰颈部肿瘤经胃十二指肠 A 灌注化疗，胰腺体尾部肿瘤多经腹腔 A、肠膜上 A 或脾 A 灌注化疗。

二、一次性冲击选择性动脉灌注化疗

确定好肿瘤的供血 A 后，一次性将化疗药物灌注于靶血管内，灌注时将化疗药物充分稀释（每种化疗药物稀释至 200ml 左右），缓慢推注，推注时间不低于 20~30 分钟。治疗间隔多在 30~45 天，重复多次，否则难以保证疗效。各种化疗药物的用量根据患者的体表面积、肝肾功能、血象、机体状况等综合决定，通常在肝肾功能、血常规正常者，顺铂单次用量为 100~120mg（注意水化，建议在 A 灌注化疗前 6 小时给予生理盐水或葡萄糖溶液 1000ml 静滴，并在灌注前给予 20% 甘露醇 125ml 一次性静滴）；表阿霉素单次用量为 80~100mg；5-Fu 单次用量为 1000mg；吉西他滨单次用量为 1.2~2.0g。但笔者认为：按体表面积计算出的静脉化疗所需要的药物剂量用于区域性化疗是否妥当，值得商榷。

三、持续性动脉灌注化疗

将导管临时留置于动脉内 5~7 天，或经导管药盒系统植入术（PCS）行动脉持续灌注，灌注时间根据药物的特性决定，如 5-Fu 可连续灌注 120 小时。持续性 A 灌注化疗在用药方法、灌注时间等的可计划性和可控性均优于单次冲击性灌注化疗，因此更符合全身化疗的原则，且用药范围随之扩大，尤其适合于胰腺癌这类少血供肿瘤的动脉灌注化疗。

四、血流再分配术后动脉灌注化疗

采用手术结扎胰腺周围血管或使用钢圈栓塞胰腺周围血管等技术，使胰腺周围血供再分配，然后将导管置于肿瘤的供血血管进行已有血流动力学改变的动脉内持续灌注化疗，有望提高疗效。

五、胰腺癌介入治疗的适应证

（1）影像学检查估计手术切除有困难或不能手术切除的中晚期或局部晚期胰腺癌。
（2）灌注化疗作为特殊形式的新辅助化疗。
（3）术后预防性灌注化疗或辅助化疗。
（4）因种种原因，不能耐受或拒绝手术的胰腺癌患者。
（5）胰腺癌肝转移。
（6）控制疼痛、出血等胰腺癌相关症状。
（7）梗阻性黄疸患者采用引流术、内支架置入术等。

六、胰腺癌介入的禁忌证

1. 胰腺癌介入治疗的相对禁忌证
（1）造影剂轻度过敏。
（2）明显恶异质，KPS 评分<70 分，全身状况差，伴有多脏器功能障碍者。
（3）有出血和凝血功能障碍性疾病不能纠正及有明显出血倾向者。
（4）白细胞<4.0g/L，血小板<70g/L。
（5）严重高血压及动脉硬化者不宜行经皮血管内药盒导管系统植入术（PCS）者。

2. 绝对禁忌证
（1）肝肾功能严重障碍：总胆红素>51μmol/L、ALT>120U/L。
（2）大量腹水、全身多处转移者。

（3）全身情况衰竭者。

第四节　胰腺癌的生物治疗

随着肿瘤生物学的进展，肿瘤生物治疗的概念不再局限于始于 20 世纪 50 年代的免疫治疗，而是从基因和蛋白质水平解释肿瘤异常生物学行为的机制，依据肿瘤细胞和正常细胞在分子水平的差异，设计治疗药物和治疗手段，从而产生了依据肿瘤发生发展机制治疗肿瘤的策略。因此肿瘤生物学治疗是多种治疗策略和治疗手段的总称，是应用各种生物治疗制剂和手段来调节（增强）机体的免疫力和抗癌能力，维护机体生理平衡和抗御肿瘤的一种肿瘤治疗新方法。近年来，肿瘤生物学治疗逐渐成为继手术、放疗和化疗之后治疗恶性肿瘤的第四种模式或治疗手段。

至目前为止，外科手术依然是治愈胰腺癌唯一可能的方法，但胰腺癌就诊时仅仅有 15%～20% 的患者有可能进行手术切除，即使完整切除，大多文献报道 5 年生存率也仅仅为 25%～30%，因此大多数中晚期胰腺癌患者主要依靠吉西他滨为基础的化学治疗来缓解症状，而且疗效尚不理想。随着对胰腺癌相关基因、信号通道的研究，包括靶向治疗、基因治疗的生物治疗已成为治疗胰腺癌新的方法。尽管胰腺癌的生物学治疗还处在临床研究阶段，临床受益并不明显，而且由于从事该研究的人员尚不多，技术水平和能力有限，但也有一些研究已显示出生物学治疗有着巨大潜力，在综合治疗中有着不可替代的作用，同时也面临着很大的挑战，仍然需要加倍努力作进一步深入研究。

一、胰腺癌的分子靶向治疗

1. 表皮生长因子受体（human epidermal growth factor receptor，HER/erbB）靶向治疗

人类表皮生长因子受体包括 EGFR，Her-2，Her-3，Her-4，它们具有高度的同源性和相似的结构，主要生物学效应是刺激细胞的增殖和分化，当细胞恶变时 HER 或其配体过度表达，通过自分泌或旁分泌方式刺激细胞形成失控性增殖，同时启动多种蛋白酶和促血管生成因子（如 VEGF）的表达以加速癌细胞的转移。该类药物主要有两类：一种是阻止 HER 结合位点的单克隆抗体类药物，另一种是以抑制 HER 的酪氨酸激酶活性为途径的表皮生长因子受体酪氨酸激酶抑制剂。它针对肿瘤细胞与正常细胞之间的差异，只攻击肿瘤细胞，对正常细胞的影响非常小。目前已有多种靶向药物问世，有的已经进入了临床试验阶段。目前用于胰腺癌治疗的表皮生长因子受体主要靶向药物介绍如下：

（1）西妥昔单抗（Cetuximab）：主要优点是靶向性强，只在病灶处聚集，而不在人体内广泛弥散分布，可在降低药物剂量的同时减少副作用。

Cetuximab 是一种嵌合的单克隆抗体，属于 EGFR 拮抗剂，于 2004 年 2 月 12 日正式由美国 FDA 批准上市。胰腺癌组织中 EGFR 及其配体都高度表达，两者的共同表达提示预后不良，阻断 EGFR 活性可干扰 EGFR 介导的信号传导通路，通过阻断 EGFR 介导的信号传导通路也可有效地下调 VEGF 等相关因子，从而间接地抑制血管的生成和肿瘤的转移，此外，抗 EGFR 单抗还可以抑制肿瘤细胞修复化疗、放疗造成的损伤能力并且抑制肿瘤内部新生血管的形成，对放化疗有一定的增敏作用。目前临床开展较多的是 Cetuximab 与化疗联合应用的研究。

美国安德森癌症中心的 Xiong 等医生于 2004 年在美国临床肿瘤杂志公布了其研究，主要比较西妥昔单抗联合 Gemz 组与单用 Gemz 组的疗效，该试验为治疗晚期胰腺癌的 II 期临床试验。Cem：首剂 $400mg/m^2$，然后 $250mg/m^2$，q1w，7 周，之后，q1w 不间断。Gemz：$1000mg/m^2$，q1w×7 周，然后 3 周休 1 周。研究结果：61 例 EGFR 阳性晚期胰腺癌患者 60% 病情稳定，12.2% 获得 PR，1 年生存率为 31.7%，1 年无进展生存率为 12%，比 Gemz 单药治疗的 18% 和 9% 效果好，有统计学差异，此外联合组的中位疾病进展期为 3.8 个月，中位生存期为 7.1 个月，也分别优于单用 Gemz 组的 2.1 个月和 5.7 个月，也有统

计学差异。该研究支持 Cem 与 Gemz 之联合应用。

2007 年美国卡莫诺斯癌症研究所、弗雷德哈钦森癌症研究所等机构在美国临床杂志公布了 Cem 联合 Gemz 与 Gemz 单药治疗晚期胰腺癌的Ⅲ期随机临床研究——SWOG—S0205 研究，共报道 700 例晚期胰腺癌患者入组，结果显示两组患者的中位生存期与中位疾病无进展期之间的差异均无显著性（分别为 6.5 个月 VS 6 个月与 3.5 个月 VS 3 个月）。

意大利消化道肿瘤协作组（GISCAD）2008 年在英国的柳叶刀、肿瘤学杂志公布了 Gemz+DDP 组与 Cem+Gemz+DDP 联合组治疗进展期胰腺癌的随机多中心Ⅱ期临床研究，84 例患者随机被分配到单纯化疗组和联合组。Cem 250mg/m^2，q1w（第 1 周负荷量 400mg/m^2）；Gemz 1000mg/m^2，d1，d8；DDP 35mg/m^2，d1，d8，化疗 21 天为 1 周期。结果：联合组 17.5% 患者获客观疗效，单纯化疗组为 12.2%，随访 11.8 个月，两组无进展生存期和总生存期均没有统计学意义。

2007 年、2008 年这两项研究均未能体现出 Cem 的优势，因此西妥昔单抗作为一线治疗药物治疗胰腺癌的依据尚不充分，有待于进一步研究。

（2）马妥珠单抗（Matuzumab）：Matuzumab（EMD72000）也是一种 EGFR 的单克隆抗体，德国鲁尔大学的 Graeven U 医生等 2006 年在英国癌症杂志公布了人抗表皮生长因子受体单克隆抗体 Matuzumab 联合 Gemz 治疗进展期胰腺癌的Ⅰ期临床研究，EMD72000 分为三个剂量组，分别为 400mg q1w，800mg Biw，800mg q1w；Gemz：1000mg/m^2 q1w，连用 3 周、休 1 周为 1 个周期。结果：联合治疗的临床受益率（CBR）为 66.7%（8/12），高剂量 Matuzumab 联合组有 3 例获得 PR，疗效较好，主要不良反应为白细胞减少，中性粒细胞减少和皮疹。该研究初步提示：新药马妥珠单抗与 Gemz 可能有协同作用，值得开展Ⅱ、Ⅲ期临床研究。开展大样本（大宗）随机对照研究是检验药物疗效的金标准。

（3）曲妥珠单抗（trastuzumab，Herceptin）：ErbB-2 是酪氨酸激酶受体家族的成员之一，研究发现不仅乳腺癌中存在 Her-2 的过度表达，胰腺癌也有不同程度的过度表达，与癌细胞的分化差、患者生存期短有一定的相关性。Herceptin 是重组 DNA 人单克隆抗体，选择性作用于人类表皮生长因子受体-2（Her-2），可抑制癌细胞的生长。

但临床试验结果令人失望。日本大阪城市大学的 Kimura K 等医生于 2007 年在美国临床癌症研究杂志公布了 32 例 Her-2（++）或（+++）的转移性胰腺癌病人应用 Gemz+赫赛汀（Herceptin）联合治疗组与单药 Gemz 组的疗效比较，结果：联合组 RR 为 6%，MST 为 7 个月，1 年生存率为 19%，与 Gemz 单药组疗效相似，无统计学差异。

（4）埃罗替尼（Tarceva，Erlotinnib）：埃罗替尼是通过抑制酪氨酸激酶的活性的方式抑制肿瘤的生长，酪氨酸激酶是 EGFR 细胞内的重要组成部分之一，该药是目前相对比较常用的治疗胰腺癌的靶向治疗药物。

加拿大多伦多玛嘉烈医院的 Moore MJ 等医生于 2007 年在美国临床肿瘤杂志公布了加拿大国立癌症研究所关于埃罗替尼加 Gemz 与 Gemz 单药治疗进展期胰腺癌的Ⅲ期随机双盲临床研究（NCIC PA.3），入选病例 569 例。埃罗替尼用法或者 100mg/d，或者 150mg/d；Gemz：1000mg/m^2，先 q1w 连用 7 周、休 1 周，后连用 3 周、休 1 周。结果：埃罗替尼与 Gemz 联合组的 1 年生存率为 24%，中位生存期为 6.4 个月，优于吉西他滨单药组的 17% 和 5.9 个月，均有显著性统计学差异。该研究证实了埃罗替尼联合吉西他滨作为一线药物治疗晚期胰腺癌的疗效，尽管 1 年生存率仅仅提高了 7%，中位生存期仅仅延长了 2 周。

正因为 NCICPA.3 研究的结论，美国食品药物管理局（FDA）批准埃罗替尼与吉西他滨的联合方案作为晚期胰腺癌的一线治疗方案。

2. 血管内皮生长因子靶向药物（VEGF）

VEGF 是目前发现的最为重要的促血管生成因子之一，可促进肿瘤的生长与转移，其过度表达与胰腺癌的预后不良有关。

（1）Bevacizumab，Avastin（贝伐单抗）：贝伐单抗是重组人 IgG_1 单克隆抗体（MA），作用于 VEGFR 的配体（即 VEGF）并阻断配体同 $VEGFR_1$、$VEGFR_2$ 的结合。贝伐单抗可以抑制肿瘤血管的新生，能控制肿瘤的生长及转移。2004 年 2 月 26 日获美国 FDA 批准上市，是美国第一个获得批准上市的抑制肿瘤血管生成的药物。

美国肿瘤与白血病治疗协作组 B 组（CALGB）于 2007 年在美国临床肿瘤杂志公布了吉西他滨加贝伐单抗和吉西他滨+安慰剂治疗进展期胰腺癌的一项双盲、随机、对比的 Ⅲ 期临床试验，602 例患者入组，302 例选用 Gemz+贝伐单抗，300 例选用 Gemz+安慰剂，Gemz 用法：$1000mg/m^2$，q1w×3 周，休 1 周为 1 周期；贝伐单抗：$10mg/kg$，d_1，d_{15}，28 天重复。研究结果令人失望，试验组与对照组的中位生存期、中位肿瘤无进展时间等指标均无统计学差异。

（2）Axitinib（阿西替尼）：阿西替尼主要通过抑制 VEGFR 胞内酪氨酸功能区磷酸化，进而抑制 VEGFR 介导的信号传导通路。

法国巴黎慈善医院的 Spano JP 等医生于 2008 年在英国《柳叶刀》杂志公布了阿西替尼加吉西他滨与 Gemz 单用治疗进展期胰腺癌的疗效比较的一项开放随机 Ⅱ 期临床研究，103 例未经化疗的晚期胰腺癌患者中，69 例给予 Gemz+Axitinib 治疗（联合组），34 例给予 Gemz 单药治疗（对照组）。用药剂量：Gemz $1000mg/m^2$；阿西替尼 5mg，Bid。研究结果：联合组与对照组的中位生存期分别为 6.9 个月与 5.6 个月，无统计学差异。该试验结果未能体现出阿西替尼的优势。有关胰腺癌分子靶向治疗的尝试再次受挫。

（3）其他：其他的抗血管生成的靶向分子如内皮抑素、血管抑素、TNP-470（烟曲霉醇）等均疗效不理想。烟曲霉醇：对血管内皮增殖的抑制作用较烟曲霉素强 50 倍，无明显毒副反应。烟曲霉菌分泌的烟曲霉素对血管内皮细胞具有抑制作用，常用于治疗阿米巴病。烟曲霉醇是人工合成的烟曲霉素类似物，也用于治疗晚期胰腺癌的临床试验，但初步研究结果显示其未能改善晚期胰腺癌患者的生存。

3. 生长因子受体结合蛋白 7 抑制剂（Grb7 抑制剂）

Grb7 抑制剂能阻断酪氨酸激酶与 Grb7 的结合以及 Grb7 蛋白的酪氨酸磷酸化，从而阻断下传信号通路。

日本东京医科牙科大学的 Tanaka S 医生等于 2006 年在美国国立癌症研究杂志公布了 Grb7 抑制剂能抑制胰腺癌腹膜转移的动物体外试验，为生物治疗提供了一新的治疗手段，但至目前为止，尚无 Grb7 抑制剂应用于临床的研究报道。

4. 基质金属蛋白质酶抑制剂（$MMPI_s$）

基质金属蛋白酶（MMP_s）属于内肽酶家族成员，是一种蛋白溶酶，目前已经发现 19 种不同的 MMP_s，胰腺癌比正常胰腺 MMP_s 表达增加。MMP_s 能溶解基底膜和细胞外基质部分，多种肿瘤包括胰腺癌的侵袭性与基质金属蛋白酶（MMP_s）尤其是 MMP_2 和 MMP_9 的分泌密切相关，研究表明：MMP_2 在胰腺癌的生长、扩散以及侵袭中起重要作用，而 MMP_9 的作用则相对小一些。酶的活力需要锌离子的参与，合成的 Bastimastat（BB-94，巴马司他）和 BB-2156（马马司他，Marimastat）可以与 MMP_s 上的锌结合位点结合，从而改变 MMP_s 的三维结构和活性，达到抑制血管生成的目的。

Marimastat 属于基质蛋白酶抑制剂，由 BB-94 衍化而来，作用谱与 BB-94 相似。英国伊丽莎白女王医院的 Bramhall S R 医生已于 2002 年在英国癌症杂志公布了吉西他滨加马马司他与吉西他滨加安慰剂作为一线药物治疗进展期胰腺癌的一项双盲、随机、对照研究。结论：两组的 1 年生存率分别为 18% 和 17%，且两组的中位生存期、整体反应率都相近，均无统计学差异。这项研究的结果没有提供任何证据来支持用 Marimastat 联合 Gemz 方案来治疗晚期胰腺癌。

1999 年，美国临床肿瘤协会对不可手术切除胰腺癌进行马马司他与 Gemz 治疗的前瞻性研究，随机分成 4 组：马马司他 5mg，每日两次；马马司他 10mg，每日两次；马马司他 25mg，每日两次；吉西他滨

$1000\,mg/m^2$，每周 1 次，连用 3 周休 1 周。100 例患者入选，分别接受不同的治疗计划，所有患者均大于 18 岁，卡氏评分大于 50 分。结果：低剂量马马司他组中每日两次，每次 5mg 与每日两次，每次 10mg 患者具有相同的生存曲线；高剂量马马司他组即 25mg，每日两次生存优于低剂量组，有显著性差异；Gemz 组生存优于低剂量马马司他组，有显著性差异；但高剂量马马司他组与 Gemz 组比较，生存无明显差异。而且观察发现：肝脏转移的胰腺癌患者接受 Gemz 生存时间较长，而局部广泛浸润患者接受高剂量马马司他组（25mg，每日两次）生存时间较长。

BAY12-9566 在特定的浓度下可分别成为 MMP-2、MMP-3、MMP-9 和 MMP-13 的特异性抑制剂，还可间接抑制新生血管形成，从而发挥抗肿瘤作用。但是加拿大的一项 Ⅲ 期临床试验显示：BAY12-9566 对晚期胰腺癌的疗效也不优于吉西他滨。

血管生成抑制剂的应用的注意点：特异性血管生成抑制剂不应该引起骨髓抑制、胃肠道反应及脱发等副作用，这并不等于说该药无不良反应，临床工作中尽可能选择性能好，不良反应轻的药物，往往抗血管生成治疗需连续进行几个月乃至 1 年以上；血管生成抑制剂使迅速生长的血管床缓解是一个漫长的过程，在进行临床设计时，应坚持长时间给药，此点不同于化疗；血管生成抑制剂可能有放化疗增敏作用，需要大宗前瞻性随机对照研究进一步证实；血管生成抑制剂没有高度选择性，它不仅抑制肿瘤血管生成，同样对正常血管的生成也有抑制作用，因此长期应用对女性生殖系统的生理过程以及伤口愈合可能有不良影响。

5. 法尼基转移酶抑制剂（FTIs）

法尼基转移酶抑制剂是一类靶向 Ras 家族及其下游信号通路的抗肿瘤药物。所有的 Ras 蛋白必须与法尼脂类异戊二烯酯共价修饰，才能完成适当的膜定位和生物学效应，这是 Ras 蛋白呈激活状态的第一步，与法尼脂类异戊二烯酯共价修饰也称为 Ras 蛋白转录后修饰，这种修饰需要法尼基转移酶（FTase）的参与，因此这种酶成为靶向治疗的新靶位。FTI$_S$ 不是抑制 Ras 蛋白的合成，而是抑制目前还不认识的法尼脂化蛋白——X 蛋白，目前大量学者正在为寻找靶 X 进行不断探索。

目前已合成了一些小分子口服法尼基转移酶抑制剂，包括 Lonafarnib（SCH66336、洛那法尼）、Tipifarnib（BMS 214662、替普法尼）等。单独应用 Tipifarnib 治疗晚期胰腺癌结果显示并无较大的临床受益，而且不良反应如疲劳、恶心呕吐、骨髓抑制和 ALT、AKP 和胆红素升高等较为常见。

北美、欧洲和亚洲共 14 个国家开展了 Tipifarnib 用于晚期胰腺癌患者的大型 Ⅲ 期临床试验，共 688 例患者入组。结果显示：虽然 Tipifarnib 联合 Gemz 毒性反应可以接受，但是与 Gemz 单药相比，加用 Tipifarnib 并不能延长生存期。

6. 环氧化酶（COX-2）抑制剂

COX-2（环氧合酶-2）在胰腺癌组织中也呈过度表达，而且 COX-2 可上调 VEGF 的表达，因此 COX-2 在胰腺癌发生发展过程中也发挥着重要作用，与肿瘤生长和血管形成有关。

Celecoxib（西乐葆、塞来西布）是一种靶向 COX-2 酶的药物。Celecoxib 能够通过促进肿瘤细胞死亡、抑制细胞增殖和新生血管的形成来缩小瘤体。

美国耶鲁大学的 Saif M 医生 2008 年在意大利胰腺癌杂志发表了有关 Celecoxib 联合 Gemz 治疗晚期胰腺癌的综述，引用了意大利学者 Ferrari V 于 2006 年公布在德国癌症化疗药理杂志的 Celecoxib 联合 Gemz 的 Ⅱ 期临床试验，约 17% 患者联合治疗可获得 PR，结论：吉西他滨联合塞来昔布低毒，有良好的临床受益率和疾病控制率。

2005 年美国宾夕法尼亚州学者 Kerrs 医生在 ASCO 年会上报道了 Gemz 联合西乐葆治疗晚期胰腺癌的临床研究，Gemz：$650\,mg/m^2$，d1，d8，d15，每 4 周重复；西乐葆：400mg Po Bid。结果：不良反应可耐受，RR 率为 18%，SD70%，69% 患者疼痛减轻，76% 的患者生活质量改善，MST13 个月，1 年生存率 64%，2 年生存率 31%，收到良好的效果。

因 Celecoxib 价格低，用药方便，不良反应轻，作者认为适宜在我国这样的人口大国继续开展临床研究。

7. 抗叶酸药培美曲塞（pemetrexed、Mimta）

培美曲塞已获得美国食品和药品管理局（FDA）批准上市作为胸膜间皮瘤一线和非小细胞肺癌的二线治疗药物。体外试验显示：Pemetrexed 可以抑制胸腺嘧啶核苷酸合成酶、二氢叶酸还原酶、甘氨酸核糖核苷甲酰基转移酶等叶酸依赖性酶，这些酶参与胸腺嘧啶核苷和嘌呤核苷的生物合成。现有不少学者应用该药联合 Gemz 治疗晚期胰腺癌。

德国查里特大学的 H. Oettle 医生等 2005 年在英国的牛津杂志公布了美国多中心进行培美曲塞联合吉西他滨与吉他滨单药治疗不可手术或已有转移的晚期胰腺癌的 III 期临床试验，结果：联合组并不比吉西池滨单用更优，未能体现培美曲塞加入的优势，继续推荐 Gemz 单药作为晚期胰腺癌的标准方案。

德国慕尼黑大学的 Boeck 医生等 2006 年在美国临床肿瘤杂志公布了不可切除局部晚期和转移性胰腺癌吉西他滨治疗失败后使用培美曲塞二线治疗的一项多中心 II 期研究，Pemetrexed 500mg/m^2，q3w，加 VitB$_{12}$，叶酸，然后按 100mg/m^2 递加剂量，以病人能耐受为原则。结果：对于吉西他滨治疗失败的晚期胰腺癌患者，Pemetrexed 仍能发挥抗肿瘤作用，并且毒性低，提示培美曲塞可成为晚期胰腺癌的二线选择用药。

二、胰腺癌的免疫治疗

癌症的免疫治疗原则大多源自感染性疾病，免疫可分为主动免疫和被动免疫。主动免疫需要激活宿主的免疫系统，上调特殊的免疫细胞，如 CD$_4$、CD$_8$ T 细胞等，诱导宿主免疫系统产生免疫应答或免疫反应。被动免疫治疗无需激活宿主的免疫系统，如治疗癌症时使用的各种抗体。主动免疫、被动免疫可分为特异性和非特异性途径，非特异性免疫治疗手段包括细胞因子治疗及免疫活性细胞的过继输注等，特异性免疫治疗则主要有单克隆抗体和肿瘤疫苗等。

T 细胞包括 T 辅助细胞 CD$_4$ 和细胞毒性 T 细胞 CD$_8$，都是细胞介导肿瘤免疫的必需成分。肿瘤细胞几乎任何成分均可作为肿瘤抗原，抗原可被加工并被主要组织相容性复合物（MHC）递呈到肿瘤细胞表面，小的肽片段（8~10 个氨基酸）被 MHC-I 分子递呈，大的肽片段（12~20 个氨基酸）被 MHC-II 分子递呈，激活 CD$_4^+$T 细胞能帮助激活免疫联级反应，CD$_4^+$T 细胞在诱发抗肿瘤免疫中占有十分重要的地位，CD$_4^+$Th$_2$ 辅助性 T 细胞能激活 B 细胞产生抗体，辅助体液免疫反应的产生，CD$_4^+$Th$_1$ 辅助性 T 细胞能交叉扩增 CD$_8^+$T 细胞，激活的 CD$_8^+$T 细胞能破坏肿瘤细胞，还能激活巨噬细胞和嗜酸性细胞产生 NO（一氧化氮）和过氧化物等参与肿瘤的破坏。抗原递呈细胞（APCS）可增强免疫治疗的作用。细胞毒 T 细胞（CTLs）是抗肿瘤免疫的必备细胞，它们的特异性上调是我们需要的目标。免疫治疗成功的关键因素是肿瘤抗原与正常组织抗原有足够的不同，使免疫系统能将其识别为外来物，筛选出与正常组织差异大的抗原将可作为肿瘤治疗的靶点，这种抗原必须具有免疫原性，即可以有效地诱导免疫反应。但目前研究结果：大多数肿瘤抗原的免疫原性很弱，不足以诱导宿主的免疫应答，从而导致免疫耐受，这是肿瘤得以继续生长的部分原因，免疫治疗策略在肿瘤负荷越少的情况下越易成功。目前免疫治疗的局限性在于难以确定肿瘤特异性免疫原性极强的抗原和宿主的抗肿瘤免疫很弱。

（1）目前用于胰腺癌治疗的细胞因子有 IL-2、IL-12、IFN-a、GM-CSF、TNF 等。用于过继性免疫治疗的免疫活性细胞主要有淋巴因子激活的杀伤细胞（LAK）、细胞因子诱导的杀伤细胞（CIK）、肿瘤浸润淋巴细胞等。尽管临床上已开展该类治疗多年，但真实和确切的疗效仍然需要进一步观察和验证。

（2）肿瘤疫苗：肿瘤疫苗的设计有两个先决条件，第一是要选择合适的肿瘤抗原，第二就是要选择肿瘤抗原的给予方式，两者对于肿瘤疫苗能否激发免疫反应都是十分重要的。前者依赖于肿瘤抗原鉴定方法的进步和肿瘤抗原的发现，而后者更依赖于对抗原递呈规律的深入研究和了解。设计完美的肿瘤疫

苗能激活 $CD_4{}^+T$ 辅助细胞，继而扩增 $CD_8{}^+T$ 细胞发挥细胞免疫，同时激活 B 细胞产生抗体辅助体液免疫的产生。

目前设计的肿瘤疫苗包括肽疫苗、蛋白质疫苗、抗独特型抗体疫苗、热休克蛋白和树突细胞作为载体疫苗、用肿瘤抗原的编码基因重组到 DNA 质粒的 DNA 疫苗、重组病毒载体疫苗，考虑到有一些肿瘤抗原目前还没有鉴定出来，还设计出肿瘤全细胞或全细胞衍生物疫苗。上述疫苗均存在各自的优缺点，目前批准于临床的肿瘤疫苗为数甚少，多处在动物实验和 I 期临床试验阶段。下文仅简要介绍 G17DT 和 SSIP 两种与胰腺癌治疗相关疫苗。

1）G17DT 疫苗：胃泌素已被证实是一种胃肠道肿瘤的生长因子，已有报道胰腺肿瘤存在胃泌素受体。G17DT 主要由胃泌素-17（G-17）的氨基末端序列和白喉类毒素构成，可诱导机体产生针对胃泌素-17 及其前体 GLY-G-17 的抗体，体外实验和动物实验都表明胃泌素能促进胰腺癌细胞的增殖。G17DT 诱导产生的抗胃泌素抗体能有效地抑制胰腺癌细胞的增殖。

2004 年英国诺丁汉大学的 Gilliam 医生等对 154 例不愿意接受化疗的进展期胰腺癌患者进行了多中心的 III 期临床试验，病人被随机给予 G17DT 或安慰剂，研究结果：与安慰剂比较，接受 G17DT 治疗组的总生存期显著改善（151 天 VS82 天，P=0.03，有统计学意义）。该结论表明：G17DT 对于进展期胰腺癌患者在具有良好耐受性的前提下，可以延长总生存期。

但 2005 年澳大利亚墨尔本弗雷医院的 Shapiro，美国乔治城大学的 Marshall 等医生在美国临床肿瘤学杂志公布了 G17DT 加 Gemz 与 Gemz+安慰剂治疗局部晚期或复发、转移晚期胰腺癌的随机、双盲、多国参与、多中心的 III 期对比研究，研究结论：G17DT 的加入对局部晚期或已转移的晚期胰腺癌患者在总体生存期、复发率等方面均无正面的作用。因此 G17DT 与 Gemz 联合能否增效需进一步研究。

2）SSIP（抗间皮素抗毒素）：间皮素（Mesothelin）是一种细胞表面糖蛋白，它在胸膜间皮瘤、卵巢癌和胰腺癌中高表达，而在正常间皮组织中表达十分有限。SSIP 是美国国家研究所和芝加哥大学等单位联合研制的一种针对间皮素的免疫毒素，由一个抗间皮素的 Fv 段连接于变异的假单孢菌外毒素组成。临床前研究证明 SSIP 有抗肿瘤作用，I 期临床试验显示：可使部分表达间皮素的胸膜间皮瘤、卵巢癌、胰腺癌患者病情稳定，有一定的抗肿瘤作用。

美国毕士大分子生物学实验室 Zhang 医生等 2006 年在美国临床癌症研究杂志发表了荷瘤鼠中紫杉醇和抗毒素 SSIP 有协同抗瘤活性的动物实验，用表达间皮素的 A431-K5 肿瘤细胞建立小鼠移植瘤模型，分别用 SSIP、紫杉醇以及 SSIP 联合紫杉醇干预小鼠，结果发现单药组病情都达到稳定，而两药联合似有协同作用。这项实验为开展肿瘤疫苗联合化疗提供了初步依据。

胰腺癌的疫苗治疗是一个进展迅速的领域，疫苗治疗意味着免疫学、分子生物学、基因学和药学为基础的衍生研究应用于临床，但迄今为止还没有一种疫苗策略是完全成功的，尚处在研究阶段，尚有很多问题有待于解决，包括最佳的疫苗成分、最好的免疫佐剂、剂量、用药途径、疫苗的使用频率等。肿瘤在演变过程中，癌细胞可能会失去它们的遗传特征，形成免疫耐受，使得疫苗治疗失效，为了减少免疫耐受的产生和克服肿瘤抗原表达的异质性，常采取的手段为：使用多种抗原作为多价疫苗或多种不同的疫苗，希望同时诱导细胞免疫和体液免疫。在胰腺癌早期，理论上肿瘤细胞同质性较好，为检验疫苗治疗方式提供了机会，是疫苗诱导免疫最有可能成功的时期，一旦肿瘤为进展期，尤其形成巨大肿块情况下，病情进展快，单凭疫苗等免疫手段获得显著疗效就目前的技术力量而言是很难达到的，因此疫苗治疗方式与传统的细胞毒药物治疗、放射治疗等相结合是将来的研究重点之一。

三、胰腺癌的基因治疗

胰腺癌的基因治疗大多数还处在实验研究阶段。基因治疗属于广义的生物治疗范畴，是将遗传物质（目的基因）导入人体组织或细胞，通过对人体遗传物质进行修正、补充或改造以达到治疗疾病的目的。

出于伦理学考虑，到目前为止，基因治疗只能用于人体体细胞，故现在的基因治疗又称为"体细胞基因治疗"（somatic cell gene therapy），近年来基因治疗的适应证已从单纯的遗传性疾病（如血友病等）扩展至肿瘤、感染性疾病、心血管疾病、自身免疫性疾病等，已在某些恶性肿瘤、遗传性疾病、艾滋病的临床试验性治疗中取得了一定疗效。肿瘤是一种由多基因参与、多步骤形成的疾病，已成为基因治疗的研究热点。目前我国已有7项基因治疗方案经国家食品、药品监督管理局批准进行临床试验，我国研制的P53重组腺病毒抗癌制剂（Gendicine，今又生）是目前全世界唯一上市的基因治疗药物。

1. 基因治疗的载体

基因治疗包含转移基因物质（目的基因）进入靶细胞，这一过程在体内、体外均可由数种转送系统完成，研制安全有效的载体系统也是基因治疗面临的挑战，载体包括病毒载体、阳离子脂质体、蛋白共轭DNA等。病毒载体包括逆转录病毒、腺病毒、腺相关病毒、慢病毒等，逆转录病毒可转移10kb范围内的大DNA片段基因到分裂增殖期细胞，稳定整合到宿主细胞基因组，能在宿主细胞稳定表达，但存在插入病毒基因组可引起基因突变和产生具有复制能力病毒的可能性，同时逆转录病毒转录效率较低；慢病毒和逆转录病毒差不多，但不仅能感染分裂增殖期细胞，而且能感染非分裂期细胞；腺病毒易获得高滴度的制剂，可转移大的DNA插入片段（7~8kb），能感染分裂期和非分裂期细胞并能使转移基因高水平表达，转移的基因不会整合到宿主DNA，无突变之忧，但腺病毒转送的一个潜在缺点是急性激活宿主的非特异性免疫系统产生中和抗体，该抗体可能会限制载体今后的有效使用；腺相关病毒仅能将小的基因片段（4kb）稳定整合到宿主基因组，且高滴度纯病毒很难获得，所以与逆转录病毒和腺病毒相比很少应用。

阳离子脂质体、蛋白共轭DNA载体无病毒载体相关的并发症、毒性相对较小，但均存在转导效率较低、转基因表达水平较低等缺点，应用范围均有限。

2. 基因治疗的策略

基因治疗的策略可分为五种：基因置换、基因修饰、基因添加、基因补充、基因封闭。目前基因治疗基本上采用后三种策略。

基因置换又称基因替换，指通过同源重组等方法用正常基因原位置换已突变的基因片段，这是最为理想的基因治疗策略，但由于难度大，目前很难在整体水平实现。在生殖细胞内进行基因置换已在动物试验中取得成功，如转基因鼠的产生等。但鉴于伦理学和目前法律所限，还没有对人体生殖细胞进行基因置换的研究报道。鉴于各种组织干细胞（不包括生殖细胞）在体内能分化成不同的组织细胞，自体和异体干细胞移植为基因置换策略提供了一种实施方案，即先在体外对干细胞进行基因置换，再将此干细胞移植回人体，实现人体的部分基因置换。该方法多用于单基因缺陷遗传病的治疗，目前很少用于肿瘤的基因治疗。

基因修饰：传统的基因修饰指通过一定的手段对突变基因进行修饰以纠正其异常的结构和功能。如肿瘤细胞中常常存在抑癌基因调控序列的甲基化，使得该抑癌基因低表达或不表达，若能去除其甲基化，使其正常表达，可成功地实现基因修饰。该方法实施难度大，目前以去甲基化为目的的基因治疗研究的报道非常少见。化学药物如5-氮-2-脱氧胞苷等有望实现基因调控序列的去甲基化，恢复抑癌基因的正常表达，从而达到抗肿瘤的效果，可进一步深入研究。

基因添加和基因补充：基因添加指将额外的外源性基因导入细胞中表达以达到治疗疾病的目的，基因补充指在细胞内补充已缺失或已突变的基因，这两种策略目前应用最广泛，现在所进行的大多数基因治疗研究均属于该范畴。

基因封闭：基因封闭指通过某种方法阻止细胞中某些癌基因的过度表达，诱导肿瘤细胞凋亡，从而抑制肿瘤生长。目前常用的基因封闭技术主要有：反义核酸、核酶和RNA干扰技术等。反义核酸技术的基本原理是根据碱基互补配对规律设计出能与靶基因特定区域结合的DNA或RNA，在转录和/或翻译水平抑制靶基因的表达，要达到这一目标主要有两种方法：一种是人工构建的反义 RNA 表达载体，将其导入靶细胞，在细胞内转录出能与靶基因特定区互补的反义 DNA，另一种是体外人工合成的反义寡核苷酸，更为常用，由于脱氧核苷酸合成较为容易，在体液中相对稳定，且同样能与目标 RNA 互补配对结合；核酶：是一类具有生物催化活性的 RNA 分子，核酶能定点切割 RNA，有效地阻断靶基因的表达，同时，它与靶细胞 RNA 的结合还可起到反义核酸的作用，核酶分子较反义寡核苷酸大，可达 100 个碱基以上，难以进入细胞，常用质粒、病毒载体导入细胞；RNA 干扰：是将小片段双链 RNA（又称小干扰 RNA）导入细胞，小干扰 RNA 结合一个核酶复合物从而形成 RNA 诱导沉默复合物，激活的该复合物通过碱基配对定位于 mRNA 转录本上，并在距离小干扰 RNA3′端 12 个碱基的位置切割 mRNA，引起 mRNA 降解，从而特异性抑制靶基因的表达，其抑制靶基因表达的能力远远强于反义核酸，RNA 干扰是最近几年才发展起来的新技术，肿瘤组织、细胞一般高表达癌基因，是 RNA 干扰技术的最佳适应疾病之一。

3. 胰腺癌的基因治疗

胰腺癌的基因治疗是胰腺癌治疗的重要内容，有着诱人的前景，目前的主要治疗方法包括：免疫基因治疗、自杀基因治疗、抑癌基因治疗、反义基因治疗等，但由于基因治疗尚面临着许多有待解决的问题，目前胰腺癌的基因治疗仅仅限于实验阶段，尚无临床扩大应用的可靠依据和价值。

四、胰腺癌其他的生物治疗

生长抑素：生长抑素可间接抑制具有刺激胰腺癌生长作用的胃泌素和缩胆囊素等肽类物质的分泌，还可降低肿瘤发生过程中表皮生长因子、胰岛素样生长因子 I（IGF-I）的水平，从而起抗肿瘤作用。Fries 等研究小剂量奥曲肽（100μg，Tid）治疗胰腺癌患者，其存活时间和疾病的稳定率有所提高，Canobbio 等报道 18 例胰腺癌患者应用 250～1000μg/d 的剂量奥曲肽治疗，在高剂量水平，部分患者获得客观反应。上述报道均为小样本，可信度不高，目前胰腺癌应用生长抑素类似物的适应证仍没有明确，但对生长抑素类似物和它们受体的研究所取得的进步，可能值得对该类药物进一步探讨。

性激素受体拮抗剂：已有研究提示三苯氧胺（雌激素受体拮抗剂）和睾丸酮、氟硝基丁酰胺（雄激素受体拮抗剂）可能有助于胰腺癌的治疗，但均基于病例数有限，且并非随机对照研究，尚不能纳入胰腺癌的标准治疗。

抗氧化剂：流行病学发现维生素的摄入与胰腺癌的发生呈负相关，提示维生素的抗氧化作用能消灭肿瘤发生过程中起重要作用的自由基。视黄醛衍生物（Mofarotene）在胰腺癌的体外实验中已被证实可抑制胰腺癌细胞的生长，能否用于人体还有待于进一步临床试验证实。

五、结语

晚期胰腺癌的内科治疗并没有取得突破性进展，仍以 Gemz 化疗为标准治疗，如何提高晚期胰腺癌的疗效仍然是一个国际性问题。靶向分子、靶向基因的发现给人们带来了一些希望，可能有希望的方案还在临床试验阶段，然而根据靶向药物 I 期、II 期临床结果观察，并不令人满意。主要原因：胰腺癌的发生发展是多种基因、多个信号通路共同作用的结果，并非是单个基因或者是某个信号通路突变所导致，再加上分子的异质性，大多靶向药物只作用于单一基因或单一信号通路，很难发挥全身作用；虽然一些研究表明靶向药物可在一定程度上延长晚期胰腺癌患者的生存时间，但其副作用也大大地降低了胰腺癌患者的生存质量，还有可能诱导伴癌综合征的发生。2008 年意大利罗马埃莲那国家肿瘤协会 Milella 医生等在美国临床肿瘤学杂志发表了 Meta 分析显示靶向药物治疗胰腺癌效果令人失望的论文，对靶向治疗持反对意见，该作者对 2008 年 ASCO 年会报告的吉西他滨联合靶向药物的研究进行 Meta 分析，共涉及 8 个 RCT 和 3698 例患者，靶向药物包括 FTI（法尼基转移酶抑制剂）、MMPI（基质金属蛋白酶抑制剂）、EGFRI（表皮生长因子受体拮抗剂）、抗 VEGF（血管内皮生长因子抑制剂）、抗胃泌素疫苗（anti-gastrin vaccine）等，Meta 分析结论：单用靶向药物治疗对患者生存有不利的影响，总生存期绝对值下降 6.4%（P=0.04 有统计学差异），疾病无进展生存期绝对值下降 15.2%，P<0.001，有高度显著性差异；吉西他滨联合靶向治疗药物并不优于吉西他滨单药，无论是总生存期（P=0.76），还是疾病无进展生存期（P=0.75），均无优势。该文章的结论也应引起胰腺癌研究者的重视。

　　未来靶向药物的开发必须逐渐趋向多靶向和多个作用点，发挥多个靶点的作用，换言之希望研制出更有效、更低毒的靶向治疗新药品，同时将来可能有希望的治疗方案仍然可能是以吉西他滨为主联合靶向药物治疗，可继续开展大样本、多中心、随机对照研究。靶向治疗药物主要通过阻断肿瘤细胞信号传导通路和控制肿瘤基因的表达而产生抑制或杀死肿瘤细胞作用，最大的优点之一是不损伤人体正常细胞，即为非细胞毒药物，作者认为：靶向治疗药物有着广阔的发展前景，仍然是当今抗肿瘤药物研发的重要方向。

第五节　胰腺癌的镇痛治疗

　　1986 年国际疼痛研究会（IASP）将疼痛定义为：疼痛是一种令人不快的感觉和情绪上的感受，伴有实际或潜在的组织损伤，疼痛永远是主观感受，每个人在生命的早期就能通过损伤的经历学会表达疼痛的准确词汇。癌性疼痛是癌症病人最为常见和最难忍受的症状之一，常比癌症死亡更令人畏惧，严重影响着患者的生存质量，甚至可导致部分病人拒绝治疗和产生自杀的念头。从 20 世纪 80 年代开始，癌性疼痛已引起 WHO 的高度重视，控制癌痛已被列入 WHO 癌症防治综合规划的四项重点任务之一，WHO 已提出三阶梯癌痛治疗方案和制定了于 2000 年让癌症患者不痛的目标。尽管近年来癌症的治疗已取得了很大的进展，但癌痛未得到充分治疗仍然是一个普遍现象，合理、有效的癌痛治疗仍然是 21 世纪必须解决的一项全球性的公共卫生重大问题。疼痛体验是心-身的复合产物，它包括三个方面的内容：疼痛的感觉、疼痛的心身反应和对疼痛的认知。

一、胰腺癌疼痛的机制和原因

1. 胰腺癌癌痛的机制

　　胰腺位于机体上腹部与左季肋部的腹膜后间隙中，与许多的脏器和血管相毗邻。胰腺的神经支配有：来自腹腔 N 丛及其他 N 丛伴随动脉走行的 N 纤维，为胰腺的交感 N 部分；来自右腹腔 N 节及肠系膜上丛所组成的胰头丛；来自左腹腔 N 节，主要分布于胰尾。胰腺的痛觉纤维位于交感 N 内，主要经胰头丛、胰支、腹腔 N 丛随内脏大 N、内脏小 N 和腰交感 N 干上传，一旦胰腺发生肿瘤则很容易导致早期疼痛。

2. 癌痛的原因

　　具体引起胰腺癌癌痛的原因归纳如下：胰腺癌肿直接压迫，侵犯胰周 N 引起的神经性疼痛；肿瘤压迫胰胆管引起胆管、胰管内高压或压迫周围脏器引起的内脏牵张痛；胰腺癌引起的胰腺慢性炎症而引起的疼痛；肿瘤压迫血管引起血液循环阻塞，可以引起疼痛甚至局部组织缺血性坏死；胰腺癌病人本身的社会心理因素，如焦虑、抑郁、消沉、沮丧、紧张等情绪也会加重疼痛，并在很大程度上影响对癌痛的体验和癌痛的持续时间。

二、疼痛的主观评估

　　常用的疼痛评价方法包括：口头叙述法、数字评估法、视觉类比量表等。

1. 口头叙述法

　　将疼痛程度分为无痛、轻、中、重及极度疼痛。如按主诉疼痛分级（VRS）：VRS 0 级即无痛；VRS 1 级即有轻度疼痛，有痛觉但可忍受，能正常生活，睡眠不会受干扰；VRS 2 级即中度疼痛，病人不能忍受疼痛，要求用止痛剂，睡眠受干扰；VRS 3 级即重度疼痛，疼痛剧烈，可伴有自主 N 功能紊乱（出汗、烦躁、休克）或被动休息，睡眠严重受干扰，须用镇痛剂。

2. 数字评估法（NRS）

将一条 10cm 长的直线划分为 10 个等份，从左到右依次标有 0、1、2、3、4、5、6、7、8、9、10，其中 0 代表无痛，10 代表患者能想象的最剧烈疼痛，然后让患者根据自己的疼痛体验在此直线上标记。一般 NRS 中的 0、1 ~ 3、4 ~ 6、7 ~ 10 分别对应于 VRS 中的 0、1、2、3 级。

3. 视觉类比量表即视觉模拟画线法（VAS）

VAS 法也较为常用，该量表由一条 100mm 长的直线构成，直线两端有文字说明，左端：无痛，右端：极度疼痛，然后让患者根据自己的疼痛体验在此直线上标记，测量从左端到记号的距离，所得的毫米数就是疼痛的分数。

以上三种疼痛的主观评估方法各有所长，一般认为：VRS 及 NRS 法较为常用和实用。

三、疼痛的疗效判断标准

根据 VRS 或 NRS 法评价疼痛的减轻程度较为客观和准确。

（1）根据 VRS 法，疼痛缓解效果可分为：完全缓解（CR）：疼痛完全消失；部分缓解（PR）：疼痛明显减轻，睡眠基本上不受干扰，能正常生活；轻度缓解（MR）：疼痛有些减轻，但仍有明显疼痛，睡眠、生活仍受干扰；无效（NR）：疼痛无减轻。

（2）根据 NRS 法，疼痛减轻程度及百分数等于 $\frac{A-B}{A} \times 100\%$（A = 用药前评分；B = 用药后评分），可分为：0 度：未缓解（疼痛未减轻，≤24%）；1 度：轻度缓解 1/4 以上，即 25% ~ 49%）；2 度：中度缓解（疼痛减轻 1/2 以上，即 50% ~ 74%）；3 度：明显缓解（疼痛减轻 3/4 以上，即 75% ~ 99%）；4 度：完全缓解（疼痛消失，即 100%）。

四、胰腺癌疼痛的治疗

肿瘤已进入综合治疗时代，由于癌痛的复杂性，对癌痛的处理应如同癌症的处理一样，也需综合治疗。癌痛的综合治疗是指根据癌痛患者的机体状况、疼痛的不同程度、性质及原因，合理地、有计划地应用现有的治疗手段，目的是尽可能地缓解癌痛、减少并发症、改善生活质量、提高患者接受抗癌治疗的依从性、以进一步延长生存期、提高生存率。必须强调胰腺癌所致的疼痛主要是由胰腺癌这个病症所引起的，正确合理的治疗如手术、放疗、化疗等，有效地控制肿瘤、减少并发症应理解为治疗胰腺癌疼痛最可靠的手段。对胰腺癌综合治疗无效，疼痛自然加重患者才应考虑镇痛治疗，不应本末倒置，现简要介绍胰腺癌镇痛治疗的几种策略。

1. 胰腺癌的三阶梯镇痛治疗

癌痛的三阶梯治疗方案是由 WHO 制定的一种简便、有效、合理的药物镇痛方法，是控制胰腺癌疼痛的重要方法和基础措施，2005 年 NCCN 指南指出：WHO 三阶梯原则可作为癌痛治疗指南及教育工具，目前已被广泛接受，但癌痛治疗临床实际工作远远比三阶梯原则更复杂，广大医务工作者应高度重视。

（1）三阶梯镇痛药物治疗的基本原则：

①尽量采用口服用药，口服用药经济、方便、安全、依从性好，能应付各种多发性疼痛，效果尚满意，副作用相对小，口服用药是三阶梯治疗的首选途径。仅对患者有吞咽困难、顽固性呕吐或消化道梗阻时，才考虑选用非胃肠道途径来缓解疼痛，如直肠栓剂、透皮贴片或肌注、静注等。

②必须定时给药（by the clock）：下一次剂量应在前次剂量效果消失前给予，维持有效血药镇痛浓度，可减少患者不必要的痛苦和增强机体的耐受性。对于持续性或反复发作性疼痛的患者按"钟点"给药。对于在"按时给药"过程中出现的疼痛（即暴发性疼痛）应给予"解救剂量"的药物予以处理（按

需给药）。解救药物的种类及剂量也应按三阶梯原则选择。

③按阶梯给药（by the ladder）：以前未给予止痛治疗，开始应选择第一阶梯治疗，只有当标准的第一阶梯治疗无效时才开始第二阶梯，以此类推。但若患者就诊时疼痛已达中至重度，此时可直接应用阿片类药物。具有轻至中度癌痛患者应接受非阿片类药物治疗，该类药品镇痛作用具有"封顶效应"，当使用一种非阿片类药物而疼痛得不到满意缓解时，可增量至最大推荐剂量，此时仍达不到满意缓解，不宜更换其他非阿片类药物，而应直接升级到第二阶梯。第二阶梯药物处方方便，比吗啡等更容易被患者接受。如果第二阶梯治疗后疼痛没有得到充分缓解，则应考虑接受"强阿片类药物"，第三阶梯用药可以从低剂量开始，防止不良反应，用药前应履行告知手续。目前部分学者越来越提倡提前使用"强"阿片类药物，目的在于迅速缓解疼痛，缩短第二阶梯用药时间。

④个体化原则：合理剂量是能满意止痛的剂量，标准推荐剂量要根据疼痛的程度、既往使用止痛药情况、药理学特点等来确定并及时调整。应从小剂量开始，逐步加量一直到获得满意的疼痛缓解。到目前为止，在癌痛的处理中，文献中尚无吗啡极量的报道，如普通吗啡，其有效剂量范围从每4小时5mg一直到1000mg，无"天花板效应"，只要镇痛作用大于副作用，药物剂量就可以没有极限。

⑤注意细节和实际效果：对于使用止痛药者，应注意观察可能出现的不良反应并给予积极的处理，密切观察用药后疼痛的缓解程度，尽量使患者获得最大的疗效和发生最小的不良反应。2005年NCCN指南特别强调对不良反应（特别是便秘）的预防和处理，加强对患者进行疼痛知识的宣教。

（2）镇痛药物的分类、剂量、间隔时间、给药途径：

①对乙酰氨基酚及常用的非甾体类抗炎药物（NSAID）：阿司匹林：250~1000mg，q4~6h，口服；对乙酰氨基酚：500~1000mg，q4~6h口服；布洛芬：200~400mg，q4~6h，口服；吲哚美辛：25~50mg，q4~6h，口服或直肠给药；萘普生250~500mg，口服，Bid；意施丁：25~75mg，口服，q12h；麦力通（萘丁美酮）：1g，口服，q24h，睡前服用；氯诺昔康：8mg，口服，Bid-qid；双氯芬酸钠（钾）：50mg，口服，Tid，或25mg，直肠给药，qd-Bid；美洛昔康：7.5~15mg/24h口服；塞来西布：200mg/24h，口服。

②弱阿片类止痛药物：可待因：30mg，q4~6h，口服，30mg，q4~6h，肌注；氨酚待因（对乙酰氨基酚500mg+可待因8.4mg）：口服，1~2片，q4~6h；氨酚待因Ⅱ号（对乙酰氨基酚300mg+可待因15mg）：1~2片，口服，q4~6h；双氢可待因：30~60mg，口服，q4~6h；路盖克（对乙酰氨基酚500mg+双氢可待因10mg）：1~2片，口服，q4~6h；布桂嗪：30~60mg，口服，q4~6h或50~100mg，肌注，q4~6h；曲马多：50~100mg，口服，q4~6h；泰勒宁（对乙酰氨基酚500mg+羟考酮5mg）：1片，口服，q4~6h。

③强阿片类止痛药物：盐酸吗啡：5~30mg，口服，q4~6h或10mg，肌注或皮下注射，q4~6h；硫酸吗啡控释片（美施康定）10~30mg，口服，q12h；盐酸吗啡控释片（美菲康）：10~30mg，口服，q12h；芬太尼透皮贴片（多瑞吉）：25~50μg/h，皮肤贴片，作用时间72小时；美沙酮：10~20mg，口服，q12h；盐酸羟考酮控释片：10~20mg，口服，q12h。

非阿片类药物包括非甾体类抗炎药物（NSAIDS）及对乙酰氨基酚等。非阿片类药物多具有解热、镇痛、抗炎、抗风湿等作用。临床多用于治疗轻中度疼痛。在癌痛的三阶梯治疗方案中，轻中度疼痛首选该类药品。其主要药理作用是在外周的疼痛部位，对中枢N系统也有某种活性，但不与阿片受体结合，镇痛途径与阿片类药物不同，同此与阿片类药物联合可以产生协同作用，增加镇痛的效果，该类药物长期使用很少出现耐药性和依赖性，但其镇痛效果有限。

阿片类镇痛药物是指天然的或合成的对机体产生类似吗啡效应的药物，其作用的部位主要在N中枢，通过与体内各处的特异性阿片受体结合而产生中枢镇痛等多种药理效应。阿片类药物的药效学大致包括：止痛，纯激动剂止痛无极限；抗焦虑、安定作用；能改善患者的情绪，对失眠患者有利。口服控释吗啡片已被 WHO、NCCN 推荐为慢性中、重度癌痛的首选药品。

（3）阿片类药物剂量滴定及调整的步骤：

①确定初始剂量（titrate，T）：多数患者吗啡初始剂量 30 ~ 60mg/d。普通吗啡（IRMS）具体用法：每次 5 ~ 10mg，q4h，建议给药时间：6：00、10：00、14：00、18：00、22：00，因为持续控制疼痛及避免夜间服药引起的不便，最后一次用药应增加 50% ~ 100% 的剂量。吗啡控释片（CRMS）：一般每次 10 ~ 30mg，每 12 小时一次。

②增加每日剂量：根据需要每 24 小时调整一次剂量。由于个体差异及不同的用药史，部分病人需要 2 ~ 3 天的剂量滴定，才能完全控制疼痛。临床试验表明，相当一部分癌痛患者需要通过剂量调整（常常增加初始剂量）才能获得满意的疼痛控制。一般剂量增加幅度开始为前次剂量的 50% ~ 100%，以后应改为 25% ~ 33%。一般应通过增加每次给药剂量而非提高给药频率来实现，但由于个体差异，约 10% 患者需增加给药频率才能达到缓解疼痛的效果。另外也可根据疼痛的缓解程度来增加剂量，若治疗后疼痛程度 ≥7，增加剂量 50% ~ 100%；若治疗后疼痛程度 5 ~ 6，增加剂量 25% ~ 50%；若治疗后疼痛程度 ≤4，则增加剂量 25%。

③处理突破性疼痛（manage，M）：此时应用 IRMS（普通吗啡）来处理，剂量为前次用量的 25% ~ 33%。

④减量原则：若药物剂量较低，突然停药一般不会发生意外，长期大剂量用药者，突然停药应警惕出现戒断综合征，因此应逐渐停药，在最初的两天内减量 25% ~ 50%，继而每两天减少 25%，直至日用量减至吗啡 30 ~ 60mg/d 后停药。减量时应观察患者疼痛情况及有无腹泻等激惹症状，如果疼痛程度 >3 ~ 4 分或有戒断症状时应缓慢减量。

⑤多瑞吉透皮贴剂的应用：使用芬太尼贴片时，应先将吗啡等转换成多瑞吉：一般可将其口服剂量 mg/d×1/2 换算成多瑞吉用量（即 μg/h，q72h）。初步使用多瑞吉建议给予 25μg/h，若疼痛缓解不满意，可用 IRMS（普通吗啡）常规解救，也可用 CRMS（吗啡控释片）解救。72 小时后计算吗啡 72 小时总量，取其 1/2 并累加上首次多瑞吉用量之和即可得出第二贴剂量。多瑞吉尚无最高用药剂量报道，国内最大剂量报道为 750μg/h，通过对多瑞吉大样本观察：疗效稳定、不良反应轻微，是处理中重度疼痛的理想药物，与口服吗啡控释剂疗效相似，但耐受性明显提高，可作为第三阶梯的一线用药。西安杨森制药有限公司生产的芬太尼透皮贴剂（多瑞吉）说明书根据吗啡每日口服剂量折算出多瑞吉的推荐剂量可供参考：24 小时口服吗啡剂量 <135mg，多瑞吉贴片剂量 25μg/h；135 ~ 224mg ≈ 50μg/h；225 ~ 314mg ≈ 75μg/h；315 ~ 404mg ≈ 100μg/h；405 ~ 494mg ≈ 125μg/h；495 ~ 584mg ≈ 150μg/h；585 ~ 674mg ≈ 175μg/h；675 ~ 764mg ≈ 200μg/h；765 ~ 854mg ≈ 225μg/h；855 ~ 944mg ≈ 250μg/h；945 ~ 1034mg ≈ 275μg/h；1035 ~ 1124mg ≈ 300μg/h。不能在使用本品后 24 小时内即评价其最佳镇痛效果，这是因为在使用本贴剂量初的 24 小时内血清芬太尼的浓度逐渐上升，因此在初用贴片前 24 小时需要短效镇痛药。每 72 小时应更换一次本贴剂，如果在首次使用后镇痛不足，可在用药后 3 天增加剂量，其后每 3 天进行一次剂量调整，同样需要短效镇痛药物。剂量增加的幅度为 12μg/h 或 25μg/h，且同时考虑附加的其他疼痛治疗（口服吗啡 45mg/d 或 90mg/d ≈ 本品 12μg/h 或 25μg/h）。在本品剂量超过 300μg/h 时，需要额外的镇痛药物或改变阿片类药物的用药方法。去除本品贴剂后，应逐渐开始其他阿片类药物的替代治疗，并从低剂量开始，缓慢加量，这是因为去除本品贴剂后，芬太尼浓度逐渐降低，血清芬太尼浓度下降 50% 大约需要 17 个小时甚至更长。一些患者在更换药品或剂量降低时可能出现阿片类药物的戒断症状，临床上应予重视。上述说明书所提供的数据仅供参考，应根据"个体化"原则作相应调整。

⑥吗啡控释片的应用：吗啡控释片分为盐酸吗啡控释片（美菲康）和硫酸吗啡控释片（美施康定），两者的临床镇痛效果基本一致。大量研究表明：吗啡控释片用药时间短者几天，长者达 1000 天以上，大部分患者初始剂量为 30 ~ 60mg/d，平均维持用量为 60 ~ 90mg/d，最大剂量高达 1140mg/d 以上，疼痛缓

解率>80%。

（4）镇痛药物的不良反应及处理：

1）阿片类止痛药的不良反应：①便秘，最为常见，发生率90%～100%，大多数患者需使用缓泻剂预防便秘，防预措施：多饮水，多食含纤维素的食物，适当运动等；缓泻剂应用：适当用番泻叶、麻仁丸等缓泻剂；养成有规律的排便习惯，如果患者3天未解大便，就应给予更积极的治疗。重度便秘可第一，选择其中一种强效泻药（容积性泻药）：氯化镁30～60ml，qd；比沙可啶2～3片，qd；比沙可啶灌肠，qd；乳果糖30～60ml，qd；山梨醇30ml，q12h，连用3天，必要时重复用药。第二，必要时灌肠。第三，必要时减少阿片类药物剂量，合用其他止痛药。②恶心、呕吐：发生率分别为10%～40%和30%～40%，一般发生在用药初期，症状大多数在4～7天内缓解。既往化疗等治疗胃肠道反应严重者，初用阿片类药物更容易发生恶心、呕吐。预防：初用阿片类药物的第一周内，最好同时给予甲氧氯普胺等药物止吐，恶心呕吐症状消失则可停用止吐药。治疗：轻度可选用胃复安、氯丙嗪、氟哌啶醇等药物止吐，重度者可给予5-羟色胺受体拮抗剂，症状持续1周以上者需减少阿片类用量，或换其他镇痛药物或改变用药途径。③尿潴留：由于吗啡类可增加平滑肌张力，使膀胱括约肌张力增加，膀胱痉挛而导致尿潴留，发生率低于5%。防治：避免同时使用镇静剂，避免膀胱过度充盈，给患者良好的排尿时间和空间；诱导患者自行排尿，如采取流水诱导法，热水冲洗会阴部或膀胱区按摩，诱导排尿失败后可考虑导尿；对于持续性尿潴留难以缓解者可考虑更换止痛药。④精神错乱及中枢N毒性反应：较为罕见，主要出现在老年人及肾功能不全患者，应与其他原因所致的精神错乱，如高钙血症等相鉴别。哌替啶半衰期3～18小时，长期应用容易出现体内蓄积，容易发生中枢系统毒性反应，因此哌替啶不再列为阿片类止痛药物。肌阵挛是一种不太常见的与阿片类药物有关的副反应，可自然减轻或消失，若肌阵挛症状明显且令人痛苦不堪，可选用苯二氮卓类药物治疗。⑤阿片类药物过量和中毒：呼吸抑制是阿类药物最严重的不良反应，也是吗啡类最令人担心的副作用。如果逐渐增加阿片剂量，呼吸抑制并不常见。阿片类药品过量和中毒的临床表现：针尖样瞳孔，呼吸抑制，次数减少为8次/分钟，潮气量减少，潮式呼吸、发绀；嗜睡直至昏迷；骨骼肌松弛；皮肤湿冷；有时可出现心动过缓和低血压；极度过量可出现呼吸暂停、深昏迷、循环衰竭、心脏停搏甚至死亡。防治：如果阿片类血浆浓度达到峰值，但病人处在清醒状态时，应立即停药，密切监视患者直至呼吸状态改善；若患者处于不清醒状态和呼吸抑制时，迅速建立通畅的呼吸道，辅助通气，呼吸复苏，可使用阿片类拮抗剂：纳洛酮0.2～0.4mg加入生理盐水10～20ml中静脉缓慢推注，或者多次小剂量注射，生理盐水10ml+纳洛酮0.1mg，必要时每2分钟增加0.1mg，严密监测，直至病人恢复自主呼吸，口服用药中毒者必要时选择洗胃治疗。⑥药物滥用及成瘾问题：耐受性及生理依赖性对长期使用麻醉性镇痛药物的患者而言是正常的药理学反应，都不能限制医务人员有效使用这些药物的权力。担心成瘾（即心理依赖性）是癌痛患者得不到满意控制的重要因素。慢性癌痛患者极少发生成瘾现象，因癌痛病人所要求的是镇痛效果而并非精神上的享受，同时口服吗啡也达不到吸毒者的需求和效果。疼痛本身就是精神依赖和呼吸抑制的拮抗剂，事实上，癌痛治疗及合理用药的宣传教育工作的开展，在阿片类药物医疗消耗量增加的同时，并未增加药物滥用的危险。

2）非甾体类抗炎药及对乙酰氨基酚的不良反应：非甾体类及对乙酰氨基酚等非阿片类止痛药在用药初期大多无明显不良反应，但长期大剂量用药则可能出现消化道溃疡、血小板功能障碍和肾毒性等不良反应。为避免长期使用此类药物而发生不良反应的潜在危险，根据临床经验，一般将此类药物的上限剂量限定为标准推荐用药剂量的1.5～2倍。美国NCCN癌症疼痛治疗指南提出的日限剂量：布洛芬≤3.2g/d，非诺洛芬≤3.2g/d，舒林酸≤400mg/d，对乙酰氨基酚≤4g/d等。为减少长期使用而出现不良反应，可以选择性联合抗酸药、H_2拮抗剂、质子泵拮抗剂等。新的COX-2特异性抑制剂可以使严重胃肠道反应的危险性降低54%左右，消化道出血的危险性降低62%左右，目前已批准上市的包括：塞来昔布、罗非昔布、氯诺昔康等，适应于需要长期用药且发生胃肠溃疡危险性较高的患者。值得注意的是非甾体类抗炎药及对乙酰氨基酚临床应用十分广泛，容易非处方而获得药品，其滥用比例高于阿片类药品，应予以重视。

（5）三阶梯镇痛治疗辅助药物的应用：

辅助药物主要用于各种特殊类型疼痛的治疗。①抗惊厥药：卡马西平、丙戊酸，苯妥英钠对锐痛、针刺样痛、三叉 N 痛和疱疹后 N 痛等有效，需缓慢加量，监测血浓度和观察不良反应有必要，避免中枢 N 和外周 N 系统副作用。②抗抑郁药：三环类抗抑郁药（阿米替林、多塞平、丙咪嗪等）对疱疹后 N 痛、其他 N 病综合征（胸膜病变、药物性 N 病）引起的持续性钝痛等有良好的防治作用。③抗焦虑药：可显著减轻焦虑和改善患者的精神心理症状，安定类药尤其适应治疗肌肉痉挛所引起的疼痛。④皮质激素：具有改善情绪、抗炎、镇痛、增加食欲，且能减轻脑、脊髓水肿，对臂丛、腰骶丛的疼痛与阿片类合用效果良好，对肝及内脏转移的牵拉痛，头颈、腹部、盆腔肿瘤的浸润痛及脉管阻塞的胀痛有效。与非甾体类抗炎药合用应注意其副作用的叠加问题。总之辅助用药针对特殊疼痛可能产生独特的效果，但该类药物除皮质激素类外均起效较晚，一般约两周后生效，一旦用药起效，切勿轻易放弃。⑤改善恶异质：常用甲羟孕酮或甲地孕酮可以改善食欲，应注意营养支持，并及时发现和纠正肝肾等功能不全和水盐电解质紊乱。

2. 抗肿瘤治疗在镇痛治疗中的作用

肿瘤发展的各个阶段都伴有疼痛，对于直接由肿瘤进展侵犯所引起的疼痛或肿瘤相关疼痛，可采取积极的抗肿瘤治疗，只有有效的治疗才能根本上解除引起疼痛的病因，达到积极的镇痛效果。单纯就抗癌手段镇痛而言，放射治疗治疗疼痛的适应证：骨转移、脊髓外压迫、脑转移以及外周 N 肿瘤性压迫或侵犯所致的疼痛。化学治疗的适应证：化学敏感肿瘤所致的 N 伤害性或 N 病理性疼痛综合征。外科手术：病理性骨折及脊髓压迫的外科处理、胆肠梗阻解除术、腹水引流等。

胰腺癌放化疗敏感性相对差，但随着 Gemz 和适形放射治疗、调强放射治疗的应用，已能使部分病人获得客观疗效，因此放化疗也不失为一种镇痛策略。手术是唯一可能根治胰腺癌的手段，已广泛用于胰腺癌的根治性和姑息性治疗，部分病人的疼痛通过手术是可以缓解或减轻的。

3. 癌痛的非药物治疗

（1）无或低创性疗法：无或低创性疗法包括物理疗法和社会心理干预等，前者包括皮肤刺激（按摩、冷热敷等）、运动锻炼、改变或固定体位、经皮 N 电刺激（TENS）等，对恶性肿瘤应用较少，后者主要包括放松、意想、分散注意力、作好宣教工作以及认知-行为疗法等心理治疗，借助患者应对技巧的改善以及通过改变患者的意念、感觉及行为来减轻患者的痛苦，帮助患者树立疼痛被控制的感觉，不但常常对控制症状有效，而且能恢复患者的自我控制感、恢复自我功能并主动参与到疼痛治疗中。心理治疗是疼痛治疗的重要环节，应贯穿于病人疼痛治疗的全过程，有效的心理治疗可减少患者对药物的需求量。

（2）创伤性疗法：创伤性疗法即侵袭性疗法，可称为癌痛的第四阶梯疗法。一般在三阶梯治疗无效或不能耐受时才考虑应用，具体实施时应考虑到其适应证、医生掌握该技术的技能、适当配套的设备系统及医疗费用等。目前对于某些顽固性疼痛、难治性癌痛，部分医师建议提前使用创伤性疗法以提高镇痛效果，减少药物相关不良反应。

已如前述腹腔 N 丛位于腹主 A 前侧，围绕腹腔 A 和肠系膜上 A 的根部，丛内有左右两个腹腔 N 节。胰腺的支配神经包括：来自腹腔 N 丛及其他神经丛伴随动脉走行的交感 N；来自右腹腔 N 节及肠系膜上丛组成的胰头丛；来自左腹腔 N 节，主要分布于胰尾。胰腺的痛觉纤维位于交感 N 内，胰腺癌疼痛来自对胰腺感觉神经纤维的刺激，传导疼痛的内脏 N 一般经腹腔 N 丛，在腹腔 N 节换元，通过胸内脏 N 向脊髓相应的节段投射，上行而产生疼痛，理论上阻断疼痛传导的任何环节都可缓解顽固性胰源性疼痛。

1942 年，Mallet-Guy 医生首次报道开腹手术行内脏 N 切断以缓解难治性胰腺性疼痛，Stone 和 Chauvin 于 1990 年首次报道经胸腔行内脏 N 切断术治疗慢性酒精性胰腺炎疼痛，均收到镇痛的良好效果，但开胸、开腹行内脏大小 N 节、胸腰交感 N 和迷走 N 切除术创伤大，难以推广，本文不作具体描述。直至 1993 年才出现利用神经破坏药物，经皮腹腔 N 节阻滞术（NCPB）等微创镇痛疗法，尽管近年来胰腺癌的姑息治疗和镇痛药物都取得了较大的进展，但腹腔 N 节阻断术迄今仍为处理胰腺癌顽固性疼痛的重要措施。随着高强度聚焦超声治疗的进展，也被用于胰腺癌痛的治疗，属微创治疗的范畴，其主要机理是破坏胰周 N，阻断痛觉的传入，故纳入一起简要介绍。

1）术中化学性内脏 N 去除术：可在剖腹探查手术时伴随完成，术中注射部位为腹腔 A 周围或胃小弯上方，经腹主 A 与下腔 V 之间，到达第 1 腰椎前方间隙注药（选用无水酒精或石炭酸溶液），治疗成功率为 63% ~ 81%，镇痛的疗效在半年以上。

2）经皮腹腔 N 节阻滞术（NCPB）：腹腔 N 节一般位于 L_1 水平，少数在 L_2 或 T_{12} 水平，与腹腔 A 干根部的关系较为固定。可在 CT 导引下经脊柱旁入路，或在 CT/超声引导下，经肝左叶前入路完成，对腹腔 A 两旁的腹腔交感 N 节注射麻醉药和 N 灭活药物，致腹腔 N 丛阻滞麻醉或破坏。无水酒精量一般为 10ml 左右，腹腔 N 节阻滞术（NCPB）是最常用的阻滞法，镇痛有效率为 80% ~ 90%。随着 EUS 的技术发展，EUS 引导的 CPN 定位更为准确，可经胃腔将无水酒精直接注射于腹腔 N 节区域。

3）胸腔镜直视下胸内脏 N 切除术：自 1993 年 Melki 和 Worsey 等首次成功实施胸腔镜直视下行左侧内脏 N 切断术治疗胰腺癌痛以后，国内外陆续发表了多篇文献，但大多数研究缺乏客观和定量指标，对胸内脏 N 的切除范围（右侧、左侧或双侧）也未达成共识。2000 年国内金焰医生等应用胸腔镜，经胸腔行内脏交感 N 切断术治疗 12 例晚期疼痛胰腺癌患者，疼痛有效率为 100%，其中完全缓解率为 75%，部分缓解率为 25%。

4）HIFU（高强度聚焦超声）治疗：利用超声波的组织穿透性和聚焦性，将体外低能量的超声波聚焦于体内深部肿瘤病灶，通过焦点区高能超声波产生的瞬间高温效应（高达 70 ~ 100℃）和空化效应来破坏胰周 N 丛，阻断痛觉的传入，有助于缓解肿瘤浸润引起的癌性疼痛。

采用 N 切断、阻滞或 HIFU 破坏仅适用于腹腔 N 节相关性疼痛，但对胆、胰和十二指肠梗阻所导致的胰腺癌疼痛无效。常见的并发症：低血压（内脏血管扩张所致）、副交感 N 兴奋导致肠动力增加，对肠梗阻病人可加重症状等。

综上所述，癌痛的治疗原则是综合治疗，治疗方法的选择应从无创性和低危险性方法开始，然后再考虑有创性和高危险性的方法。治疗的目的：就宏观而言，对处于早期，正在接受积极抗癌治疗的患者，镇痛的目的是充分缓解疼痛，使患者能耐受抗癌治疗之不良反应，提高抗癌治疗的疗效，对于晚期患者，目的是缓解癌痛，改善其生活质量，达到病人直至死亡也处在相对无痛苦状态。就微观而言，最初是以疼痛不影响睡眠（即增加无痛睡眠时间）为目的，最后以病人站立、活动时无疼痛（即解除站立或活动时疼痛）为目标。因此不仅要考察癌痛的缓解程度，还要考察镇痛剂等的副作用，权衡利弊，达到提高患者生活质量（QOL）的效果。

M. D. Anderson 肿瘤中心治疗胰腺癌中重度疼痛的综合方案可供参考和借鉴。其流程如下：①多学科对疼痛的程序进行评估。②诊断确定胰腺癌疼痛的类型：内脏痛最为常见，如胰腺肿物压迫，局部侵犯，肝、肾上腺、肾等多脏器转移，小肠梗阻等；射体性痛如骨转移、腹膜种植等；神经性痛如放射病、髓核压迫等；混合性痛如腹水，骨转移等。③胰腺癌疼痛的治疗：第一步：A. 开始应用阿片样物质，效力高低依赖于疼痛的严重程度；B. 如有指征加用非甾体类抗炎药物；C. 如为 N 性疼痛加用三环类抗抑郁药或抗惊厥药物。第二步：第一步治疗如无副作用，则调整阿片类药物剂量直至疼痛缓解；如有副作用则适当治疗副作用；更换阿片类药品，如副作用下降，继续上述治疗。第三步：如副作用不缓解，A. 考虑加入类固醇，如副作用缓解，继续上述治疗，否则考虑 B；B. 在副作用不缓解的情况下：如肿瘤压迫腹腔干行腹腔 N 丛阻滞；如肿瘤压迫内脏神经行内脏 N 阻滞；C. 对于第一步及第二步无反应的无法缓解的躯干和 N 性和混合性疼痛综合征，考虑硬膜外或鞘内应用阿片类药物加（减）局麻药。④适当时诊治其他症状，如恶心、呕吐、食欲下降、体重下降、抑郁、焦虑、恐惧等。第一步与第二步常常需 2 ~ 3 周进行调整；行腹腔 N 丛或内脏 N 阻滞和硬膜或鞘内用药应考虑风险收益比，在收益大于风险时采用。

第六节　胰腺癌的内镜治疗

胰腺癌是致死率最高的癌症之一，大部分患者出现症状时，70%~80%已属于晚期，无法行治愈性手术切除。胆管、胰管和十二指肠梗阻是其严重的并发症，随着内镜技术和支架技术的快速发展，内镜下介入治疗已成为晚期胰腺癌首选的姑息治疗手段。过去手术一直是治疗胰腺癌患者胆道和十二指肠梗阻唯一的手段，该类旁路手术不仅并发症高，而且生活质量下降，患者恢复时间长，医疗费用高。内镜支架放置技术的特点：创伤小而治疗效果几乎与外科手术相似，属于微创治疗的范畴。

一、胆道、胰管、十二指肠梗阻的治疗

内镜途径的支架置入为完全内置，需要使用带侧视镜的治疗用十二指肠镜，常配有3.8~4.2mm的器械导入通道，能达到内引流的目的。应用球囊扩张狭窄技术和内镜括约肌切开术有利于支架的置入。临床上多采用塑料支架和金属支架两种。支架的并发症和支架的通畅时间与支架的材质及支架管径大小密切相关。

支架阻塞问题是当前支架技术的主要难点，也是目前研究的热点。塑料支架因表面细菌附着形成生物膜，引起蛋白质、非定型物、间接胆红素等沉着，构成阻塞支架的胆泥。金属支架堵塞的原因归因于：肿瘤通过支架网眼向内生长；侵犯支架两端的管腔；血凝块或结石形成。应尽可能选择大口径的支架，可减少支架堵塞的几率。聚四氟乙烯塑料支架与传统的聚乙烯支架相比，部分文献报道性能更好，但两者的寿命无明显差异。聚氨酯覆膜的金属支架能起到预防肿瘤向内生长的作用，能减少支架的堵塞率，寿命长于不带膜的金属支架。金属支架寿命较塑料支架长，金属支架中位通畅时间为8.2个月（1~32.5个月），金属支架价格1000~1500美元，显著高于塑料支架，因此塑料支架更适合于生存期6个月以内的患者，如果预计生存期超过6个月，推荐使用金属支架。堵塞一旦发生，可通过更换支架，或在原支架内再置入另一支架（即支架内支架），或者支架内激光、微波治疗等而达到再通。

胰腺癌胆道梗阻的姑息性治疗中，建议应用至少10Fr的胆道支架，常用聚乙烯支架，长度4~15mm，管径5~15Fr，或Teflon支架，长5~15mm，管径8.5~11.5Fr。十二指肠支架最常见的类型是肠内Wallstent支架，属于自膨式金属支架，内径16~22mm，长度有60mm、83mm和90mm，由不锈钢合金制成，配有管径10Fr的支架递送系统，具有良好的可曲性和弹性，另外可选择的支架还有Z-stent支架、Ultraflex支架及Endocoil支架等。胰头癌合并胆管、胰管梗阻患者可经内镜分别置入胆管、胰管支架，也可置胆、胰管多支架。

二、腔内近距离放疗（ILBT）

置放支架后，可经支架进行腔内近距离放疗。ILBT可将放射源置于空腔脏器腔内，在局部对肿瘤释放大剂量的射线而不累及周围器官，是一种安全可行的方法。腔内放疗特点是治疗距离短，在放射源周围剂量下降的梯度很大，因此可给予肿瘤局部大剂量，减少周围组织的受量。

支架的第二个用途是导入近距离放射源于肿瘤生长的位置如胆管、胰管等处，行ILBT。常使用[192]Ir作为放射源，剂量30~50Gy。ILBT指征：已经病理证实为恶性肿瘤；局限性生长；管腔内同心性生长；直径小于3cm。

有关近距离放疗已在放射治疗章节中阐述，不再重复介绍。

三、胰腺癌的内镜镇痛治疗

1. 胰腺癌导致胰管内高压引起疼痛的处理

在内镜下置入胰管支架，缓解胰管内压，可有效地缓解疼痛症状。可置入塑料支架和金属支架，金

属支架使用寿命比塑料支架长。胰管支架置入的主要指征：与进食有关的阻塞性疼痛，主胰管狭窄伴近端扩张以及腔内放疗等。一般选用 10Fr 支架，缓解疼痛效果明显，堵塞率低，若患者胰管狭窄明显，不能耐受，则可先选用 7F 支架或放置鼻胰管过渡 48～72h，再置入 10F 支架，胰管内支架的长度可按胰管狭窄部位选择。

2. 侵犯 N 所致疼痛

EUS 引导下用无水酒精行腹腔 N 节破坏性阻滞是一种较为有效的镇痛方法，操作熟练的医生操作成功率在 80% 以上。已在胰腺癌疼痛章节作了相关介绍，不再重复。

四、腔内电消融治疗

腔内电消融治疗是把电极插入腔内后通电，对癌组织进行电消融以达到姑息治疗和镇痛作用的新方法，处于动物实验阶段，目前尚未用于临床。

总之，内镜介入治疗胰腺癌，对病人创伤小，操作成功率较高，且操作过程简单，易于掌握，能在无法手术切除胰腺癌的姑息性治疗中发挥着重要的作用，能减轻黄疸和缓解疼痛，且能解除消化道梗阻。在国外，该技术已成为一项成熟的技术，能在各级医院内普遍开展，在我国该研究起步晚，病人经济承受能力有限，相关研究成果不多，还需进一步推广应用。同时也应看到，该技术也有局限性，如：如何改进生产工艺和材料，解除后期支架堵塞和价格昂贵的问题；如何更好地将支架技术和其他治疗技术完善结合等，有待于进一步研究。

第七节　胰腺癌的中医药治疗

现代中医学将胰腺癌统称为"胰癌"，多认为是由于情志失调、食饮不节等因素导致肝郁脾虚、湿热蕴蒸、瘀毒内阻而成。晚期则肾气亏损，气血阴阳俱虚。胰腺癌病位于胰，其本则属肝胆，同时涉及脾胃等脏腑，总属本虚标实之证。辨证论治多以疏肝利胆、健脾利湿、解毒化瘀为主。目前中医药在胰腺癌的综合治疗中已发挥了一定的作用，尤其在以下几方面：中医药在配合放化疗中的减毒增效；缓解晚期病人的症状，减轻痛苦，提高生活质量；促进肿瘤术后康复，控制复发、转移等。

一、胰腺癌的病因病机

参阅多家文献，中医学对胰腺癌的病因病机的认识概括如下：

（1）脏腑内虚：人体正气亏虚，机体抗癌能力降低，六淫邪毒乘虚侵入人体，日久耗伤气血，导致正虚邪盛形成肿瘤。

（2）气滞血瘀：气血是维持生命活动及生理功能的物质基础，气行则血行，气滞则血凝，气滞血瘀日久，则郁结成块，形成肿瘤，瘀血是胰腺癌发生的重要原因。

（3）痰湿邪毒：痰湿是脏腑功能失调和紊乱造成的病理产物。脾虚不能运化水谷，导致水湿不化，津液不布而成湿毒痰邪，或由于肾阳不足，水气上泛也能化为痰邪。这些痰湿邪毒，内蕴脏腑，阻塞经络，郁而成结，日久形成胰腺癌。

（4）情志内伤：古代医学家认为肿瘤的发生、发展与情志变化关系密切，人的七情（喜、怒、忧、思、悲、恐、惊）太过或不及，即过度兴奋与压抑均会引起气机的变化，导致胰腺癌的发生、发展。

（5）六淫之邪：现代医学认为肿瘤发生与自然环境中致癌因素密切相关，祖国医学也认为六淫之邪（风、寒、暑、湿、燥、火六种邪毒）客于经络是肿瘤的致病因素。

二、胰腺癌的中医治疗

1. 辨证论治

（1）肝郁脾虚：主症：上腹或胁肋隐痛、胀痛，或上腹闷胀不适，倦怠乏力，纳呆食少，时有恶心。有时上腹部触及肿块。舌质淡红，苔薄白，脉弦细。治法：舒肝健脾，软坚散结。方药：逍遥散加减：柴胡6g，当归12g，茯苓12g，白术10g，枳壳10g，香附10g，生黄芪18g，莪术10g，姜半夏10g，陈皮6g，郁金10g，元胡10g，太子参12g。

（2）湿热蕴阻：主症：上腹胀满，深压可能触及包块，纳差，恶心呕吐，消瘦，一身面目俱黄，全身瘙痒，大便秘结而呈白色，小便色黄而刺痛，舌苔黄腻，脉弦滑。治法：清热利湿，解毒和胃。方法：茵陈蒿汤加减：茵陈20g（后下），栀子10g，生大黄10g，龙胆草10g，党参12g，香附10g，金钱草15g，龙葵20g，白英15g，半枝莲30g，丹参30g，车前草10g，黛蛤散10g，六一散10g。

（3）瘀毒内结：主症：上腹疼痛，累及腰背，呈持续性钝痛或阵发性剧痛，夜间为甚，可伴呕吐不安，胁下肿块，恶心厌食，羸瘦乏力，大便失调，腹泻，尿黄，苔白厚，脉弦数。治法：破瘀散结，舒肝清热。方药：膈下逐瘀汤合黄连解毒汤加减：丹参30g，丹皮10g，桃仁10g，红花10g，莪术15g，三棱10g，郁金10g，蒲黄10g，胡黄连10g，黄柏10g，乌药10g，元胡10g，白屈菜15g，鸡内金15g，当归10g，穿三甲15g，徐长卿10g，白花蛇舌草30g。

（4）气血两虚：主症：消瘦倦怠，面色苍白，腹胀疼痛，腹中包块，神疲乏力，动则汗出，心慌，舌质淡或有瘀斑、瘀点，苔薄白，脉沉细无力。治法：益气养血，化瘀散结。方药：八珍汤加减：党参15g，黄芪30g，白术10g，茯苓15g，猪苓10g，当归12g，白芍10g，鸡血藤30g，枸杞子15g，元胡12g，八月札15g，浙贝10g，炙鳖甲30g（先煎）。

（5）肝肾阴虚型：主症：面色无华，形体消瘦，腰膝酸软，头晕眼花，腹部肿块坚硬或青筋暴露，纳差欲呕，口渴欲饮，或下肢浮肿，舌淡，苔黄少津，脉细无力。治法：滋补肝肾，扶正培本。方药：一贯煎加味：生地12g，沙参12g，当归12g，麦冬12g，枸杞子12g，菟丝子10g，怀山药15g，猪茯苓（各）15g，熟地12g，鸡血藤15g，续断15g，牛膝10g，玉竹12g，玄参12g，五味子10g，大腹皮10g，党参12g。

2. 常见症状的治疗

（1）疼痛：中医药治疗疼痛主要采用清热、散寒、祛湿、理气、活血、化瘀、补虚、安神等疗法。现代研究表明：乌头、马钱子、细辛、半夏、天南星、桂枝、元胡、刘寄奴、白芍、白屈菜及虫类药如水蛭、土元、蜈蚣、全蝎、鼠妇、僵蚕等能提高实验动物的痛阈值，显示较好的镇痛作用，配合三阶梯止痛用药有助于提高疗效。

（2）发热：辨证论证的方法包括：①肝郁气滞者，治疗宜疏肝降火、理气解郁，方用丹栀逍遥散加减；②湿热胶结者，治疗宜清热利湿，宣壅开郁，方用三仁汤、甘露消毒丹或者藿朴夏苓汤加减；③邪郁少阳者，治疗宜用和解少阳、舒利肝胆，方用小柴胡汤加减；④热伤气阴者，治疗宜用清热调营、益气养阴，方用竹叶石膏汤加减；⑤气血不足者，治宜调补气血、甘温除热，方用补中益气汤加减。另外中药也有一些效果好的退热药，如青蒿、银柴胡、地骨皮等，但需要结合中医辨证用药。

（3）黄疸：中医认为黄疸与热蕴湿阻有关，根据临床表现可分为阳黄、阴黄两类。阳黄的特点是黄色鲜明，伴有发热、口渴、心烦、便干或粘滞不爽、舌苔黄而厚腻、脉弦滑或滑数，多属实证。阴黄的特点是黄色晦暗，伴有神疲肢倦、精神萎靡、低热不扬、大便溏薄、舌淡或肿大有齿痕，苔白或腻，脉濡缓或细，多为虚证。一般认为湿邪内阻或湿与热结是引起黄疸的主要原因，同时脾、胃、肝、胆等脏腑功能失常也在黄疸发病中发挥一定的作用，因此黄疸的施治，利湿为第一要旨。在利湿的基础上，可根据其脏腑归属及寒、热、虚、实之证，随证化裁。

1）阳黄：多与湿热互结有关，治当清热利湿。属热多湿少者，以清热解毒为主，辅以利湿退黄，方用茵陈蒿汤加味；属湿多热少者，则予利湿化浊，兼以清热降火，方选沈氏黄疸丸合茵陈五苓散加减；属湿热并重、搏结难解者，则清热、利湿皆为必需，以使湿热分而消之，方用茵陈蒿汤合栀子柏皮汤加减。

2）阴黄：多责之于寒湿，治当健脾调中、温化寒湿，方用茵陈术附汤、茵陈附子干姜汤加减，亦可用理中汤合茵陈五苓散化裁。至于因瘀致黄，症见身目发黄而晦暗、面色青紫暗滞、皮肤朱纹赤缕、舌质青紫或有瘀斑者，宜化瘀消积、利胆退黄，方用膈下逐瘀汤或者桃红四物汤加减。

临床上在应用上述药物的基础上，同时配合清开灵注射液，对阳黄治疗有一定增效作用。

（4）腹水：胰腺癌腹水辨证可分为四型：①脾虚水泛：此为临床最常见者，除腹水外还可伴有乏力倦怠、下肢水肿、大便稀薄、舌淡脉缓等症状，治宜健脾化湿、理气行水。方用实脾饮或参苓白术散加减，药如黄芪、党参、白术、茯苓、薏苡仁、猪苓、白扁豆、厚朴、木瓜、陈皮、泽泻等。②湿热蕴结：症见腹大坚满、小便不利、烦热口渴、舌红苔黄腻，治宜清热除湿、利尿导浊，方用中满分消丸或八正散加减，药用黄芩、黄连、知母、芦根、木通、车前子、滑石、猪苓、茯苓、山栀、生甘草、竹叶等。③脾肾阳虚：症见腹大腹胀，如囊裹水、畏寒神怯、四肢不温、舌体胖大有齿痕、脉沉迟等。治宜温肾暖脾、化气行水。方用牛车肾气丸合五苓散及真武汤加减，药如附子、肉桂、干姜、牛膝、车前子、茯苓、薏苡仁、猪苓、黄芪、白术、丹皮、白芍等。④肝脾血瘀：症见腹大、腹壁脉络怒张、或有胁肋刺痛、或大便发黑、舌暗有瘀斑、脉涩。治宜活血化瘀、通络行水，方用桃红四物汤合苓桂术甘汤加减，药用桃仁、红花、益母草、泽兰、生地、当归、元胡、桂枝、白术、茯苓、猪苓、泽泻、生甘草等。

对于胰腺癌的腹水或浮肿，利尿药的应用要妥当，此时患者多为虚实夹杂，因此利水的同时万万不可忘记扶正、健脾益气等，只有这样才会增加疗效。

三、胰腺癌的中西医结合治疗

胰腺癌的综合治疗是根据患者病情进展与机体整体状况，将各种治疗手段（包括手术、化疗、放疗、中医中药等）合理安排，有机结合以获得最佳的临床效果。中医中药对于促进肿瘤病人术后恢复，对放、化疗的减毒增效，减轻晚期病人痛苦，改善其生存质量、延长生存期以及预防和治疗癌前病变等方面有一定的作用。

1. 配合手术治疗

（1）术后恢复期：患者手术后由于正气受损造成免疫力下降，脏器功能紊乱，伤口难以愈合或发生术后并发症等，中医中药常采用扶正培本、补益气血的方法，促进患者身体尽快康复。

治法：补益气血。

方药：十全大补汤加减：党参15g，白术10g，茯苓15g，黄芪15g，当归10g，熟地12g，枸杞子15g，鸡血藤15g，川芎10g，女贞子12g等。

（2）术后稳定期：对于肿瘤处于稳定或缓解期的患者，常采用益气、解毒、活血的方法提高机体免疫功能，抑制癌残瘤细胞，预防肿瘤的复发和转移。

治法：益气、解毒和活血。

方药：生黄芪30g，党参12g，白术10g，云苓10g，香附10g，枳壳10g，白花蛇舌草30g，半枝莲15g，龙葵15g，白英15g，莪术10g，夏枯草15g，赤芍15g，鸡血藤30g，八月札15g，凌霄花15g。

2. 配合化学治疗

（1）治疗消化道反应：患者化疗初期常表现为食欲不振，腹胀，全身乏力，恶心呕吐，舌质淡白，苔薄白，脉细。

治法：健脾和胃。

方药：香砂六君子汤加味：党参 12g，白术 10g，茯苓 15g，陈皮 10g，半夏 10g，木香 6g，砂仁 5g，焦三仙各 15g，旋覆花 10g，大腹皮 10g。

胃胀严重者加香附 10g，枳壳 10g，柴胡 6g，郁金 10g；恶心呕吐严重者加竹茹 10g，干姜 10g。

（2）治疗骨髓抑制：患者化疗中后期常出现白细胞、血小板明显下降，神疲、乏力、头晕，睡眠欠佳或口腔溃疡，舌淡苔白，脉细无力。

治法：补益气血，滋补肝肾。

方药：健脾益肾方加味：生黄芪 30g，当归 15g，太子参 10g，白术 15g，茯苓 15g，女贞子 12g，枸杞子 12g，菟丝子 10g，补骨脂 12g，鸡血藤 30g，石苇 15g，阿胶 15g。

头晕乏力严重者加升麻 10g，柴胡 10g，熟地 12g；气短心慌严重者加丹参 10g，酸枣仁 12g，麦冬 12g，炙甘草 6g；口腔溃疡严重者加黄连 10g，玄参 12g，丹皮 10g，白及 10g。

3. 配合放射治疗

（1）减轻放疗副作用：中医认为放射线作用于人体会造成热毒耗气伤阴，损及津液脏腑，多表现为局部红、肿、热、痛，倦怠乏力，纳呆食少，口干喜饮，心烦，小便黄赤，大便干结，舌红或暗红，苔黄，脉弦、滑、数。

治法：益气养阴，清热解毒。

方药：生地 15g，麦冬 12g，五味子 10g，玄参 15g，葛根 10g，地骨皮 10g，玉竹 15g，知母 10g，沙参 10g，芦根 15g。

（2）提高放疗效果：大量临床与实验研究表明：放射治疗同时加用活血化瘀，清热解毒中药可以改善肿瘤病灶周围的血液循环，增加血氧供应，调节结缔组织代谢，对放疗有一定的增敏作用，同时提高患者的耐受性。

治法：活血化瘀，清热解毒。

方药：桃红四物汤加味：桃仁 15g，红花 15g，川芎 15g，丹皮 15g，生地 30g，赤芍 15g，蒲公英 15g，银花 15g，黄芩 15g。

（3）对严重胃肠道充血水肿的治疗：严重胃肠道充血水肿，表现为恶心呕吐，局部疼痛等症状。

治法：行气消胀，和胃止痛。

方药：党参 10g，竹茹 10g，旋覆花 10g，柿蒂 10g，木香 10g，茯苓 10g，白术 10g，赤芍 10g，郁金 10g，焦三仙各 10g。

第八节　2011 年版胰腺癌诊疗规范推荐的胰腺癌分期治疗模式

（1）可手术切除胰腺癌，可以考虑术后 4~8 周辅以同步化放疗。

（2）可手术切除胰腺癌术后有肿瘤残存，建议术后 4~8 周同步化放疗。

（3）术中发现肿瘤无法手术切除或无法彻底手术切除时，可考虑术中局部照射再配合术后同步化放疗。

（4）不可手术切除局部晚期胰腺癌，无黄疸和肝功能明显异常，患者身体状况较好，建议穿刺活检，再给予同步化放疗。

（5）局部晚期不可手术患者，存在黄疸和肝功能明显异常者，胆管内置支架或手术解除黄疸梗阻，肝功能改善后，如果患者身体状况允许，建议（5-Fu/吉西他滨）同步化放疗或单纯化疗。

（6）术后局部复发者，无黄疸和肝功能明显异常，身体状况较好者，建议（5-Fu/吉西他滨）同步化放疗，存在胆道梗阻和肝功能异常者，先解除胆道梗阻，改善肝功能后再考虑治疗。

（7）不可手术晚期胰腺癌出现严重腹痛、骨或其他部位转移灶引起疼痛，严重影响患者生活质量时，如果患者身体状况允许，可考虑同步化放疗或单纯放疗以减轻病人的症状，改善患者的生活质量。

第九节　2011 年版胰腺癌诊疗规范推荐的胰腺癌疗后随访要求

对于新发胰腺癌患者应建立完整的病案和相关资料档案，治疗后定期随访和进行相应检查。根治性治疗后 2 年内每 3 个月随访 1 次，2 年后每 6 个月随访 1 次，复查血常规、肝肾功能、血清肿瘤标记物、腹部 CT/超声、胸片，直至 5 年。以后改每年复查 1 次，复查内容同上。介入治疗后 3 至 6 周进行随访，疗效判定采用国际通用实体瘤治疗疗效评价标准，治疗间隔通常为 1 个月至 1.5 个月，或根据患者再发疼痛时间决定重复 TAIT 的时间。

参 考 文 献

[1] 黄志强. 肝脏外科手术学. 北京：人民军医出版社，1996：1-40

[2] 吴孟超. 肝脏外科解剖. 见：吴孟超主编. 肝脏外科学. 上海：上海科学技术出版社，1982：1-38

[3] 杨彤翰. 肝脏的实用解剖. 见：实用肝胆外科. 迟彦邦主编. 石家庄：河北科学技术出版社，1996：18-27

[4] 冯新为. 高骥援. 肝脏病理生理学. 见：冯新为主编. 病理生理学. 第 3 版. 北京：人民卫生出版社，1995：227-302

[5] Kobayashi K, Unoura M, Tanaka N, et al. A comparison between hepatocellular carcinoma—developing and non-carcinoma-developing patients with cirrhosis over a long follow-up period. Hepato-Gastroenterol, 1990, 37（5）：445-448

[6] 黄志强主编. 腹部外科基础. 北京：人民卫生出版社，1998：208-209，253-254，263-265

[7] 韩德五. 肝脏病理生理学. 太原：山西高校联合出版社，1992：142-435

[8] 张晓华，吕新生主编. 肝脏. 门静脉高压症外科. 长沙：湖南科学技术出版社，1995：386-387

[9] 黄筵庭. 应激性溃疡的临床近况. 现代临床普通外科，1996，1：119-121

[10] 许端云. 门静脉高压与胃粘膜病变. 现代临床普通外科，1998，3：128-129

[11] 马宝金. 胆固醇胆石成因的研究进展. 国外医学外科学分册，1995，22：268-269

[12] 王泉海. 胆固醇磷脂泡在胆固醇结石形成中的作用. 国外医学外科学分册，1991，18：266-268

[13] 励峰. 胆囊粘膜功能与其结石形成的关系. 国外医学外科学分册，1996，23：138-140

[14] 陈海龙. 梗阻性黄疸时的内毒素血症. 国外医学外科学分册，1990，17：342-344

[15] 高国平. 梗阻性黄疸与肾机阻碍. 国外医学外科学分册，1996，23：143-145

[16] 陈斌. 应激性溃疡与阻塞性黄疸. 国外医学外科学分册，1987，14：223-224

[17] 吴予平. 前列腺素在消化系统中的细胞保护作用. 国外医学外科学分册，1985，12：193-195

[18] 裘正军. 梗阻性黄疸对宿主细胞免疫功能的影响. 国外医学外科学分册，1991，18：269-271

[19] 朱世能等. 肝胆系统病理学回顾与展望. 中华病理学杂志，1995，24：217-220

[20] 丛文铭等. 肝脏肿瘤 3160 例临床病理研究. 中华病理学杂志，1997，26：70-74

[21] 武忠弼. 发展我国肝脏病理研究浅议. 中华病理学杂志，1993，22（1）：6-9

[22] 杨述祖等. 肝脏系统疾病. 见：白希清主编. 病理学. 第 2 版. 北京：科学出版社，1992：375-446

[23] 杨榕等译. 肝脏肿瘤. 上海：上海科学技术出版社，1991：82-180

[24] 汤钊猷，杨秉辉主编. 原发性肝癌的研究与进展. 上海：上海医科大学出版社，1990：1-75

[25] Nagasue N, et al. The natural history of hepatocellular carcinoma. A study of 100 untreated cases. Cancer, 1984, 54：1461-1466

[26] Craig JR, et al. Fibrolamelelar Carcinoma of the liver：A tumor of adolescents and young adults with distinctive Clinic-pathologic feature. Cancer, 1980, 46：372-379

[27] Wood WJ, et al. Heaton cellular carcinoma. Importance of histologic Journal of Surgery, 1988, 155：613-666

［28］ Okuda K, et al. Clinical aspects of intrahepatic bile duct carcinoma including hilar carcinoma: A study of 57 autopsy-proven case. Cancer, 1977, 39: 232-246

［29］ Coodman ZO, et al. Combined hepatocellular cholangiocarcinoma: A histologic and immunohistochemical study. Cancer, 1985, 55: 124-135

［30］ Ishak KG, et al. Hepatoblastoma and hepatocarcinoma infany and childhood: Report of 47 cases. Cancer, 1967, 20: 396-422

［31］ Ecker JA, et al. Massive cavernous hemangioma of the Liver. Am J Gastroenterol, 1969: 52-56

［32］ Blumenfeld TA, et al. Juvenile hemangioendothelioma of the liver, Report of acase and review of the literature. Cancer, 1969, 24: 853-857

［33］ Falk H, et al. Hepatic angiosarcoma associated with and rogenic-anaboke steroids. Lancet, 1979, 2: 1120-1122

［34］ Ishak KG, et al. Epithelioid hemangioendothelioma of liver: A clinic pathologic and follow-up study of 32 case. Human-pathol, 1984, 15: 839-852

［35］ Kolecki R, Schirmer B. Intraoperative and laparoscopic ultrasound. Surgical of North America, 1998, 78 (2): 251-271

［36］ Solbiati L. New applications of ultrasonography: interventional ultrasound. European Journal of Radiology, 1998, 27 (suppl2): S200-S206

［37］ 李建国, 流月洁, 张万蕾等. 彩色多普勒和三维血液能量成像在肝脏肿瘤的应用. 中国超声医学杂志, 1999, 15 (1): 18-21

［38］ Desser T, Jeffrey RB, Lane MJ, et al. Tissue harmonic imaging: utility in abdominal and pelvic sonography. JCU, 1999, 27 (3): 135-141

［39］ Nelson RC, Chezmar JL. Diagnostic approach to hepatic hemangiomas. Radiology, 1990, 176 (1): 11-13.

［40］ Taboury J, Porcel A, Tubiana JM, et al. Cavernous hemangiomas of the liver studied by ultrasound. Radiology, 1983, 149 (3): 781-785

［41］ Bree RL, Schwab RE, Neiman HL. Solitary echogenic spot in the liver: is it diagnostic of a hemangioma? AJR, 1983, 140 (1): 41-45

［42］ Choji K, Shinohara M, Nojima T, et al. Significant reduction of the echogenicity of the compressed cavernous hemangioma. Acta Radiol, 1988, 29 (3): 317-320

［43］ Wibulpolprasert B, Dhiensiri T. Peripherals cholangiocarcinoma: sonographic evaluation. J Clin Ultrasound, 1992, 20 (5): 303-314

［44］ Dachman AH, Parker RL, Ros PR, et al. Hepatoblstoma: radiologic-pathologic correlation in 50 cases. Radiology, 1987, 164 (1): 15-19

［45］ Brandt DJ, Johnson CD, Stephens DH, et al. Fibrolamellar hepatocellular carcinoma. AJR, 1988, 151 (2): 295-299

［46］ Bedi DG, Kumar R, Morettin LB, et al. Fibrolamellar carcinoma of the liver: CT, ultrasound and angiograpy. Case report. Eur J Radiol, 1988, 5 (2): 109-112

［47］ 朱世亮, 黄雅芳, 陈敏, 等. 肝脏占位性病变实时超声引导细针吸取细胞学诊断的评价. 中国医学影像技术, 1989, 5 (2): 21-23

［48］ 徐智章. 医学超声对肝癌诊断治疗的研究进展. 中华超声影像学杂志, 1999, 8 (4): 197-199

［49］ 王文平, 俞清, 袁锦芳等. 小肝癌的超声诊断. 中华超声影像学杂志, 1999, 8 (4): 200-202

［50］ 周康荣. 腹部 CT. 上海：上海医科大学出版社，1993：37-39

［51］ Berland LL. Slip-ring and conventional dynamic hepatic CT, contrast material and timing considerations. Radiology, 1995, 195（4）：1-8

［52］ Bluemke DA, Soyer P, Fishman EK. Helical（Spiral）CT of the liver. RCNA, 1995, 33（5）：863-886

［53］ Chamber TP, Baron RL, Lush RM. Hepatic CT enhancement part Ⅱ. Alterations in contrast material volume and rate of injection within the same patients. Radiology, 1994, 193（11）：518-522

［54］ Chamber TP, Baron RL, Lush RM. Hepatic CT enhancement Part Ⅰ. Alteration in the volume of contrast material within the same patients. Radiology, 1994, 193（11）：513-517

［55］ 严福华，陈刚，周康荣. 螺旋 CT 肝脏检查中技术参数的选择. 临床放射学杂志，1996, 15（5）：290-292

［56］ 严福华，陈刚，周康荣. 螺旋 CT 肝脏检查中延迟时间的选择. 临床放射学杂志，1998, 17（6）：339-341

［57］ 周康荣. 螺旋 CT. 上海：上海医科大学出版社，1998：105-106

［58］ 严富华，曾蒙苏，周康荣. 螺旋 CT 肝脏双期动态扫描在小肝癌及微小肝癌检出敏感性的研究. 实用放射学杂志，1997, 13（1）：192-202

［59］ Kim T, Murakmi T, Oi M, et al. Detection of hyper vascular hepatocellular carcinoma by dynamic MRI and dynamic spiral CT. JCAT, 1995, 19（6）：948-954

［60］ 严福华，曾蒙苏，周康荣. 螺旋 CT 三期扫描在小肝癌诊断中的作用. 上海医科大学学报，1998, 25（1）：7-10

［61］ 王滨，周康荣，曾蒙苏等. 小肝癌的影像学评价. 上海医科大学学报，1994, 1（1）：1-4

［62］ Ohashi I, Hanafusa K, Yoshida T. Small hepatocellular carcinomas：two-phase dynamic incremental CT in detection and evaluation. Radiology, 1993, 189（12）：851-855

［63］ Heiken JP, Weyman DJ, Lee JKT, et al. Detection of focal hepatic metastases：preoperative evaluation with CT, delayed CT, CTAP, and MR imaging. Radiology, 1989, 171（4）：47-51

［64］ Knol JA, Marn CS, Francis IR, et al. Comparisons of dynamic infusion and delayed computed tomography, intraoperative ultrasound, and palpation in the diagnosis of liver metastases. Am J Surg, 1993, 165（1）：81-87

［65］ Kudo M, Tomita S, Tochio H, et al. Small hepatocellular carcinoma：diagnosis with US angiography with intra-arterial CO_2 micro bubbles. Radiology, 1992, 182（1）：155-160

［66］ Machi J, Isomoto H, Yamashiya Y, et al. Intraoperative ultrasonogrply in screening of liver metastases from colorectal cancer：comparative accuracy with traditional procedures. Surgery, 1987, 101（6）：678-684

［67］ Merine D, Takayasu K, Wakao F. Detection of hepatocellular carcinoma comparison of CT during arterial portography with CT after intra-arterial injection of iodized oil. Radiology, 1990, 175（3）：707-710

［68］ Soyer P, Bluemke DA, Hruban RH, et al. Primary malignant neoplasm of the liver：detection with helical CT during arterial portography. Radiology, 1994, 192（8）：389-392

［69］ Ito K, Choji T, Nakada T, et al. Multislice dynamic MRI of hepatic tumors. JCAT, 1993, 17（3）：390-396

［70］ Siegelman E S, Outwater E K. MR imaging techniques of the liver. Radiologic clinics of north America, 1998, 36（2）：263-279

［71］ Catasca JV, Mirowitz SA. T_2-weighted MR imaging of the abdomen：Fast spin-echo vs conventional spin-echo sequences. AJR, 1994, 162（1）：61-65

［72］ Kelekis NL, Semelka RC, Worawattanakul S, et al. Hepatocellular carcinoma in north America: A multiinstitutional study of appearance on T_1-weighted, T_2-weighted, and serial gadolinium-enhanced gradient echo images. AJR, 1998, 170 (4): 1005-1013

［73］ 林江, 陈祖望, 周康荣等. 三维 DCE MRA 在门静脉和肝脏静脉系统的应用. 中华放射学杂志, 1998, 32 (10): 583-587

［74］ Lee SK, Chen JH, Lee KR. The chemical shift imaging of liver. Chung Hua I Hsuch Tsa Chih Taipei, 1993, 52 (3): 172-183

［75］ Bartolozzi C, Lencioni R, Caramella D, et al. Treatment of hepatocellular carcinoma with percutaneous ethanol injection: evaluation with contrast-enhanced MR imaging. AJR. 1994, 162 (4): 827-831

［76］ Castrucci M, Sironi S, Cobelli F, et al. Plain and gadolinium-DTPA-enhanced MR imaging of hepatocellular carcinoma treated with transarterial chemoemblization. Abdom Imaging, 1996, 21 (2): 488-494

［77］ Low R N. Contrast agents for MR imaging of the liver. JMRI, 1997, 7 (1): 56-57

［78］ 蔡金华. 再生结节、发育不良结节与小肝细胞癌. 国外医学临床放射学分册, 1999, 22 (4): 197-199

［79］ Amano Y, Kumazaki T, Ishihara M. Single-shot diffusion-weighted echo-planar imaging of normal and cirrhotic livers using a phased-array multicoil. Acta Radiology, 1998, 39 (2): 440-442

［80］ Hahn P F, Saini S. Liver-specific MR imaging contrast agents. Radiologic Clinics of North America, 1998, 36 (2): 287-297

［81］ 周良平, 沈国强. 常见肝脏肿瘤三期 CT 的诊断价值. 临床放射学杂志, 1999, 18 (1): 28

［82］ 张蓓, 周康荣, 彭卫军等. 快速动态增强 MR 多期扫描在小肝癌中的应用. 临床学放射学杂志, 1999, 18 (2): 90

［83］ 陈星荣, 沈天真, 段承祥主编. 全身 CT 和 MRI. 上海: 上海医科大学出版社, 1994: 516-595

［84］ 林江, 陈祖望, 周康荣等. 肝内门静脉和肝静脉的解剖与变异（三维动态磁共振血管成像分析）. 中华放射学杂志, 1999, 33 (6): 403

［85］ 林江, 陈祖望, 周康荣等. 三维动态磁共振血管成像诊断肝癌患者门静脉受侵的价值. 中华放射学杂志, 1999, 33 (8): 511

［86］ Taupitz M, Speidel A, Hamm B, et al. T_2-weighted breath-hold MR imaging of the liver at 1.5T: results with a three-dimensional steady-state free precession sequence in 87 patients. Radiology, 1995, 194: 439

［87］ Fan MH, Chang AE. Resection of liver tumors: technical aspects. Surg Oncol, 2002, May, 10 (4): 139-152

［88］ Heriot AG, Karanjia ND. A review of techniques for liver resection. Ann R Coll Surg Engl, 2002, Nov, 84 (6): 371-380.

［89］ Hjortsj CH. The topography of the intrahepatic duct system. Acta Anat (Basel), 1951, 11: 599-615

［90］ Healey JE Jr, Schroy PC. Anatomy of the biliary ducts, analysis of the prevailing pattern of branchings and the major variations of the biliary ducts. Arch Surg, 1953, 66: 599-616

［91］ Couinaud C. Le Fie. Anatomiques et chirurgical. Paris: Masson & Cie, 1957: 284-289

［92］ Fljou JF, BargeJ, Menu Y Degott C, et al. Liver adenomatosis. An entity distinct from liver adenoma? Gastroen-terology, 1985, 89 (5): 1132-1138

［93］ Salisbury JS Portmann PC. Oncocytic liver cell adenoma. Histopathology, 1987, 11 (5): 533

［94］ 朱世能. 肿瘤基础理论. 上海: 上海科技教育出版社, 1997: 509-519

［95］ Weinbren K, Mutum SS. Pathological aspects of cholangiocarcinoma. J Pathol, 1983, 139 (2): 217-238

[96] Ross. SS, Variend S. Combined hepatoblastoma and yolk sac tumor of the liver. Cancer, 1992, 69 (6): 1323-1326

[97] Haratake J, Koide O, Takeshita H. Hepatic Lymphangioatosis: Report of two cases, with an immunohistochemical study. Am J Gastroenterol, 1992, 87 (8): 906-909

[98] Dehner LP, Ishak KG. Vascular tumors of the liver in infants and children. A study of 30 cases and review of the literature. Arch Pathol, 1971, 92 (2): 101-111

[99] Demen PJ, Haggitt RC, Ohara CJ. Malignant epithelioid hemangioendothelioma of the liver in young women. Relationship to oral contraceptive use. Am J Surg Pathol, 1985, 9 (10): 695-704

[100] Dietze O, Davies SE, Williams R, et al. Malignant epithelio hemangioendothelioma of liver. A clinicopathological and histochemical syudy of 12 cases. Histopatholoy, 1988, 15 (3): 225-230

[101] Rosai J. Acherman's surgical pathology. 8 ed. New York: Mosby, 1996: 892-922

[102] Stocker JT, Ishak KG. Undifferentiated (embryonal) sarcoma of the liver. Report of 31 cases. Cancer, 1978, 42 (1): 336-348

[103] Mcardle JP, Hawley I, Shevland J, et al. Primary rhabdomyosarcoma of the adult liver. Am J Surg Pathol, 1989, 13 (11): 961-965

[104] Goodman ZD, Ishak KG. Angiomyolipomas of the liver. Am J Surg Pathol, 1984, 8 (10): 745-750

[105] Karhunen PJ. Hepatic pseudolipoma. J Clin Pathol, 1985, 38 (8): 877-879

[106] Hawkins EP, Jordan GL, Mcgavran MH. Primary leiomyoma of the liver. Successful treatment by lobectomy and presentstion of criteria for diagnosis. . Am J Surg Pathol, 1980, 4 (3): 301-304

[107] Kottke-Marchant K, Hart WR, Broughan T. Localized fibrous tumor (localized fibrous mesothelioma) of the liver. Cancer, 1989, 64 (5): 1096-1102

[108] Dement SH, Mann RB, Steal SP, et al. Primary lymphoma of the liver. Report of six cases and review of the literature. Am J Clin Pathol, 1987, 88 (3): 255-263

[109] Bloustein PA. Hepatic leiomyosarcoma. Ultrastructrual study and review of the differential diagnosis. Hum Pathol, 1978, 9 (6): 713-715

[110] Nakahama M, Takanashi R, Yamazaki R. Primary fibrosarcoma of the liver. Immunohistochemical and electron microscopic studies. Acta Pathol Jpn, 1989, 39 (2): 814-820

[111] Fukayama M, Koike M. Malignant fibrous histocytoma arising in the liver. Arch Pathol Lab Med, 1986, 110 (3): 203-206

[112] Von Hochstetter AR, Hattenschwiler J, Vogt M. Primary osteosarcoma of the liver. Cancer, 1987, 60 (9): 2312-2317

[113] Miura K, Shirasawa H. Primary carcinoid tumor of the liver. Am J Pathol, 1988, 89 (4): 561-564

[114] Robinson RA, Nelson L. Hepatic teratoma in anencephalic fetus. Arch Patkol Lab Med, 1986, 10 (7): 655-657

[115] Lack EE. Mesenchymal hamartoma of the liver. A clinical and pathologic study of nine cases. Am J Pediatr Hematol/Oncol, 1986, 8 (2): 91-98

[116] 同济医科大学, 中山医科大学病理学教研室. 外科病理学. 第2版. 武汉: 湖北科学技术出版社, 1999: 217-219

[117] Wanless IR, Mawdsley C, Adans R. On the pathogenesis of focal nodular hyperplasia of the liver. Hepatoloy, 1985, 5 (6): 1194-1200

[118] Fukukura Y, Nakashima O, Kusaba A, et al. Angioarchitecture and blood circulation in focal nodular

hyperplasia of the liver. J Hepatology, 1998, 29 (3): 470-475

[119] Washington K, Lane KL, Meyers WC. Nodular regenerative hyperplasia in partial hepatectomy specimens. Am J Surg Pathol, 1993, 17 (11): 1151-1158

[120] Schiff ER, Sorrell MF, Maddrey WC, et al. Schiff's diseases of the liver, 8th edition, vol Ⅱ. Lippincott-Raven, 1999: 1278

[121] 张博恒, 杨秉辉, 余竹元. 原发性肝癌高危人群的研究. 肿瘤, 1995, 15 (2): 80-83

[122] Tanaka S, Kitamura T, Nakanishi K, et al. Effectiveness of periodic checkup by ultrasonography for the early diagnosis of hepatocellular carcinoma. Cancer, 1990, 66 (10): 2210-2214

[123] Sheu JC, Sung JL, Chen DS, et al. Early detection of hepatocellular carcinoma by real-time ultrasonography. A prospective study. Cancer, 1985, 56 (3): 660-666

[124] McMahon BJ, London T. Workshop on screening for hepatocellular carcinoma. J Natl Cancer Inst, 1991, 83 (13): 916-919

[125] 杨秉辉, 汤钊猷. 近年来肝癌普查实施技术的变迁与评价. 见: 中国科学技术协会学会工作部主编. 肿瘤防治. 北京: 中国科学技术出版社, 1989: 127-130

[126] Zhang B, Yang B. Combined α-fetoprotein testing and ultrasonography as a screening test for primary liver cancer. J Med Screening, 1999, 6 (2): 108-110

[127] Tang ZY. A new concept on the natural course of hepatocellular carcinoma. Chin Med J, 1981, 94 (9): 585-588

[128] Shen JC, Sung JL, Chen DS, et al. Growth rates of asymptomatic hepatocellular carcinoma and its clinical implications. Gastroenterology, 1985, 89 (2): 259-266

[129] Chen DS, Sung JL, Shen JC, et al. Serum alpha fetoprotein in the early stage of human hepatocellular carcinoma. Gastroenterology, 1984, 86 (6): 1404-1409

[130] 张柏和, 吴孟超. 抗人甲胎蛋白异质体单克隆抗体诊断肝细胞癌的临床应用价值. 中华消化杂志, 1992, 112 (2): 129-131

[131] 孟宪镛. 肝癌标志的研究是早期诊断的关键. 中华消化杂志, 1993, 13 (4): 251-252

[132] Weitz LC, Liebman HA. Des-carboxy (abnormal) prothrombin and hepatocellular carcinoma: A critical review. Hepatol, 1993, 18 (4): 990-997

[133] Tsai SL, Huang GT, Yang PM, et al. Plasma des-γ-carboxyprothrombin in the early stage of hepatocellular carcinoma. Hepatol, 1990, 11 (3): 481-488

[134] Takahashi H, Saibara T, Iwamura S, et al. Serum α-L-fucosidase activity and tumor size in hepatocellular carcinoma. Hepatol, 1994, 19 (6): 1414-1417

[135] 王文平, 徐智章, 沈水春等. Doppler 彩色血流成像在肝实质性占位性病变诊断中的应用. 上海医科大学学报, 1993, 20 (1): 1-3

[136] 中国抗癌协会肝癌专业委员会. 原发性肝癌诊断标准. 中华肝脏病杂志, 2000, 8 (3): 135

[137] Okuda K. Hepatocellular carcinoma: recent progress. Hepatology, 1992, 5: 948

[138] 吴孟超等. 外科治疗原发性肝癌 1102 例. 第二军医学校学报, 1993, 14: 201

[139] 陈汉等. 72 例复发性肝癌再次肝切除的体会. 肝胆外科杂志, 1993, 1: 5

[140] Frmer, DG.. Current treatment modalities for hepatocellular carcinoma. Ann Sarg, 1994, 219: 236

[141] Uchida M, et al. Role of preoperative tran-scatheter arterial oily chemoembolization for resectable hepatocellular carcinoma. World J Surg, 1996, 20: 326

[142] 万德森, 李锦清, 陈敏山. 原发性肝癌切除术后血清甲胎蛋白半衰期的测定及临床意义. 中华消

化杂志，1995，15（4）：206-207

[143] 叶任高，陆再英主编．内科学．第6版，北京：人民卫生出版社，2004：440-465

[144] Tang ZY, Wu MC, Xia SS（eds），Primary liver cancer. Beijing：China Acad Pub, Berlin：Springer, 1989：1-495

[145] Lin TY, Lee CS, Chen KM. Role of surgery in the treatment of primary carcinoma of the liver. A 31-year experience. Br J Surg, 1987, 74（9）：839-842

[146] Bismuth H. Surgical anatomy and anatomical surgery of the liver. World J Surg, 1982, 6（1）：3-9

[147] Starzl TE, Koep LJ, Weid R III, et al. Right trisegmentectomy for hepatic neoplasm. Surg Gynecol Obstet, 1980, 150（2）：208-214

[148] 余业勤，汤钊猷，周信达等．大肝癌的分阶段治疗．中华外科杂志，1983，21（2）：92-93

[149] Tang ZY, Yu YQ, Zhou XD, et al. Cytoreduction and sequential resection：A hope for unresectable primary liver cancer. J Surg Oncol, 1991, 47（1）：27-31

[150] Tang ZY, Yu YQ, Zhou XD, et al. Treatment of unresectable primary liver cancer：with reference to cytoreduction and sequential resection. World J Surg, 1995, 19（1）：47-52

[151] 吴孟超，陈汉，姚晓平等．原发性肝癌的外科治疗．中华外科杂志，1996，34（12）：707-710

[152] Tang ZY, Yu YQ, Zhou XD, et al. Surgical treatment of hepatocellular carcinoma and related basic research with special reference to recurrence and metastasis. Chin Med J, 1999, 112（9）：887-891

[153] Starzl TE, Demetris AJ. Liver transplantation：A 31 year perspective. PartI in Current Problem in Surgery, Chiacago：Year Book Med Pub, 1990：55

[154] Tang ZY（ed）. Subclinical hepatocellular carcinoma, Beijing：China Acad Pub, Berlin：Springer, 1985：1-366

[155] Tang ZY, Yu YQ, Zhou XD, et al. An important approach to prolonging survival further after radical resection of AFP positive hepatocellular carcinoma. J Exp & Clin Cancer Res, 1984, 3（4）：359-366

[156] Yu YQ, Tang ZY, Ma ZC, et al. Resection of the primary liver cancer of the hepatic hilus. Cancer, 1991, 67（5）：1322-1325

[157] Yu YQ, Tang ZY, Ma ZC, et al. Resection of segment VIII of liver for treatment of primary liver cancer. Arch Surg, 1993, 128（2）：224-227

[158] Yamaoka Y, Kumada K, Ino K, et al. Liver resection for hepatocellular carcinoma（HCC）with direct removal of tumor thrombi in the main portal vein. World J Surg, 1992, 16（6）：1172-1176

[159] Tang ZY, Yu YQ, Zhou XD, et al. Cytoreduction and sequential resection for surgically verified unresectable hepatocellular carcinoma-evaluation with analysis of 72 patients. World J Surg, 1995, 19（6）：784-789

[160] Yu YQ, Xu DB, Zhou XD, et al. Experience with liver resection after hepatic arterial chemoembolization for hepatocellular carcinoma. Cancer, 1993, 71（1）：62-65

[161] 樊嘉，余业勤，吴志全等．肝细胞癌经皮穿刺肝动脉化疗栓塞缩小后切除及疗效分析．中华外科杂志，1997，35（12）：710-712

[162] Yamamoto M, Fujii H. Optimal locoregional immunochemotherapy after tumor-mass reduction for advanced hepatocellular carcinoma. Hepato-Gastroenterol, 1995, 42（5）：567-577

[163] Kawata A, Une Y, Hosokawa M, et al. Adjuvant chemoimmunotherapy for hepatocellular carcinoma patients. Adriamycin, interleukin-2, and lymphokine-activated killer cells versus adriamycin alone. Am J Clin Oncol, 1995, 18（3）：257-262

[164] Tang ZY, Liu KD, Fan Z, et al. A decade's studies on the immunotargeting therapy of hepatocellular carcinoma. Antibody Immunoconj Radiophar, 1993, 6: 155

[165] 陈惠黎. 肝细胞癌诱导分化的研究进展. 见: 曹世龙主编. 肿瘤学新理论新技术. 上海: 上海科技出版社, 1997: 308

[166] Bannasch P, Kaick GV. What does "early" stand for in cancer diagnosis? In: Bannasch P. Cancer Diagnosis Early detection. Berlin: Springer, 1992: 1-12

[167] Tang ZY, Yu EX, Wu CE, et al. Diagnosis and treatment of primary hepatocellular carcinoma in early stage report of 134 cases. Clin Med J, 1979, 92 (12): 801-806

[168] 朱源荣. 现场血清甲种胎儿蛋白普查与癌症的早期诊断. 中华肿瘤杂志, 1981, 3 (1): 35-37

[169] Heyward WL, Bender TR, Lanier AP, et al. Serological markers of hepatitis B virus and alpha fetoprotein levels preceding primary hepatocellular carcinoma in Alaskan Eskimos. The Lancet, 1982, 2: 889-891

[170] 杨秉辉, 刘康达, 汤钊猷. 在高发人群中普查肝癌的初步研究. 肿瘤, 1987, 7 (2): 82-84

[171] 王维民, 黄筵庭. 关于肝功能分级标准的商榷. 中华普通外科杂志, 1998, 13: 70-73

[172] 吕明德, 黄洁夫, 梁力健等. 肝癌手术前肝储备功能预测的临床研究. 中华外科杂志, 1993, 31: 532-535

[173] 陈孝平, 夏穗生, 吴在德. 肝切除术. 武汉: 湖北科学技术出版社, 1992: 79-89

[174] 严律南, 金立任, 郑光琪等. 原发性肝癌731例手术治疗及围手术期处理体会. 中华外科杂志, 1998, 13: 335-337

[175] 宋燕, 孟宪民, 张德恒等. 肝硬化患者手术前后肝储备能力的估计. 中华外科杂志, 1993, 31: 102-105

[176] Lau H, Man K, Fan St, et al. Evaluation of preoperative hepatic function in patients with hepatocellular carcinoma undergoing hepatectomy. Br J Surg 1997, 84: 1255-1259

[177] 刘刚, 赵平. 肝脏切除手术前肝功能评估的方法和意义. 国外医学外科分册, 1999, 26: 80-81

[178] 钱国军, 陈汉, 吴孟超. MEGX肝储备功能试验及其应用. 中国实用外科杂志, 1999, 19: 622-623

[179] Friedman LS. The risk of surgery in patients with liver disease. Hepatology, 1999, 29: 1617-1621

[180] Lackee, et al. The pancreas and extra hepatic biliary system. In: sil verberg SG. Principles and practice of surgical pathology. New York: Churchill living stone, 1990: 1347-1396

[181] Alb ores-Saavedra J, et al. The WHO histological classification of tumors of the gallbladder and extra hepatic bile ducts. A commentary on the second edition. Cancer, 1992, 70: 410-414

[182] Henson DE, et al. Carcinoma of the gallbladder. Histologic types, stage of disease, grade and survival rates. Cancer, 1992, 70: 1493-1497

[183] Henson DE, et al. Carcinoma of the extra hepatic bile ducts. Histologic types, stage of disease, grade and survival rates. Cancer, 1992, 70: 1498-1501

[184] 白希清主编. 病理学. 第2版. 北京: 科学出版社, 1992: 374-450

[185] Songy KA Jr, Layon AJ. Vitamin K-induced cardiovascular collapse. J Clin Anesth, 1997, 9 (6): 514-519

[186] Gines P, Arroyo V, Rodes J. Pharmacotherapy of ascites associated cirrhosis. Drugs, 1992, 43 (3): 316-332

[187] Stockwell M, Soni N, Riley B. Colloid solutions in the critically ill. Anaesthesia, 1992, 47 (1): 3-6

[188] Henneberg S. Over-feeding as a cause of fever in intensive care patients. Clin Nutr, 1991, 10 (2): 266-271

[189] Harrsion PM, Wendon JA, Gimson AE, et al. Improvement by acetylcysteine of haemodynamics and oxygen transport in fulminant hepatic failure. N Engl J Med, 1991, 324 (26): 1852-1857

[190] Swyert TH, Roberts LC, Valek TR, et al. Effect of intraoperataive low-dose dopamine on renal function in liver transplant recipients. Anesthesiology, 1991, 75 (4): 571-576

[191] Gray PA, Bodenham AR, Park GR. A comparison of low dose dopexamine and dopamine infusion to prevent renal impairment during liver transplantation. Anaesthesia, 1991, 46 (8): 638-641

[192] Bums AM, Shelly MP, Park GR. The use of sedative agents in critically ill patients. Drugs, 1992, 43 (4): 507-515

[193] O'sullivan G, Park GR. The assessment of sedation. J Clin Intensiv Care, 1990, 1 (1): 116-122

[194] Cello JP. Endoscopic management of esophageal variceal hemorrhage: Injection, banding, glue, octreolied, or a combination. Semin Gastrointes Dis, 1997, 8 (4): 179-187

[195] 严律南. 体外静脉转流下的肝脏切除术. 中国普外基础与临床杂志, 1999, (4): 238

[196] 严律南, 金立人, 郑光琪, 等. 原发性肝癌731例手术治疗及围术期处理体会. 中华普通外科杂志, 1998, 13 (6): 335

[197] 文天夫, 郑光琪, 孟宪钦, 等. 糖耐量试验对评价肝癌患者功能肝脏储备的价值. 华西医科大学学报, 1997, 28 (2): 197

[198] 贾干斌, 吴言涛. 切除患者围手术期的营养治疗. 中华普通外科杂志, 1997, 12 (5): 304

[199] Lawrence GH, Grauman D, Lasersohn, et al. Primary carcinoma of the liver. Amer J Surg, 1966, 112 (2): 200-210

[200] 马曾辰. 肝癌外科切除治疗及其进展. 中国临床医学, 1999, 6 (2): 87-96

[201] Adson MA, Beart RWJr. Elective hepatic resection. Surg Clin North Am, 1977, 57: 339

[202] Bismuth H. Surgical anatomy and anatomical surgery of the liver. World J Surg, 1982, 6 (1): 3-9

[203] Bismuth H, Houssin D, Castaing, et al. Major and minor segmentectomies "reglees" in liver surgery. World J Surg, 1982, 6 (1): 10-24

[204] 郑光琪. 用肝门区域血管阻断法行肝段切除202例经验. 中国实用外科杂志, 1998, 18 (3): 165-167

[205] 马曾辰, 汤钊猷, 余业勤, 等. 原发性肝癌外科手术概念的更新和术后长期生存. 普外基础与临床杂志, 1995, 2 (1): 42-44

[206] Starzl TE, Koep LJ, Weid R III, et al. Right trisegmentectomy for hepatic noeplasms. Surg Gynecol Obstet, 1980, 150 (2): 208-214

[207] 马曾辰, 汤钊猷, 余业勤, 等. 唇形切肝法用于原发性肝癌外科治疗. 中国普外基础与临床杂志, 2000, 7 (1): 33-36

[208] 严律南, 袁朝新, 张肇达, 等. 应用半肝血流阻断行肝叶切除术29例报告. 中华外科杂志, 1994, 32 (1): 35-36

[209] 杨甲梅, 严以群, 吴孟超, 等. 原发性肝癌行肝切除术后规则创面的处理. 中国实用外科杂志, 1997, 177 (4): 228-229

[210] Thompson HH, Tompkins RH, Longmire WP. Major hepatic resection: a 25-year experience. Ann Surg, 1983, 198 (4): 375-388

[211] Lin TY, Lee CS, Chen KM. Role of surgery in the treatment of primary carcinoma of the liver. A 31-year experience. Br J Surg, 1987, 74 (9): 839-842

[212] Okamoto E, et al. Current status of hepatic resection in the treatment of hepatocellular carcinoma. In:

Okuda K, Ishak KG（eds）. Neoplasm of the liver. Springer-verlagTokyo, 1987：353-365

[213] 陈汉，吴孟超. 肝叶切除术手术前后的处理. 普外临床，1990，5（1）：6-11

[214] Tang ZY, Zou XD, Ma ZC, et al. Multimodality treatment of hepatocellular carcinoma. J Gastroenterolhepatol, 1998, 13（suppl）：S315-319

[215] Sitzmann JV, Order SE, Klein JL, et al. Conversion by new treatment modalities of nonresectable to resectable hepatocellular cancer. J Clin Oncol, 1987, 5（10）：1566-1573

[216] Tang ZY, Yu YQ, Ma ZC, et al. Conversion of surgically verified unresectable to resectable hepatocellular carcingma-a report of 26 patients with subsequent resection. Chin J Cancer Res, 1989, 1（3）：41-47

[217] Wilson E. Malignant hepatoma：repeated resection of metastases with survival for 15 years. Med J Aust, 1966, 2（19）：889-893

[218] Friesen SR, Hardin CA, Kittle CF. Prolonged survivals of ten partial hepatectomies and second look procedures for primary and secondary carcinoma of the liver. Surgery, 1967, 61（2）：203-209

[219] Chen H, Wu MC. Reoperation of primary liver cancer. In：Tang ZY, Wu MC, Xia SS. Primary Liver Cancer, Beijing：China Academic Publishers, 1989：394-403

[220] Lin TY, Sridharan M, Ho ST. Retrograde resection of hepatic lobe for extensive carcinoma of liver. Med Chir Dig, 1977, 6（2）：87-88

[221] 吴志全，樊嘉，周俭，等. 累及下腔静脉肝癌的切除及方法探讨. 中华肝胆外科杂志，1999，5（3）：170-173

[222] 樊嘉，吴志全，周俭，等. 肝细胞癌伴门静脉癌栓不同治疗方法的比较，中华肿瘤杂志，2000，22（3）：1-4

[223] 周信达，余耀. 原发性肝癌. 见：黄洁夫主编. 肝脏肿瘤外科学. 北京：人民卫生出版社，1999：658-683

[224] 周信达. 肝癌诊治的若干进展及展望（述评）. 中华消化杂志，1999，19（1）：5-7

[225] 周信达. 肝癌外科的新进展及发展趋势. 中国实用外科杂志，1999，19（1）：15-17

[226] Takayama T, Makuuchi M. Segmental liver resections, present and future：caudate lobe resection for liver tumors. Hepato-Gastroenterol, 1998, 45（19）：20-23

[227] Tanaka A, Morimoto T, Yamaoka Y. Implications of surgical treatment for advanced hepatocellular carcinoma with tumor thrombi in the portal vein. Hepato-Gastroenterol, 1996, 43（9）：637-639

[228] 周信达，余耀. 中央型肝癌的外科治疗. 中国实用外科杂志，1998，18（11）：695-696

[229] 周信达，余耀. 肝癌合并门静脉癌栓的诊断与治疗. 中国实用外科杂志，1997，17（9）：565-568

[230] 余耀，周信达，张博恒，等. 微波肝切除治疗肝癌的远期疗效. 中国癌症杂志，1999，9（2）：109-111

[231] Zhou XD, Tang ZY, Yu YQ, et al. Recurrence after resection of alpha fetoprotein positive hepatocellular carcinoma. J Cancer Res Clin Oncol, 1994, 120（6）：369-372

[232] Lai EC, Lo CM, Fan ST, et al. Postoperative adjuvant chemotherapy after curative resection of hepatocellular carcinoma：a randomized controlled tril. Arch Surg, 1998, 133（2）：183-188

[233] 周信达. 肝癌复发转移防治的研究进展. 世界华人消化杂志，1999，7（3）：260-264

[234] 汤钊猷. 复发与转移——原发性肝癌研究的一个重点（述评）. 中华肝胆外科杂志，1999，5（1）：3-7

[235] Shimada M, Takenaka K, Taguchi K, et al. Prognostic factors after repeat hepatectomy for recurrent hepatocellular carcinoma. Ann Surg, 1998, 227（1）：80-85

[236] 周信达. 肝癌的诊断与治疗：20 世纪的进展与 21 世纪的研究重点和发展趋势. 中国实用外科杂志, 2000, 20 (1)：599-601

[237] Tang ZY, Yu YQ, Zhou XD, et al. Cytoreduction and sequential resection：a hope for unresectable primary liver cancer. J Surg Oncol, 1991, 47 (1)：27-31

[238] Tang ZY, Yu YQ, Zhau XD, et al. Treatment of unresectable primary liver cancer：with reference to cytoreduction and sequential resection. World J Surg, 1995, 19 (1)：47-52

[239] Tang ZY, Yu YQ, Zhau XD, et al. Cytoreduction and sequential resection for surgically verified unresectable hepatocellular carcinoma-evaluation with analysis of 72 patients. World J Surg, 1995, 19 (6)：784-789

[240] Tang ZY. Treatment of unresectable hepatocellular carcinoma：cytoreduction by chemotherapy, hepatic artery ligation, radioimmunotherapy, and other methods. In：Okuda K, Tabor E (eds). Liver cancer. New York：Churchill Livingstone, 1997：537

[241] Yu YQ, Xu DB, Zhou XD, et al. Experience with liver resection after hepatic arterial chemoembolization for hepatocellular carcinoma. Cancer, 1993, 71 (1)：62-65

[242] 樊嘉, 余业勤, 吴志全等. 肝细胞癌经皮穿刺肝动脉化疗栓塞缩小后切除及疗效分析, 中华外科杂志, 1997, 35 (12)：710-712

[243] 吴孟超, 陈汉, 姚晓平等. 原发性肝癌的外科治疗. 中华外科杂志, 1996, 34 (12)：707-710

[244] 彭淑牖, 陆德才, 彭承宏等. 大肝癌的二期切除. 肝胆胰脾外科杂志, 1995, 1 (1)：19-22

[245] 元云飞, 李锦清, 张亚奇等. 原发性肝癌的二步切除（附 13 例报告）. 癌症, 1997, 16：358

[246] 王悦华, 刘永雄, 冯玉泉等. 经导管肝动脉化疗栓塞后肝癌二期切除 33 例临床、病理与术后病程观察. 肝胆胰脾外科杂志, 1997, 3 (1)：68-72

[247] Portolani N, Tiberio G A M, Bonarolelli S, et al. Arteral chemoembolization in hepatocellular carcinoma suitable for resective surgery. Hepato-Gastroenterology, 1996, 43 (12)：1556-1574

[248] 彭淑牖, 陆才德, 江献川等. 术前肝动脉化疗栓塞对肝癌切除术后疗效的影响. 肝胆胰脾外科, 1966, 2 (1)：12-15

[249] Kohno H, Nagasue N, Hayashi T, et al. Postoperative adjuvant chemotherapy after radical hepatic resection for hepatocellular carcinoma (HCC). Hepato-Gastroenterol, 1996, 43 (12)：1405-1409

[250] Arii S, Tanaka J, Fujita K, et al. A retrospective study of the preventive effect of transarterial chemotherapy for intrahepatic recurrence of hepatocellular carcinoma after partial hepatectomy. J HBP Surg, 1994, 1 (3)：263

[251] Nakashima K, Kitano S, Kin Y I, et al. Postoperative adjuvant arterial infusion chemotherapy for patients with hepatocellular carcinoma. Hepato-Gastroenterol, 1996, 43 (12)：1410-1414

[252] Nakajima Y, Ohmura T, Kinura J, et al. Role of surgical treatment for recurrent hepatocellular carcinoma after hepatic resection. World J Surg, 1993, 17 (6)：792-795

[253] Lee P-H, Lin W-J, Tsang Y-M, et al. Clinical management of recurrent hepatocellular carcinoma. Ann Surg, 1995, 222 (5)：670-676

[254] Sato M, Watanabe Y, Iseki N, et al. Chemoembolization and percutaneous ethanol injection for intrahepatic recurrence of hepatocellular carcinoma after hepatic resection. Hepato-Gatroenterol, 1996, 43 (12)：1421-1426

[255] Tanilawa K, Majima Y. Percutaneous ethanol injection therapy for recurrent hepatocellular carcinoma. Hepato-Catroenterol, 1993, 40 (4)：324-327

［256］ Harada T, Matsuo K, Inoue T, et al. Is preoperative hepatic arterial chemoembolization safe and effective for hepatocellular carcinoma. Ann Surg, 1996, 224（1）: 4-9

［257］ Tang ZY. Yang BH. Secondary prevention of hepatocellular carcinoma. J Gastroenterol Hepatol, 1995, 10（6）: 683-690

［258］ Tang ZY, Yu YQ, Zhou XD, et al. Study on small hepatocellular carcinoma and its extension. Chin Med Sci J, 1997, 12: 133

［259］ Tang ZY, Yu YQ, Zhou XD. Surgical resection of small hepatocellular carcinoma. In: Wanebo HJ. Surgery for gastrointestinal cancer-a multidisciplinary approach. Phiadelphia: Lippincott-Raven, 1997, 503

［260］ Yang BH, Zhang BH, Xu YC, et al. Prospective study of early detection for primary liver cancer. J Cancer Res Clin Oncol, 1997, 123（4）: 357-360

［261］ Zhou XD, Tang ZY. Cryotherapy for primary liver cancer. Semin Surg Oncol, 1998, 14（2）: 171-174

［262］ Mazzaferro V, Regalia E, Doci R, et al. Liver transplantation for the treatment of small hepatocellular carcinoma in patients with cirrhosis. New Engl J Med, 1996, 334（11）: 693-699

［263］ Lenicioni R, Bartolozzi C, Caramella D, et al. Treatment of small hepatocellular carcinoma with percutaneous ethanol injection-analysis of prognostic factors in 105 western patients. Cancer, 1995, 76: 1737-1746

［264］ Takayasu K, Okuda K. Celiac angiography in the diagnosis of small hepatocellular carcinoma. In: Okuda K. Neoplasms of liver. Tokyo: Springer-Verlag, 1987, 279

［265］ Nakajima Y, Shimamura T, Kamiyama T, et al. Evaluation of surgical resection for small hepatocellular carcinoma. Am J Surg, 1996, 171: 360-363

［266］ Nagashima I, H amada C, Naruse K, et al. Surgical resection for small hepatocellular carcinoma. Surgery, 1996, 119: 40-45

［267］ Nurakani R, Yashimatsu S, Yamashita Y. Treatment of hepatocellular carcinoma: Value of percutaneous microwave coagulation. AJR, 1995, 164: 1159-1164

［268］ Ohnishi K, Ohyama N, Ito S, et al. small hepatocellular carcinoma: Treatment with US-guided intratumoral injection of acetic acid. Radiology, 1994, 193: 747-752

［269］ Tailor M, Forster T, Langer B, et al. A study of prognostic factors for hepatic resection for cotorectal metastases. Am J Surg, 1997, 173: 467-471

［270］ 王自法，潘承恩. 转移性肝癌的治疗. 普外临床, 1996, 11: 119-121

［271］ Harms J, Obst T, Thorban S, et al. The role of surgery in the treatment of liver metastases for colorectal cancer patients. Hepatogastroenterology, 1999, 46: 2321-2328

［272］ Yamamoto J, Shimada K, Kosuge T, et al. Factors influencing survival of patients undergoing hepatectomy for colorectal metastases. Br J Surg, 1999, 86: 332-337

［273］ 孙诚谊. 肝内胆管癌的肝切除和肝移植. 国外医学外科学分册, 1998, 25: 175-176

［274］ Lai EC, Lo CM, Fan ST, et al. Postoperative adjuvant chemotherapy after Curative resection of hepatocellular carcinoma. Arch Surg, 1998, 133: 183-188

［275］ 吴志全，樊嘉，邱双键等. 肝癌根治术后区域化疗预防复发的价值. 中华肝胆外科杂志, 1992, 5: 8-10

［276］ 孙经. 肝海绵状血管瘤. 见: 吴孟超, 仲剑平主编. 外科学新理论与新技术. 上海: 上海科学技术出版社, 1996: 337-340

［277］ 何三光. 梗阻性黄疸减压的利弊. 中国实用外科杂志, 1996, 16: 11-13

［278］ Sokolow M. Cardiac disease and the surgical patient. In. Way LW, eds. Current surgical diagnosis and treatment. 18th ed. California: Appleton and Lange, 1988: 43-46

［279］ 孙建民, 吴生一. 伴有重要器官病变病人的术前准备和术后处理. 见: 张圣道分册主编. 临床理论与实践外科分册. 上海: 上海科学普及出版社, 1994: 53-56

［280］ Khan AK, Reeves WC. Cardiac risk assessment and management of patients undergoing major noncardiac durgery. Curr Surg, 1995, 52: 287-291

［281］ Jewell ER, Person AV. Preoperative evaluation of the high-risk patients. Surg Clin North Am, 1985, 65: 3-19

［282］ 王万华, 高佑宗. 非心脏急诊手术前心脏病人危险性预测. 解放军医学杂志, 1993, 18: 135-136

［283］ Shimada M, Matsumata T, Taketomi A, et al. Major hepatic resection in patients with prosthetic heart valve receiving anticoagulation treatment. Hepatogastroenterology, 1944, 41: 290-293

［284］ Fizgeral SD, Bailey PV, Liebscher GJ, et al. Laparoscopic cholecystectomy in anticoagulated patients. Surg Endosc, 1991, 5: 166-169

［285］ Hollenberg M, Mangano DT, Browner WS, et al. Predictors of postoperative ischemia in patients undergoing noncardiac surgery. J Am Med Assoc, 1992, 268: 205-209

［286］ Portera CA, Compton RP, Walters DN, et al. Benefits of pulmonary catheter and transesophageal echocardiographic monitoring in laparoscopic cholecystectomy patients with cardiac disease. Am J Surg, 1995, 169: 202-206

［287］ Carroll Bj, Chandra M, Phillips EH, et al. Laparoscopic cholecystectomy in critically ill cardiac patients. Am Surg, 1993, 59: 783-785

［288］ Hickey Rf. Respiratory disease and the surgical patient. In: Way LW, eds. Current surgical diagnosis and treatment. 8th ed. California: Appleton and Lange, 1988: 46-48

［289］ 李潭溪, 王喜文, 张九山等. 临床肺功能监测酸碱失衡判定卡. 天津: 天津科学技术出版社, 1992: 1-31

［290］ 黄志强. 原发性肝细胞癌. 见: 黄志强主编. 现代腹部外科学. 长沙: 湖南科学技术出版社, 1994: 262-271

［291］ 吴孟超. 原发性肝癌诊断及治疗的近况和展望. 见: 张圣道分册主编. 临床理论与实践外科分册. 上海: 上海科学普及出版社, 1994: 282-288

［292］ Arieff AI. Renal disease and the surgical patients. In: Way LW, eds. Current surgical diagnosis and treatment. 8th ed. California: Appleton and Lange, 1988: 48-50

［293］ 吴阶平. 泌尿外科学. 济南: 山东科学技术出版社, 1973: 72-73

［294］ Berkow R. 默克手册. 北京: 人民卫生出版社, 1992: 1581

［295］ 王叔咸. 肾脏病学. 北京: 人民卫生出版社, 1987: 109

［296］ 李秀娟, 杨宗于, 秦淑玲等. 糖尿病患者肾小球滤过率测定的临床意义. 北京医科大学学报, 1996, 28: 55-56

［297］ Cuthbertson DP. The metabolic response to injury and its nutritional implications. JPEN, 1979, 3: 108

［298］ Viteri FE, Schneider RE. Gastrointestinal alterations in protein-calorie malnutrition. Med Clin North Am, 1974, 58: 1487

［299］ Perera DR, Weinstein WM, Rubin CE. Small intestine biopsy. Hum Pathol, 1975, 6: 157

［300］ Law DK, Dudrick SJ, Abdon NI. Immunocompetence of patients with protein-calorie malnutrition. The effect of nutritional repletion. Ann Intern Med, 1973, 79: 545

[301] Mullen JL, Buzby GP, Matthews DC, et al. Reduction of operative morbidity and mortality by combined preoperative and postoperative nutritional support. Ann Surg, 1980, 192: 604

[302] Halliday AW, Benjamin IS, Blumgar LH: Nutritional risk factors in hepatobiliary surgery. Clin Nutri (supp), 1985, 4: 21

[303] Klijian AM. Archer TJ, Karran SJ: Detection of dangerous malnutrition. JPEN, 1982, 6: 19-121

[304] Lopes JM, Russel DM, Whitwell J, et al. Skeletal muscle function in malnutrition. Am J Clin Nutri, 1982, 36: 602-610

[305] Mills PR, Shenkin A, Anthony RS, et al. Assessment of nutritional status and in vivo immune response in alcoholic liver diseases. Am J Clin Nutr, 1982, 38: 849-859

[306] Halliday AW, Benjamin IS, Blumgart LH. Nutritional risk factors in malignant hepatobiliary and pancreatic disease: a prognostic index. Clin Nutr (supp), 1985, 4

[307] Flannigan GM, Peterson JL, Sapsed SM, et al. Glucose and alanine metabolism in obstructive jaundice. Clin Nutri (supp) 1985, 4: 26

[308] Mezey E. Liver disease and nutrition. Gastroenterology, 1978, 74: 770-783

[309] Fischer JE, Rosen HM, Ebeid AM, et al: The effect of normalization of plasma amino-acids on hepatic encephalopathy in man. Surgery, 1976, 80: 77-91

[310] Augustine SL, Swick RW. Turnover of total proteins and ornithine amino-transferase during liver regeneration in rats. Am J Physiol, 1980, 238: E46-E52

[311] Burt ME, Aoki TT, Gorschboth CM, et al. Peripheral tissue metabolism in cancer-bearing man. Ann Surg, 1983, 98: 658-689

[312] Halliday AW and Flannigan GM. Pre-and postoperative nutrition in hepatobiliary surgery. IN: Blumgart LH, eds. Surgery of Liver and Biliary Tract. New York: Churchill Livingstone, 1988: 423-434

[313] 吴国豪, 吴肇汉. 外科危重病人的营养支持. 中国实用外科杂志, 1998, 18: 717-720

[314] 黎介寿. 重视营养知识的合理应用. 中华外科杂志, 1995, 33: 259-260

[315] 黎介寿. 营养支持应用于胃肠外科的经验. 中华外科杂志, 2000, 15: 172-173

[316] 蒿汉坤, 陈丽莉. 生长激素对外科病人营养代谢的影响. 国外医学外科学分册, 1999, 26: 138-141

[317] Hasselgren PO. Burns and metabolism. J Am Coll Surg, 1999, 188: 98-103

[318] Mora RJF. Malnutrition: Organicand functional consequences. World J Surg, 1999, 23: 530-535

[319] 徐媛. 阻塞性黄疸病人的营养支持. 中国实用外科杂志, 1998, 18: 723-725

[320] 周鸿昌, 苗建国, 田伏洲. 胆道术后并发急性肾衰的营养治疗. 临床营养进展, 1996, 4: 5-7

[321] 王铁平. 外科病人的营养支持. 国外医学外科学分册, 2000, 27: 99

[322] ASPEN: Guidelines for the use of parenteral and enteral nutrition in adult and pediatric patients. JPEN (supp) 1933, 17: 16SA

[323] 张思源. 肠内营养在外科的应用. 中国实用外科杂志, 1988, 18: 713-716

[324] 刘卫, 于健春. 肠外营养时肠道细菌移位及其治疗的动物研究. 国外医学外科学分册, 1998, 25: 296

[325] 于健春, 张严. 肠内营养支持的合理使用及其并发症的预防. 国外医学外科学分册, 1999, 26: 162-164

[326] 高国平, 苏诒英. 全胃肠道外营养期间少量经肠进食是有益的. 国外医学外科学分册, 1997, 24: 38

［327］ Kalfarentzos F, Kehagias J, Mead N, et al. Enteral nutrition is superior to parenteral nutrition in severe acute pancreatitis: Results of a randomized prospective trial. Br J Surg, 1997, 84: 1665-1669

［328］ 李宁. 怎样选择营养支持的途径. 中国实用外科杂志, 1998, 18: 711-712

［329］ 王文治. 术前准备与营养支持. 中国实用外科杂志, 1998, 18: 716-717

［330］ Driscoll DF. Physicochemical stability of all-in-one mixtures in the clinical setting. Clin Nutri (suppl), 1998, 17: 3

［331］ Delany HM, John J, Teh EL, et al. Contrasting effects of identical nutrients given parenterally or enterally after 70% hepatectomy. Am J Surg, 1994, 167: 135-144

［332］ 黎介寿. 我国临床营养支持的现状与展望. 肠外与肠内营养, 2000, 7: 1-3

［333］ 黎沾良. 外科感染的抗菌药物治疗. 中华外科杂志, 1998, 36 (增刊): 4-5

［334］ 黎沾良. 常用抗菌药的特点及外科的合理应用. 中国实用外科杂志, 1998, 18: 585-587

［335］ 黎沾良. 我国外科感染的诊治进展. 中华外科杂志, 1999, 37: 589-591

［336］ 陈德昌. 外科临床抗生素的预防性应用. 中国实用外科杂志, 1998, 18: 631-633

［337］ 黎沾良. 肠道细菌移位和外科重症. 中华外科杂志, 1988, 36 (增刊): 11-12

［338］ 张延龄. 外科严重感染中的抗生素和新颖治疗剂. 国外医学外科学分册, 1997, 24: 65-68

［339］ 史海安. 糖尿病病人外科围手术期抗生素应用. 中国实用外科杂志, 1998, 18: 594-595

［340］ 顾方六. 肾功能减退与外科感染. 中华外科杂志, 1998, 36 (增刊): 15-16

［341］ 荆清. 抗生素在急性胰腺炎的应用. 国外医学外科分册, 1990, 17: 20-22

［342］ 陈民峻. 细菌耐药性及其临床意义. 中华外科杂志, 1998, 36 (增刊): 6-8

［343］ 张永信. 重视抗生素在外科临床中的合理应用. 中国实用外科杂志, 1998, 18: 582-583

［344］ 林建华. 第三代头孢霉素与古霉素成为术后感染的危险因子. 国外医学外科学分册, 1999, 26: 169-170

［345］ 黄莛庭, 郭玉明. 免疫功能低下和外科感染. 中华外科杂志, 1998, 36 (增刊): 9-10

［346］ 黄莛庭. 腹部手术后肺部感染. 中华外科杂志 (增刊) 1998, 36: 13-14

［347］ 杨镇, 裘法祖. 外科学基础研究的现状与展望. 中华实验外科杂志, 1999, 16: 289-290

［348］ 李宁, 黎介寿. 围手术期抗生素应用的进展. 金陵医院学报, 1990, 3: 340-343

［349］ 黎沾良, 邓群, 陆连荣等. 抗生素对肝脏和胰腺组织穿透能力及杀菌效力的实验研究. 中华外科杂志, 1998, 36: 44-46

［350］ Bernard B, Grange JD, Khac EN, et al. Antibiotic prophylaxis for the prevention of bacterial infections in cirrhotic patients with gastrointestinal bleeding: A meta-analysis. Hepatology, 1999, 29: 1655-1661

［351］ Ishikwa M, Miyauchi T, Yagi K, et al. Clinical relevance of antibiotic-induced endotoxin release in patients undergoing hepatic resection. World J Surg, 1999, 23: 75-79

［352］ Keighley NRB, Blenkharn JI. Infection and the biliary tree. In: Blumgart LH, eds. Surgery of Liver and Biliary Tract. New York: Churchill Livingstone, 1998: 121-132

［353］ 王仁月, 周月庆, 田丰群. 从胆汁细菌学探讨胆道感染的抗生素应用. 医师进修杂志, 1991, 14 (12): 16-18

［354］ Reiss R, Landau O, Deutsch AA, et al. Sensitivity to new generation of antibiotics in biliary surgery. Int Surg, 1992, 77: 96-98

［355］ Meijer WS, Schmitz PI. Prophylactic use of cefuroxime in biliary tract surgery: Randomized controlled trial of single versus multiple dose in high-risk patients. Galant Trial study Group. Br J Surg, 1993, 80: 917-921

［356］陈民生，陈国熙，傅冷西等．胆道感染的细菌学研究．福建医学院学报，1989，23：323-326

［357］王洪江，郭仁宣．急性胆道感染胆汁细菌学调查和抗生素选用研究．实用外科杂志，1994，14：551-552

［358］陈燕凌．胆石病胆道感染不易廓清的原因．中华实验外科杂志，1996，13：73-74

［359］Blenkharn JI，McPherson GAD，Blumgart LH. Septic compications of percutaneoud transhepatic biliary drainage：evaluation of a new closed drainage system. Am J Surg，1984，147：318-321

［360］Westphal JF，Jehl F，Schioegel M，et al. Biliary excretion of cefixime：assessment in patients provided with T-tube drainage. Antimicrob Agents Chemother，1993，37（7）：1488-1491

［361］曲静伟，洪中立．抗菌药物在胆系感染中的应用．国外医药抗生素分册，1989，10：140-141

［362］McArdle CS，Morran CG，Pettit L，et al. The value of oral antibiotic prophylaxis in biliary tract surgery. J Hosp Infect，1991，19suppl C：59-64

［363］Krajden S，Yaman M，Fuksa M，et al. Piperacillin versus cefazolin given perioperatively to high-risk patients who undergo open cholecystectomy：A double-blind，randomized trial. Can J Sur，1993，36：245-250

［364］巫协宁．肝胆系统疾病的抗生素应用．见：江绍基主编．临床肝胆系病学．上海：上海科学技术出版社，1992：627

［365］黄洁夫，何晓顺．抗生素在胆道外科的合理应用．普外临床，1995，10（1）：14

［366］王洪江，郭仁宣，田和平，等．急性胆道感染胆汁细菌性调查和抗生素选用研究．中国实用外科杂志，1994，14（9）：551

［367］石景森，郝秀原，田和平，等．梗阻性黄疸时胆道的细菌性特点．肝胆外科杂志，1997，5（5）：267

［368］黎沾良．胆石病人术中胆汁细菌培养225例分析．中华外科杂志，1985，23：227

［369］高履庄，高必有，雷毅．抗生素在肝胆外科疾病上的应用．见：顾树南，李清潭主编．胆道外科学．兰州：甘肃科学技术出版社，1994：678

［370］苏英，张嵘，郭芳珍．外科系统分离菌对抗生素耐药性之监测．中国实用外科杂志，1998，18（10）：596

［371］Zhou XD，Yu YQ，Tang ZY. Advances in surgery for hepatocellular carcinoma. Asian J Surg，1994，17（1）：34-39

［372］余耀，周信达，汤钊猷，等．肝动脉插管和结扎治疗不能切除肝癌的评价．中国临床医学，1999，6（2）：115-117

［373］Zhou XD，Tang ZY，YuYQ，et al. Hepatic artery ligation and infusion chemotherapy for unresectable primary liver cancer. Chin Med J，1991，104（10）：846-850

［374］李新丰，吕国荣，陈骥，等．肝动-门静脉双重介入治疗肝癌的临床研究．肿瘤研究与临床，1996，8（4）：233-234

［375］吕明德，梁力建，黄洁夫，等．声学造影导向下经细针门静脉栓塞术．中华外科杂志，1994，32（11）：659

［376］刘利民，徐智章，吴晓凤．超声引导经穿刺针内腔门脉留置导管化疗——动物实验及临床初步应用．中华超声影像学杂志，1998，7（4）：242-243

［377］李彦豪，陈勇．经皮肝门脉导管药盒系统植入术．中华放射学杂志，1997，31（3）：176-179

［378］Nagino M，Nimura Y，Kamiya J，et al. Selective percutaneous transhepatic embolization of the portal vein in preparation for extensive liver resection：the ipsilateral approach. Radiology，1996，200（2）：559-563

［379］ TsugeH, Mimura H, Kawata N, et al. Right embolization before extended right hepatiectony using laparoscopic catheterization of the ileocolic vein: prospective study. Surg Laparosc Endosc, 1994, 4 (4): 258-263

［380］ Nakao N, Miura K, Takahashi H, et al. Hepatocellular carcinoma: combined hepatic arterial and portal venous embolization. Radiology, 1986, 161 (2): 303-307

［381］ Fortner JG, Mulcare RJ, Solis A, et al. Treatment of primary and secondary liver cancer by hepatic artery ligation and infusion chemotherapy. Ann Surg, 1973, 178: 162

［382］ Berijan RA, Douglass HOJr, Nava H, et al. The rote of hepatic artery ligation and dearterialization with infusion chemotherapy in advanced malignances in the liver. J Sury Oncol, 1980, 14: 379-387

［383］ 周信达, 汤钊猷, 余业勤等. 肝动脉结扎和插管化疗治疗不能切除肝癌的评价. 中华外科杂志, 1991, 29: 87

［384］ Persson BG, Nobin A, Ahren B, et al. Repeated hepatic ischemia as a treatment for carcinoid liver metastases. World J Surg, 1989, 13: 307

［385］ Persson BG, Jeppsson B, Andersson L, et al. The prevention of arterial collaterals after repeated temporary blockade of the hepatic artery in pigs. World J Surg, 1987, 11: 672

［386］ 梅铭惠, 戴植本. 反复暂时性肝动脉阻断治疗肝恶性肿瘤. 国外医学外科学分册, 1990, 3: 265

［387］ Balasegaram M. Complete hepatic deaterialization for primary carcinoma of the liver. Am J Surg, 1972, 124: 340-345

［388］ Petrelli NJ, Barcewicz PA, Evans JT, et al. Hepatic artery ligation for liver metastases in colorectal carcinoma. Cancer, 1984, 53: 1347-1353

［389］ Mokka REM, Larmi TKI, Huttunen R, et al. Evaluation of the ligation of the hepatic artery and regional arterial chemotherapy in the treatment of primary and secondary cancer of the liver. Annales Chirurgiae et Gynaecologiae Fenniae, 1975, 64: 347-352

［390］ Bengmark S, Puntis M, Jeppsson B et al. Hepatic dearterialization in cancer: New perspectives. Eur Surg Res, 1986, 18: 151

［391］ Bengmark S, Jeppsson B, Landerquist A, et al. Tumor calcification following repeated hepatic dearterialization in patients: A preliminary communication. Br J Surg, 1988, 75: 525

［392］ Lise M, Cagol PP, Nitti D, et al. Temporary occlusion of the hepatic artery plus infusion and systemic chemotherapy for inoperable cancer of the liver. International Surgery, 1980, 65: 315-323

［393］ 梅铭惠, 张显岚, 田小林等. 肝动脉间歇阻断治疗肝恶性肿瘤, 普外临床, 1993, 8: 243

［394］ 李书权, 殷凤, 丁仙. TNP-470 能增强肝动脉结扎的抗肿瘤作用. 国外医学外科学分册, 1998, 25: 301-302

［395］ 王仁云, 王代科. 经皮下植入式输注泵灌注化疗. 见: 江正辉, 黄志强主编. 肝癌. 重庆: 重庆出版社, 1996: 340-344

［396］ 周伟平, 陈汉, 杨广顺. 肝血管全埋入药物注装置植入术. 见: 黎介寿, 吴孟超, 黄志强主编. 手术学全集: 普通外科卷. 北京: 人民军医出版社, 1996: 633-638

［397］ 周信达. 经手术肝血管结扎与插管. 见: 汤钊猷, 余业勤主编. 原发性肝癌. 上海: 上海科学技术出版社, 1999: 317-318

［398］ 黄莛庭. 与植入性导管化疗有关的并发症. 见: 黄莛庭主编. 腹部外科手术并发症. 北京: 人民卫生出版社, 2000: 604-607

［399］ Huang VP, Wallace S. Hepatic artery embolization in the management of neoplasms. Radiology, 1981,

140：51-38

［400］ Charnsangave JC, Chuang VP, Wallace S, et al. Angiography classification of hepatic arterials. Radiology, 1982, 144：485

［401］ Michels NA. Newer Anatomy of the liver and its variant blood supply and collateral circulation Am J Surg, 1996, 112：337

［402］ Ackerman NB, Lien WM, Kondi ES, et al. The blood supply of experimental liver metastases I. The distribution of hepatic artery and the portal vein blood to small and large tumors. Surgery, 1969, 66：1067-1072

［403］ Breedis C, Young G. The blood supply of neoplasms in the liver. Am J Pathol, 1954, 30：969-985

［404］ Suzuki T, Sarumaru S. Kawabe K. Study of vascularity of tumors of the liver. Surg Gynecot Obstet, 1972, 134：27

［405］ Bengmark S, Jeppson B, Nobin A. Arterial ligation and temporary Devascularization In：Blumgart LH, eds. Surgery of Liver and Biliary Tract. Nex York：Churchill Livingstone, 1988：1219-1235

［406］ Persson B, Jepsson B, Ekelund Let al. A new device temporary occlusion of the hepatic artery. J. Exp. Clin Cancer Res. 1984, 3：155-160

［407］ Taloy I, Bennett R, Sherriff SB. The blood supply of colorectal liver metastases. Br J Cancer, 1979, 39：749

［408］ 周信达. 不能切除肝癌的外科处理. 腹部外科, 1998, 11：6-7

［409］ Lindell B, Aronsen KF, Rothman U. Repeated arterial embolization of rat livers by degradable microspheres. Er Surg Res, 1977, 9：347

［410］ Nilsson LAV, Zettergren L. Blood Supply and vascular patter of induced primary hepatic carcinoma in rats. Acta Pathol Microbiol Scand, 1967, 71：179

［411］ 张顺. 皮下埋藏式输液器区域化疗的并发症. 见：杨金镛, 崔自介主编. 普通外科诊疗术后并发症及处理. 北京：人民卫生出版社, 1998：220-230

［412］ 庄建良, 潘群雄, 许荣誉等. 肝动脉导管化疗泵治疗中晚期肝癌 42 例报告. 中国实用外科杂志, 1997, 17 (1)：57

［413］ 于经瀛, 张永春, 邓晓涛等. 肝恶性肿瘤化疗泵间歇动脉灌注化疗. 中国医学影像技术, 2000, 16 (4)：299-301

［414］ 李世平, 王滨, 刘松亭等. 肝癌手术后经化疗泵肝动脉二氧化碳超声造影. 中国肿瘤临床, 2000, 27 (2)：90-92

［415］ 李振亚, 赵国湘. 经肝动脉门静脉途径化疗栓塞治疗原发性肝癌. 肿瘤防治研究, 1998, 25 (3)：197-198

［416］ Falkson C, Machitype JM, Moertel CG, Johnson LA, Scheman RC. Primary liver cancer：an eastern cooperative oncology group trial. Cancer, 1984, 54：970-977

［417］ Nakakuma K, Tashiro S, Umemura K, Konno T, Tanaka M, Yokoyama I. Studies on the anticancer treatment with oily anticancer orug injected into the ligated hepatic artery for liver cancer. Nichidoku Lho, 1979, 24 (4)：675-682

［418］ Nakakuma K, Tashiro S, Hiraoka T, et al. Studies on anticancer treatment with an oily anticancer drug injected into the ligated feeding hepatic artery for liver cancer. Cancer, 1983, 52：2193-2200

［419］ Nakao N, Kamino K, Miura K, et al. Recurrent hepatocellular carcinoma after partial hepatectomy：value of treatment with transcatheter arterial chemoembolization. AJR, 1991, 156：1177-1179

［420］ Stuart K, Stokes K, Jenkins R, Trey C, Clouse M. Treatment hepatocellular carcinoma using doxorubicin/ethio oil/gelatin powder chemoembolization. Cancer, 1997: 3202-3209

［421］ Uchida H, Ohishi H, Matsuo N, et al. Transcatheter hepatic segmental arterial embolization using lipiodol mixed with an anticancer drug and Gel foam particles for hepatocellular carcinoma. Cardiovasc Intervent Radiol, 1990, 13: 140-145

［422］ Miller DL, Leary TJ, Girton M. Distribution of iodized oil within the liver after hepatic arterial injection. Radiology, 1987, 162: 849-852

［423］ Lipiodol infused via the hepatic artery of patients with hepatic cancer. J Nucl Med, 1988, 29: 1066-1077

［424］ Matsui M, Kadoya M, Yoshikawa J, et al. Small hepatocellular carcinoma: treatment with sub segmental transcatheter arterial embolization. Radiology, 1993, 188: 79-83

［425］ Matsuo N, Uchida H, Nishimine K, et al. Segmental transcatheter hepatic artery chemoembolization with iodized oil for hepatocellular carcinoma: antitumor effect and influence on normal tissue Vasc Intern Radiol, 1993, 4: 543-549

［426］ Tanaka A, Kumada K, Yamaoka Y, Ozawa K. Combined transcatheter arterial embolization and expanded liver resection for hepatocellular carcinoma with multiple intrahepatic metastasis. Am J Gastroenterol, 1992, 87: 1496-1498

［427］ Nakao N, Uchida H, Kamino K, et al. Determination of the optimum dose of Lipiodol in transcatheter arterial embolization of primary hepatocellular carcinoma based on retrospective multivariate analysis. Cardiovasc Intervent Radiol, 1994, 17: 76-80

［428］ Nakao N, Uchida H, Kamino K, et al. Effectiveness of Lipiodol in transcatheter arterial embolization of hepatocellular carcinoma. Cancer Chemother Pharmacol, 1992, 31 (1): 72-76

［429］ Nakao N, Kamino K, Miura K, Takayasu Y, Ohnishi M, Miura T. Transcatheter arterial embolization in hepatocellular carcinoma: a long-term follow-up, Radiat Med, 1992, 10: 13-18

［430］ 黄长玉, 黄建富, 杨维竹等. ^{90}钇玻璃微粒球内放射治疗中晚期肝癌疗效观察. 中华外科杂志, 1998, 36: 206-208

［431］ 葛宁灵, 林芷英. 影像介入治疗中晚期肝癌疗效的病理因素分析. 国外医学肿瘤学分册, 1996, 23: 173-175

［432］ Taniquchi K, Nakata K, Kato Y, et al. Treatment of hepatocellular carcinoma with transcatheter arterial embolization: analysis of prognostic factors. Cancer, 1994, 73: 1341-1345

［433］ Vogl TJ, Trapp M, Schroeder H, et al. Transarterial chemoembolization for hepatocellular carcinoma: volumetric and morphologic CT criteria for assessment of prognosis and therapeutic success-results from a liver transplantation center. Radiology, 2000, 214: 349-357

［434］ Emst O, Sergent G, Mizrahi D, et al. Treatment of hepatocellular carcinoma by transcatheter arterial chemo-embolization: comparison of planned periodic chemoembolization and chemoembolization based on tumor response. AJR, 1999, 172: 59-64

［435］ Ueno K, Miyazono N, Inoue H, et al. Transcatheter arterial chemoembolization therapy using iodized oil for patients with unresectable hepatocellular carcinoma: evaluation of three kinds of regimens and analysis of prognostic factors. Cancer, 2000, 88: 1574-1581

［436］ 王峰, 殷朔, 王玉林等. 肝静脉暂时阻断后行肝动脉化疗栓塞术治疗肝癌的疗效分析. 中华肝胆外科杂志, 2000, 6: 40-42

［437］ 梁萍, 董宝玮, 苏莉等. 超声引导经皮门静脉穿刺化疗在肝癌治疗中的应用. 中华超声影像学杂

志，1997，6：295-298

［438］王轩，殷广福，许正昌等．经肝动脉联合经皮经肝选择性门静脉栓塞化学药物治疗中晚期原发性肝癌 65 例体会．中华普外科杂志，1999，14：168-169

［439］唐志宏．经导管动脉栓塞和经皮乙醇注射联合治疗大肝细胞癌和肝硬化病人的长期效果．国外医学外科学分册，1998，25：300-301

［440］Yamakado K，Nakatsuka A，Tanaka N，et al. Long-term follow-up arterial chemoembolization combined with transportal ethanol injection used to treat hepatocellular carcinoma. J Vasc Interv Radiol，1999，10：641-647

［441］Koda M，Okamoto K，Miyoshi Y，et al. Combination therapy with transarterial embolization and percutaneous ethanol injection for advanced hepatocellular carcinoma. Hepatogastastroenterology，1994，41：25-29

［442］连锦州，苏明涛．中晚期原发性肝癌二期切除临床若干问题初探：附 37 例报告．中国肿瘤临床，1994，21：34-36

［443］颜志平，阚祖兴，王建华．原发性肝癌．见：王建华，王小林，颜志平主编．腹部介入放射学．上海：上海医科大学出版，1998：55-69

［444］Yumoto Y，Jinno K，Tokuyama K，et al. Hepatocellular carcinoma detected by iodized oil. Radiology，1985，154（1）：19-24

［445］Michels NA. Newer anatomy of liver and its variant blood supply and collateral circulation. Am J Surg，1966，112（3）：337-347

［446］颜志平，王建华，王小林，等．胰弓在肝癌介入治疗中的意义及超选择插管方法．实用放射学杂志，1997，13（7）：390-392

［447］颜志平，邵渊，王小林，等．碘油肺动脉栓塞的实验研究．介入放射学杂志，1996，5（4）：214-217

［448］颜志平，周康荣，碘油完全充填肝癌的 CT 与肝动脉造影比较研究．介入放射学杂志，1994，3（2）：72-75

［449］Yan ZP，Lin G，Zhao HY，et al. Yttrium-90 glass micro spheres injected via the portal vein-an experimental study. Acta Radiol，1993，34（4）：395-398

［450］颜志平，李茂全，王建华，等．改良 Cope 穿刺导引系统在经皮穿刺肝门静脉中的应用．临床放射学杂志，1997，16（6）：366-367

［451］颜志平，王建华，王小林，等．经皮穿脾门静脉插管的临床应用．中国临床医学，2000，7（2）：14-16

［452］贺能树．肿瘤的介入放射学治疗．实用肿瘤杂志，1994，9：8-9

［453］Matsuo N，Uchida H，Nishimine K，et al. Segmental transcatheter hepatic artery chemoembolization with iodized oil for hepatocellular carcinoma：antitumor effect and influence on normal tissue. J Vasc Interv Rodiol，1993，4：543-549

［454］Matsui O，Kadoya M，Yoshikawa J，et al. Sub segmental transcatheter arterial embolization for small hepatocellular carcinoma：Local therapeutic effect and 5-year survival rate. Cancer Chemother Pharmacol，1994，33（suppl）：84-88

［455］Okuda K，Ohnishi K，Takayasu K. Arterial embolization in the Treatment of hepatocellular carcinoma. In：Okuda K，And Isshak KG，eds. Neoplasm of the liver. Tokyo：Springer-Verlag，1987：327-334

［456］Allison DJ. Embolization of liver tumors. In：Blumgart LH，eds. Surgery of Liver and Biliary Tract. Nex

York：Churchill Livingstone，1988：1201-1217

［457］Johnson PJ. Chemptherapy of liver tumours. In：Blumgart LH，eds. Surgery of Liver and Biliary Tract. Nex York：Churchill Livingstone，1988：1237-1248

［458］李爱年，吴孟超，姚晓平等．原发性肝癌的肝动脉化疗栓塞治疗．国外医学外科学分册，1995，22：194-196

［459］冯懿正，彭志毅．原发性肝癌的介入治疗．实用肿瘤杂志，1996，11：200-201

［460］易维林，王越．手术前肝动脉插管化疗栓塞对肝癌术后复发的影响．临床外科杂志，1996，4：312-314

［461］Uchida M，Kohno H，Kubota H，et al. Role of preoperative transcatheter artery oily chemoembolization for Resectable Hepatocellular carcinoma. World J Surg，1996，20：326-331

［462］陆才德，彭淑牖，江献川等．术前肝动脉化疗栓塞对肝细胞癌切除术疗效影响的探讨．中华外科杂志，1996，34：413-415

［463］Falkson G，Coetzer B. Chemotherapy of primany liver cancer. In：Okuda K，And Ishak KG，eds. Neoplasm of the liver. Tokyo：Springer-Verlag，1987：321-326

［464］贾雨辰，邱如，翁是伟．恶性肿瘤介入治疗的适应症、方法及并发症预防．实用肿瘤杂志，1996，11：193-195

［465］李鳞荪，施海彬．恶性肿瘤介入治疗的现状．实用肿瘤杂志，1996，11：195-197

［466］吴恩惠．介入性治疗学．北京：人民卫生出版社，1993：277

［467］Poon RT，Ngan H，Lo CM，et al. Transarterial chemoembolization for inoperable hepatocellular carcinoma and post resection intrahepatic recurrence. Surg Oncol，2000，73：109-114

［468］任宁，吴志全．肝细胞肝癌合并门静脉癌栓的诊断及治疗．国外医学外科学分册，1998，25：333-335

［469］Kashima Y，Miyazaki M，Ito H，et al. Effective hepatic artery chemoembolization for advanced hepatocellular carcinoma with extensive tumor thrombus through the hepatic vein. J gastroenterol Hepatol，1999，14：922-927

［470］王义，吴孟超，张晓华等．肝动脉化疗栓塞的研究现状．国外医学外科分册，1991，18：257-261

［471］易滨，吴建卫，吴孟超．术前经动脉碘油化学栓塞对合并肝硬化肝细胞癌患者肝切除和肝移植的影响．国外医学外科学分册，1997，25：172-173

［472］Paye F，Jagot P，Vilgrain V，et al. Preoperative chemoembolization of hepatocellular carcinoma. Arch Surg，1998，133：767-772

［473］Lai EC，Lo CM，Fan ST，et al. Postoperative adjuvant chemotherapy after Curative resection of hepatocellular carcinoma. Arch Surg，1998，133：183-188

［474］吴志全，樊嘉，邱双键等．肝癌根治术后区域化疗预防复发的价值．中华肝胆外科杂志，1992，5：8-10

［475］傅尚志，张楚毅．肝癌内照射临床及实验研究进展．国外医学放射医学分册，1996，20：202-205

［476］胡以刚，陈德基．肝切除及肝动脉化疗栓塞治疗原发性肝癌．中华外科杂志，1997，35：536-538

［477］樊嘉，余业勤，吴志全等．肝细胞癌经皮穿刺肝动脉化疗栓塞缩小后切除及疗效分析．中华外科杂志，1997，35：710-712

［478］黄洁夫，李绍强，梁力健．肝动脉化疗栓塞在原发性肝癌治疗中的地位和作用．中华肝胆外科杂志，2000，6：3-5

［479］姜小清，殷文福，卢秀仙等．血管紧张素Ⅱ介导的肝动脉升压化疗栓塞治疗．实用肿瘤杂志，

1994，9：25-27

[480] 罗鹏飞，胡景钤，陈晓明等．肝癌经肝动脉栓塞术后癌化脓性感染的诊断与治疗．中华放射学杂志，1994，28：828-831

[481] 罗鹏飞，胡景钤，邵培坚等．肝癌肝动脉栓塞术后并发柏-查综合征四例报告．中华放射学杂志，1994，28：28-31

[482] Caturelli E, Siena DA, Fusilli S, et al. Transcatheter arterial chemoembolization for hepatocellular carcinoma in patients with cirrhosis: evaluation of damage to nontumorous liver tissue-long-term prospective study. Radiology, 2000, 215: 123-128

[483] 黄晓强，黄志强，段伟东等．肝动脉栓塞术后的肝内外胆道损毁性病变．中华外科杂志，2000，38：169-172

[484] Blackshear PJ. A Permanently implantable Self recycling Flow Constant Rate Multipurpose Infusion Pump of Simple Design Surg Forum, 1970, 21: 136

[485] 孙星，陈孝平．皮下植入式化疗泵在原发性肝癌治疗中的应用．肝胆胰脾外科杂志，1996，2：43-47

[486] Hsu HC, Wei TC, Tsang YM, et al. Histologic assessment of resected hepatocellular carcinoma after transcatheter hepatic arterial embolization. Cancer, 1986, 57: 184-191

[487] Honjol I. Study of Vascularity of Tumors of the Liver. SGO, 1972, 134: 27

[488] 陆继珍．人体肝细胞肝癌血供的观察．肿瘤 1986，6：183

[489] Lai EC, Choi TK, Tong SW, et al. Treatment of unresectable hepatocellular carcinoma: results of a randomized controlled trial. World J Surg, 1986, 10: 501-509

[490] 张石生．肝癌经肝动脉与门静脉同时插管灌注化疗 25 例效果分析．实用外科杂志，1986，6（3）：135

[491] 袁祖荣．经皮下埋藏输液器局部灌注治疗肝癌．中国实用外科杂志，1991，11：253

[492] 詹世林．门静脉血流阻断及药物灌注在治疗原发性肝癌中的应用．中国实用外科杂志，1993，13：629

[493] Ando E, Yanmashita F, Tanaka M, et al. A novel chemotherapy for advanced hepatocellular carcinoma with tumor thrombosis of the main trunk of the portal vein. Cancer, 1997, 79: 1890-1896

[494] Yan ZP, Lin G, Zhao HY, et al. An experimental study and clinical pilot trials on Yttrium-90 glass micro spheres via the hepatic artery for treatment of primary liver cancer. Cancer, 1993, 72 (11): 3210-3215

[495] 颜志平．^{90} 钇玻璃微球放射栓塞治疗肝癌的研究．介入医学杂志，1997，2（1）：5-7

[496] DeBaere T, Roche A, Amenabar JM, et al. Liver abscess formation after local treatment of liver tumors. Hepatology, 1996, 23 (6): 1436-1440

[497] 王建华，颜志平，程洁敏等．肝癌介入治疗的远期疗效和影响因素分析（附 400 例报告）．中国医学影像技术，1999，15（2）：140-142

[498] Yamakado K, Tanaka N, Nakatsuka A, et al. Clinical efficacy of portal vein stent placement in patients with hepatocellular carcinoma invading the main portal vein. J Hepatol, 1999, 30 (4): 660-668

[499] Ingold JA, Reed GB, Kaplan HS, et al. Radiation hepatitis. Am J Roentgenol Rad Therapy, 1965, 93: 200-208

[500] Ravoet C, Bleiberg H, Gerard B. Non-surgical treatment of hepatocarcinoma, J Surg Oncol Suppl, 1993, 3: 104-111

[501] Sogni P. Tretements non chirurgicanx du carcinoma hepatocellular. Ann Chir（FRANCE），1995，49：160-172

[502] 杨甲梅，吴孟超，陈汉等．中晚期肝癌外科综合治疗的基础模式．中华外科杂志，1996，34：537-539

[503] 张晓华，吴孟超，陈汉等．中晚期肝癌的综合治疗．普外临床，1992，7：209-211

[504] Ho S, Lau WY, Leung TW, et al. Internal radiation therapy for patients with primary or metastatic hepatic cancer: a review. Cancer, 1998, 83: 1894-1907

[505] 冯炎．为什么不再应用条形野照射技术．中华放射肿瘤杂志，1996，5：72

[506] Lax I, Blomgren H, Naslund I, et al. Stereotactic radiotherapy of Malignancies in the abdomen. Methodological aspects. Acta Oncol (NORWAY), 1994, 33: 677-683

[507] Perez VA, Purdy JA, Harms W, et al. Three-dimensional treatment planning and conformal radiation therapy: Preliminary evaluation. Radiother Oncol, 1995, 36: 32-43

[508] 于尔辛．肝癌的放射治疗．见：汤钊猷，余业勤主编．原发性肝癌，第2版，上海：上海科学技术出版社，1999：353-361

[509] Matsuura M, Nakajima N, Arai K, et al. The usefulness of radiation therapy for hepatocellular carcinoma. Hepatogas-troenterology, 1998, 45: 791-796

[510] 蒋国良．原发性肝癌的放疗．见：谷铣之，殷蔚伯，刘泰福，潘国英主编．肿瘤放射治疗学．北京：北京医科大学中国协和医科大学联合出版社，1993：586

[511] Castells A, Bruix J, Bru C, et al. Treatment of small hepatocellular carcinoma in cirrhotic patients: A cohort study comparing surgical resection and percutaneous injection. Hepatology, 1993, 18: 1121-1126

[512] Okuda K, Ohtsuki T, Obata H, et al. Natural history of hepatocellular carcinoma and prognosis in relation to treatment: Study of 850 patients. Cancer, 1985, 56: 918-928

[513] Murakami R, Baba Y, Furusawa M, et al. Short communication: the value of embolization therapy in painful osseous metastases form hepatocellular carcinomas: Comparative study with radiation therapy. Br J Radiol, 1996, 69: 1042-1044

[514] Seong J, Keum KC, Han KH, et al. Combined transcatheter arterial chemoembolization and local radiotherapy of unresectable hepatocellular carcinoma. Int J Radiat Oncol Biol Phys, 1999, 43: 393-397

[515] Vokes EE, Weichselbaum RR. Concomitant chemoradiotherapy: rationale and clinical experience in patients with solid tumors. J Clin Oncol, 1990, 8: 911-934

[516] Lau WY, Ho S, Leung TW, et al. Selective internal radiation therapy for nonresectable hepatocellular carcinoma with intra-arterial infusion of 90yttrium microspheres. Int J Radiat Oncol Biol Phys, 1998, 40: 583-592

[517] Risse JH, Grunwald F, Strunk H, et al. I-131-Lipiodol therapy in liver neoplasms. Hybridoma, 1999, 18: 83-85

[518] Bhattacharya S, Novell JR, Dusheiko GM, et al. Epirubicin Lipiodol chemotherapy versus [131] iodine-Lipiodol radiotherapy in the treatment of unresectable hepatocellular carcinoma. Cancer, 1995, 76: 2202-2210

[519] Phlepich TA, Cardy B, McDermott WV, et al. Radiotherapy of carcinomas of the extra hepatic biliary system. Radiology, 1978, 127: 761-771

[520] Teblanche J: Carcinoma of the proximal intrahepatic biliary tree. Surg Annu, 1979, 11: 249-254

[521] Gonzales DG, Gerard JP, Maners AW, et al. Results of radiation therapy in carcinoma of the proximal bile duct (klatskin tumour). Semin Liver Dis, 1990, 10: 131-141

[522] Cameron JL, Pitt HA, Zinner MJ, et al. Management of proximal cholangiocarcinoma by surgical

resection and radiotherapy. Am J Surg, 1991, 159: 91-97

[523] Park CH, Suh JH, yoo HS, et al Evaluation of intrahepatic I-131 ethiodol on a patient with hepatocellular carcinoma, therapeutic feasibility study. Clin Nucl Med, 1986, 11 (7): 514-517

[524] Order SE, Stillwagon GB, Klein JL, et al. Iodine 131 antiferitin, a new treatment modality in hepatoma. a radiation therapy oncology group study. J Clin Oncol, 1985, 3 (12): 1573-1582

[525] Stillwagon GB, Order SE, Klein JL, et al. Multi-modality treatment of primary nonresectable intrahepatic cholangiocarcinoma with 1311 anti-CEA, a radiation therapy oncology group study. Int J Radiat Oncol Biol Phys, 1987, 13 (5): 687-695

[526] 蒋国梁. 原发性肝癌的三维适形放疗——8 年研究总结. 中国医学论坛报, 2007, 48: 第 1087 期

[527] 杨甲梅, 李波, 严以群等. B 超引导下经皮穿刺瘤内注射抗癌药物治疗肝癌. 外科杂志, 1996, 1: 33-35

[528] Shiina S, Tagawa K, Unuma T, et al. Percutaneous ethanol injection therapy for hepatocellular carcinoma: A histopathologic study. Cancer, 1991, 68: 1524-1530

[529] Lee MJ, Mueller PR, Dawson SL, et al. Percutaneous ethanol injection for the treatment of hepatic tumor: indication, mechanism of action, technique, and efficacy. AJR, 1995, 164: 215-220

[530] Shimizu M, Unoura M, Kobayashi K, et al. Percutaneous ethanol injection therapy (PEIT) for large hepatoma: report of 2 cases. Acta Hepatologica Japonica, 1989, 30: 811-818

[531] 杨甲梅, 李波, 陈汉等. B 超引导下经皮穿刺注射无水乙醇治疗肝脏恶性肿瘤. 普外临床, 1992, 7: 212-214

[532] Hasegawa S, Yamasaki N, Hiwaki T, et al. Factors that predict intrahepatic recurrence of hepatocellular carcinoma in 81 patients initially treated by percutaneous ethanol injection. Cancer, 1999, 86: 162-190

[533] Horigome H, Nomura T, Saso K, et al. Standards for selecting percutaneous ethanol injection therapy or percutaneous microwave coagulation therapy for solitary small hepatocellular carcinoma: Consideration of local recurrence. Am J Gastroenterol, 1999, 194: 1914-1917

[534] Liang HL, Yang CF, Pan HB, et al. Small hepatocellular carcinoma: safety and efficacy of single high-dose percutaneous acetic acid injection for treatment. Radiology, 2000, 214: 769-774

[535] Livraghi T, Benedini V, Lazzaroni S, et al. Long term results of single session percutaneous ethanol injection in patients with large hepatocellular carcinoma. Cancer, 1998, 83: 48-57

[536] Ohnishi K, Yoshioka H, Kosaka K, et al. Treatment of hyper vascular small hepatocellular carcinoma with ultrasound-guided percutaneous acetic acid injection: Comparison with segmental transcatheter arterial embolization. Am J Gastroenterol, 1996, 91: 2574-2579

[537] 杨起初, 章士正. 肝癌的消融治疗. 国外医学临床放射学分册, 1996, (5): 568-270

[538] Zhou XD, Tang ZY. Cryotherapy for primary liver cancer. Semin Surg Oncol, 1998, 14 (2): 171-174

[539] Wong WS, Patel AC, Cruz FS, et al. Cryosurgery as treatment for advanced stage hepatocellular carcinoma: results, complications, and alcohol ablation. Cancer, 1998, 82 (7): 1268-1278

[540] Zhou XD, Tang ZY, Yu YQ, et al. Microwave surgery in the treatment of hepatocellular carcinoma. Semin Surg Oncol, 1993, 9 (4): 318-322

[541] 余耀, 周信达, 张博恒, 等. 微波肝切除治疗肝癌的远期疗效. 中国癌症杂志, 1999, 9 (2): 109-111

[542] 余耀, 周信达. 肝癌物理疗法的新进展. 国外医学肿瘤学分册, 1996, 23 (4): 229-231

[543] 余耀, 周信达, 汤钊猷, 等. 经皮肝穿刺微波电极的研究与初步实验研究. 中国超声医学杂志,

1998，14（5）：11-12

［544］余耀，周信达，汤钊猷，等．经皮肝穿刺微波热凝固化破坏肝组织的初步观察．中国超声医学杂志，1998，14（6）：7-8

［545］Rossi S, Di Stasi M, Buscarini E, et al. Percutaneous RF interstitial thermal ablation in the treatment of hepatic cancer. AJR, 1996, 167（3）：759-768

［546］Rossi S, Buscarini E, Garbagnati F, et al. Percutaneous treatment of small hepatic tumors by an expandable RF needle electrode. AJR, 1998, 170（4）：1015-1022

［547］Burnett DA, Rikkers LF. Noneperative emergency treatment of variceal hemorrhage. Surg Clin North Am, 1990, 70：291-306

［548］Arthur MJP, Wright R. Medical Management of Bleeding Varices. In：Blumgart LH, eds. Surgery of Liver and Biliary Tract. Nex York：Churchill Livingstone, 1988：1345-1355

［549］Zaman A, Hape R, Flora K, et al. Factors predicting the presence of esophageal or gastric varices in patients with advanced liver disease. Am J Gastroenterol, 1999：3292-3296

［550］Chalasani N, Imperisle TF, Ismail A, et al. Predictors of large esophageal varices in patients with cirrhosis. Am J Gastroenterol, 1999, 94：3286-3291

［551］Lee YT, Sung JJY, Yung MY, et al. Use of color Doppler EUS in assessing azygos blood flow for patients with portal hypertension. Gastrointest Endosc, 1999, 50：47-52

［552］D'Amico G, Pagliaro L, Bosch J. Pharmacological treatment of portal hypertension：an evidence-based approach. Semin Liver Dis, 1999, 19：475-505

［553］Burroughs AK, McCormick PA. Long-term pharmacologic therapy of portal hypertension. Surg Clin North Am, 1990, 70：319-339

［554］Benoit JN, Granger DN. Benoit JN. Splanchnic hemodynamics in chronic portal hypertension. Semin Liver Dis, 1986, 6：287-298

［555］徐忠立．门静脉高压症的非手术治疗进展．普外临床，1996，11：321-324

［556］刘志敏，许惠芳．食管静脉曲张出血的药物治疗近况．医师进修杂志，1994，17：40-42

［557］陈善康．酚妥拉明加垂体后叶素治疗食管静脉曲张破裂出血：附62例临床疗效观察．南通医学院学报，1994，14：484

［558］李宏为，蔡伟雄，杨卫平．食管、胃底静脉曲张破裂出血的治疗．中国实用外科杂志，1994，14：392

［559］周慕英，徐忠立．门静脉高压症的药物治疗．中国普通外科杂志，1998，7：307-310

［560］李瑜元，袁世珍，胡品津等．合成生长抑素奥曲肽治疗食道静脉曲张破裂出血．新医学，1994，25：409-410

［561］Avgerinos A, Nevens F, Raptis S, et al. Early administration of Somatostatin and efficacy of sclerotherapy in acute oesophageal variceal bleeds：the European Acute Bleeding Oesophageal Variceal Episodes（ABOVE）randomised trial. Lancet, 1997, 350（9090）：1495-1499

［562］任明，胡品津，林丽莉等．奥曲肽对肝硬化病人门脉系统血流动力学、血浆胰高血糖素水平及肾功能的影响．中华消化杂志，1997，17：155-157

［563］张亚雄．心得安预防胃底食道静脉曲张破裂再出血的远期疗效观察．江苏医药，1994，20：103

［564］Kong CW, Lay CS, Tsai YT, et al. The hemodynamic effect of verapamil on portal hypertension in patients with postnecrotic cirrhosis. Hepatology, 1986, 6：423-426

［565］李定国．钙通道阻断剂在门脉高压症患者中的应用．中华医学杂志，1990，70：370

［566］ Garcia Tsao G, Groszmann RJ. Portal hemodynamics during nitroglycerin administration in cirrhotic patients. Hepatology, 1987, 7: 805-809

［567］ Merkel C, Marin R, Enzo E, et al. Randomised trial of nadolol alone or with isosorbide mononitrate for primary prophylaxis of variceal bleeding in cirrhosis. Gruppo-Triveneto per L' ipertensione portale (GTIP). Lancet, 1996, 348: 1677-1681

［568］ Villanueva C, Balanzo J, Novella MT, et al. Nadolol plus isosorbide mononitrate compared with sclerotherapy for the prevention of variceal rebleeding. N Engl J Med, 1996, 334: 1624-1629

［569］ 岳步星. 5-羟色胺受体拮抗剂. 中国药学杂志, 1991, 26: 683

［570］ Hosking SW, Doss W, el-Zeiny H, et al. Pharmacological constriction of the lower oesophageal sphincter: a simple method of arresting variceal haemorrhage. Gut, 1988, 29: 1098-1102

［571］ 王承培. 门静脉高压食管曲张静脉破裂出血的外科治疗. 临床, 1994, 1 (1): 49

［572］ Van Stiegmann A, Goff JS, Hruza D, Reveille RM. Endoscopic ligation of esophageal varices. Am J Surg, 1990, 159 (1): 21-26

［573］ Van Stiegmann A. Endoscopic ligation: now and future. Gastrointest Endosc, 1993, 39 (2): 203-205

［574］ 刘浔阳. 内镜食管静脉曲张结扎术. 普通外科杂志, 1992, 1 (1): 47-49

［575］ 钟广益. 内镜食管静脉曲张结扎术. 肝胆胰脾外科临床, 1994, 3 (1): 26-28

［576］ Matsumata T, Kanematsu T, Shirabe K, et al. Advances in the treatment of hepatocellular carcinoma and concomitant esophageal varices. Hepato-Gastroenterol, 1990, 37 (5): 461-464

［577］ 刘效恭, 高寰, 王英等. 直视下胃冠状静脉栓塞脾切除术. 实用外科杂志, 1990, 10 (2): 209-211

［578］ Berman HL, Del Guercio LRM. Portal hypertension: nonshunting procedure. In: John L. Current surgical therapy-3. Toronto: Decker, 1989: 238-256

［579］ Kanagawa H, Mima S, Kouyama H, et al. Treatment of gastric fundal varices by balloon-occluded retrograde transvenous obliteration. J Gastroenterol Hepatol, 1996, 11 (1): 51-58

［580］ Villanueva C, Ortiz J, SabatM, et al. Somatostatin alone or combined with emergency sclerotherapy in the treatment of acute esophageal variceal bleeding: a prospective randomized trial. Hepatology, 1999, 30: 384-389

［581］ AlbillosA, Garcia-Pagan JC, Iborra J, et al, Propranolol plus prazosin compared with propranolol plus isosorbide-5-mononitrate in the treatment of portal hypertention. Gastroenterology, 1998, 115: 116-123

［582］ Mercado MA, Orozco H, Vasquez M, et al. Comparative study of 2 variants of a modified esophageal transaction in the Sugiura-Futagawa operation. Arch Surg, 1998, 133: 1046-1049

［583］ 杨春明. 食管、胃底静脉曲张出血的治疗策略. 肝胆外科杂志, 2000, 8: 69-71

［584］ Yao XP, Wu MC, Bleeding from spontaneous rupture of primary hepatocellular carcinoma. In: Tang ZY, Wu MC, Xiao SS (eds). Primary Liver Cancer. Beijing: China Acad Publ, Berlin: Springer, 1989. 404-408

［585］ Chearanai O, Plengvanit u, Asavanich C, et al. Spontaneous rupture of primary hepatoma: Report of 63 cases with particular reference to the pathogenesis and rationale treatment by hepatic artery ligation. Cancer, 1983, 51 (8): 1532-1536

［586］ Muhammad I, Mabogunje O. Spontaneous rupture of primary hepatocellular carcimoma in Zaria, Nigerie. J R Coll Surge DINB, 1991, 36 (2): 117-120

［587］ Xu HS, Yan JB. Conservative management of spontaneous ruptured hepatocellular carcinoma. Am Surg,

1994，60（8）：629-633

[588] Cherqui D, Panis Y, Rotman N, et al. Energency liver resection for spontaneous rupture of primry hepatocellular carcinoma complicating cirrhosis. Br J Surg, 1993, 80（6）：747-749

[589] Berera T, Ferrini M, Dal ZE, et al. Spontaneous rupture of primary hepatocellular carcinoma. Otal J Gastroemterol, 1992, 24（8）：461-462

[590] Miyamoto M, Sudo T, Kuyama T. Spomtaneous rupture of primary hepatocellular carcinoma. Areviw of 172 Japanese cases. Am J Gastroenterol, 1991, 86（1）：67-71

[591] Shuto T, Hirohashi K, Kubos, et al. Delayde hepatic resection for ruptured hepatocellular carcinoma. Surg, 1988, 124（1）：33-37

[592] Yoshida H, Onda M, Tajiri t, ET AL. Treatmenf of spontaneous ruptured hepatocellar carcinoma. Hepato-Gastroen-terol, 1999, 46（28）：2451-2453

[593] Ngan H, Tso WK, Lai CL, et al. The role of hepatic arterial embolization in the treqtment of spontaneous of hepato-celular carcinoma. Clin Radio, 1998, 53（5）：338-341

[594] 陈耀光，李幼平，杜亮，王莉，文进，杨晓妍．医学研究中证据分级和推荐强度的演进．中国循证医学杂志，2008，8（2）：127-133

[595] 中国抗癌协会肝癌专业委员会，中国抗癌协会治疗肿瘤学协作委员会，中华医学会肝病学分会肝癌学组．原发性肝癌规范化诊治专家共识．临床肿瘤学杂志，2009，14（3）：259-269

[596] 刘宝瑞，王婷婷，钱晓萍．原发性肝癌分子靶向治疗研究进展．世界华消华杂志，2009，17（10）：993-997

[597] 李连弟，张思维，鲁凤珠等．中国恶性肿瘤死亡谱及分类构成特征研究．中华肿瘤杂志，1997，19：323

[598] 邹声泉，张林，王竹平等，430 例胆囊癌临床流行病学调查分析．中国实用外科杂志，1997，17：541

[599] 周宁新，黄志强，刘永雄等．肝外胆道癌全国调查 1098 例分析，中华外科杂志，1990，28：516-521

[600] 黄洁夫．有关胆囊癌的若干问题．中国实用外科杂志，1997，17：517

[601] 梁平，韩本立．双抗体失正法检测胆管癌患者血清中胆管相关抗原的临床意义．第三军医大学学报，1996，18：375

[602] 崔彦．原发性胆囊癌．普外临床，1989，4：180

[603] 李君久．胆囊结石对胆囊粘膜的病理损害及其和胆囊癌的关系．中华实验外科杂志，1997，14：213

[604] 林木生，吴江，麦铁江等．胰胆反流和胆道癌的关系．中华实验外科杂志，1995，12：35

[605] 石景森．胆囊癌癌前病变的研究进展．中国实用外科杂志，1997，17：523

[606] Witold A, Carlo LV, Krzysztof P, et al. Risk factors for gallbladder cancer. Int J Cancer, 1992, 51：707

[607] Andrew k, Dichl MD, MSC. Gallstome size and the risk of gallbladder cancer. JAMA, 1983, 250：2323

[608] Nervi F. Frequuency of gallbladder cancer in Chile, a highrisk area. Int J Cancer, 1988, 41：657

[609] Albores-Saavedra J, Corke D, The precursor lesione of invasive gallbladder carcinoma. Cancer, 1980, 45：919

[610] Moerman CJ, Bueno HB, Smeets FW, et al. Consumption of foods amd micronutrients amd the risk of cancer of tne biliary tract. Prev Med, 1995, 24：591

［611］Devor. A case report of gallbladder cancer in a family. N Eng J Med，1997，301：704

［612］Comfort WW，Gray HK. Silent gallbladder. Ann Surgery，1948，128：931

［613］Collier NA，Blumgart LH. Tumours of the gallbladder. Livingstome，Chhurchill，1994：955

［614］Altemeier WA，Gall EA，Zinninger MM，er al. Sclerosing carcinoma of the major intrahepatic bile ducts. Arch Surg，1957，75：450-460

［615］Klatskin G. adenocarcinoma of the hepatic duct at its bifurcation within the pota hepatic. AmJ Surg，1965，38：244-256

［616］Kanai M，Nimura Y，Kamiya J，et al. Preoperative intrahepatic segmental cholangitis in patients with advanced carcino-ma involving the hepatic hilus. Surgery，1996，119：498-504

［617］Blumgart LH. Cancer of the bile ducts. In：Blumgart LH，eds. Surgery of Liver and Biliary Ttact. New York：Churchill Livingstome，1988：829-853

［618］Camerin JH，Pitt HA，Zinner MJ，et al. Managememt of proximal cholangioarcinomas by surgical resection and radio-therapy. Am J Surg，1990，159：91-98

［619］黄志强．肝门部胆管癌的外科治疗．中华外科杂志，1990，28：522-526

［620］Su CH，Tsay SH，WaCC，et al. Factors influencing postoperative mortalicy and surgical after resection for hilar cholangiocarcinoma Ann Surg，1996，223：384-394

［621］Yeo CJ，Pitt HA，Cameron JL. Chkolangioearcinoma. Surgical Clinics of North America，1990，70：1429

［622］黄志强，当代胆道外科学．上海：上海科学技术文献出版社，1998：17

［623］吴孟超，肝脏外科学，上海：上海科学技术文献出版社，1982：28

［624］祝学光，胆囊癌的病理类型、转移及预后．中国实用外科杂志，1997，17（9）：518-520

［625］黄洁夫，胆囊癌的流行病学特征．中国实用外科杂志，1997，17（9）：517-518

［626］石景森，胆囊结石与胆囊癌．中国实用外科杂志，1955，15：12

［627］吕明德，黄洁夫，彭宝岗．原发性胆囊癌与胆囊结石（附84例分析）．中国实用外科杂志，1995，15：15

［628］Yang Y，Fujii H，Matsumoto Y，et al. Carcinoma of the gallbadder and anomalous arrangement of the pancreaticobiliary ductal system：cell kinetic studies of gallbladder epithelial cells. J Gastroenterol，1997，32：801

［629］Redielli CA，Buchler MW，Schilling MK，et al. High coincidence of Mirizzi syndrome and gallbladder carcinoma. Surgery，1997，121：58

［630］殷凤峙，对肝内胆管结石病理变化的再认识．中国实用外科杂志，1998，18：67

［631］夏亮芳．Caroli 病癌变．普外临床，1994，9：100

［632］Bergquist A，Glauman H，Persson B，et al. Risk factors and clinical presentation of hepatobiliary carcinoma in patients with primary sclerosing sclerosing cholangitis：a case-control study. Hepatology，1988，27：311

［633］吴志棉，曹绣虎．华支睾吸虫病与肝胆道疾病．普外临床，1994，9：31

［634］Lee FI，Tharakan J，Vasudev KS，et al. Malignant hepatic tumors associated previous exposure to Thorotrast：four cases. Eur J Gastroenterol Hepatol，1996，8：121

［635］Collier NA，Blumgart LH. Tumours of the gallbladder. In：Blumgart LH，eds. Surgery of the liver and biliary tract（2nd edition）. New York：Churchill Livingstone，1994：955

［636］Palucci V，Schaeff B，Schneider M，et al. Tumor seeding following laparoscopy：International survey. World J Surg，1999，23：989-997

[637] 黄志强. 提高胆囊癌的诊断与治疗水平. 中国实用外科杂志, 1997, 17: 515

[638] 黎东明, 梁力建. 胆囊癌127例诊治临床分析. 中华肝胆外科杂志, 1999, 5: 324-326

[639] Tsukada K, Hatakeyama K, Kurosaki I, et al. Outcome of radical surgery for carcinoma of the gallbladder according to the TNM stage. Surgery, 1996, 120: 816-821

[640] 王仰坤, 马乃绪, 王丽等. 慢性胆囊炎和肿瘤的关系. 中华肝胆外科杂志, 1999, 5: 226-228

[641] 李国才, 石景森. 原发性胆囊癌的高危因素. 中华肝胆外科杂志, 1995, 5: 349-350

[642] Nevin JE. Carcinoma of the gallbladder: staging, treatment and prognosis. Cancer, 1976, 37: 141

[643] Onoyama H. Extend cholecysteetomy for carcinoma of gallbladder. World J Surg, 1995, 19: 758

[644] 张延龄. 胆道病变和手术后发生的胆道肿瘤. 国外医学外科学分册, 1997, 24: 329-331

[645] Klatskin G. Adenocarcinoma of the heptic duct at its bifurcation within the porta hepatic. Am J Med, 1965, 38: 241-245

[646] 李维华. 肝外胆管癌的病理学问题. 实用外科杂志, 1992, 12 (11): 564-566

[647] 梁萍, 郝凤鸣, 周宁新等. 彩色多普勒血流显像和双功能超声对高位胆管癌切除可能性的术前评估. 中华外科杂志, 1994, 32: 259-262

[648] 王炳生, 刘厚宝, 焦宛等. 磁共振和磁共振胆道成像对胆道疾病的诊断价值. 肝胆胰外科杂志, 1996, 8 (3): 127-129

[649] 梁平, 韩立本, 赵晓宴等. 新的肿瘤标志物-胆管癌相关抗原 (CCAR). 第三军医大学学报, 1996, 18 (4): 298-300

[650] 王炳生, 焦宛, 刘厚宝等. 肝门胆管癌术前诊断方法的研究. 中国实用外科杂志, 1998, 18 (6): 339-342

[651] 邹声泉, 张林. 全国胆囊癌临床流行病学调查. 中国实用外科杂志, 2000, 201 (1): 43-46

[652] 孙占琪. 肝门部管胆管癌的流行病学现状. 中国实用外科杂志, 1998, 18 (6): 365-365

[653] 邹声泉, 张林, 王竹平, 等. 430例胆囊癌临床流行病学调查分析. 中国实用外科杂志, 1997, 17 (9): 541

[654] 韩新巍, 李臻. 胆管癌并阻塞性黄疸的影像学研究及介入治疗现状与进展. 世界华人消化杂志, 2008, 16 (29): 3249-3254

[655] 杨甲梅, 谢丰. 胆管癌介入治疗进展. 临床外科杂志, 2006, 14 (2): 76-77

[656] 吕明德. 胆道肿瘤的超声诊断. 中国实用外科杂志, 2001, 21 (2): 119

[657] 金晓凌, 王炳生, 童赛雄. 胆管癌患者胆汁肿瘤标志物测定及其临床意义. 肝胆胰外科杂志, 2000, 12 (4): 198

[658] 张延龄, 傅德良. 胆囊癌的分子生物学与基因研究. 中国实用外科杂志, 1997, 17 (9): 521

[659] 李哲夫, 胡义钊, 王德昭. 胆管癌的基因研究. 胆管胰外科杂志, 1998, 10 (3): 167

[660] Li X, Hui A, Takayama T, et al. Alterid P21 (WAF1/CIP1) expression is associated with poor pronosis in extrahepatic bile duct carcinoma. Cancer Lett, 2000, 154 (4): 85

[661] Terada T, Ashida K, Endo K, et al. C-erbB-2 protein is expressed in hepatolithasis and cholangiocarcinoma. Histopathology, 1998, 33 (4): 325

[662] Arora DS, Ramsdale J, Lodge JP, et al. p53 but not bcl-2 is expressed by most cholangiocarcinoma: a study of 28 cases. Histopathology, 1999, 34 (6): 497

[663] Rijiken AM, Offerhaus GJ, Polar MM, et al. p53 expression as a prognostic determinant in resected distal bile duct carcinoma. Eur J Oncol, 1999, 25 (3): 297

[664] 陈明易, 黄志强, 陈乐真等. 肝外胆管癌中HBsAg和HCV NS5抗原的检测. 军医进修学院报,

2000, 21: 166

[665] 陈汝福, 邹声泉, 赵雨尔等. 丙肝病毒基因在肝门部胆管癌组织中的表达及其意义. 中华实验外科杂志, 2000, 12: 233

[666] 秦净, 王炳生, 刘原宝等. 肝门部胆管癌的鉴别诊断. 中华肝胆外科杂志, 1998, 4: 134

[667] Baer HU, Stain SC, Dennison AR, et al. Improvements in survival by aggressive resections of hilar cholangiocarcinoma. Ann Surg, 1993, 217: 20-27

[668] Looser C, Stain SC, Baer HU, et al. Staging of hilar cholangiocarcinoma by ultrasound and duplex sonography: a comparison with angiography and operative findings. Br J Radiol, 1992, 65: 871-877

[669] Garber SJ, Donald JJ, Lees WR. Cholangiocarcinoma: ultrasound features and correlation of tumor position with survival. Abdom Imaging, 1993, 18: 66-69

[670] Hann LE, Greatrex KV, Bach AM, et al. Cholangiocarcinoma at the hepatic hilus: sonographic fundings. AJR, 1997, 168: 985-989

[671] 梁萍, 郝凤鸣, 周宁新等. 彩色多普勒血流显像和双功能超声对高位胆管癌切除可能性的术前评价. 中华外科杂志, 1994, 32: 259-261

[672] Feydy A, Vilgrain V, Denys A, et al. Helical CT assessment in hilar cholangiocarcinoma: correlation with surgical and pathologic findings AJR, 1999, 172: 73-77

[673] Burke EC, Jarnagin WR, Hochwald SN, et al. Hilar Cholangiocarcinoma: patterns of spread, the importance of heoatic resection for curative operation, and a presurgical clinical staging system. Ann Surg, 1998, 228: 385-394

[674] Keogan MT, Seabourn JT, Paulson EK, et al. Contrast-enhanced CT of intrahepatic and hilar cholangiocarcinoma: delay time for optimal imaging. AJR, 1997, 169: 1493-1499

[675] Tillich M, Mischinger HJ, Preisegger KH, et al. Multiphasic helical CT in diagnosis and staging of hilar cholangiocarinoma. AJR, 1998, 171: 651-658

[676] Worawattanakul S, Semelka RC, Noone TC, et al. Cholangiocarcinoma: spectrum of appearances on MR images using current techniques. Magn Reson Imaging, 1998, 16: 993-1003

[677] Yeh TS, Jan YY, Tseng JH, et al. Malignant perihilar bilary obstruction: magnetic resonance cholangiopancreatographic findings. AJR, 2000, 95: 432-440

[678] Zidi SH, Prat F, Le Guen O, et al. Performance characteristics of magnetic resonance cholangiography in the staging of malignant hilar strictures. Gut, 2000, 46: 103-106

[679] Fulcher AS, Turner MA. HASTE MR cholangiography in the evaluation of hilar cholangiocarcionma. AJR, 1997, 169: 1501-1505

[680] Nishio H, Kamiya J, Nagino M, et al. Value of percutaneous transhepatic portography before hepatectomy for hilar cholangiocarcinoma. Br J Surg, 1999, 86: 1415-1421

[681] Chamberlain RS, Blumgart LH. Hilar cholangiocarcinoma: a review and commentary. Ann Surg Oncol, 2000, 7: 55-66

[682] 柳建中, 马维东, 张高嘉等. 原发性胆囊癌的诊断与治疗. 中华肝胆外科杂志, 1999, 5: 326-328

[683] Onyama H, Yamamoto M, Takada M, et al. Diagnostic imaging of early gallbladder cancer: Retrospetive study of 53 cases. World J Surg, 1999, 23: 708-712

[684] 邹声泉, 张林. 胆囊癌外科住院病例全国普查-3922 例外科病理学诊断和治疗分析. 中华肝胆外科杂志, 1999, 5: 363-365

[685] 陈武科, 韩文胜, 石景森等. CT 在原发性胆囊癌诊治中的价值探讨. 中华肝胆外科杂志, 1999,

5：293-296

［686］刘永锋．肝门部胆管癌的治疗现状．中国实用外科杂志，2000，20：28

［687］何振平，振树国，董家鸿等．肝门部胆管癌的外科治疗．中华肝胆外科杂志，1999，5：368

［688］胡冰，周岱云，龚彪等．可膨式金属胆道支架解除恶性胆道梗阻的临床应用及疗效分析．中华外科杂志，1999，37：282

［689］Nagino M, Nimura Y, Kamiya J, et al. Segmental liver resection for hilar cholangiocarcinoma. Hepato-Gastroenterology, 1998, 45：7

［690］Yamamoto J, Kosuge T, Shimad K, et al. Anterior transhepatic approach for isolated resection of the caudate lobe of the liver. World J Surg, 1999, 23：97

［691］Miyazaki M, Ito H, Nakagawa K, et al. Aggressive surgical approaches to hilar cholangiocarcioma：hepatid or local resection? Surger, 1998, 123：131

［692］Gerhards MF, Van Gulik TM, Bosma A, et al. Long-term survival after resection of proximal bile duct carcinoma（Klatskin Tumors），World J Surg 1999, 23：91

［693］Takao S, Shinchi H, Uchikura K, et al. Liver metastases after curative resection in patients with distal bile duct cancer. Br J Surg, 1999, 86：327

［694］Yokoyama N, Shirai Y, Hatakeyama K. Immunohistochemical detection of lymph node micromatastases from gallbladder carcinoma using monoclonal anticytokeratin antibody. Cancer, 1995, 85：1465-1469

［695］朱华生，刘古霁．进展期胆囊癌肝切除术后存活10年：2例报告．国外医学外科学分册，1995，23：358

［696］李岩，孙锦章，吴萍山．胆囊癌52例临床分析．中华肝胆外科杂志，1999，5：238-248

［697］彭淑牖，彭承宏，牟一平等．积极开展中晚期胆囊癌的外科治疗（附32例报告）．中华肝胆外科杂志，1999，5：291-292

［698］Nakamnra S. Ten-year survival after hepatetomy for advanced gallbladder Carcinona：Report of two cases. Surgery, 1995, 117：232

［699］Neuhaus P, Jonas S, Bechstein WO, et al. Extended resections for hilar cholangiocarcinoma. Ann Surg, 1999, 230：808-819

［700］Schima W, Prokesch R, Osterreicher C, et al. Biliary Wallstent endoprosthesis in malignant hilar obstruction：long-term results with regard to the type of obstruction. Clin Radiol, 1997, 52：213-219

［701］Kubota Y, Takaoka M, Kin H, et al. Endoscopic irradiation and parallel arrangement of Wallstents for hilar cholangiocarcinoma. Hepatogastroenterology, 1998, 45：415-419

［702］Hausegger KA, Thurnher S, Bodendorfer G, et al. Treatment of malignant biliary obstruction with polyurethanecovered Wallstents. AJR, 1998, 170：403-408

［703］Pitt HA, Nakeeb A, Abrams RA, et al. Perihilar cholangiocarcinoma：Postoperative radiotherapy does not improve survival. Ann Surg, 1995, 221：788-798

［704］Koyama K, Tanaka J, Kato S, et al. New strategy for treatment of carcinoma of the hilar bile duct. Surg Gynecal Obstet, 1989, 168：523-530

［705］冯变喜，冯远德，贾守仁．手术切除和局部化疗治疗肝门部胆管癌．山西医药杂志，1993，22：18-19

［706］Koyama K, Tanaka J, Sato Y, et al. Experience in twenty patients with carcinoma of hilar bile duct treated by resection, targeting chemotherapy and intracavitary irriadiation. Surg Gynecal Obstet, 1993, 176：239-245

［707］黄志强．胆管外科近年来的发展．中华普通外科杂志，1998，13：131-133

［708］黄博，冯变喜．提高胆囊癌外科治疗效果的几点措施（附82例报告）．山西医科大学学报，1998，29（增刊）：75-76

［709］Nevin JE. Carcinoma of the gallbladder：staging, treatment and prognosis. Cancer, 1976, 37：141-145

［710］傅德良，张延龄．原发性胆囊癌的转移方式和扩大根治术．国外医学外科学分册，1996，23：274-276

［711］Bismuth H, Castaing D, Traynor O. Resection or palliation：priority of surgery in the treatment of hilar cancer. World J Surg, 1998, 12（1）：39-42

［712］周宁新，黄志强，冯玉泉等．肝门部胆管癌103例外科治疗远期疗效的评析．中华外科杂志，1997，35：649：653

［713］Pederson LC, Buchsbaum DJ, Vickers SM, et al. Molecular chemotherapy combined with radiation therapy enhances killing of cholangicocarcinoma cells in vitro and in vivo. Cancer Res, 1997, 57：4325

［714］Freytag SO, Rogulski KR, Paielli DL, et al. A novel three-pronged approach to kill cancer cells selectively：concomitant viral, double suicide gene and radiotherapy. Hum Gene Ther, 1998, 9：1323

［715］柴新群，邓飞涛，安丹，冯贤松．胆管癌的姑息治疗进展．国际外科学杂志，2007，34（4）：274-278

［716］Khan SA, Thomas HC, Davidson BR, et al. Changiocarinoma. Lancet, 2005, 366（9493）：1303-1314

［717］Gerhards MF, Den Hartog D, Rauws EA, et al. Palliative treatment in patients with unresectable hilar cholangiocarcinoma：results of endoscopic drainage in patients with type Ⅲ and IV hilar cholangiocarcinoma. European Journal of Surgery, 2001, 167（4）：274-280

［718］Jarnagin WR, Burke E, Powers C, et al. Intrahepatic biliary enteric bypass provides effective palliation in selected patients with malignant obstruction at the hepatic duct confluence. American Jouranl of Surgerym 1998, 175（6）：453-460

［719］Singhal D, Van Gulik TM, Gouma DJ. Palliative management of hilar cholangiocarcinoma. Surgical Oncology 2005, 14（2）：57-74

［720］Freeman ML, Sielaff TD. A moder approach to malignant hilar biliary obstruction. Reviews of Gastroenterology Disorders, 2003, 3（4）：187-201

［721］Stoker J, Lameris JS, Van Blankenstein M, Percutaneous metallic self-expandable endoprostheses in malignant hilar biliary obstruction. Gastrointestinal Endoscopy, 1993, 39（1）：43-49

［722］Gazzaniga GM, Filauro M, Bagarolo C, et al. Surgery for hilar cholangiocarcinoma：an Italian experience. Journal of Hepatobiliary and Pancreatic Surgery, 2000, 7（2）：122-127

［723］Jarnagin WR, Ruo L, Little SA, et al. Pattern of initial disease recurrence after resection of gallbladder carcinoma and hilar cholangiocarcinoma：implications for adjuvant therapeutic strategies. Cancer, 2003, 98（8）：1689-1700

［724］Ortner MA, Dorta G.. Technology insight Photodynamic therapy for cholangiocarcinoma. Nat Clin Pract Gastroentrol, 2006, 3（8）：459-467

［725］Kelley ST, Bloomston M, Serafini F, et al. Cholangiocarcinoma：advocate an aggressive operative approach with adjuvant chemotherapy. Am Surg, 2004, 70（9）：743-748

［726］Gerhards MF, Van Gulik TM, Gonzalez GD, et al. Results of postoperative radiotherapy for respectable hilar cholangiocarcinoma. World Journal of Surgery, 2003, 27（2）：173-179

［727］Pitt HA, Nakeeb A, Abrams RA, et al. Perihilar choolangiocarcinma. Postoperative radiotherapy does not improve survival. Annals of Surgery, 1995, 221 (6): 788-797

[728] Ishii H, Furuse J, Nagase M, et al. Relief of jaundice by external beam radiotherapy and intraluminal brachytherapy in patients with extrahepatic cholangiocarcinoma: results without stenting. Hepatogastrogastroenterology, 2004, 51 (58): 945-957

[729] Taieb J, Mitry E, Boige V, et al. Optimization of 5-fluorouracil (5-FU) /cisplation combination chemotherapy with a new schedule of leucovorin, 5-FU and cisplation (LV5FU2-P regimen) in patients with biliary tract carcinoma. Annals of Oncology, 2002, 13 (8): 1192-1196

[730] Tsavaris N, Kosmas C, Gouveris P, et al. Weekly gemcitabine for the treatment of biliary tract and gallbladder cancer. Investigational New Drugs, 2004, 22 (2): 193-198

[731] Kinoshita, H et al: preperative portal vein embolization for hepatocellular carcinoma. World Surg 10: 803-808, 1986

[732] Makuuchi, M et al: preperative portal vein embolization to increase safety of major hepatectomy for hilar bile duct carcinoma: A preliminary report. Surgery 107: 521-527, 1990

[733] Rous, P et al: Relation of the portal blood to liver maintenance. J Exper Med 31: 609-630, 1920

[734] Li B et al: Prior ligation of portal branches improves survival after a 90% portal hepatectomy in the rat. Eur surg Res 29: 273-279, 1996

[735] Honjo, I et al: Ligation of a branch of the portal vein for carcinoma of the liver. Am J Surg 130: 296-302, 1975

[736] Katoh, T et al: Enhancement of rat liver mitochondrial function by portal branch ligation secures subsequent extended hepatectomy. Biochemistry international 24: 107-116, 1991

[737] Harada, H et al: Fate of the human liver after hemihepatic portal vein embolization: cell kinetic and morphometric study. Hepatology 26 (5): 1162-1170, 1997

[738] Nimura, Y et al: Comined portal vein and liver resection for carcinoma of the biliary tract. Br J Surg 78: 727-731, 1991;

[739] Kelemen, D et al: Experience with single-layer biliodigestive anastomosis. Hepatogastroenterology 52: 683-685, 2005;

[740] 二村雄次主编，董家鸿主译. 胆道外科要点与盲点，北京：人民卫生出版社：294-319

[741] Moriura, S et al: continuous vertical hemimattress suture for biliary-enteric anastomosis. J Hepatobiliary Pancreat Surg 12: 467-469, 2005

[742] Kaneoka, Y et al: Intraportal stent placement combined with right portal vein emblization against advanced gallbladder carcinoma. Surgery Today 28: 862-865, 1998

[743] Kaneoka, Y et al: Longer than 3-years survival following hepato-ligamento- pancrestoduodenectomy for hilar chloangiocarcinoma with vascular involvement: Report of a case. Surgery Today 33: 772-776, 2003

[744] Kitagawa, Y et al: Lymph node matastasis from hilar chloangiocarcinoma. Ann Surg 233: 385-392, 2001

[745] Bhuiya, MMR et al: Clinicalpathological studies on perineural invasion of bile duct carcinoma. Ann Surg 215: 344-349, 1992

[746] Nagino, M et al: Left or right trisegment portal vein embolization before hepatic trisegmentectomy for hilar bile duct carcinoma. Surgery 117: 677-681, 1995

[747] Takayasu, K et al: Intrahepatic portal vein branches studied by percutaneous transhepatic portography. Radiology 154: 31-36, 1985

[748] Takayama, T et al: A new method for mapping hepatic segment: counterstaining identification

technique. Surgey 109: 226-229, 1991

[749] Nimura, Y et al: Hilar cholangiocarcinoma-surgical anatomy and curative resection, J Hep Bil Pancr Surg 2: 239-248, 1995

[750] Nimura, Y et al: Hepatic segmentectomy with caudate lobe resection for bile duct carcinoma of the hepatic hilu s, World J Surg 14: 535-544, 1990

[751] Nagino, M et al: A cholangiocellar carcinoma radically resected by central hepatic bisegmentectomy with en bloc resection of the caudate lobe and extrahepatic bile duct. J Hep Bil Pancr Surg 2: 72-76, 1995

[752] Nimura, Y et al: Combined portal vein and liver resection for carcinoma of the biliary tract. Br J Surg 78: 727-731, 1991

[753] Ebata, T et al: Hepatectomy with portal vein resection for hilar cholangiocarcinoma: Audit of 52 consecutive cases. Ann Surg 238: 720-727, 2004

[754] Nishio, H et al: Value of percutaneous transhepatic portography before hepatectomy for hilar cholangiocarcinoma. Br J Surg 86: 1415-1421, 1999

[755] Nagino, M et al: Intrahepatic cholangiojejunostomy following hepatobiliary resectiom. Br J Surg 94: 70-77, 2007

[756] Nagino, M et al: Hepticojejunostomy using a Roux-en-Y jejunal limb via the retrocolic-retrogastric route. Langen Arch Surg 387: 188-189, 2002

[757] Kondo, S et al: Regional and para-aortic lymphadenectomy in radical surgery for advanced gallbladder carcinoma. Br J Surg 87: 418-422, 2000

[758] Akwari OE, Van Heerden JA, Foulk WT et al. Cancer of the bile ducts associated with ulcerative colititis Ann Surg, 1975, 181: 303

[759] Wiedmann M, Caca K, Berr F, et al. Neoadjuvant photodynamic therapy as a new approach to treating hilar cholangiocarcinoma: a phase II pilot study. Cancer, 2003, 97 (11): 2783-2790

[760] Berr F. Photodynamic therapy for cholangiocarcinoma. Semin Liver Dis, 2004, 24 (2): 177-187

[761] Singh P, Patel T. Advances in the diagnosis, evaluation and management of cholangiocarcinoma. Curr Opin Gastronenterol, 2006, 22 (3): 294-299

[762] Ortner ME, Caca K, Berr F, et al. Successful photodymic therapy for non-resectable cholangiocarcinoma: a randomized prospective study. Gastroentetol, 2003, 125 (5): 1355-1363

[763] Shim CS, Cheon YK, Cha SW, et al. Prospective study of the effectiveness of percutaneous transhepatic photodynamic therapy for advanced bile duct cancer and the roles of intraductal ultrasonography in response assessment. Endoscopy, 2005, 37 (5): 425-433

[764] Witzigmann, Helmut, Berr, Frieder, Ringel, Ulrike, et al. Surgical and Palliative Management and Outcome in 184. Patients With Hilar Cholangiocarcinoma: Palliative Photodynamic Therapy Plus Stenting Is Comarable to R1/R2 Resection. Annals of Surgery. 2006, 244 (2): 230-239

[765] Flicking JC, Epstein AH, lwatsukis, et al. Radiation therapy for primary carcinoma of the extrahepatic biliary system Ananalysis of 63 cases. Cancer, 1991, 15, 68 (2): 289-294

[766] Todoki T, Kawamoto T, Olsuka M, et al. Benefits of combining radiotherapy with resection for stage IV gallbladder cancer. Hepatogastroenterology, 1999, 46 (27): 1585-1591

[767] Houry S, Haccart V, Huguier M, et al. Callbladder cancel Role of radiation therapy. Hepatogastroenterology, 1999, 46 (27): 1578-1584

[768] Todroki T, Takahashi H, Koike N, et al. Outcomes of aggressive treatment of stage IV gallbladder cancer

and predictors of survival. Hepatogastronterlolgs, 1999, 46 (28): 2114-2121

[769] Methta A, Bahadur AK, Aranya RC, et al. Role of radiation therapy in carcinoma of gallbladder a preliminary Indian experience. Trop Gastroenlerol, 1996: 17 (1): 22-25

[770] Patt YZ, Jones DV Jr, Hoque A, et al. Phase II trial of intravenous flourouracil and subcutaneous interferon alfa-2b for biliary tract cancer. J Clin Oncol, 1996, 7: 1285-1290

[771] Shimizu T, Narabayashi I. Intraarterial infusion chemotherapy with lipiodol-CDDP suspension for hepatocellular carcinoma. Cardiovasc Intervent Radiol, 2000, 23 (1): 26-39

[772] Takada T, Nimura Y, Katoh H, et al. Prospetive randomized trial of 5-fluorouracil, doxorubicin, and mitomycin C for non-resectable pancreatic and biliary carcinoma: multicenter randomized trial. Hepatogastroenterology, 1998, 45 (24): 2020-2060

[773] Yamamoto K, Sanz-Altamira PM, Ferrante K, Jenkins RL, et al. A phase II trial of 5-fluorouracil, leucovorin, and carboplatin in patients with unresectable biliary tree carcinoma. Cancer, 1998, 15: 82 (12): 2321-2325

[774] Yoshimi F, Nagao T, Inoue S, et al. Comparison of hepatectomy and transcatheter arterial chemoenbolization for hepatocellular Carcinoma: necessity for prospective randomized trial. Hepatology, 1992, 16: 702-706

[775] Aspinall RJ, Lemoine NR. Genetherapy for pancreatic and biliary malignancies. Ann Oncol 1999, Suppl 4: 188

[776] Germain RN. MHC-dependent antigen processing and peptide presentation: providing ligands for T lymphocytes activation. Cell, 1994, 76: 287

[777] Janeway CA, Bottomly K. Signals and signs for lymphocytes responses. Cell, 1994, 76: 275

[778] Boon T, Bruggen P. Human tumor antigens recognized by T lymphocytes. J Exp Med, 1996, 183: 72

[779] Houghton AN. Cancer antigen: immune recongnition of self and altered self. J Exp Med, 1994, 180: 1

[780] Vermorken J, Claessen A, Van Tinteren H, et al. Active specific immunotherapy for stage II ang stage III human colon cancer: a randomized trial. Lancet, 1999, 353: 345

[781] Matzinger P. An innate sense of danger. Semin Immunol, 1998, 10: 399

[782] Pardoll DM. Cancer Vaccines. Immunol Today, 1993, 114: 310

[783] Tepper RI, Mule JJ. Experimental and clinical studies of cytokine gene-modified tumor cells. Human Gene Therapy, 1994, 5: 153

[784] Albert ML, Sauter B. Dendritic cells acquire antigen from apoptotic cells and induce class I-restricted CTLs. Nature, 1998, 392: 86

[785] Young JW, Inabark. Deudritic cells as adjuvants for class I major histocompatibility complex restricted antitumor immunity. J Exp Med, 1996, 183: 7

[786] Stillwagon GB, Order SE, Haulk T, et al. Variable low dose rate irradi ation ([131] I-anti-CEA) and integrated low dose chemotherapy in the treatmrnt of nonresect able primary intrahepaic cholangio carcinoma. Int J Radiat Oncol Biol Phys, 1991, 21: 1601

[787] Levi S, Urbano-Ispizua A, Gill R, et al. Multiple K-ras condon mutations in cholangiocarnomas demonstrated with a sensitive polymerase chain reaction technique. Cancel Res, 1991, 51: 3497

[788] Kiba T, Tsuda H, Pairojkul C, et al. Mutation of the P53 suppressor gene and the ras gene family in intrabepatic cholangiocellular carcinoma in Japan and Thail. Molec Carcinog, 1993, 8: 312

[789] Ohashi K, Tsutsumi M, Nakajima Y, et al. Ki-ras point mutations and proliferative activity in biliarg tract

carcinomas. Brit J Cancer, 1996, 74: 930

[790] Freeman SM, Abboud CN, Whartenby KA, et al. The "bystander effect": tumor regression when a fraction of the tumor mass is genetically modified. Cancer Res, 1993, 53: 5274

[791] Crystal RG, Kong HL. Gene therapy strateglies for tumor antiangiogenesis. J Natl Cancer Inst, 1998, 90: 273

[792] O'Reilly MS. Endostation: an endogenous inhibitor of angiogenesis and tumor growth. Cell, 1997, 88: 277

[793] O'Reilly MS. Endostatin: an endogenous inhibitor of angiogenesis and tumor growth. Cell, 1997, 88: 277

[794] 刘芳，杨向群. 胰腺的解剖. 见李兆申，许国铬主编. 现代胰腺病学. 第1版，北京：人民军医出版社，2006：6-16

[795] 吴肇汉. 胰腺与壶腹周围肿瘤. 见汤钊猷主编. 现代肿瘤学. 上海：上海医科大学出版社，1993：857-866

[796] 吴建新，王兴鹏，徐家裕. 胰腺癌流行病学的研究现状. 临床内科杂志，2000，17（3）：189-191

[797] 李兆申. 胰腺癌流行病学研究进展. 解放军医学杂志，2002，27（4）：283-285

[798] 李建新，卢伟. 胰腺癌危险因素流行病学研究. 上海预防医学杂志，2002，27（4）：283-285

[799] 张群华，倪泉兴. 胰腺癌2340临床病例分析. 中华医学杂志，2004，84（3）：214-218

[800] 王丽，杨功焕，李辉等. 1991—2000年中国胰腺癌病死率的变迁. 中华内科杂志，2005，44（7）：509-513

[801] 倪泉兴，傅德良. 胰腺癌危险因素的流行病学研究进展. 国外医学外科学分册，2005，32（5）：350-352

[802] 袁世珍主编. 胰腺癌. 上海：上海科学技术出版社，2001：59-75

[803] 张志宏，徐肇敏主编. 消化病学-胰腺疾病. 沈阳：辽宁科学技术出版社，2005：303-320

[804] Berger OH, Chang H, Wood M, et al. Mutational activation of k-ras in nonneoplastic excrine pancreatic lesions in relation to cigarette smoking status. Cancer, 1999, 85 (2): 326-332

[805] 侯阿娜，韩圣译. 胰腺癌的诊断和治疗指针. 日本医学介绍，2004；25（2）：82-85

[806] 施健，吴诚，刘芬等. 我国胰腺癌部分发病危险因素三维Meta分析. 胰腺病学，2004，4（3）：154-158

[807] 李兆申，潘雪. 胰腺癌的流行病学、病因学和发病机制. 胃肠病学，2004；9（2）：101-103

[808] 夏奕，姜文奇. 消化道肿瘤的生物治疗. 见姜文奇，张晓实，朱孝峰，李志铭主编. 肿瘤生物治疗学. 第1版，广州：广东科技出版社，2006：609-640

[809] 周国中，李兆申，邹晓平. 胰腺癌病因流行病学研究现状. 肿瘤防治杂志，2002，9（3）：225-227

[810] 方裕强，周国中，余志良等. 生活、饮食习惯与胰腺癌关系的研究. 解放军医学杂志，2002，27（4）：289-291

[811] 李兆申，周国中，余志良等. 手术史与胰腺癌发病相关性研究. 解放军医学杂志，2002，27（4）：292-293

[812] 周汉新主译，左林格外科手术图谱（第8版）. 北京：人民卫生出版社，316-333

[813] Moskaluk CA, Kern SE. Molecular genetic of pancratic carcinoma. In: Reber HA, ed. Pancreatic Cancer: Pathogenesis, Diagnosis and Treatment. Totowa, NJ: Humana press; 1998: 3-15

[814] Sirivatanauksorn V. Sirivatanauksorn Y, Lemoine NR. Molecular pattern of ductal pancreatic cancer. Langenbecks Arch Surg. 1998, 383 (2): 105-115

[815] Gansauge S, Gansauge F, Beger HG. Molecular oncology in pancreatic cancer. J Mol Med. 1996, 74

(6): 313-320

[816] Denhardt DT. Signal-stansducing protein phosphorylation cascads mediated by Ras/Rho proteins in the mammalian cell: the potential for multiplex signalling. Biochem J. 1996, 318 (Pt) 3: 729-747

[817] Lowy DR, Willumsen BM. Function and regulation of *ras*. Annu Rev Biochem. 1993, 62: 851-891

[818] Grunewald K, Lyons J, Frohlich A, et al. High frequency of K-*ras* codon 12 mutations in pancreatic adrenocarcinomas. Int J Cancer. 1989, 43 (6): 1037-1041

[819] Luttges J, Schlehe B, Menke MA, Vogel I, Henne-Bruns D, kloppel G. The K-*ras* mutation pattern in pancreatic ductal adenocarcinoma usually is idntical to that in associated normal, hyperplastic, and metaplastic ductal epitgelium. Cancer. 1999, 85 (8): 1703-1710

[820] Pellegata NS, Sessa F, Renault B, et al. K-*ras* and p53 gene mutations in pancreatic cancer: ductal and nonductal tumors progress through different genetic lesions. Cancer Res. 1994, 54 (6): 1556-1560

[821] Almoguera C, Shibata D, Forrester K, Martin J, Arnheim N, Perucho M. Most human carcinomas of the exocrine pancreas contain mutant c-K-*ras* genes. Cell. 1988, 53 (4): 549-554

[822] Friess H, Berberat P, Schilling M, Kunz J, Korc M, Buchler MW. Pancreatic cancer: the potential clinical relevance of alterations in growth factors and their receptors. J Mol Med. 1996, 74 (1): 35-42

[823] Moskaluk CA, Hruban RH, Kern SE. p16 and K-*ras* gene mutations in the intraductal precursors of human pancreatic adenocarcinoma. Cancer Res. 1997, 57 (11): 2140-2143

[824] Tada M, Omata M, Ohto M. Ras gene mutations in intraductal papillary neoplasms of the pancreas. Analysis in five cases. Cancer. 1991, 67 (3): 634-637

[825] Wenger FA, Zieren J, Peter FJ, Jacobi CA, Muller JM. K-ras mutations in tissue and stool samples from patients with pancreatic cancer and chronic pancreatitis. Langenbecks Arch Surg. 1999, 384 (2): 181-186

[826] Barton CM, Staddon SL, Hughes CM, et al. Abnormalities of the p53 tumour suppressor gene in human pancreatic cancer [published errayum appears in Br J Cancer. 1992, 65 (3): 845]. Br J Cancer. 1991, 64 (6): 1076-1082

[827] Stern DF, Kamps MP. EGF-stimulated tyrosine phosphorylation of p^{185}neu: a potential model for receptor interactions. *EMBO J*, 1988, 7 (4): 995-1001

[828] Yamanaka Y, Friess H, Kobrin MS, et al. Overxpression of HER2/neu oncogene in human pancreatic carcinoma [see comments]. Hum Pathol. 1993, 24 (10): 1127-1134

[829] Day JD, Digiuseppe JA, Yeo C, et al. Immunohistochemical evaluation of HER-2/neu expression in pancreatic adenocarcinoma and pancreatic imraepithelial neoplasms. Hum Pathol. 1996, 27 (2): 119-124

[830] Apple SK, Hecht JR, Lewin DN, Jahromi SA, Grody WW, Nieberg RK. Immunohistochemical evaluation of K-ras, p53, and HER-2/neu expression in hyperplastic, dsplastic, and carcinomatous lesions of the pancreas: evidence for multistep carcinogenesis. Hum Pathol, 1999, 30 (2): 123-129

[831] Kraus MH, Popescu NC, Amsbaugh SC, King CR. Overexpression of the EGF receptor-related protooncogene erB-2 in human mammary tumor cell lines by different molecular mechanisms. EMBO J, 1987, 6 (3): 605-610

[832] Lei S, Appert HE, Nakata B, Domenico DR, Kim K, Howard JM. Overexpression of *HER*-2/neu oncogene in pancreatic cancer correlates with shortened survival. Int J Pancreatol, 1995, 17 (1): 15-21

[833] Weyrer K, Feichtinger H, Haun M, et al. p^{53}, Kiras, and DNA ploidy in human pancreatic ductal adenocarcinomas. Lab Invest, 1996, 74 (1): 279-289

［834］Jaskiewicz K, Krige JE, Thomson J. Expression of p^{53} tumor suppressor gene, oncoprotein c-erbB-2, cellular proliferation and differentiation in malignant and benign pancreatic lesions. Anticancer Res, 1994, 14 (5A): 1919-1922

［835］Casey G, Yamanaka Y, Friess H, et al. p^{53} mutations are common in pancreatic cancer and are absent in chronic pancreatitis. Cancer Lett, 1933, 69 (3): 151-160

［836］Redston MS, Caldas C, Seymour AB, et al. p^{53} mutations in pancreatic carcinoma and evidence of common involvement of homocopolymer tracts in DNA microdeletions. Cancer Res, 1994, 54 (11): 3025-3033

［837］Suwa H, Ohshio G, Okada N, et al. Clinical significance of serum p^{53} antigen in patients with pancreatic carcinomas. Gut, 1997, 40 (5): 647-653

［838］Nakamori S, Yashima K, Murakami Y, et al. Association of p^{53} gene mutations with short survival in pancreatic adenocarcinoma. Jpn J Cancer Res, 1995, 86 (2): 174-181

［839］Nio Y, Dong M, Uegaki K, et al. Comparative significance of p^{53} and WAF/1-p21 expression on the efficacy of adjuvant chemotherapy for resectable invasive ductal carcinoma of the pancreas. Pancreas, 1999, 18 (2): 117-126

［840］Sinicrope FA, Evans DB, Leach SD, et al. bcl-2 and p^{53} expression in respectable pancreatic adenocarcinomas: association with clinical outcome. Clin Cancer Res, 1996, 2 (12): 2015-2022

［841］Bold RJ, Hess KR, Pearson AS, et al. Prognostic factors in respectable pancreatic cancer: p^{53} and Bcl2. J Gastrointest Surg, 1999, 3 (3): 263-277

［842］Goggins M, Schutte M, Lu J, et al. Germline BRCA2 gene mutations in patients with apparently sporadic pancreatic carcinomas. Cancer Res, 1996, 25 (23): 5360-5364

［843］Harris CC, Hollstein M. Clinical implications of the p^{53} tumor-suppressor gene. N Engl J Med, 1993, 329 (18): 1318-1327

［844］Bartek J, Barkova J, Vojtesek B, et al. Aberrant expression of the p^{53} oncoprotein is a common feature of a wide spectrum of human malignancies. Oncogene, 1991, 6 (9): 1699-1703

［845］Wu X, Bayle JH, Olson D, Levine AJ. The p^{53}-mdm-2 autoregulatory feedback loop. Genes Dev, 1993, 7 (7A): 1126-1132

［846］Momand J, Zambetti GP, Olson DC, George D, Levine AJ. The mdm-2 oncogene product forms a complex with the p^{53} protein and inhibits p^{53}-me-diated transactivation. Cell, 1992, 69 (7): 1237-1245

［847］El-Deiry WS. Regulation of p^{53} downstream genes. Semin Cancer Biol, 1998, 8 (5): 345-357

［848］Lowe SW, Ruley HE, Jacks T, Housman DE. p^{53}-dependent apoptosis modulates the cytotoxicity of anticancer agents. Cell, 1993, 74 (6): 957-967

［849］Wattel E, Preudhomme C, Hecquent B, et al. p^{53} mutations are associated with resistance to chemotherapy and short survival in hematologic malignancies. Blood, 1994, 84 (9): 3148-3157

［850］Lowe SW, Bodis S, McClatchey A, et al. p^{53} status and the efficacy of cancer therapy in vivo. Science, 1994, 266 (5186): 807-810

［851］Lowe SW, Schmitt EM, Smith SW, Osborne BA, Jacks T. p^{53} is required for radiation-induced apoptosis in mouse thymocytes. Nature, 1993, 362 (6423): 847-849

［852］Petty RD, Cree IA, Sutherland LA, et al. Expression of the p^{53} tumour suppressor gene product is a determinant of chemosensitivity. Biochem Biophys Res Commun, 1994, 199 (1): 264-270

［853］Lang D, Miknyoczki SJ, Huang L, Ruggeri BA. Stable reintroduction of wild-type p^{53} (MTm p^{53} ts) causes the induction of apoptosis and neuroendocrine-like differentiation in human ductal pancreatic carcinoma cells. Oncogene, 1998, 16 (12): 1593-1602

[854] Kiehne K, Herzig KH, Folsch UR. C-met expression in pancreatic cancer and effects of hepatocyte growth factor on pancreatic cancer cell growth. Pancreas, 1997, 15 (1): 35-40

[855] Korc M. Role of polypeptide growth factors and their receptors in human pancreatic cancer. In: Reber HA, ed. Pancreatic Cancer: Pathogenesis, Diagnosis, and Treatment. Totowa, NJ: Humana Press, 1998: 21-29

[856] Korc M. Role of growth factors in pancreatic cancer. Surg Oncol Clin N Am, 1998, 7 (1): 25-41

[857] Ohlsson B, Jansen C, Ihse I, Axelson J. Epidermal growth factor induces cell proliferation in mouse pancreas and salivary glands. Pancreas, 1997, 14 (1): 94-98

[858] 郑建明, 朱明华. 胰腺肿瘤组织学新的分类法. 胰腺病学, 2001, 1 (1): 49-51

[859] 朱明华, 胡先贵, 倪灿荣, 等. 胰腺粘液性非囊性癌. 中华病理学杂志, 2005, 34 (7): 389-392

[860] Campagno J, Oertel JE. Microcystic adenomas of the pancreas (glycogen-rich cystadenomas). A clinicopathologic study of 34 cases. Am J Clin Pathol, 1978, 69: 289-298

[861] Chen J, Baithun SI, Ramsay MA. Histogensis of pancreatic carcinomas: a study based on 248 cases. J Pathol, 1985, 146: 65-76

[862] Schron DS, Mendelsohn G. Pancreatic carcinoma with duct, endocrine, and acinar differentiation. Cancer, 1984, 54: 1766-1770

[863] TNg KH, Tan PH, Thng CH, Ooi LL. Solid pseudopapillary tumour of the pancreas. ANZ J Surg, 2003, 73: 410-415

[864] Lompo O, Hofman V, Soler C, et al. Solid and pseudopapillary tumor the pancreas: immunohistichemical and ultrastructural study of 2 pediatric cases. Ann Pathol, 2000 May, 20: 221-224

[865] Pasquiou C, Scoazec JY, Gentil-Perret A, et al. Solid pseudopapollary tumors of the pancreas. Pathology report of 13 cases. Gastroenterol Clin Biol, 1999, 23: 207-214

[866] Rahemtullah A, Misdraji J, Pitman MB. Adenosquamous carcinoma of the pancreas: cytologic features in 14 cases. Cancer, 2003, 99: 372-378

[867] Kardon DE, Thompson LD, Przygodzki RM, Heffess CS. Adenosquamous carcinoma of the pancreas: a clinicopathologic series of 25 cases. Mod Pathol, 2001, 14: 443-451

[868] Aranha GV, Yong S, Olson M. Adenosquamous carcinoma of the pancreas. Int J Pancreatol, 1999, 26: 85-91

[869] Golberg RD, Michelassi F, Montag AG. Osteoclat-like giant cell tumor of the pancreas: immunophenotypic similarty of giant cell tumor of bone. Hun Pathol, 1991, 22: 618-622

[870] Mentes A, Yuce G. Osteoclast-type giant cell tumor of the pancreas associated with mucinous cystadenoma. Eur J Surg Oncol, 1993, 19: 84-86

[871] Klimstra DS, Heffess CS, Oertel JE, Rosai J. Acinar cell carcinoma of the pancreas. A clinicopathologic study of 28 cases. Am J Surg Pathol, 1992, 16: 815-837

[872] Obita K, Kijima H, Chino O, et al. Pancreatic acinar cell carcinoma. Adv Anat Pathol, 2001 (8): 144-159

[873] Zamboni G, Terris B, Scarpa A, et al. Acinar cell cystadenoma of the pancreas: a new entity? Am J Surg Pathol, 2002 (26): 698-704

[874] Notohara K, Hamazaki S, Tsukayama C, et al. A Solid-pseudopapillary tumor of the pancreas:

immunohistochemical localization of neuroendocrine markers and CD10. Am J Surg Pathol, 2000, 24: 1361-1371

[875] Inokuchi S, Makuuchi H. Pancreatic acinar cell carcinoma with endocrine differentiation: immunohitochemical and ultrastrutural analyses. Anticancer Res, 2001, 21: 2131-2134

[876] Oertel JE, Oertel YC, Hefess CS. The pancreas. In: Kayahara M, Nagakawa T, Ohta T, et al. Analysis of pancreatic lymph node involvement in pancreatic carcinoma: a significant indications for surgery? Cancer, 1999, 85: 583-590

[877] Benassai G, Mastrorilli M, Mosella F, et al. Significance of lymph node metastases in the surgical management of pancreatic head carcinoma. J Exp Clin Cancer Res. 1999, 18: 23-28

[878] 张延龄. 胰腺癌综合治疗要坚持循证医学的原则. 中国实用外科杂志, 2004: 257-258

[879] Skadalakis LJ, Colborn GL, Skandalakis JE, et al. Surgical anatomy of the pancreas, In: Baker RJ, Fischer JE, eds. Mastery of surgery. 4th, ed. Philadelphia: Lippincott Williams & Wilkins, 2000: 1237-1257

[880] Lim JE, Chine MW, Earle CC. Prognostic factors following curative resection for pancreatic adenocarcinoma: a population-based, linked database analysis of 396 patients. Ann Surg, 2003, 237: 74-85

[881] Fernandez-Cruz L, Johnson C, Dervenis C. Locoregional dissemination and extended lymphadenectomy in pancreatic cancer. Dig Surg, 1999, 16: 313-319

[882] Sobin LH, Wittekind C. International Union Against Cancer: TNM: Classication of Malignant Tumours. New York: Wiley-Liss, 2002: 87-89

[883] Grutzmann R, Bunk A, Kersting S, et al. Prospective evaluation of ultrasound and colour duplex imaging for the assessment of surgical respectability of pancreatic tumours. Langenbecks Arch Surg, 2003, 388: 392-400

[884] Minniti S, Bruno C, Biasiutti C, et al. Sonography versus helical CT in identification and staging of pancreatic ductal adenocarcinoma. J Clin Ultrasound, 2003, 31: 175-182

[885] Scaglione M, Pinto A, Romano S, et al. Using multidetector row computed tomography to diagnose and stage pancreatic carcinoma: the problems and the possibilities. JOP, 2005, 13: 1-5

[886] Yusoff IF, Mendelson RM, Edmunds SE, et al. Preoperative assessment of pancreatic malignancy using endoscopic ultrasound. Abdom Imaging, 2003, 28: 556-562

[887] Eloubeidi MA, Jhala D, Chhieng DC, et al. Yield of endoscopic ultrasound-guided fine-needle aspiration biopsy in patients with suspected pancreatic carcinoma. Cancer, 2003, 99: 285-292

[888] Fortner JG. "Radical" abdominal cancer surgery: current state and future course. Japan J Surg, 1989, 19: 503-509

[889] Bold RJ, Charnsangavej C, Cleary KR, et al. Major vascular resection as part of pancreaticoduodenectomy for cancer: radiologic, intraoperative, and pathologic analysis. J Gas trointest Surg, 1999, 3: 233-243

[890] Fuhrman GM, Leach SD, Staley CA, et al. Rationale for en bloc vein resection in the treatment of pancreatic adenocarcinoma adherent to the superior mesenteric-portal vein confluence. Ann Surg, 1996, 233: 154-162

[891] Roche CJ, Hughes ML, Garvey CJ, et al. CT and pathologic assessment of prospective nodal staging in patients with ductal adenocarcinoma of the head of the pancreas. Am J Roentgenol, 2003, 180: 475-480

[892] Wollf RA, Abbruzzese JL, Evans DB. Neoplasms of the exocrine pancreas. In: Holland JF, Frei Ⅲ E,

eds. Cancer medicine. 5th ed. Singapore：Harcourt，2000：1436-1464

[893] Maire F, Sauvanet A, Trivin F, et al. Staging of pancreatic head adenocarcinoma with spiral CT and endoscopic ultrasonography：an indrect evaluation of the usefulness of laparoscopy. Pancreatology, 2004：436-440

[894] Taylor AM, Roberts SA, Manson JM. Experience with laparosopic ultrasonography for defining tumour respectability in carcinoma of the pancreatic head and periampullary region. Br J Surg, 2001, 88：1077-1083

[895] 卢云，苏东明，田艳涛. 胰腺外分泌部. 见：毛伟征，苏东明，李雪萍等译. AJCC 癌症分期手册. 沈阳：辽宁科学技术出版社，2005：157-164

[896] 中国抗癌协会胰腺癌专业委员会. 胰腺癌 2340 例临床病例分析. 中华医学杂志，2004，84（3）：214-218

[897] 余志良，李兆申，周国中等. 胰腺癌临床症状调查（附 1027 例分析）. 解放军医学杂志，2002，27（4）：286-288

[898] 余志良，周国中，李兆申等. 中国人小胰腺癌临床特征分析. 中国肿瘤临床，2002，39（11）：764-767

[899] 成文武，刘鲁明，余尔幸. 202 例胰腺癌临床分析. 中华消化杂志，2003，23（12）：758-759

[900] 沈魁，马刚，郭克建. 胰腺癌诊断与外科治疗现状-1008 例调查分析. 中华外科杂志，1998，36（12）：766-769

[901] 贾林. 胰腺癌疼痛的流行病学、临床特征及评估. 胰腺病学，2005，5（1）：50-53

[902] 袁世珍主编. 胰腺癌. 上海：上海科学技术出版社，2001：139-144

[903] 徐克前，李丽黄，张卫华. 固相载体法提取胰腺癌患者血清循环 DNA 的研究. 中华检验医学杂志，2005，28（1）：72-73

[904] 金钢，胡先贵，应康等. 利用基因芯片技术研究人胰腺癌相关基因. 第二军医大学学报，2004，25（1）：80-83

[905] 刘勇，李芙泉，王嘉嘉等. 蛋白芯片检测多肿瘤标志物及对三种癌症的诊断价值. 标记免疫分析与临床，2005，12（2）：100-103

[906] 温小恒，鲁重美，徐彤等. 粪便 p53 突变检测在消化道肿瘤中的应用价值探讨. 中华消化杂志，2001，21（9）：544-546

[907] 徐彤，陆星华，胡育新等. 胰液细胞抑癌蛋白表达检测在胰腺癌诊断中的价值. 中国现代医学杂志，2002，12（4）：1-6

[908] 龚晓明，陈元方，陈元稼等. 胰腺癌患者手术标本及胰液脱落细胞端酶活性的检测. 胃肠病学和肝病学杂志，2002，11（1）：50-53

[909] 宁力，张太平，赵玉沛. 胰腺癌蛋白质组学的研究进展. 中国医学科学院学报，2005，27（5）：640-643

[910] 张景辉，刘涛，王春友. 胰腺癌患者血清肿瘤标志物蛋白质芯片检测及其意义. 临床消化病学，2004，6（3）：99-100

[911] 徐建华，任丽楠. 蛋白质组学及其在胰腺癌中的研究进展. 胰腺病学，2005，5（2）：123-125

[912] 倪晓光，赵平. 胰腺癌分子标志物表达谱的研究进展. 胰腺病学，2005，5（2）：120-122

[913] 李兆申，刘枫，周国雄等. 胰液中肿瘤相关基因检测在胰腺癌诊断中的价值. 中华医学杂志，2004，84（24）：2091-2093

[914] 邓瑞雪，陆星华，王丽等. 建立医院胰腺癌高危评分模型及筛查方案的研究. 中华医学杂志，

2005，85（29）：2038-2042

[915] 黄洁夫主编．肝脏胆道肿瘤外科学．北京：人民卫生出版社，1999：286-308

[916] 张志宏，徐克成主编．临床胰腺病学．南京：江苏科学技术出版社，1989：99-110

[917] Gattani AM. Mandeli J, Brukener HW. Tumor markers in patients with pancreatic carcinoma. Cancer, 1996，78：57-62

[918] Banfi G, Zerbi A, Pastori S, et al. Behavior of tumor markers CA19-9, CA195, CAM43, CA424 and TPS in the diagnosis and follow-up of pancreatic cancer. Clin Chen, 1993, 39：420-423

[919] Chung M, Cheng HR. Clinical use of tumor markers in gastrointestinal malignancies. In：Wanebo HJ. Surgery for gastrointestinal cancer. Philadelphia, New York：Lippincott-Ravan, 1996：97-105

[920] Lu XH, Xu T, Qian JM, et al. Detection K-ras and p53 gene mutation from stool and pancreatic juice for diagnosis of pancreatic cancer. Chin Med J, 2002, 115（11）：1632-1636

[921] Li Z, Sclabas GM, Peng B, et al. Overexpression of synuclein-gamma in pancreatic adenocarcinoma. Cancer, 2004, 101：58-65

[922] Crnogorac-Jurcevic T, Missiaglia E, Blaveri E, et al. Molecular alterations in pancreatic carcinoma：expression profiling shows that dysregulated expression os S100 genes is highly prevalent. J Pathol, 2003, 201：63-74

[923] Iacobuzio-Donahue CA, Maitra A, Olsen M, et al. Exploration of global gene expression patterns in pancreatic adenocarcinoma using cDNA microarrays. Am J Pathol, 2003, 162：1151-1162

[924] 金钢，胡先贵，应康等．基因表达谱芯片在胰腺癌相关基因筛选中的应用．第二军医大学学报，2000，21：819-822

[925] Grutzmann R, Foerder M, Alldinger I, et al. Gene expression profiles of microdissected pancreatic ductal adenocarcinoma. Virchows Arch, 2003, 443：508-517

[926] Iacobuzio-Donahue CA, Ashfaq R, Maitra A, et al. Highly expressed genes in pancreatic ductal adenocarcinomas：a comprehensive characterization and comparison of the transcription profiles obtained fron three major technologies. Cancer Res, 2003, 63：8614-8622

[927] Tanaka H, Hata F, Nishimori H, et al. Differential gene expression screening between parental and highly metastatic pancreatic cancer variants using a DNA microarray. J Exp Clin Cancer Res, 2003, 22：307-313

[928] Ohno K, Hata F, Nishimori H, et al. Metastaticassociated biological properties and differential gene expression profiles in established highly liver and peritoneal metastatic cell lines of human pancreatic cancer. J Exp Clin Cancer Res, 2003, 22：623-631

[929] Nakajima F, Nishimori H, Hata F, et al. Gene expression scressing using a cDNA macroarray to clarify the mechanisms of peritoneal dissemination of pancreatic cancer. Surg Today, 2003, 33：190-195

[930] Ryu B, Jones J, Hollingsworth MA, et al. Invasionspecific genes in malignancy：serial analysis of gene expression comparisons of primary and passaged cancers. Cancer Res, 2001, 61：1833-1838

[931] 谭志军，胡先贵，应康等．胰腺癌伴淋巴结转移的基因芯片研究．中华肿瘤杂志，2002，24：243-246

[932] Crnogorac-Jurcevic T, Efthimiou E, Nielsen T, et al. Expression profiling of microdissected pancreatic adenocarcinomas. Oncogene, 2002, 21：4587-4594

[933] Nakamura T, Furukawa Y, Nakagawa H, et al. Genome-wide cDNA microarray analysis of gene expression profiles in pancreatic cancers using populations of tumor cells and normal ductal epithelial cells selected for purity by laser microdissection. Oncogene, 2004, 23：2385-2400

[934] Yoshida K, Ueno S, Iwao T, et al. Screening of genes specifically activated in the pancreatic juice ductal cells from the patients with pancreatic ductal carcinoma. Cancer Sci, 2003, 94: 264-270

[935] Shekouh AR, Thompson CC, Prime W, et al. Application of laser capture microdissection combined with two-dimensional electrophoresis for the discovery of differentially regulated proteins in pancreatic ductal adenocarcinoma. Proteomics, 2003, 3: 1988-2001

[936] Rosty C, Christa L, Kuzdzal S, et al. Identification of hepatocarcinoma-intestine-pancreas /pancreatitis-associated protein I as a biomarker for pancreatic ductal adenocarcinoma by protein biochip technology. Cancer Res, 2002, 62: 1868-1875

[937] Koopmann J, Zhang Z, White N, et al. Serum diagnosis of pancreatic adenocarcinoma using surface-enhanced laser desorption and ionization mass spectrometry. Clin Cancer Res, 2004, 10: 860-868

[938] Hollett MD, Jorgensen MJ, Jeffrey RB Jr. Quantitative evalution of pancreatic enhancement during dual-phase helical CT. Radiology, 1995, 195: 359-361

[939] Lu DS, Vedantham S, Krasny RM, et al. Two-phase helical CT for pancreatic tumors: pancreatic versus hepatic phase enhancement for tumor, pancreas and vascular structures. Radiology, 1996, 199: 697-701

[940] Boland GW, O'Malley ME, Saez M, et al. pancreatic-phase versus portal vein-phase helical CT of the pancreas: optimal temporal window for evaluation of pancrearic adenocarcinoma. AJR Am J Roentgenol, 1999, 172: 605-608

[941] Kim T, Murakami T, Takahashi S, et al. Pancreatic CT imaging: effect of different injection rates and doses of contrast material. Radiology, 1999, 212: 219-225

[942] Semelka RC, Kelekis NL, Molina PL, et al. Pancreatic masses with inconclusive findings on spiral CT: is there a role for MRI? J Magn Reson Imaging, 1996, 6: 585-588

[943] Miyazaki K, Yamashita Y, Tsuchigame T, et al. MR cholangiopancreatography using HASTE (half-Fourier acquisition single-shot turbo spin-echo) sequences. AJR Am J Roentgenol, 1996, 166: 1297-1303

[944] Reinhold C, Bret PM. Current status of MR cholangiopancreatography. AJR Am J Roentgenol, 1996, 166: 1285-1295

[945] McCormick CSF, Lemoine NR. Molecular biology: diagnostic and therapeutic potentials. In: Howard J, Idezuki Y, Ihse I, Prinz R, eds. Surgical Disease of the Pancreas. 3rd ed. Baltimorem, Md: Williams & Wilkins, 1998: 439-448

[946] Freeny PC, Marks WM, Ryan JA, et al. Pancreatic ductal adenocarcinoma: diagnosis and staging with dynamic CT. Radiology, 1988, 166: 125-133

[947] Megibow AJ, Zhou XH, Rotterdam H, et al. Pancreatic adenocarcinoma: CT versus MR imaging in the evaluation of respectability-Report of the Radiology Diagnostic Oncology Group. Radiology, 1995, 195: 327-332

[948] Ichikawa T, Haradome H, Hachiya J, et al. Pancreatic ductal adenocarcinoma: preoperative assessment with helical CT versus dynamic MR imaging. Radilology, 1997, 202: 655-662

[949] Legmann P, vignaux O, Dousset B, et al. Pancreatic tumors: comparison of dual phase helical CT and endoscopic sonography. AJR Am J Roentgenol, 1998, 170: 1315-1322

[950] Sheridan MB, Ward J, Guthrie JA, et al. Dynamic contrast-enhanced MR imaging and dual phase helical CT in the preoperative assessment of suspected pancreatic cancer: a comparative study with receiver operating characteristic analysis. Am J Roentgenol, 1999, 173: 583-590

[951] Nishiharu T, Yamashita Y, Abe Y, et al. Local extension of pancreatic carcinoma: assessment with thin

section helical CT versus with breath-hold fast MR imaging-ROC analysis. Radiology, 1999, 212: 445-452

[952] Fuhrman GM, Charnsangavej C, Abbruzzese JL, et al. Thin-section contrast enhanced computed tomography accurately predicts the respectability of malignant pancreatic neoplasms. Am J Surg, 1994, 167: 104-113

[953] Loyer EM, David C, DuBrow RA, et al. Vascular involvement in pancreatic adenocarcinoma: reassessment by thin-section CT. Abdom Imaging, 1996, 21: 202-206

[954] Lu DSK, Reber HA, Krasny RM, et al. Local staging of pancreatic cancer: criteria of nonresectability of major vessels as recealed by pancreatic phase, thin-section helical CT. AJR Am J Roentgenol, 1997, 168: 1439-1443

[955] Diehl ST, Lehman KJ, Sadick M, et al. Pancreatic cancer value dual phase helical CT in assessing respectability. Am J Roentgenol, 1998, 206: 373-378

[956] Graf D, Boland GW, Warshaw AL, et al. Arterial versus portal venous helical CT for revealing pancreatic adenocarinoma conspicuity of tumor and critical vascular anatomy. Am J Roengenol, 1997, 169: 119-123

[957] Ibukuro K, Tsukiyama T, Mori K, et al. Peripancreatic versus on thin-section (3mm) helical CT. Am J Roentgenol, 1996, 167: 1003-1008

[958] 孙丛, 周存升. 螺旋 CT 在胰腺肿瘤诊断中的临床应用. 中华放射性杂志, 2001, 2: 87-89

[959] Kawata S, Kim T, Takamura M, et al. Systematically-built CT angiography of the hepatic and pancreatic vessels: comparison of maximum intensity projection images, volume rendering images, and axial source images with conventional digital subtraction angiography. Radiology, 2000, 217 (P): 417

[960] Miles KA. Measurement of tissue perfusion by dynamic computed tomography. The British Journal of Radiology, 1991, 64 (761): 409-412

[961] 赵心明, 周纯武, 吴宁等. 胰腺多层螺旋 CT 灌注研究. 中华放射性杂志, 2003, 37: 845-849

[962] Miles K A, Hayball M P, Dixon A K. Measurement of human pancreatic perfusing using dynamic computed tomography with perfusing imaging. BJR, 1995, 68: 471-475

[963] Irie H, Honda H, Kaneko K, et al. Comparison of helical CT and MR imaging in detecting and staging small pancreatic adenocarcinoma. Abdom Imaging, 1997, 22: 429-433

[964] 曾蒙苏, 严福华, 周康荣等. 磁共振动态增强和脂肪抑制技术在胰腺癌诊断中的价值. 临床放射学杂志, 2000, 19: 703-706

[965] Outwater EK, Gordon SJ. Imaging of the pancreatic and biliary buct with MR. Radiology, 1994, 192: 19-22

[966] Reinhold, Bret PM. Current status of MR cholangiopancretography. Am J Roentgenol, 1996, 166: 1285-1295

[967] 欧阳汉, 罗斗强, 苏学曾等. 恶性梗阻性黄疸磁共振胰胆管造影与手术病理对照研究. 中华放射学杂志, 1998, 32 (11): 755-757

[968] Bottger TC, Boddin J, Duber C, et al. Diagnosing and staging of pancreatic carcinoma-what is necessary? Oncology, 1998, 55 (2): 122-129

[969] Bluemke DA, Cameron JL, Hruban RH, et al. Potentially respectable pancreatic adencarcinoma: spiral CT assessment with surgical and pathologic correlation. Radiology, 1995, 197: 381-385

[970] Dancygier H, Lightdale CJ, Stevens PD. Endoscopic ultrasonography of the upper gastrointestinal tract and colon. In: Dancygier H, Lightdale CJ, sds. Endosonography in Gastronenterology. Principles, Techniques, Finding. New York: Thieme, 1999: 13-22

[971] Strohm WD, Philip J, Hagenmuller F, Classen M. Ultrasonic tomography by means of an ultrasonic fiberendoscope. Endoscopy, 1980, 12: 241-244

[972] DiMagno EP, Buxton JL, Regan PT, et al. Ultrasonic endoscope. Lancet, 1980, 1: 629-631

[973] Vilmann P, Khattar S, Hancke S. Endoscopic ultrasound examination of the upper gastrointestinal tract using a curved-array transducer. A preliminary report. Surg Endosc, 1991, 5: 79-82

[974] Vilman P, Jacobsen GK, Henriksen FW, Hancke S. Endoscopic ultraxonography with guided fine needle aspiration biopsy in pancreatic disease. Gastrointest Endosc, 1992, 38: 172-173

[975] Wiersema MJ, Kochman ML, Chak A, Cramer HM, Mesler KA. Real-time endoscopic ultrasoundguided fine-needle aspiration of a mediastinal lymph node. Gastrointest Endosc, 1993, 39: 429-431

[976] Chang KJ, Albers CG, Erickson RA, Butler JA, Wuerker RB, Lia F. Endoscopic ultrasound guided fine needle aspiration of pancreatic carcinoma. Am J Gastroenterol, 1994, 89: 263-266

[977] Yasuda K, Mukai H, Fujimoto S, Nakajima M, Kawai K. The diagnosis of pancreatic cancer by endoscopic ultrasonography. Gastrointest Endosc, 1998, 34: 1-8

[978] Rosch T, Lorenz R, Braig C, et al. Endoscopic ultrasound in pancreatic tumor diagnosis. Gastrointest Endosc, 1991, 37: 347-352

[979] Muller MF, Meyenberger C, Bertschinger P, Schaer R, Marincek B. Pancreatic tumors: evaluation with endoscopic US, CT and MR imaging. Radiology, 1994, 190: 745-751

[980] Chang KJ. Endoscopic ultrasound-guided fine needle aspiration in the diagnosis and staging of pancreatic tumors. Gastrointest Endosc Clin N Am, 1995, 5: 723-734

[981] Bhutani MS. Endoscopic ultrasonography in pancreatic disease. Semin Gstroint Dis, 1998, 9: 51-60

[982] Yasuda K, Mukai H, Nakajiman M. Endoscopic ultrasonography diagnosis of pancreatic cancer. Gastrointest Endosc Clin N Am, 1995, 5: 699-712

[983] Evans DB, Staley CA, Lee JE, et al. Adenocarcinoma of the pancreas: recent controversies, current management, and future therapies. Gastrointest Cancer, 1996, 1: 149-161

[984] Lundstedt C, Stridbeck H, Andersson R, Tranberg KG, Andren-Sanberg A. Tumor seeding occurring after fine-needle biopsy of abdominal malignancies. Acta Radiol. 1991; 32: 518-520

[985] 田艳涛, 赵平, 王成锋. 胰腺癌的可切除性预测. 见赵平主编. 胰腺癌. 北京: 北京大学医学出版社, 2006: 203-212

[986] Hatfield AR, Smithies A, Wilkins R, Levi AJ. Assessment of endoscopic retrograde cholangio-pancreatography (ERCP) and pure pancreatic juice cytology in patients with pancreatic disease. Gut, 1976, 17: 14-21

[987] Harada H, Sasaki T, Yamamoto N, Tanaka J, Tomiyama Y. Assessment of endoscopic aspiration cytology and endoscopic retrograde cholangi-pan-creatography (ERCP) in patients with cancer of the pancreas. Part I. Gastroenterol Jpn, 1977, 12: 52-58.

[988] Gilinsky NH, Bornma PC, Girdwood AH, Marks IN. Diagnostic yield of endoscopic retrograde cholangiopancreatography in carcinoma of the pancreas. Br J Surg, 1986, 73: 539-543

[989] Bakkev KE, Arnesjo B, Kambestad B. Carcinoma of the pancreas and papilla of Vater-assessment of resectability and factors influencing resectability in stage I carcinomas. A prospective multicentre trial in 472 patients. Eur J Surg Onco, 1992, 18: 494-507

[990] Ishikawa O, Ohigashi H, Imaoka S, et al. Minute carcinoma of the pancreas measuring1 cm or less in diameter-collective review of Japanese case reports. Hepatogastroenterology, 1999, 46: 8-15

［991］Ralls PW, Halls J, Renner I, Juttner H. Endoscopic retrograde cholangiopancreatography（ERCP）in pancreatic disease：a reassessment of the specificity of ductal abnormalities in differentitating beningn from malignant disease. *Radiology*, 1980, 134：347-352

［992］Plumley TF, Rohrmann CA, Freeny PC, Silverstein FE, Ball TJ. Double duct sign：reassessed significance in ERCP. *AJR Am J Roentgenol*, 1982, 138：347-352

［993］Low VH. Retrograde cholangiography of malignant biliary strictures：spectrum of appearances and pitfalls. *Abdom Imaging*, 1997, 22：421-425

［994］Landis SH, Murray T, Bolden T, et al. Cancer statistics, 1999, CA Cancer J Clin, 1999, 49（1）：8-31

［995］Merchant NB, Conlon KC. Laparoscopic evaluation in pancreatic cancer. *Semin Surg Oncol*, 1998, 15：155-165

［996］李兆申，刘枫. 内镜相关实验室检查对胰腺癌的诊断价值. 中华肝胆外科杂志, 2004, 10（4）：221-224

［997］徐海荣，刘世峰. ERCP 在胰腺癌诊断的应用进展. 四川医学, 2003, 23（5）522-524

［998］NakaizumiA, UeharaH, Takenna A, et al. Diagnosis of pancreatic cancer by cytology an measurement of oncogene and tumor makers in pure pancreatic juice aspirated by endoscopy. Hepato-gastroen terology, 1999, 46（25）：31-37

［999］Tajiri T, KobayashiM, Ohtsu A, etal：Peroral pancre-atoscopy for the diagnosis of pancreatic disease. Pancreas, 1998, 16（3）：408-412

［1000］彭淑牖主译. 胰腺癌. 北京：人民卫生出版社, 2006：119-189

［1001］涂波, 何瑞仙, 田艳涛, 吴健雄, 王成瑞, 赵平, 钟守先. 胰腺癌的外科治疗. 见赵平主编, 胰腺癌. 第 1 版, 北京：北京大学医学出版社, 2006：165-212

［1002］袁世珍主编. 胰腺癌. 上海：上海科学技术出版社, 2001：302-305

［1003］Michael E Debakey. A surgical perspective. *Annuals of surgery*, 1991, 213：499-531

［1004］Wangensteen OH, The rise of surgery：*From empiric craft to scientific discipline*. Chap1. Overview Univercity of Minnesota, 1978：234-261

［1005］Garrison FH. *An introduction to the histroy of medicine*. 4th ed. Philadelphia：Sauuders Co, 1929：263-278

［1006］沈魁, 钟守先, 张圣道主编. 胰腺外科. 北京：人民卫生出版社, 2000：3-9

［1007］Nakayama Y, Yamashita Y, Kadota M, et al. Vascular encasement by pancreatic cancer：correlation of CT findings with surgical and pathologic results. *J Comput Assist Tomogr*, 2001, 25：337-342

［1008］Takahashi S. Ogata Y, Aiura K, et al. Combined resection of the portal vein for pancreatic cancer：preoperative diagnosis of invasion by portoprarhy and prognosis. Hepato gastroenterology, 2000, 47：545-549

［1009］张怡杰, 胡先贵, 唐岩, 等. 区域淋巴结廓清在胰十二指肠切除术中的临床意义. 中华外科杂志, 2003, 41：324-327

［1010］胡志浩, 胡先贵, 刘瑞, 等. 联合血管切除术在胰头癌治疗中的临床意义（附34例报告）. 中华肝胆外科杂志. 2002, 8：543-545

［1011］Prak DI, Lee JK, Kim JE, et al. The analysis of resectabilty and survival in pancreatic cancer patients with vascular invasion. *J Clin Gastroenterol*, 2001, 32：231-234

［1012］Pedrazzoli P, Dicarlo V, dionogi R, et al. Standard versus extended lymphadenectomy associated with pancreatoduodenectomy in the surgical treatment of adenocarcinoma of the head of the pancreas. *Ann Surg*, 1998, 228: 508-517

[1013] Sarmiento JM, Magorney DM, Sart MG, et al. Periampullary cancers: are there differences? *Surg Clin North Am*, 2001, 81: 543-555

[1014] Henne-Bruns D, Vogel I, Luttges J, et al. Surgery for ductal adenocarcinoma of the pancreatic head: staging, complications, and survival after regional versus extended lymphadenectomy. World J Surg, 2000, 24: 595-601

[1015] Traverso LW, Longmire WP. Preservation of pylorus in duodenectomy: A follow-up evaluation. Ann Surg, 1980, 192: 306

[1016] 钟守先，曾宪九，蔡力行，等. 胰十二指肠切除术若干问题的探讨. 中华外科杂志, 1985, 12: 721

[1017] Cooperman AM, Cancer of the pancreas: a dilemma in the treatment. *Surg Clin North Am*, 1981, 61: 107

[1018] Grace PA, et al. Pancreatoduodenenctomy with pylorus preservation for adenocarcinoma of the head of the pancreas. *Br J Surg*, 1986, 73: 647

[1019] Sharp KW, et al. Pancreatoduodenenctomy with pylorus preservation for carcinoma of the pancreas: a cautionary note. *Surgery*, 1989, 105: 645

[1020] Nagai H, et al. Lymphatic spread of T1 and T2 pancreatic cancer: a study of autopsy material. *Ann Surg*, 1986, 204: 65

[1021] Martin FM, et al. Pylorus-preserving Pancreatoduodenenctomy. Results with 126 consecutive patients. *Neth J Surg*, 1988, World congress on HPB Surgery (suppl): 194

[1022] 赵玉沛等. 保留幽门的十二指肠切除术若干问题的探讨. 普外临床杂志, 1993, 8: 93

[1023] 沈魁，马刚，郭克建. 胰腺癌诊断与外科治疗现状1008例调查分析. 中华外科杂志, 1998, 36: 766-769

[1024] 冯变喜，张燕忠，翟春宝等. 胰十二指肠切除术的若干进展（附1984—1993年62例分析）. 山西医药杂志, 普外胸心外科专辑, 1995: 27-28

[1025] 郑树森，梁延波，黄东胜等. 胰腺癌147例的诊断治疗分析. 中华普通外科杂志, 2000, 15: 270-273

[1026] 林建华. 哪种胰腺癌病人能从十二指肠切除和门静脉切除中得益? 国外医学外科学分册, 2000, 27: 183

[1027] Launos B, Stasik C, Bardaxoglou E, et al. Who benefits from portal vein resection during pancreatoduodenenctomy for pancreatic cancer? Word J Surg, 1999, 23: 926-929

[1028] 倪泉兴. 胰头癌胰十二指肠切除术中检测门静脉微小浸润的细胞学诊断. 国外医学外科学分册, 1999, 26: 59-60

[1029] 何裕隆，詹文华. 外科处理胰头周围癌应以淋巴结转移及胰外神经丛侵犯的临床病理分析为依据. 国外医学外科学分册, 1996, 23: 56

[1030] 钱允庆. 胰腺癌外科治疗的进展. 见：张圣道分册主编. 临床理论与实践外科分册. 上海：上海科学普及出版社, 1994: 363-370

[1031] 郑英健. 胰腺癌外科治疗的近况. 中国普通外科杂志, 1999, 8: 163-165

[1032] 刘古霁. 保留幽门胰十二指肠切除术与常规Whipple手术的比较. 国外医学外科学分册, 2000, 27: 234

［1033］ Di Carlo V，Zerbi A，Balzano G，et al. Plorus-presreving pancreatoduodenenctomy versus Whipple operation. Word J Surg，1999，23：920-925

［1034］ Povoski SP，Karpen MS，Conlon KC，et al. Asso-ciiation of preoperative billiary drainage with postoperative outcome following pancreatoduodenenctomy. *Ann surg*，1999，230：131-142

［1035］ 彭淑牖，刘颖斌，牟一平等. 捆绑式胰肠吻合术100例报告. 胰腺病学，2001，1：43-45

［1036］ Peng SY，Mou YP，Cai XJ，et al. Binding pancreaticojejunostomy is a new technique to minimize leakage. *Am J Surg*，2002，183：283-285

［1037］ Mason GR. Pancreatogastrostomy as reconstruction for pancreatoduodenenctomy：review. World J Surg，1999，23：221-226

［1038］ 张延龄. 幽门保留型胰十二指肠切除术后幽门功能是否仍完整保留？ 国外医学外科学分册，1998，25：241-242

［1039］ 杨连粤. 保留与不保留十二指肠的胰头切除：术后胃动力的差异. 国外医学外科学分册，1997，24：121-123

［1040］ Tsiotos GG，Farnell MB，Sarr MG. Are the results of pancreatetomy for pancreatic cancer improving？ World J Surg，1999，23：913-919

［1041］ 金世龙，王代科，杨新平，等. 胰头癌手术130例疗效评价和影响因素分析. 中华普通外科杂志，1998，13：5-7

［1042］ Barnes SA，Lillermore KD，Kaufman HS，et al. Pancreaticoduodenectomy for benign disease. Am J Surg，1996，171：131-135

［1043］ Vickers SM，Kerby JD，Smoot TM，et al. Economics of pancreatiduodenectomy in the elderly. Surgery，1996，120：620-626

［1044］ Birkmeyer JD，Warshaw AL，Finlayson SRG，et al. Relationship between hospital volume and late survival after pancreaticoduodenectomy. Surgery，1999，126：178-183

［1045］ 华山胰腺癌诊治中心. 壶腹周围癌肿手术的集中化趋向. 国外医学外科学分册，2000，27：187

［1046］ 励春健. 1997年胰腺研讨会小结. 国外医学外科学分册，1998，25：266-267

［1047］ Merchant NB，Conlon KC，Dougherty E，et al. Positive peritoneal cytology predicts unresectability of pancreatic adenocarcinoma. J AM Coll Surg，1999，188：421-426

［1048］ Moossa AR. Reoperation for pancreatic cancer. Arch Surg，1979，114：502

［1049］ 杨连粤. 胰头癌切除术式的选择. 中国实用外科杂志，1999，19：31-32

［1050］ Hermann RE. Manual of surgery of the gallbladder，bile ducts，and exocrine pancreas. New-York：Springer-Verlag，1979：284

［1051］ 黄建富，陈燕凌，黄长玉等. 胰肠吻合套入式的胰十二指肠切除术. 中华普通外科杂志，2000，15：495

［1052］ 邵永孚，单毅，毕建军等. 四点法胰管空肠黏膜吻合法在胰十二指肠切除术中的应用价值. 中华普通外科杂志，2000，15：510

［1053］ 梁峰健. 胰十二指肠切除术中的胰管和空肠黏膜连续缝合. 国外医学外科学分册，1999，26：60

［1054］ Bowden TAJr. Gastrointestinal conditions. Am J Coll Surg，1999，188：127-135

［1055］ 张跃，华积德. 胰十二指肠切除术后胰瘘预防的临床现状. 国外医学外科学分册，1998，25：268-271

［1056］ 陈怀仁，王尔慧，杨德同等. 应用胰管内引流防止胰十二指肠切除术后胰瘘. 中华外科杂志，1992，30：559-560

［1057］ Boder F，Stein HJ，Bottcher KA，et al. Stented versus nonstented pancreatiojejunostomy after pancreatoduodenectomy：A prospective study．Ann Surg，1999，229：41-48

［1058］ 丛林，赵玉沛．预防胰腺切除后胰瘘的研究进展．中华普通外科杂志，1999，4：141-143

［1059］ 李象生．胰胃吻合术的研究进展．中华普通外科杂志，1999，14：219-221

［1060］ 匡玉庭，张志德．胰十二指肠切除术后胰胃吻合和胰肠吻合术对照性研究．国外医学外科学分册，1999，25：114-115

［1061］ Mason GR．Pancretogastrostomy as reconstruction for pancreatoduodenctomy：review．World J Surg，1999，23：221-226

［1062］ 詹文华．胰十二指肠切除术胰胃吻合术的现状和展望．国外医学外科学分册，1999，26：85-88

［1063］ 樊友本，林擎天．胰腺十二指肠切除术后对胰腺癌的缓解作用．国外医学外科学分册，1997，24：55-56

［1064］ Willett CG，Lewandrowski K，Warshaw AL，et al．Resection margins in carcinoma of the pancreas：implication for radiation therapy. Ann Surg，1993，217：144-148

［1065］ Papadimitriou JD，Fotopoulos AC，Smyrniotis B，et al. Subtotal pancreatoduodenectomy：use of a defunctionalized loop for pancreatic stump drainage．Arch Surg，1999，134：135-139

［1066］ Montorsi M，Zago M，Mosca F，et al. Efficacy of octriotide in the prevention of pancreatic fistula after elctive pancreatic resection：a prospective，controlled，randomized clinical trial．Surgery，1995，117：26-31

［1067］ 刘瑞，王本茂，唐岩等．生长抑素在治疗胰瘘和预防胰腺手术后并发症中的作用．第二军医大学学报，1994，15：355-358

［1068］ 石景森，王作仁，王林等．胰头十二指肠切除术早期并发症的防治经验．肝胆胰外科杂志，1996，2：93-95

［1069］ 汪四七．亮氨酸13-动力素（KW5139）对幽门保留型胰十二指肠切除后早期胃滞留的作用．国外医学外科学分册，1998，25：313-314

［1070］ 钟守先．努力提高胰头癌外科治疗的效果．中华普通外科杂志，2000，15：261-263

［1071］ 孙家邦，李非．胰腺癌治疗现状．肝胆胰腺外科杂志，1996，2：124-125

［1072］ Forest JR，and Longmire WPJr．Carcinoma of the pancreas and periampullary region：A study of 279 patients．Ann Surg，1979，189：129

［1073］ Moossa AR，Total pancreatectomy for cancer of the head of the pancreas．In：Najarian JS and Delaney JP，sds．Progress in Hepatic，Biliary and Pancreatic Surgery．Chicago：Year Book Medical Publishers，Inc，1990：351-356

［1074］ Sener SF，Fremgen A，Menck HR，et al．Pancreatic cancer：A report of treatment and survival trends for 100312 patients diagnosed from 1985-1995，using the national cancer database．J AM Coll surg，1999，189：1-7

［1075］ 钱允庆．胰腺癌外科治疗的进展．见：张圣道分册主编．临床理论与实践外科分册．上海：上海科学普及出版社，1994：363-370

［1076］ 杨连粤．胰头癌切除术式的选择．中国实用外科杂志，1999，19：31-32

［1077］ 张跃，华积德．胰十二指肠切除术后胰瘘预防的临床现状．国外医学外科学分册，1998，25：268-271

［1078］ 余俊锋，詹文华．胰十二指肠切除术后胰瘘的发生率、危险因子和治疗：引流与残留胰腺切除的比较．国外医学外科学分册，1998，25：53-54

［1079］郑英键．胰腺癌外科治疗的近况．中国普通外科杂志，1999，8：163-165

［1080］田利国，田雨霖．胰腺癌的手术治疗．见：田雨霖主编．胰腺外科手术学．沈阳：沈阳出版社，1995：259-339

［1081］Hermreck AS, Thomas Y, IV and Friesen SR. Importance of pathologic staging in the surgical management of adenocarcinoma of the exocrine pancreas. Am J Surg, 1974, 127：653

［1082］丛林，赵玉沛．预防胰腺切除术后胰瘘的研究进展．中华普通外科杂志，1999，4：141-143

［1083］Ihse I, Anderson G. Total pancreatectomy for cancer of the pancreas：Is it appropriate？ World J Surg, 1996, 20：288-294

［1084］何三光，荣茂民．胰腺癌的研究现状及进展．中华普通外科杂志，1997，12：195-197

［1085］Howard JM. Development and progress in resective surgery for pancreatic cancer. World J Surg. 1999, 23：901-906

［1086］孙家邦，李非．胰腺癌治疗现状．肝胆胰外科杂志，1996，2：124-125

［1087］Bramhall SR, Neoptholemos J. Adjuvant pancreatic cancer. In：Neoptolemos JP, Lemine NR, ed al. Pancreatic Cancer：Molecular and Clinical Advances. Blackewell Sciencw Ltd, 1996：288

［1088］Cullinan S, Mallinson CG, Wieaned HS, et al. A phase Ⅲ trial on the therapy of advanced pancreatic carcinoma. Evaluations of the Mallinson regimen and combined 5-fluoroaracil, doxorubicin, and cisplatin. Cancer, 1990, 65（10）：2207-2212

［1089］Mallinson CN, Rake MO, Cocking JB, et al. Chemotherapy in pancreatic cancer：results of a controlled, prospective, randomized multicentre trial. Br Med J, 1980, 281：1589-1591

［1090］Frey C, Twomey P, Keehn R. Randomized study of 5-FU and CCNU in pancreatic cancer：report of the Veterans Administration Surgical Cancer Chemotherapy Study Group. Cancer, 1981, 47（1）：27-31

［1091］Andren-Sandberg A, Holmberg JT, Ihse I, et al. Treatment of unresectable pancreatic carcinoma with 5-fluoroacil, vincristine, and CCNU. Scand J Gastroenterol, 1983, 18（5）：609-612

［1092］Glimelius B, Hoffman K, Sioden PO, et al. Chemotherapy improves survival and quality of life in advanced pancreatic and biliary cancer. Ann Oncol, 1996, 7（6）：593-600

［1093］Gullinan SA, Moertel CG, Fleming TR, et al. A comparision of three chemotherapeutic regimens in the treatment of advanced pancreatic and gadtric cancer：fluorouracil vs fluotouracil and doxorubicin vs fluorouracil, doxorubicin and mitomycin. JAMA, 1985, 253（4）：2061-2067

［1094］Storniolo AM, Enas MH, Brown CA, et al. An investigational new drug treatment program for patients with gemcitabine：Results for over 3000 patients with pancreastic carcinoma. Cancer, 1999, 85（6）：1261-1268

［1095］Colucci G, Giuliani F, Gebbia V, et al. Gemcitabine alone or with cisplatin for the treatment of patients with locally advanced and/or metastatic pancreastic carcinoma：A prospective, randomized phase Ⅲ study of the Group Oncologico dell' italia Meridionale. Cancer, 2002, 94（4）：902-910

［1096］Reni M, Cordio S, Milandri C, et al. Gemeitabine versus cisplatin, epirubicin, fluorouracil, and gemcitabine in advanced pancreatic cancer：a randomized controlled multicentre phase Ⅲ trial. Lancet Oncol, 2005, 6（6）：369-376

［1097］Louvet C, Labianca R, Hammel P, et al. Gemcitabine in Combination With Oxaliplation Compared With Gemcitabine Alone in Locally Advanced or Metastatic Pancreatic Cancer：Results of a GERCOR and GISCAD Phase Ⅲ Trial. J. Clin. Oncol, 2005, 23（15）：3509-3516

［1098］Tsavaris N, Kosmas C, Skopelitis H, et al. Secondline treatment with oxaliplatin, leucovorin and 5-

fluorouracil in gemcitabine-pretreated advanced pancreatic cancer: A phase Ⅲ study. Invest New Drugs, 2005, 23 (4): 369-375

[1099] Volker Heinemann. Gemcitabine-based combination treatment of panc Roche Lima CM, Green MR, Rotche R, et al. Irinotecan plus gemcitabine results in no survival advantage compared with gemcitabine monotherapy in patients with locally advanced or metastatic pancreatic cancer despite increased tumor response rate. J Clin Oncol, 2004, 22 (18): 3776-3783

[1100] Cartwright TH, Cohn A, Varkey JA, et al. Phase Ⅱ study of oral capecitabine in patients with advanced or metastatic pancreatic cancer. J Clin Oncol, 2002, 20 (1): 160-164

[1101] Scheithauer W, Schull B, Ulrich-Pur H, et al. Biweekly high-dose gemcitabine alone or in combination with capecitabine in patients with metastatic pancreatic adenocarcinoma: a randomized phase Ⅱ trial. Ann Oncol, 2003, 14 (1): 97-104

[1102] Oettle H, Richards D, Ramanathan RK, et al. A phase Ⅲ trial of pemetrexed plus gemcitabine versus gemcitabine in patients with unresectable or metastatic pancreatic cancer. Ann. Onc, 2005, 16 (10): 1639-1645

[1103] Spitz FR, Abbruzzese JL, Lee JE, et al. Preoperative and postoperative chemoradiation strategies in patients treated with pancreaticoduodenectomy for adenocarcinoma of the pancreas. J Clin Oncol, 1997, 15 (3): 928-937

[1104] Evans DB, Wolff RA, Crane CH, et al. Cancer of the Pancreas. UICC manual of Clinical Oncology, John Wiley and Sonsinc, Eighth Edition, 2004, 465-485

[1105] 孙燕. 胰腺癌内科治疗和综合治疗. 癌症进展杂志, 2004, 2: 367-369

[1106] ESMO Guidelines Task Force. ESMO Minimum Clinical Recommendations for diagnosis, treatment and follow up of pancreatic cancer. Annals of Oncology, 2005, 16: 124-125

[1107] Robert A, Wolff D, Donglas S, et al. Controvensies in the use of adjuvant therapy for patients with pancreatic cancer. ASCO Educational Book, 2005, 41: 308-321

[1108] Moore MJ, Hamm GJ, Figer A, et al. Erlotinib plus gemcitabine compared to gemcitabine alone in patients with advanced pancreatic cancer. A phase Ⅲ trial of the National cancer Institute of Cannada Clinical Trial Group (NCICCTG). ASCO Annual Meeting Proceedings, 2005, 23: 1

[1109] 李玉升. 健择治疗胰腺癌新进展. 中华实用医药杂志, 2005, 5 (16): 1679-1681

[1110] Carter SK, Comis RL. The integration of chemotherapy into a combined modality approach for cancer treatment. Ⅵ. Pancreatic adenocarcinoma. Cancer Treat Rev, 1975, 2: 193-214

[1111] Crown J, Casper ES, Botet J, et al. Lack of efficary of high dose leucovorin and fluorouracil in patients with advanced pancreatic adenocarcinoma. J Clin Oncol, 1991, 9: 1682-1686

[1112] DeCapri JA, Mayer RJ, Gonin R, et al. Fluorouracil and high dose leucovorin in previously untreated patients with advanced adenocarinoma of the pancreas. Results of a phase Ⅱ trial. J Clin Oncol, 1991, 9: 2128-2133

[1113] Rubin J, Gallagher JG. Schroeder G, et al. Phase Ⅱ trials of 5-fluorouracil and leucovorin in patients with metastatic gastric or pancreatic carcinoma. Cancer, 1996, 78: 1888-1891

[1114] Redei I, Green F, Hoffman JP, et al. Phase Ⅱ trial of PALA and 6-methylmercaptopurine riboside (MMPR) in combination with 5-fluorouracil in advanced pancreatic cancer. Invest New Drugs, 1994, 12: 319-321

[1115] Harstrick A, Kohne-Wompner CH, Preusser P, et al. A phase Ⅱ study of the combination of PALA,

methotrexate and 5-FU in advanced pancreatic carcinoma [abstract] . Proc Am Soc Clin Oncol. 1993;
12: 219

[1116] Smith FP, Hoth DF, Levin B, et al. 5-Fluorouracil, Adriamycin, and mitomycin-C (FAM) chemotherapy for advanced adenocarcinoma of the pancreas. Cancer, 1980, 46: 2014-2018

[1117] Bitran JD, Desser RP, Kozloff MF, et al. Treatment of metastatic pancreatic and gastric adenocarcinoma with 5-FU, Adriamycin and mitomycin (FAM). Cancer Treat Rev, 1979, 63: 2049-2051

[1118] Wiggans RG, Woolley PV, MacDonald JS, et al. Phase Ⅱ trial of streptozotocin, mitomycin C, and 5-fluorouracil (SMF) in the treatment of advanced pancreatic cancer. Cancer, 1978, 41: 387-391

[1119] Bukowski RM, Abderhalden RT, Hewlett JS, et al. Phase Ⅱ trial of streptozotocin, mitomycin C, and 5-fluorouracil in adenocarcinoma of the pancreas. Cancer Clin Trials, 1980, 3: 321-324

[1120] Oster MW, Gray R, Panasci L, et al. Chemotherapy for advanced pancreatic cancer. A comparison of 5-fluorouracil, Adriamycin, and mitomycin (FAM) with 5-fluorouracil, streptozotocin, and mitomycin (FSM). Cancer. Cancer, 1986, 57: 29-33

[1121] Gastrointestinal Tumor Study Group. Phase Ⅱ studies of drug combinations in advanced pancreatic carcinoma: fluorouracil plus doxorubicin plus mitomycin C and two regimens of streptozotocin plus mitomycin C and two regimens of streptozotocin plus mitomycin C plus fluorouracil. J Clin Oncol, 1986, 4: 1794-1798

[1122] Cullinan SA, Moertel CG, Fleming TR, et al. A comparison of three chemotherapeutic regimens in the treatment of advanced pancreatic and gastric carcimoma. JAMA, 1985, 253: 2061-2967

[1123] Mallinson CN, Rake MO, Cocking JB. Chemotherapy in pancreas cancer. BMJ, 1980, 281: 1589-1591

[1124] Cullinan S, Moertel CG, Wieand HS, et al. A phase Ⅲ trial on the therapy of advanced pancreatic carcinoma. Evaluations of the Mallinson regimen and combined 5-fluorouracil, doxorubicin and cisplatin. Cancer, 1990, 65: 2207-2212

[1125] Fishman EK. Computed tomography. In: DeVita VT Jr, Hellman S, Rosenberg, SA, eds. Cancer: Principles and Pratice of Oncology. Philadelphia: Lippincott, 1997, 643-653

[1126] Rothenberg ML, Abbruzzese JL, Moore M, et al. A rationale for expanding the endpoints for clinical trials in advanced pancreatic carcinoma. Cancer, 1996, 78 (suppl): 627-632

[1127] Plunkett W, Huang P, Searcy CE, Gandhi V. Gemcitabine: preclinical pharmacology and mechanism of action. Semin Oncol, 1996, 25 (suppl): 3-15

[1128] Hertel LW, Boder GB, Kroin JS, et al. Evaluation of the antiumor activity of gemcitabine (2', 2'-difluoro-2'-dexycytidine). Cancer Res, 1990, 50: 4417-4422

[1129] Heinemann V, Hertel LW, Grindey GB, Plunkett W. Comparison of the cellular pharmacokinetics and toxicity of2', 2'-difluorodeoxycytidine and 1-beta-D-arabinofuranosylcytosine. Cancer Res, 1988, 48: 4024-4031

[1130] Abbruzzese JL, Grunewald R, Weeks EA, et al. A phase I clinical, plasma and cellular pharmacology study of gemcitabine. J Clin Oncol, 1991, 9: 491-498

[1131] Casper ES, Green MR, Kelsen DP, et al. Phase Ⅱ trial of gemcitabine (2', 2'-difluorodeoxycytidine) in patients with adenocarcinoma of the pancreas. Invest New Drugs, 1994, 12: 29-34

[1132] Carmichael J, Fink U, Russell RC, et al. Phase Ⅱ study of gemcitabine in patients with advanced pancreatic cancer. Br J Cancer, 1996, 73: 101-105

[1133] Rothenberg ML. New developments in chemotherapy for patients with advanced pancreatic cancer. Oncology, 1996, 10 (suppl): 18-22

[1134] Carmichael J. Clinical response benefit in patients with advanced pancreatic cancer: role of gemcitabine. Digestion, 1997, 58: 503-507

[1135] Greunwald R, Kantarjian H, Du M, et al. Gemcitabine in leukemia: a phase I clinical, plasma, and cellular pharmacology study. J Clin Oncol, 1992, 10: 406-413

[1136] Touroutoglou N, Gravel D, Raber MN, et al. Clinical results of a pharmacodynamically based strategy for higher dosing of gemcitabine in patients with solid tumors. Ann Oncol, 1998, 9: 1003-1008

[1137] Brand R, Capadano M, Tempero M. A phase I trial of weekly gemcitabine administered as a prolonged infusion in patients with pancreatic cancer and other solid tumors. Invest New Drugs, 1997, 15: 331-341

[1138] Tempero M, Plunkett W, Ruiz van Haperen V, et al. Randomized phase II trial of dose intense gemcitabine by standard infusion vs. fixed dose rate in metastatic pancreatic adenocarcinoma [abstract]. Proc Am Soc Clin Oncol, 1999, 18: 273

[1139] Van Moorsel CJ, Peters GJ, Pinedo HM. Gemcitabine: future prospects of single-agent and combination studies. Oncologist, 1997, 2: 127-134

[1140] Van Moorsel CJ, Veerman G, Bergman AM, et al. Combination chemotherapy studies with gemcitabine. Semin Oncol, 1997, 24 (suppl): 17-23

[1141] Cascinu S, Silva RR, Barni S, et al. A combination of gemcitabine and 5-fluorouracil in advanced pancreatic cancer: a report from the Italian Group for the Study of Digestive Tract Cancer (GISCAD). Br J Cancer, 1999, 80: 1595-1598

[1142] Hidalgo M, Castellano D, Paz-Ares L, et al. Phase I-II study of gemcitabine and fluorouracil as a continuous infusion in patients with pancreatic cancer. J Clin Oncol, 1999, 17: 585-592

[1143] Heinemann V, Wilke H, Possinger K, et al. Gemcitabine and cisplatin in the treatment of advanced and metastatic pancreatic cancer. Final results of a phase II study [abstract]. Proc Am Soc Clin Oncol, 1999, 18: 274

[1144] Colucci G, Riccardi F, Giuliani F, et al. Randomized trial of gemcitabine alone or with cisplatin in advanced pancreatic cancer: a phase II multicenter study of the Southern Italy Oncology Group [abstract]. Proc Am Soc Clin Oncol, 1999, 18: 250

[1145] Spiridonidis CH, Laufman LR, Jones J, et al. Phase I study of docetaxel dose escalation in combination with fixed weekly gemcitabine in patients with advanced malignancies. J Clin Oncol, 1998, 16: 3866-3873

[1146] Rizvi NA. Doctaxel (Taxotxel) and gemcitabine in combination therapy. Semin Oncol. 1999, 26 (suppl): 19-22

[1147] Lueck A, Pidwelski K, Lippert H. Phase I study of a treatment of gemcitabine and docetaxel weekly in advanced pancreatic cancer [abstract]. Ann Oncol, 1998, 9 (suppl): 52

[1148] Rothenberg ML, Sharma A, Weiss GR, et al. Phase I tral of paclitaxel and gemcitabine administered every two weeks in patients with refractory solid tumors. Ann Oncol, 1998, 9: 733-738

[1149] Scheithauer W, Kornek GV, Raderer M, et al. Phase II trial of gemcitabine, epirubicin and granulocyte colony-stimulating factor in patients with advanced pancreatic adenocarcinoma. Br J Cancer, 1999, 80: 1797-1802

[1150] Burris HA, Moore MJ, Anderson J, et al. Improvements in survival and clinical benefit gemcitabine as first-line therapy for patienuts with advanced pancreas cancer: a randomized trial. J Clin oncol, 1997, 15 (6): 2403-2413

[1151] Rothenberg ML, Moore MJ, Cripps MC, et al. A phase II trial of gemcitabine in patients with 5-FU-refractory pancreas cancer. Ann Oncol, 1996, 347-353

[1152] Valle J, Wasan H, palmer DH, Cunningham D, Antoney A, Maraveyas A, Madhusudan S, Iveson T, Hughes S, Pereira SP, Roughton M, Bridge watev J. Cisplatin plus gemcitabine versus gemcitabine for biliary tract cancer. N Engl J Med, 2010 APR8, 362 (14): 1273-1281

[1153] 金冶宁. 胰腺癌的放射治疗. 见李兆申, 许国铭主编. 现代胰腺病学, 第一版, 北京: 人民军医出版社, 2006: 517-527

[1154] Brenner DJ, Hall EJ. The origins and basis of the linear quadratic model. Int J Radiat Oncol Biol Phys, 1992, 23: 252-257

[1155] Barendsen GW. Dose fractionation, dose rate and isoeffect relationships for normal tissue responses. Int J Radiat Oncol Biol Phys, 1982, 8: 1981-1997

[1156] Turesson I, Notter G. The influence of fraction size on the late normal tissue reaction. I. Comparison of the effects of daily and once-a-week fractionation on normal skin. Int J Radiat Oncol Biol Phys, 1984, 10: 593-598

[1157] Withers HR. Some changes in concepts of dose fractionation over 20 years. Front Radiat The Oncol, 1988, 22: 1-13

[1158] Douglas BG, Fowler JF. Fractionation schedules and a quadratic dose-effect relationship. Br J Radiol, 1975, 48: 502-504

[1159] Yaes RJ, Patel P, Maruyama Y. On using the linearquadratic model in daily clinical practice. Int J Radiat Oncol Biol Phys, 1991, 20: 1353-1362

[1160] Moertel CG, Frytak S, Hahn RG, et al. Therapy of locally unresectable pancreatic carcinoma: a randomized comparison of high dose (6000 rads) radiation alone, moderate dose radiation (4000 rads+5-fluorouracil), and high dose radiation + 5-fluorouracil: the Gastrointestinal Tumor Study Group. Cancer, 1981, 48: 1705-1710

[1161] The Gastrointestinal Tumor Study Group. A multiinstitutional comparative trial of radiation therepy alone and in combination with 5-fluorouracil for locally unresectable pancreatic carcinoma. Ann Surg, 1979, 189: 205-208

[1162] Roldan GE, Gunderson LL, Nagorney DM, et al. External beam versus intraoperative and external beam irradiation for locally advanced pancreatic cancer. Cancer, 1988, 61: 1110-1116

[1163] Gunderson LL, Martin JK, Kvols LK, et al. Intraoperative and external beam irradiation±5-FU for locally advanced pancreatic cancer. Int J Radiat Oncol Biol Phys, 1987, 13: 319-329

[1164] Mohiuddin M, Regine WF, Stevnes J, et al. Combined intraoperative radiation and perioperative chemotherapy for unresectable cancers of the pancreas. J Clin Oncol, 1995, 13: 2764-2768

[1165] Garton GR, Gunderson LL, Nagorney DM, et al. High-dose preoperative exernal beam and intraoperative irradiation for locally advanced pancreatic cancer. Int J Radiat Oncol Biol Phys, 1993, 27: 1153-1157

[1166] Shipley WU, Tepper JE, Warshaw AL, et al. Intraoprative radiation therapy for patients with pancreatic carcinoma. World J Surg, 1984, 8: 929-934

[1167] Shipley WU, Nardi GL, Cohen AM, et al. Iodine-125 implant and external beam irradiation in patients with localized pancreatic carcinoma: a comparative study to surgical resection. Cancer, 1980, 45: 709-714

［1168］ Mohiuddin M, Cantor RJ, Biermann W, et al. Combined modality treatment of localized unresectable adenocarcinoma of the pancreas. Int J Radiat Oncol Biol Phys, 1988, 14: 79-84

［1169］ Rothenberg ML, Burris HA Ⅲ, Anderson JS, et al. Gemcitabine: effective palliative therapy for pancreas cancer patients failing 5-FU. Proc Am Soc Clin Oncol, 1995, 14: 198

［1170］ Lawrence TS, Chang EY, Hertel L, et al. Gemcitabine radiosensitizes human pancreas cancer cells. Proc Am Assoc Cancer Res, 1994, 35: A3855

［1171］ Wolff R, Janjan N, Lenzi R, et al. Treatment related toxicities with rapid-fractionation external beam radiation and concomitant gemcitabien for locally advanced nonmetastatic adenocarcinoma of the pancreas ［abstract］. Int J Radiat Oncol Biol Phys, 1998, 42: 201. Abstract 153

［1172］ Hoffman J, McGinn C, Szarka C, et al. A phase I study of preoperative gemcitabine with radiation therapy followed by postoperative gemciabine for patients with localized, respectable pancreatic adenocarcinoma. Proc Am Soc Clin Oncol, 1998, 17: 283a

［1173］ McGinn C, Shureiqi J, Robertson J, et al. A phase I trial of radiation dose escalation with full dose gemcitabine in patients with pancreatic cancer. Proc Am Soc Clin Oncol, 1999, 18: 274a

［1174］ Safran H, King TP, Choy H, et al. Paclitaxel and con-current radiation for locally advanced pancreatic and gastric cancer: a phase I study. J Clin Oncol, 1997, 15: 901-907

［1175］ Haslam JB, Cavanaugh PJ, Stroup SL. Radiation therapy in the treatment of irresectable adenocarcinoma of the pancreas. Cancer, 1973, 32: 1341-1345

［1176］ Komaki R, Wilson JF, Cox JD, Kline RW. Carcinoma of the pancreas: results of irradiation for unresectable lesions. Int J Radiat Oncol Biol Phys, 1980, 6: 209-212

［1177］ Tisdale BA, Paris KJ, Lindberg RD, Jose B, Spanos WJ Jr. Radiation therapy for pancreatic cancer: a retrospective study of the University of Louisville experience. South Med J, 1995, 88: 741-744

［1178］ Flickinger JC, Jawalekar K, Deutsch M, Webster J. Split course radiation therapy for adenocarcinoma of the pancreas. Int J Radiat Oncol Biol Phys, 1988, 15: 359-364

［1179］ Dobelbower RR Jr, Borgelt BB, Suntharalingam N, Strubler KA. Pancreatic carcinoma treated with highdose, small-Volume irradiation. Cancer, 1978, 41: 1087-1092

［1180］ Whittington R, Dobelbower RR, Mohiuddin M, Rosato FE, Weiss SM. Radiotherapy of unresectable pancreatic carcinoma: a six year experience with 104 patients. Int J Radiat Oncol Biol Phys, 1981, 7 (12): 1639-1644

［1181］ Kato M, Shimada Y, Tanaka H, et al. Characterization of six cell lines established from human pancreatic adenocarcinomas. Cancer, 1999, 85: 832-840

［1182］ Kerr KM, Lamb D. Actual growth rate and tumour cell proliferation in human pulmonary neoplasms. Br J Cancer, 1984, 50: 343-349

［1183］ Seydel HG, Stablein DM, Leichman LP, Kinzie JJ, Thomas PR. Hyperfractionated radiation and chemotherapy for unresectable localized adenocarcinoma of the pancreas. The Gastrointestinal Tumor Study Group experience. Cancer, 1990, 65: 1478-1482

［1184］ Prott FJ, Schonekaes K, Preusser P, et al. Combined modality treatment with accelerated radiotherapy and chemotherapy in patients with locally advanced inoperable carcinoma of the pancreas: results of a feasibility study. Br J Cancer, 1997, 75: 597-601

［1185］ Luderhoff EC, Gonzalez Gonzalez D, Bakker P. Pilot study in locally advanced unresectable pancreas carcinoma using a combination of accelerated radiotherapy and continuous infusion of 5-fluorouracil.

Radiother Oncol, 1996, 40: 241-243

[1186] Hoffman JP, Lipsitz S, Pisansky T, Weese JL, Solin L, Benson AB III, Phase II trial of preoperative radiation therapy and chemotherapy for patients with localized, resectable adenocarcinoma of the pancreas: an Eastern Cooperative Oncology Group study. *J Clin Oncol*, 1998, 16: 317-323

[1187] Pendurthi TK, Hoffman JP, Ross E, Johnson DE, Eisenberg BL. Preoperative versus postoperative chemoradiation for patients with resected pancreatic adenocarcinoma, *Am Surg*, 1998, 64: 686-692

[1188] Safran H, Cioffi W, Iannitti D, Mega A, Akerman P. Paclitaxel and concurrent radiation for locally advanced pancreatic carcinoma. *Front Bosci*, 1998, 3: E204-E206

[1189] Wood W, Shipley WU, Gunderson LL, et al. Intraoperative irradiation for unresectable pancreatic carcinoma. *Cancer*, 1982, 49: 1272-1275

[1190] Shipley WU, Wood WC, Tepper JC, et al. Intraoperative electron beam irradiation for patients with unresectable pancreatic carcinoma. *Ann Surg*, 1984, 200: 289-296

[1191] Gunderson LL, Martin JK, Kvols LK, et al. Intraoperative and external beam irradiation +/- 5- FU for locally advanced pancreatic cancer. *Int J Radiat Oncol Biol Phys*, 1987, 13: 319-329

[1192] Tepper JE, Noyes D, Krall JM, et al. Intraoperative radiation therapy of pancreatic carcinoma. A report of RTOG-8505. In: Abe M, Tukahashi M, eds. *Intraoperative Radiation Therapy: Proceedings of the Third International Symposium on Intraoperative Radiation Therapy*. New York: Pergamon Press, 1991, 231-233

[1193] Zerbi A, Fossati V, Parolini D. Intraoperative radiation therapy adjuvant to resection in the treatment of pancreatic cancer. *Cancer*, 1994, 73: 2930-2935

[1194] Sindelar WF, Kinsella TJ. Studies of intraoperative radiotherapy in carcinoma of the pancreas. *Ann Oncol*, 1999, 10 (suppl): S226-S230

[1195] Moertel CG, Childs DS Jr, Reitemeier RJ, et al. Combined 5-fluorouracial and supervoltage radiation therapy of locally unresectable gastrointestinal cancer. *Lancet*, 1969, 2: 865-867

[1196] Gastrointestinal Tumor Study Group. Therapy of locally unresectable pancreatic carcinoma: A randomized comparison of high dose (6000 rads) radition alone, moderate dose radiation (4000 rads + 5-fluorouracil), and high dose radiation + 5- fluorouracil. *Cancer*, 1981, 48: 1705-1710

[1197] Klaassen DJ, MacIntyre JM, Catton GE, et al. Treatment of locally unresectable cancer of the stomach and pancreas. A randomized comparison of 5-fluorouracil alone with radiation plus concurrent and maintenance 5-fluorouracil-an Eastern Cooperative Oncology Group study. *J Clin Oncol*, 1985, 3: 373-378

[1198] Gastrointestinal Tumor Study Group. Treatment of locally unresectable carcinoma of the pancreas: comparison of combined-modality therapy (chemotherapy plus radiotherapy) to chemotherapy alone. *J Natl Cancer Inst*, 1988, 80: 751-755

[1199] Jessup JM, Steele G, Mayer RJ, et al. Neoadjuvant therapy for unresectable pancreatic adenocarcinoma. *Arch Surg*, 1993, 128: 559-564

[1200] White R, Lee C, Anscher M, et al. Preoperative chemoradiation for patitents with locally advanced adenocarcinoma of the pancreas. *Ann Surg Oncol*, 1999, 6: 38-45

[1201] Geer RJ, Brennan MF. Prognostic indicators for survival after resection of pancreatic adenocarcinoma. *Am J Surg*, 1993, 165: 68-72. Discussion 72-73

[1202] Staley C, Lee J, Cleary K, et al. Preoperative chemoradition, pancreaticoduodenectomy, and intraoperative radiation therapy for adenocarcinoma of the pancreatic head. *Am J Surg*, 1996, 171: 118-125

[1203] Pisters PWT, Abbruzzese JL, Janjan NA, et al. Rapid-fractionation preoperative chemoradiation, pancreaticoduodenectomy, and intraoperative radiation therapy for resectable pancrestic adenocarcinoma. *J Clin Oncol*, 1998, 16: 3843-3850

[1204] Spitz FR, Abbruzzese JL, Lee JE, et al. Preoperative and postoperative chemoradiation strategies in patients treated with pancreaticoduodenectomy for adenocarcinoma of the pancreas. *J Clin Oncol*, 1997, 15: 928-937

[1205] Therasse P, Arbuck SG, Eisenhauer EA, et al. New guidelines to evaluate the response to treatment in solid tumors. European Organization for Research and Treatment of Cancer, National Cancer Institute of the United States, National Cancer Institute of Canada. J Natl Cancer Inst, 2000, 92 (3): 205-216

[1206] Tassinari D. Surrogate end points of quality of life assessment: have we really found what we are looking for? Health Qual Life Outcomes, 2003, 1 (1): 71

[1207] 黄耀星, 贾林. 开发胰腺癌疾病特异性生活质量问卷以补充 EORTC QLQ-C30 核心量表, 胰腺病学动态, 2004, 2 (3-4): 126-127

[1208] Li D, Xie K, Wolff R, Abbruzzese JL, Pancreatic cancer. Lancet, 2004, 363 (9414): 1049-1057

[1209] Abramas RA, Adjuvant therapy for pancreatic adenocarcinoma: what have we learned since 1985? Int J Radiat Oncol Biol Phys, 2003, 56 (4 Suppl): 3-9

[1210] Wayne JD, Abdalla EK, Wolff RA, et al. Localized adenocarcinoma of the pancreas: the rationale for preoperative chemoradiation. Oncologist, 2002, 7 (1): 34-45

[1211] Neoptolemos JP, Stocken DD, Friess H, et al. A randomized trial of chemoradiatherapy and chemotherapy after resection of pancreatic cancer. N Engl J Med, 2004, 350 (12): 1200-1210

[1212] McGinn CJ, Zalupski MM, Shureiqi I, et al. Phase I trial of radiation dose escalation with concurrent weekly full-dose gemcitabine in patients with advanced pancreatic cancer. J Clin Oncol, 2001, 19 (22): 4202-4208

[1213] 贾林, 袁世珍. 胰腺癌化疗新指标——临床受益疗效及其应用. 医学综述, 2002, 5 (8): 304-305

[1214] 余子豪. 胰腺癌放射治疗进展. 实用肿瘤杂志, 2003, 18 (5): 356-358

[1215] 孙燕. 胰腺癌内科治疗和综合治疗. 癌症进展杂志, 2004, 2 (5): 367-369

[1216] 马冬. GemOx 方案治疗不可切除胰腺癌的Ⅲ期随机临床试验. 循证医学, 2004, 4 (3): 129

[1217] Sakata Y, Shimada Y, Yoshino M et al. [A late phrase Ⅱ study of CPT-11, irinotecan hydrochloride, in patients with advanced pancreatic cancer. CPT-11 Study Group on Gastrointestinal Cancer]. *Gan To Kagaku Ryoho*, 1994, 21: 1039-1046

[1218] Wagener DJ, Verdonk HE, Dirix LY, et al. Phase Ⅱ trial of CPT-11 in patients with advanced pancreatic cancer, an EOPTC early clinical trials group study. *Ann Oncol*, 1995, 6: 129-132

[1219] Kanzawa F, Saijo N. In vitro interaction between gemcitabine and other anticancer drugs using a novel three-dimensional model. Semin Oncol, 1997, 24: S7-8-S7-16

[1220] Bahadori HR, Lima CM, Green MR, Safa AR. Synergistic effect of gemcitabine and irinotecan (CPT-11) on breast and small cell lung cancer cell lines. *Anticancer Res*, 1999, 19: 5423-5428

[1221] Roche Lima C, Eckardt J, Leong S, et al. Single-agent gemcitabine/CPT-11 combination for advanced pancreatic cancer, *Can Ther*, 1999, 2: 58-66

[1222] Hoffman J, Lipsitz S, Pisansky T, et al. Phase Ⅱ trial of preoperative radiation therapy and chemotherapy for patients with localized, resectable adenocarcinoma of the pancreas: an Eastern Cooperative Oncology

Group Study. J Clin Oncol. 1998, 16: 317-323. Noma of the pancreatic head? Arch Surg, 1994, 129: 1075-1080

[1223] Hoffman JP, Lipsitz S, Pisansky T, Weese JL, Solin L, Benson AB III, Phase II trial of preoperative radiation therapy and chemotherapy for patients with localized, resectable adenocarcinoma of the pancreas: an Eastern Cooperative Oncology Group Study. *J Clin Oncol*, 1998, 16: 317-323

[1224] Spitz FR, Abbruzzese JL, Lee JE, et al. Preoperative and postoperative chemoradiation strategies in patients treated with pancreaticoduodenectomy for adenocarcinoma of the pancreas. *J Clin Oncol*, 1997, 15: 928-937

[1225] Kalser MH, Ellenberg SS. Pancreatic cancer: adjuvant combined radiation and chemotherapy following curative resection. Arch Surg, 1985, 120: 899-903

[1226] Douglass HO. Further evidence of effective adjuvant combined radiation and chemotherapy following curative resection of pancreatic cancer. Cancer, 1987, 59: 2006-2010

[1227] Conlon KC, Klimstra DS, Brennan MF. Long-term survival after curative resection for pancreatic ductal adenocarcinoma. Clinicopathologic analysis of 5-year survivors. Ann Surg, 1996, 223: 273-279

[1228] Yeo C, Abrams R, Grochow L, et al. Pancreaticoduodenectomy for pancreatic adenocarcinoma: post-operative adjuvant chemoradiation improves survival: a prospective, single institution experience. *Ann Surg*, 1997, 225: 621-633

[1229] Neoptolemos JP. Adjuvant radiotherapy and follow on chemotherapy in patients with pancreatic cancer: results of the UK Pancreatic Cancer Study Group (UKPACA-1). *GI Cancer*, 1998, 2: 235-245

[1230] Abrams RA, Grochow LB, Chakravarthy A, et al. Intensified adjuvant therapy for pancreatic and periampullary adenocarcinoma: survival results and observations regarding patterns of failure, radiotherapy dose and CA 19-9 levels. *Int J Radiat Oncol BiolPhys*, 1999, 44: 1039-1046

[1231] Klinkenbijl JHG, Jeekel J, Sahmoud T, et al. Adjuvant radiotherapy and 5-Fluorouracil after curative resection of cancer of the pancreas and periampullary region-phrase III trial of the EORTC gastrointestinal tract cancer cooperative group. *Ann Surg*, 1999, 230 (6): 776-784

[1232] Simon RM, Design and analysis of clinic trials. In: DeVita VT, hELLMAN S, Rosenberg SA, eds. Cancer: Principles & Practice of Oncology. 5th ed. Philadelphia, Pa: Lippincott-Raven, 1997, 513-528

[1233] Neoptlemos J, Dunn J, Moffitt D, et al. ESPAC-1 interim results: a European, randomized study to assess the roles of adjuvant chemotherapy (5 FU+folinic acid) and adjuvant chemoradiation (40 Gy+ 5FU) in resectable pancreatic cancer [abstract]. *ProcAm Soc Clin Oncol*, 2000, 19: 238

[1234] Neoptolemos JP. Kerr DJ, Beger H, et al. ESPAC-1 trial progress report: the European randomized adjuvant study comparing radiochemotherapy, 6 months chemotherapy and combination therapy versus observation in pancreatic cancer. Digestion, 1997, 58: 570-577

[1235] Beger HG, Gansauge F, Buchler MW, Link KH. In-traarterial adjuvant chemotherapy after pancreatico-duodenectomy for pancreatic cancer: significant re-duction in occurrence of liver metastasis. World J Surg, 1999, 23: 946-950

[1236] Ishikawa O, Ohigashi H, Sasaki Y, et al. Liver per-fusion chemotherapy via both the hepatic artery and portal vein to prevent hepatic metastasis after extended pancreatectomy for adenocarcinoma of the pancreas. Am J Surg, 1994, 168: 361-364

[1237] Ozaki H. Modern surgical treatment of pancreatic cancer. Int J Pancreatol, 1994, 16: 121-129

[1238] Link KH, Gansauge F, Pillasch J, Rilinger N, Buch-ler M, Beger HG. Regional treatment of advanced nonresectable and of resected pancreatic cancer via celiac axis infusion. First results of a single institution study. Dig Surg, 1994, 11: 414-419

[1239] Ishikawa O, Ohigashi H, Sasaki Y, et al. Practical usefulness of lymphatic and connective tissue clearance for the carcinoma of the pancreas head. Ann Surg, 1988, 208: 215-220

[1240] Ishikawa O, Ohigashi H, Imaoka S, et al. Is the long-term survival rate improved by preoperative irradiation prior to Whipple's procedure for adenocarci-noma of the pancreatic head ? Arch Surg, 1994, 129: 1075-1080

[1241] Ohigashi H, Ishikawa O, Nakamori S, et al. Promotion of hematogenous metastasis in relation to endothelial cell injury by treatment with anticancer drugs. Jpn J Cancer Chemother, 1994, 21: 2172-2175

[1242] Shimoyama M, Kimura K. Quantitative study on cy-tocidal action of anticancer agents. Saishin Igaku, 1973, 28: 1024-1040

[1243] Ohigashi H, Ishikawa O, Sasali Y, et al. 2-channel chemotherapy to prevent liver metastasis after extended pancreatectomy for pancreatic cancer. Kan Tam Sui, 1995, 31: 613-618

[1244] Haller DG. Future directions in the treatment of pancreatic cancer. Semin Oncol, 2002, 29: 31-39

[1245] Wei D, Wang L, He Y, et al. Celecoxib inhibits vascular endothelial growth facton expression in and reduces angiogenesis and metastasis of human pancreatic cancer via suppression of Sp, transcription factor activity. Cancer Research, 2004, 4: 2030-2038

[1246] Sanabe N, Ikematsu Y, Nishiwaki Y, et al. Pancreatic tuberculosis. J Hepatobiliary Pancreat Surg, 2002, 9: 515-518

[1247] Mendelsohn J. Epidermal growth factor receptor in-hibition by a monoclonal antibody as anticancer therapy. Clin Cancer Res, 1997, 3: 2703-2707

[1248] Bruns CJ, Portera CA, Tsan R, et al. Regression of human pancreatic carcinoma growing orthotopically in athymic nude mice by blockade of epidermal growth factor receptor (EGF-R) signaling in combi-nation with gemcitabine [abstract]. Proc Am Assoc Cancer Res, 1999, 40: 23

[1249] 孙燕, 李玉升. 胰腺癌内科治疗和综合治疗. 癌症进展杂志, 2007, 5 (5): 503-509

[1250] Korc M, Chaqndrasekar B, Yamanke Y, et al. Over-expression of epidermal growth factor reception in human pancreatic cancer is associated with concomi-tant increase in the level of epidermal growth factor and transforming factor alpha. J Clin Invest. 1993, 90: 1352-1360

[1251] Yamanaka Y, Friess H, Kobrin MS, et al. Coex-pression of epidermal growth factor receptor and lig-ands in human pancreatic cancer is associated with enhanced tumor aggressiveness. Anticancer Res, 1993, 13: 565-570

[1252] Kobrin MS, Funatomi H, Friess H, et al. Induction and expression of heparin-binding EGF-like growth factor in human pancreatic cancer. Biochem Biophys Res Commun, 1994, 202: 1705-1709

[1253] Folkman J. What is the evidence that tumors are angiogenesis dependent? J Natl Cancer Inst. 1989, 82: 4-6

[1254] Folkman J. The role of angiogenesis in tumor growths. Semin cancer Biol, 1992, 3: 65-71

[1255] Folkman J. How is blood vessel growth regulated in normal and neoplastic tissue? G. H. A. Clowes Memorial Award Lecture. Cancer Res, 1986, 46: 467-473

[1256] Neufeld G, Cohen T, Gengrinovitch S, et al. Vascular endothelial growth factor (VEGF) and its receptors. FASEB J, 1999, 13: 9-22

［1257］ Dibbens JA, Miller DL, Damert A, et al. Hypoxic regulation of vascular endothelial growth factor mRNA stability requires the cooperation of multiple RNA elements. Mol Biol Cell, 1999, 10: 907-919

［1258］ Gerber HP, Condorelli F, Park J, et al. Differential transcriptional regulation of the two vascular endothelial growth factor receptor genes. Flt-1, but not Flk1/KDR, is up-regulated by hypoxia. J Biol Chem, 1997, 272: 23659-23667

［1259］ Folkman J. Angiogenesis in cancer, vascular, rheuma-toid and other disease. Nat Med, 1995, 1: 27-31

［1260］ Witte L, Hicklin DJ, Pytowski B, et al. Monoclonal antibodies targeting the VEGF receptor-2 (Flk1/KDR) as an anti-angiogenic therapeutic strategy. Cancer Metastasis Rev, 1998, 17: 155-161

［1261］ Bruns C, Harbison MT, Davis DW, et al. EGF-R blockade with C225 plus gemcitabine results in regression of human pancreatic carcinoma growing orthotopically in nude mice by anti-angiogenic mechanisms. Clin Cancer Res, 2000, 6: 1936-1948

［1262］ Shishido T, Yasoshima T, Denno R, et al. Inhibition of liver metastasis of human pancreatic carcinoma by angiogenesis inhibitor TNP-470 in combination with cisplatin. Jpn J Cancer, 1998, 89: 936-939

［1263］ Zervos E, Shafii A, Rosemurgy A. Matrix metallo-proteinase inhibition selectively decrease type Ⅱ MMP activity in a murine model of pancreatic cancer. J Surg Res, 1999, 81: 65-68

［1264］ Zervos E, Shafii A, Haq M, et al. Matrix metallo-proteinase inhibition suppresses MMP-2 activity and activation of PANC-1 cells in vitro. J Surg Res, 1999, 84: 162-167

［1265］ Rosemurgy A, Harris J, Langleben A, et al. Marimas-tat in patients with advanced pancreatic cancer: a dose-finding study. Am J Clin Oncol, 1999, 22: 247-252

［1266］ Rosemurgy A, Buckels J, Charnley R, et al. A ran-domized study comparing Marimastat to gemcitabine as first-line therapy in patients with non-resectable pancreatic cancer. ASCO Proceedings, Philadelphia, Pa, 1999, Abstract 1005

［1267］ Cox AD, Der CJ. Farnesyltransferase inhibitors and cancer treatment: targeting simply Ras ? Biochim Bio-phys Acta, 1997, 1333: F51-F71

［1268］ Casey PJ. Protein lipidation in cell signaling. Science, 1995, 268: 221-225

［1269］ Suzuki N, Urano J, Tamanoi F. Farnesyltransferase inhibitors induce cytochrome c release and caspase 3 activation preferentially in transformed cells. Proc Natl Acad Sci USA, 1998, 95: 15356-15361

［1270］ Lebowitz PF, Sakamuro D, Prendergast GC. Farne-stl transferase inhibitiors induce apoptosis of Ras-transformed cells denied substratum attachment. Cancer Res, 1997, 57: 708-713

［1271］ Koshiba T, Hosotani R, Miyamoto Y, et al. Immunohistochemical analysis of cyclooxygenase -2 expression in pancreatic tumors. Int J Pancreatol, 1999, 26: 69-76

［1272］ Molina MA, Sitja-Arnau M, Lemoine MG, et al. In-creased cyclooxygenase-2 expression in human pancreatic carcinomas and cell lines: growth inhibition by nonsteroidal anti-inflammatory drugs. Cancer Res, 1999, 59: 4356-4362

［1273］ Tucker ON, Dannenberg AJ, Yang EK, et al. Cy-clooxygenase-2 expression is up-regulated in human pancreatic cancer. Cancer Res, 1999, 59: 987-990

［1274］ Okami J, Yamamoto H, Fujiwara Y, et al. Overex-pression of cyclooxygenase-2 in carcinoma of the pancreas. Clin Cancer Res, 1999, 5: 2018-2024

［1275］ Safran H. HER-2/neu overexpression in pancreatic adenocarcinoma. Proc Am Soc Clin Oncol, 2000, 19: 317a

［1276］ Dugan MC, Dergham ST, Kucway R, et al. HER-2/neu expression in pancreatic adenocarcinoma: relation to tumor differentiation and survival. Pancreas, 1997, 14: 229-236

[1277] Day JD, Digiuseppe JA, Yeo C, et al. Immunohisto-chemical evaluation of HER-2/neu expression in pancreatic adenocarcinoma and pancreatic intraep-ithelial neoplasmas. Hum Pathol, 1996, 27: 119-124

[1278] Collier JD, Bennett MK, Hall A, et al. Expression of glutathione S-transferases in normal and malignant pancreas: an immunohistochemical study. Gut, 1994, 35: 266-269

[1279] Shaw J, Mayer A, Carrie P. Phase II study of flutamide in unresectable pancreatic cancer. Proc Am Soc Clin Oncol, 2000, 19: 274a

[1280] Liu N, Furukawa T, Kobari M, et al. Comparative phenotypic studies of duct epithelial cell lines derived from normal human pancreas and pancreatic carcinoma. Am J Pathol, 1998, 153: 263-269

[1281] Morita Y, Moriai T, Takiyama Y, et al. Establishment and characterization of a new hamster pancre-atic cancer cell line: the biological activity and the binding characteristics of EGF or TGF-alpha. Int J Pancreatol, 1998, 23: 41-50

[1282] Korc M, Chandrasekar B, Yamanaka Y, et al. Over-expression of the epidermal growth factor receptor in human pancreatic cancer is associated with concomitant increase in the levels of epidermal growth factor and transforming growth factor alpha. J Clin Invest, 1992, 90: 1352-1360

[1283] Gunzburg W, Fleuchaus A, Saller R, et al. Retrovi-ral vector targeting for gene therapy. Cytokine Mol Ther, 1996, 2: 177-184

[1284] Culver K, Ram Z, Wallbridge S, et al. In vivo gene transfer with retro-viral vector-produced cells for treatment of experimental brain tumors. Science, 1992, 256: 1550-1552

[1285] Sikorski R, Peters R. Gene therapy. Treating with HIV. Science, 1998, 282: 1438-1441

[1286] Poeschla E, Gilbert J, Lix, et al. Indentification of a human immunodeficiency virus type 2 (HIV-2) en-capsidation determinant and transduction of non-dividing human cells by HIV-2 lentivirus vectors. J Virol, 1998, 172: 6527-6536

[1287] Brody S, Jaffe H, Wersto R, et al. Direct vivo gene transfer and expression in malignant cells using ade-novirus vectors. Hum Gene Ther, 1994, 5: 437-447

[1288] Bilboa G, Gomez-Navarro J, Curiel D. Targeted ade-noviral vectors for cancer gene therapy. In: Wulde P, Trefze U, Sterry W, et al, eds. Gene Therapy of Cancer. New York: Plenum Press, 1998: 365-373

[1289] Muruve D, Barnes M, Stillman I, et al. Adenoviral gene therapy leads to rapid introduction of multiple chemokines and acute neutrophil-dependent hepatic injury in vivo. Hum Gene Ther, 1999, 10: 965-976

[1290] Guerette B, Moisset P, Huard C, et al. Inflammatory damage following first-generation replication-defective adenovirus controlled by anti-LFA-1. J Leukoc Biol, 1997, 61: 533-538

[1291] Otake K, Ennist D, Harrod K, et al. Nonspecific in-flammation inhibits adenovirus-mediated pulmonary gene transfer and expression indendent of specific acquired immune responses. Hum Gene Ther, 1998, 9: 2207-2222

[1292] Wu C, Wilson J, Wu G. Targeting genes: delivery and persistent expression of foreign genes driven by mammalian regulatory elements in vivo. J Biol Chem, 1989, 264: 16985-16987

[1293] Kirmura M, Tagawa M, Takenaga K, et al. Loss of tumorigenicity of human pancreatic carcinoma cells engineered to produce interleukin-2 or interleukin-4 in nude mice: a potentiality for cancer gene therapy. Cancer Lett, 1998, 128: 47-53

[1294] Kimura M, Tagawa M, Yoshida Y, et al. Impaired in vivo tumor growth of human pancreatic carcinoma cells retrovirally transduced with GM-CSF gene. Anti-cancer Res, 1998, 18: 165-170

［1295］ Gansbacher B，Bannerji R，Daniels B，et al. Retro-viral vector-mediated interferon gene transfer into tumor cells generates potent and long lasting antitu-mor immunity. Cancer Res，1990，50：7820-7850

［1296］ Clary B，Coveney E，Blazer D Ⅲ，et al. Active immunization with tumor cells transduced by a novel AAV plasmid-based gene delivery system. J Im-munother，1996，20：26-37

［1297］ Clary B，Coveney E，Blazer D Ⅲ，et al. Active im-munotherapy of pancreatic cancer with tumor cells genetically engineered to secrete multiple cytokines. Surgery，1996，120：174-181

［1298］ Aoki K，Yoshida T，Matsumoto N，et al. Gene ther-apy for peritoneal dissemination of pancreatic cancer by liposome-mediated transfer of herpes simplex virus thymidine kinases gene. Hum Gene Ther，1997，8：1105-1113

［1299］ Block A，Chen S，Kosai K，et al. Adenoviral-mediated herpes simplex virus thymidine kinase gene transfer：regression of hepatic metastasis of pancreatic tumors. Pancreas，1996，1：25-34

［1300］ Hirschowitz E，Ohwada A，Pascal W，et al. In vivo adenovirus-mediated gene transfer of the Escherichia coli cytosine deaminase gene to human colon carci-noma-derived tumors induces chemosensitity to 5-fluorocytosine. Hum Gene Ther，1995，6：1055-1063

［1301］ Eastham J，Hall S，Sehgal I，et al. In vivo gene ther-apy with p53 or p 21 adenovirus for prostrate cancer. Cancer Res，1993，55：5151-5155

［1302］ Cai D，Mukhopadhyay T，Liu Y，et al. Stable expression of the wild-type p53 gene in human lung cancer cells after retrovirus mediated gene transfer. Hum Gene Ther，1993，4：617-624

［1303］ Bouvet M，Bold R，Lee J，et al. Adenovirus-mediated wild-type p53 tumor suppressor gene therapy induces apoptosis and suppresses growth of human pancreatic cancer. Ann Surg Oncol，1985，5：681-688

［1304］ Almoguera C，Shibata D，Forrester K，et al. Most human carcinomas of the exocrine pancreas contain mutant c-K-ras genes. Cell，1988，53：549-554

［1305］ 周际昌. 实用肿瘤内科学. 北京：人民卫生出版社，2001：176-182

［1306］ 罗健，孙燕. 癌症疼痛及其药物治疗的研究进展. 中国疼痛医学杂志，1997，3（4）：242-246

［1307］ 孙燕，张海春，吴一龙（全国多瑞吉 Ⅳ 期临床协作组）等. 多瑞吉镇痛效果上市后的临床观察. 中国肿瘤杂志，2002，29（7）：514-518

［1308］ 罗健，孙燕，张和平等. 中国医护人员癌痛知识及态度调查（医师部分）. 中国肿瘤，1997，6（12）：18-19

［1309］ 罗健，孙燕，吴冠青等. 789 例癌症患者疼痛及生活质量的研究. 中国疼痛医学杂志，1996，2：152-157

［1310］ Terruzzi V，Comin U，De Grazia F，et al. Prospective randomized trial comparing Tannenbaum Teflon and standard polyethylene stents in distal malignant biliary stenosis. Gastrointest Endosc，2000，51：23-27

［1311］ Speer AG，Cotton PB，MacRae KD. Endoscopic management of malignant biliary obstruction：stents of 10 French gauge are preferable to stents of 8 French gauge. Gastrointest Endosc，1988，34：412-417

［1312］ Pereira-Lima JC，Jakobs R，Maier M，Benz C，Kohler B，Rieman JF. Endoscopic biliary stenting for the palliation of pancreatic cancer：results，survival predictive factors，and comparison of 10-French with 11. 5-French gauge stents. Am J Gastroenterol，1996，10：2179-2184

［1313］ Prat F，Chapat O，Ducot B，et al. A randomized trial of endoscopic drainage methods for inoperable malignant strictures of the common bile duct. Gas-trointest Endosc，1998，47：1-7

［1314］ Schmassmann A，Guten EV，Scheurer U，et al. Sur-vival in patients with malignant biliary obstruction treated with plastic stents or wallstents. Gastrointest Endosc, 1988, 41: 473A

[1315] Davids PHP, Groen Ak, Rauws EAJ, Tytgat GN, Huibregtse K. Randomised trial of self-expanding metal stents versus polyethylene stents for distal malignant biliary obstruction. Lancet, 1992, 340: 1488-1492

[1316] Huibregtse K, Katon RM, Coene PP, Tytgat GN. Endoscopic palliative treatment in pancreatic cancer. Gastrointest Endosc, 1986, 32: 334-338

[1317] O'Brien S. Hatfield ARW, Craig PI, Williams SP. A three year follow up of self expanding metal stents in the endoscopic palliation of long term survivors with malignant biliary obstruction. Gut, 1995, 36: 618-621

[1318] Sherman S, Lehman GA. ERCP and endoscopic sphincterotomy-induced pancreatitis. Pancreas, 1991, 6: 350-357

[1319] Motte S, Deviere J, Dumoncreau JM, Serruys E, Thys JP. Cremer M. Risk factors for septicemia following endoscopic biliary stenting. Gastroenterol, 1992, 101: 1371-1381

[1320] Margulies C, Siqueira ES, Silverman WB, et al. The effect of endoscopic sphincterotomy in acute and chronic complications of biliary endoprostheses. Gastrointest Endosc, 1999, 49: 716-719

[1321] Sung JJY, Chung SCS. Endoscopic stenting for palliation of malignant biliary obstruction. A review of progress in the last 15 years. Dig Dis Sci, 1995, 40: 1167-1173

[1322] Pedersen FM, Lassen AT, Schaffalitzky de Muckadell OB. Randomized trial of stent placed above and across the sphincter of Oddi in malignant bile duct obstruction. Gastrointest Endosc, 1998, 48: 574-579

[1323] Ghosh S, Palmer KR. Prevention of biliary stent occlusion using cyclical antibiotics and ursodeoxycholic acid. Gut, 1994, 35: 1757-1759

[1324] Moesch C, Sautereau D, Cessot F, et al. Physicochemical and bacteriological analysis of the contents of occluded biliary endoprostheses. Gastrointest Endosc, 1991, 14: 1142-1146

[1325] Carre-Locke DL. Role of endoscopic stenting in the duodenum. Ann Oncol, 1999, 14: 1142-1146

[1326] Feretis C, Benakis P, Dimopoulos C, Manouras A, Tsimbloulis B, Apostolidis N. Duodenal obstruction caused by pancreatic head carcinoma: palliation with self-expandable endoprostheses. Gastrointest Endosc, 1997, 46: 161-165

[1327] Venu RP, Pastika BJ, Kini M, Chua D, Chreshen R, Schlaris J, Brown RD. Self expandable metal stents for maliganant gastric outlet obstruction: a modified technique. Endoscopy, 1998, 30: 553-558

[1328] 刘洁, 卢雯萍, 林洪生. 胰腺癌的中医药治疗. 赵平主编, 胰腺癌, 第11版, 北京: 北京大学医学出版社, 2006: 268-281

[1329] Clifford S. Cho, fames Park, Yuman Fong. Hepatic resection. (Book) ACS Surgery: Principles and Practice, 2007

[1330] Toshio Tsuyuguchi, Tadahiro Takada, Yoshifumi Kawarada, et al. Techniques of biliary drainage for acute cholangitis: Tokyo Guidelines. Journal of Hepato-Biliary-Pancreatic Surgery, 2007, 14: 35-45